医用物理学

（第三版）

主　编　江　键　李振声　曾召利

副主编　屈学民　梁媛媛　孙丽丽

U0322185

中国教育出版传媒集团

高等教育出版社·北京

YIYONG WULIXUE

内容简介

　　本书是在第二版的基础上修订而成的,此次修订融入了中国人民解放军海军军医大学、陆军军医大学、空军军医大学多年的教学经验、先进的教学理念、鲜明的教学特色和丰富的教改成果。全书涵盖力学、热学、电磁学、光学、近代物理学和原子物理学的基本内容,确保了教材的基础性、科学性、思想性、规范性、启发性和实用性。本书共十五章,配有丰富的数字资源,强调了物理学发展过程中所呈现出的物理思维、人文精神和科学思想,体现了物理学与生命科学、军事医学、军事谋略和武器装备的结合。

　　本书适用于军医大学和其他高等医学院校相关专业的教学,也可作为教师、研究人员的科研参考用书。

图书在版编目(ＣＩＰ)数据

　医用物理学/江键,李振声,曾召利主编. --3版
.--北京:高等教育出版社,2024.3
　　ISBN 978-7-04-061361-2

　Ⅰ.①医⋯　Ⅱ.①江⋯ ②李⋯ ③曾⋯　Ⅲ.①医用物理学　Ⅳ.①R312

　中国国家版本馆 CIP 数据核字(2023)第 213736 号

策划编辑　张琦玮	责任编辑　张琦玮	封面设计　王凌波	版式设计　杜微言
责任绘图　李沛蓉	责任校对　陈 杨	责任印制　刁　毅	

出版发行　高等教育出版社	网　　址　http://www.hep.edu.cn
社　　址　北京市西城区德外大街 4 号	http://www.hep.com.cn
邮政编码　100120	网上订购　http://www.hepmall.com.cn
印　　刷　涿州市京南印刷厂	http://www.hepmall.com
开　　本　787mm×1092mm　1/16	http://www.hepmall.cn
印　　张　26	版　　次　2019 年 2 月第 1 版
字　　数　620 千字	2024 年 3 月第 3 版
购书热线　010-58581118	印　　次　2024 年 9 月第 2 次印刷
咨询电话　400-810-0598	定　　价　53.00 元

《医用物理学》（第三版）编者名单

主　　编　江　键　李振声　曾召利
副主编　屈学民　梁媛媛　孙丽丽
编　　者　（以姓氏笔画为序）

王小平（海军军医大学）

白瑞萍（空军军医大学）

冯　宇（陆军军医大学）

江　键（海军军医大学）

许佳捷（海军军医大学）

孙丽丽（陆军军医大学）

李振声（陆军军医大学）

李维娜（空军军医大学）

张　亮（空军军医大学）

张　敏（空军军医大学）

陈亚慧（陆军军医大学）

尚永兵（空军军医大学）

周　瑜（陆军军医大学）

屈学民（空军军医大学）

莫　增（陆军军医大学）

贾　兰（陆军军医大学）

郭　鑫（海军军医大学）

崔春雨（陆军军医大学）

梁合鹍（海军军医大学）

梁媛媛（海军军医大学）

曾召利（空军军医大学）

第三版前言

本书是以新形势下的军事战略方针为指导，紧紧围绕党在新时代的强军目标，重点面向"三位一体"新型军事人才的培养需求，在"新医科"建设的时代背景下，针对"医文、医工、医理、医 X 交叉学科"融合的新要求，由中国人民解放军海军军医大学、陆军军医大学和空军军医大学联合编写的国内第一部既符合国内外医学物理教育标准，又满足军队院校教育转型要求，且充分体现军事医学特色的医用物理学教材。医用物理学是医药类专业的一门重要的自然科学课程，它对提高军校学生的科学素养、思维能力和创新意识具有重要作用。

本书以《教育部关于加快建设高水平本科教育全面提高人才培养能力的意见》《军队院校生长军官通用基础课程教学大纲》和国家、军队对高等教育的相关要求为依据，以军队院校教育转型和培养"三位一体"新型军事人才为驱动，在第二版的基础上修订而成。

此次修订在保持上一版教材完整物理学基本理论体系（涵盖了力学、热学、电磁学、光学、近代物理学和原子物理学的基本内容）的基础上，充分融入了三所军医大学先进的教学理念、鲜明的教学特色和丰富的教改成果。全书强调了物理学发展过程中所呈现出的物理思维、人文精神和科学思想，体现了物理学与生命科学、军事医学、军事谋略和武器装备的结合，注重了基础知识与能力培养的统一、科学精神与作战理念的融合、知识延伸与作战训练的交融，确保了教材的基础性、科学性、思想性、规范性、启发性和实用性。

修订后的教材具有如下特点：

（1）精选教学内容，体现军校使命特色。根据军队院校教育转型和"三位一体"新型军事人才培养需求,第三版教材在基本保留第二版教材完整理论体系的基础上,对教材内容进行了进一步调整、补充、修订和完善。补充更新了军事应用内容,使教材的结构更趋完善,通过"开窗口""设接口""添实例""换案例"等方式将物理学基本原理、基本思想和基本方法自然延伸拓展到医药应用和军事应用领域,加强了物理学与医药学和军事医学的紧密联系。注重对物理思想、物理思维和物理方法的介绍和传授,使新教材更具可读性、生动性、科学性、先进性和实用性。

（2）拓展应用范围,体现军事医学特色。物理学是现代军事科学技术的先导,物理学的发展对高新技术武器装备的影响广泛而深刻,同时物理思想方法对现代战争的军事谋略具有启发作用。为此,医用物理学教学不能局限于向学生传授物理学的基本知识、基本规律、基本方法和基本思维,更重要的是培养学生利用所学的物理学知识去发现和解决基础医学、临床医学和军事医学等领域出现的实际问题的能力。新修订的教材关注了医学研究、军事医学研究、军事装备研究和新型作战力量等方面的最新发展动态,并将物理学的新技术、新知识和三所军医大学的最新科学研究成果融入其中,通过物理原理讲军事高新技术,进一步凝练高新技术的本质,通过军事高新技术讲解物理原理,进一步呈现物理学的生命力,使第三版教材的内容更加新颖和实用。例如教材中强化了生物电磁学、电磁频谱管理、光生物成像、光学隐身、光学导航、分子成像和激光在军事中的应用等内容,力求使学生及时掌握物理学发展的新技术和新动态,以及新技术和高科技在医药学和军事医学中的应用,为学生创新能力的培养奠定基础。

（3）培养人文精神,提高学生的创新能力。物理学的知识不是公式和定律的堆积,而是人类丰富文化宝库的重要组成部分,物理学的思想方法和人文精神不是游离于物理学教学之外的点缀,而是渗透在物理学教学过程中体现多元价值的重要内容,物理学具有科学教育和人文教育的双重功能。物理学中蕴含的科学思想、科学方法和人文精神可移植拓展到包括军事医学在内的其他领域。医用物理学教学的目的在于培养学员的科学思维和人文精神,激发学员潜在的创新意识,提高学员解决问题的能力。

第三版教材紧紧围绕着培养学员的思维方法、人文精神和创新能力这个主题，在各章节中充分融入物理学人文知识、物理学思维方法、科学家创新精神和科学的时空观，将学生创新能力的培养贯穿于教材的始终。同时借助于学生关注的物理学与医药学和军事医学紧密联系的内容，诸如生物力学的物理基础、生物流变力学、生命系统中的热力学结构、生物电磁学、X-CT、磁共振成像等，强化物理思想和创新意识的教育，使学生在了解物理知识与医药学紧密联系的同时，通过比较、演绎、综合和分析等过程全面提高思维能力和培育创新意识。

（4）符合认知规律，培养学生的自学能力。第三版教材将基本概念、基本规律和基本理论贯穿于教材中，全面、透彻、清晰地阐述基本概念，突出规律与现象之间的联系，力求做到叙述准确、简洁易懂。此外，为了加深学生对基本概念、基本原理和基本规律的理解，第三版教材在版面上延续了第二版教材的特色：① 继续采用双色印刷，保持教材的可读性；② 补充重点边栏内容，重点突出基本概念、基本原理和基本规律；③ 增加通过二维码获取的相关数字资源（如 PPT、动画、演示和视频等），为学生的自主学习提供便利；④ 进一步精选例题和习题，帮助学生了解和掌握物理学与军事医学的联系。

第三版教材强调基础性和先进性，体现应用性和军事性，适合军医大学和其他高等医学院校五年制临床、预防、基础、口腔、麻醉、影像、药学、中药、检验、护理、心理和生物技术等专业使用，也可以作为长学制医学生、研究生、教师、研究工作者的科研参考用书。

本书共分十五章，基本涵盖了医药学和生物技术各专业所需的物理学基础知识和基本技能、科学思维方法和学术发展动态，以及物理学在医药学、军事医学和军事医学装备等方面的主要应用。教材中绪论、第十一章、第十二章、第十四章和附录由海军军医大学编写，第二章、第三章、第四章、第八章、第十章和第十五章由陆军军医大学编写，第一章、第五章、第六章、第七章、第九章和第十三章由空军军医大学编写。本书还配套了供师生使用的医用物理学学习指导和医用物理学实验教材，教材体系完整、配套齐全、特色鲜明、适用面广。

　　本书在修订过程中得到了中国人民解放军海军军医大学、陆军军医大学、空军军医大学和高等教育出版社相关部门的鼎力支持,在此表示由衷的感谢。由于编者水平有限,书中难免存在一些不妥之处,疏漏和错误也在所难免,恳请读者和同行指正。

编者

2023 年 6 月

目 录

绪　　论

依据《教育部关于加快建设高水平本科教育全面提高人才培养能力的意见》和《军队院校生长军官通用基础课程教学大纲》，医用物理学是军医大学和高等医学院校医药类专业学生必修的一门重要的基础课程，它对提高学生的思维品质和培养学生的创新意识具有重要作用。这门课程的开设一方面可为学生更好地学习医学基础课程和临床专业课程打下良好的基础，另一方面可为学生将来从事基础医学研究、临床医疗实践、战场医疗救护、合理使用新型军事装备和有效提高战斗力储备必要的物理学知识。

物理学是研究物质的基本结构、物质间相互作用及其运动规律的科学，主要包括力学、声学、热学、电磁学、光学、原子物理学和近代物理学等分支。物理学揭示的自然界的各种规律具有极大的普适性，已成为自然科学、高新科技和现代军事科技发展的先导和基础。物理学的基本理论和研究方法对现代科学技术（包括医学和生物技术在内）和现代军事科学的发展起着重要作用，每次物理学基础理论的重大突破均迅速带动了高新科技和军事科学领域的发展以及人类文明的进步。例如近代物理学的发展使人类对物质世界规律的认识达到了一个新高度，由此产生了一系列新的交叉学科和边缘学科，推动了 20 世纪科学技术的飞速发展。此外，近代物理学的发展也带动了新科技革命和新军事变革，使战争形式、战略战术、后勤保障和战场救护等现代战争模式发生了根本改变。物理学是充满生机，富有批判意识和创新精神，体现知识、能力、人格和社会发展并举的学科。从古希腊的亚里士多德和阿基米德，到近代物理学家伽利略和牛顿，再到现代物理学家爱因斯坦和霍金，他们良好的思维品质、创新意识和研究成果不断丰富着物理学的内涵，推动着物理学的发展。

医用物理学是将物理学的原理、方法和技术用于医学理论研究和医疗实践的科学，它是物理学与医学相互融合、相互渗透、互相促进而形成的新型交叉学科，它的发展高度依赖于物理学理论、方法与技术的进步。医用物理学不仅为研究生命现象的物理机制、诊断和治疗人类疾病以及保障人类健康提供了先进的理论和方法,而且为开展新型武器致伤机制的研究、新型战争模式下的战场医疗救护研究和其他军事医学研究提供了技术和手段。进入21世纪,医学教育的人才培养目标和定位发生了根本性改变,在强调掌握基础理论和基本技能的同时,更强调能力和创新思想的培养,它不仅要求学生具有很强的医学实践能力,同时也要有深厚的物理学知识。因此学习医用物理学课程不仅可为医药学专业学生学习后续课程打下扎实的基础,而且可为培养学生的思维品质和创新能力提供良好的平台,更重要的是可为将来的基础医学研究、医疗卫生研究和军事医学科学研究提供合格的创新人才。

一、 医用物理学的研究对象

医用物理学是物理学的重要分支学科,是物理学与生命科学相结合所形成的交叉学科,涵盖众多近代物理学的最新研究成果及其在医药学和军事医学中的应用与实践。因此,医用物理学的研究对象主要涉及与生命运动相关的物质基本结构、物质间相互作用及其运动规律。

自然界中任何物体都是由运动的物质组成的,生命现象在自然界中呈现出众多高级且复杂的物质运动形态,它们的运动方式千变万化且遵循各自独特的运动规律,但它们普遍服从物质运动的共同规律并以简单的物理运动形式为基础。例如所有生命运动毫无例外地遵循物理学所确立的能量守恒定律;又如呼吸、消化、循环、肌肉收缩和神经传导等生理过程涉及各种形式的生化反应,而生化反应通常与分子运动、热运动和电磁现象等各种物理运动过程密不可分;再如人体内的组织、细胞和神经电活动包含复杂的电学过程等。物理学是研究物质运动的基本性质和普遍规律的科学,物理学研究的各种运动形式普遍存在于生命活动等高级和复杂的物质运动形式之中,它为人们深入了解生命活动规律提供了基础理论和实验依据。

需要指出的是,自然界中的生命现象除服从有关物理学运动规律以外,还各自遵循特定的化学和生物学变化规律。物理学是研究生命现象的基础,但不能解释生命现象的全部。

一、医用物理学的研究方法及其科学思维

医用物理学是建立在实验基础上的科学,科学实验是医用物理学研究的重要手段。在医用物理学的发展历程中许多自然现象和生命活动规律都是通过实验观测发现的,其相关理论也是通过实验反复验证而总结出来的。

医用物理学的研究方法通常包括实验观察、归纳演绎、联想类比、提出假设、构建模型、建立理论和实践应用等。通常研究者在对某一自然现象(或生命现象)进行实验观测并获取大量基本资料的基础上,对研究问题进行简化和抽象并建立相应的物理模型,然后用已知的理论对研究对象进行概括、分析、判断和推理并作出合理的定性解释,用数学工具对研究对象进行定量计算和推理分析,阐述事物的客观规律和内在本质,并总结归纳出经实践证明可以正确反映某些自然现象的客观真理,从而导致新的定律和理论的建立。在定律和理论的建立过程中,有些自然规律用旧的定律和理论无法解释时,需要研究者对研究规律提出新的科学假设和理论预言,假设和预言在科学研究中往往起着很重要的作用。例如,普朗克为了解释黑体辐射规律提出了突破经典物理理论束缚的能量量子化假设;爱因斯坦为了解释光电效应提出了光量子假设;玻尔为了解释氢原子光谱规律提出了玻尔假设;德布罗意在光的波粒二象性的启发下提出了物质波假设,为量子力学的建立奠定了基础。物理假设是科学认识发展的重要环节,也是科学研究的主要方法。

值得一提的是,在探索自然现象和生命运动规律的过程中,建立能抽象反映事物特征和本质的理想化物理模型来研究复杂的物理过程是常用的研究方法。例如用电缆模型来模拟神经纤维的电学性质,用闭合的电偶层模拟心肌细胞研究其对外的电场分布状态,将用理想流体模型得到的流体运动规律再经适当修正应用于牛顿流体,用电流、电压、电阻和电容分别代替血液流量、血压、流阻和血管顺应性等。构建理想化的物理模型可以将复杂的物质运动形式简单化,进一步突出被研究对象的主要特征,反映事物的内在本质。

医用物理学在长期的发展过程中形成了许多具有鲜明学科特色的创新思维模式、逻辑分析方法和科学思维方式。能量守恒定律是物理思维模式的完美体现,科学家可以根据能量守恒定律

预言和发现新的物质和新的能量形式的存在。综合分析和归纳演绎是物理学逻辑分析的重要方法,是科学抽象思维过程的主要表现形式。综合是把部分结合成整体,分析是把整体分解为部分,综合与分析是一种可逆的思维过程,二者有机组合形成了综合分析法。归纳是从个体到一般的认知过程,演绎是从一般到个别的认知方法,归纳和演绎是科学认识过程中相互独立和相互依存的思维方式,二者的相互融合形成了科学的归纳演绎法。在医用物理学课程体系中利用综合分析法和归纳演绎法研究问题的事例不胜枚举,它们对促进医用物理学的快速发展起到了重要作用。此外,批判性思维、物理类比思维、物理假设和物理模型的构建等均是医用物理学创新性思维的重要方式,是推动医用物理学创新发展的源泉,也是为学员开启知识宝库的钥匙。

三、 医用物理学与医学的联系

物理学与其他自然科学之间没有绝对的界限,它已延伸和融合到许多科学之中。物理学和医学两门学科相互依存、相互促进和协调发展,形成了医用物理学,物理学的成就促进了医学的发展和进步,它对探索和阐述生命现象的物理本质作出了重大贡献。同时医用物理学的发展也离不开物理学与医学的结合,医学的进步推动了医用物理学的快速发展。在医用物理学的发展历程中,物理学与医学的联系主要体现在以下几个方面。

(1)物理学是自然科学和工程技术的重要基础。物理学的基本理论和思维方法是了解和掌握生命运动规律不可或缺的基础知识,它对将生命科学从宏观形态的研究推动到微观机制的探讨,从细胞水平研究拓展到分子水平探索,从对生命现象的定性观察延伸到定量分析起到重要作用。例如要了解人体骨骼和关节的受力情况以及平战时期对骨伤患者的合理救治的方法,必须学习弹性力学、静力学和静电学的相关知识。要了解血液在心血管系统中的流动规律和心血管系统疾病产生的物理机理必须知道流体动力学的基本理论和基本规律。要了解心电、脑电和生物电的形成原因以及微波武器的致伤原理,必须学习电磁学相关知识。要了解人眼屈光不正的形成原因及其治疗原则,必须掌握几何光学的基本理论。要了解肿瘤放射治疗基本原理以及核武器的致伤机理,必须学习原子核物理的相关知识等。

(2)物理学的技术与方法为现代医学研究和临床疾病诊治提供了新方法。物理学的发展与现代医学研究和临床疾病诊治之间具有密切的关系。用物理学基本理论设计制造的各种医疗检测和诊断设备几乎涵盖了医学研究和临床疾病诊断的各个方面,它不仅为临床疾病的检测和诊断提供了先进的医疗设备,而且为各类疾病的病因病理研究和预防治疗提供了先进理念和实验手段,对医学研究和临床疾病诊断水平的提高起到了重要作用。例如,借助于光学显微镜人们可以观察到细胞和微生物;电子显微镜的出现使生物医学研究从细胞水平深入到分子水平并实现了对细胞超微结构的观测研究;冷冻电镜可以用于观察细胞膜蛋白;激光扫描共焦显微镜的诞生使人们实现了对活细胞的动态观测和分析;X射线断层成像技术可以为临床医生提供人体的组织信息;磁共振成像技术可以获取人体解剖学的结构信息和表征人体组织功能和代谢过程的特征信息。此外生物电检测技术、超声技术、激光技术、微波技术、光纤内窥镜技术、热成像技术、红外技术、核技术、遥感技术、信息技术、放射免疫技术、数字减影血管造影技术、单光子和正电子发射断层成像技术等也都成为疾病检测和诊断的有力武器,极大地推动了医学的发展和现代化。

(3)物理学的发展为临床治疗提供了新技术。随着物理学各领域的快速发展,物理学的新理论、新技术、新方法和新材料为临床治疗开辟了许多新途径。热疗、电疗、光疗、放射疗法、射频疗法、等离子体疗法、激光疗法、微波疗法和低温冷冻疗法等物理治疗方法已广泛应用于临床各科室。此外高频刀、X刀、γ刀、医用激光器、医用加速器、心脏起搏器、各种医用传感器和生物医学材料等先后进入临床治疗领域,它们对推动临床医学发展、保障国民健康作出了巨大贡献。医学的发展事实证明,没有物理学的支撑就没有现代医学的今天,没有物理学的发展就没有医学的未来。

四、医用物理学与军事医学的联系

军事医学是运用一般医学原理和技术,研究军队平战时特有卫生保障的科学。军事医学是衡量国家军事实力的重要标志之一,事关国家安全,其成果通过卫生勤务的实施,达到维护部队健康,提高野战医疗和防疫水平,巩固与增强部队战斗力的目的。军事医学与普通医学的研究内容相互交叉和渗透,但其研究对象所处环境涉及高原环境、低温环境、高热环境、电磁环境和各类极限环境等,由此产生的军事医学问题日趋复杂,相关问题的解决需要医用物理学在内的多学科的协同攻关,如海军、空军和电子对抗部队在信息化作业环境中遇到的军事神经认知维护问题,海军和空军军事作业场所的噪声防护问题,海军核潜艇、二炮坑道和空军雷达作业遇到的辐射防护问题,海上伤员搜救和医疗后送问题,高原综合征和三防快速检测问题等。

自 20 世纪以来物理学的快速发展带动了科学技术的进步,大量物理学的最新研究成果如核技术、红外技术、激光技术、超声技术、雷达技术、微波技术、电子技术、隐身技术等优先用于军事领域,由此带来了新军事科技的变革,推动了常规武器、精确制导武器和新概念武器的发展,极大地提高了部队的战斗力。随着精确制导武器、激光武器、次声武器、微波武器、电磁武器、粒子束武器、基因武器和新型核武器等新式武器的出现和作战模式的改变,由此产生的战争创伤的性质和程度较以往有很大的不同。例如燃烧弹造成大批人员严重烧伤;集束弹导致伤员多处伤的出现;定向能武器造成烧伤、冲击伤和复合伤;核武器扩大了杀伤范围,增加了辐射损伤和复合伤;生物战剂和化学战剂导致各种传染病的传播和生物化学损伤的出现等。因此研制生物战剂和化学战剂的侦检仪器,研究新型武器产生的各类物理因子的致伤原理及其治疗方案,探索新型武器的防护措施等都是医用物理学研究的新领域和新课题。

21 世纪人们进入了以信息技术、生物技术、新材料技术、新能源技术和空间技术为主要内容的高新科技时代,医用物理学所取得的各项新成果必将为新世纪的科学技术和军事医学带来巨大的进步。

五、医用物理学的学习方法

医用物理学是了解生命现象、学习医学知识不可缺少的基础,其所提供的基本理论、实验技术和思维方法为医学研究和医疗实践开辟了许多新途径。因此本书中介绍了大量与医学研究、医疗实践和军事医学紧密相关的物理学基本理论和基础知识,它不仅是进一步深入学习现代物理学最新理论的基础,而且是学习生物学和生命科学的基础,在临床医学和军事医学中有着广泛的应用。

学好医用物理学必须同时做好"教"与"学"两方面的工作。关于"教",教员应根据军队院校教育转型发展的需求和"三位一体"新型军事人才培养目标,针对不同专业合理选择不同的教学内容、教学方法和教学手段,架好医用物理学与后续医学基础课及临床专业课之间的沟通桥梁,有效提高学员的学习积极性,关注对学员创新能力和人文精神的培养。在教学过程中充分利用启发式、批判式、交互式、讨论式、同伴式和专题式等教学方法启迪学员的思维,关注学员的人格发展,提高学员的创新能力。合理利用信息化技术和网络教学平台,线上线下开展泛课程教学,丰富学员的学习内容,拓展学员的知识面,提高课堂教学质量,最终实现在课程价值观上体现人的发展、专业发展和社会发展并举,在课程目标上体现知识、能力和人格发展并重。

关于"学"。学员首先要正确地认识物理学与医学之间的关系,了解物理学中各种物质运动的规律,注重物理学基础理论、基本知识和基本规律的学习。其次要掌握正确的学习方法,这在某种程度上比获取知识更为重要。在学习过程中要善于思考,及时总结人们发现物理规律的过程与方法,体验和凝练物理学的研究方法和科学思维,实现逐步增强逻辑思维能力、提升物理思维品质和培育创新意识的目的。此外要重视医用物理实验,学习和掌握必要的物理实验手段、技术和方法,认真观察实验现象,注重发现问题、捕捉问题和解决问题的过程。最后在有可能的情况下积极参加医用物理学课外科技创新实践活动,进一步体验科学研究和科技创新的全过程,加深对医用物理学在生命科学和军事医学领域中重要性的认识。

我们相信通过"教"与"学"的共同努力,学员们一定能够学好医用物理学,为后续专业课程的学习打下扎实的基础,为促进医学和军事医学的发展发挥作用。

第一章　生物力学的物理基础

本章课件

教学要求：

1. 了解机械运动的特点，掌握运动方程的应用。
2. 掌握牛顿运动定律和刚体的定轴转动定律，熟悉三个守恒定律。
3. 理解应力、应变和弹性模量的概念，掌握应力和应变之间的关系。
4. 了解骨、血管与肌肉的力学特性。

　　生物力学是应用力学原理和方法对生物体中的力学问题进行定量研究的生物物理学分支。生物力学的研究尺度从生物整体到单个分子，研究范围从植物到动物；依据研究对象的特点和运动特征可分为生物流体力学、生物固体力学和运动生物力学等；生物力学研究的重点是与医学有关的力学问题。决定战争胜负的关键因素是人，主要因素是装备。熟悉机械运动、理想化模型、运动状态、相互作用、守恒定律、应力、应变和弹性模量的概念及应用，对分析军用装备或武器的基本工作原理和提高部队军事训练质量是有益的。本章首先重点讲述在生物力学研究中必需的物理基础，之后对人体的骨骼、血管和肌肉的力学特征作简要介绍。

第一节　质点的运动

　　世界由物质构成，而物质又处于不断的运动中，且运动的形式很多。人们将一个物体相对于另一个物体的位置随时间的变化（或物体各部分间的相对位置随时间的变化）称为**机械运动**（mechanical motion）。机械运动是一种最简单的运动，它也是研究其他运动形式的基础。

机械运动

一、质点运动的描述

1. 参考系和坐标系

运动是绝对的,而对运动的描述是相对的。正因为运动描述的相对性,所以当谈到某一个物体做何种运动时,事实上我们是相对于一个参考物而言的,这个被选作参考的物体称为参考系(reference frame)。选择什么物体作为参考系,往往要根据所研究的问题来确定。选择不同的参考系,对一个特定运动的观察结果就不同。某列车做匀速直线运动,其天花板上的一个物体脱落,若以车厢为参考系,物体做直线运动;若以地面为参考系,物体做曲线运动。

运动是物体相对于参考系的位置随时间所发生的变化,要研究这种位置变化,首先得确定物体的位置。为了准确标定物体的位置及其位置变化,常将一个坐标系(如直角坐标系)和参考系紧密地联系起来。坐标系比参考系更具体,它不仅在性质上起到了参考系的作用,而且在量上使描述精确化。

2. 质点

任何物体都有质量、大小和形状,但在研究物体的机械运动时,如果运动的物体满足以下两个条件之一,我们就能把待研究的物体视为一个只具有质量而不需考虑大小和形状的物体,这样的物体称为质点(particle)。显然,质点是一个理想化的模型。两个条件分别是:① 不用考虑物体的大小和形状,如汽缸中活塞的运动(活塞上任意两点运动前后的连线保持平行,各点的运动状态相同);② 大小和形状可以忽略不计,如研究地球绕太阳的公转(地球绕太阳的轨道半径比地球的半径大 4 个数量级)。研究质点的运动规律至关重要,它是研究一般物体运动的基础,因为任何物体都可视为由有限个或无限个质点所组成。

3. 运动方程

如图 1-1 所示,空间某质点 P 的位置可以用 x、y、z 三个坐标来表示,也可以用从原点 O 到质点 P 的有向线段 r 来表示。矢量 r 的方向和长度决定了质点 P 的位置,矢量 r 称为位矢(position vector)或径矢。位矢与坐标的关系为

$$r = x\boldsymbol{i} + y\boldsymbol{j} + z\boldsymbol{k}$$

式中 $\boldsymbol{i}$、$\boldsymbol{j}$、$\boldsymbol{k}$ 分别为沿 x、y、z 三轴正方向的单位矢量,单位矢量的模为 1。位矢的模(或大小)为

$$r = |\,\boldsymbol{r}\,| = \sqrt{x^2 + y^2 + z^2}$$

质点在运动时,它的位置随时间发生变化,描述位置随时间

参考系

阅读材料:哥白尼的日心说的提出

军事应用:雷达对目标的定位

质点

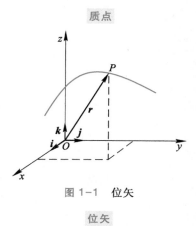

图 1-1　位矢

位矢

变化的函数关系式,称为运动方程(equation of motion)。

$$x=x(t), \quad y=y(t), \quad z=z(t) \tag{1-1}$$

$$\boldsymbol{r}=x(t)\boldsymbol{i}+y(t)\boldsymbol{j}+z(t)\boldsymbol{k} \tag{1-2}$$

运动方程可以是(1-1)式的标量形式,也可以是(1-2)式的矢量形式。

4. 平均速度与速度

如图1-2所示,曲线 AB 是质点运动轨迹的一部分。在 t 时刻,质点位于点 A,位矢为 $\boldsymbol{r}_A$,在 $(t+\Delta t)$ 时刻,质点位于点 B,位矢为 $\boldsymbol{r}_B$。质点的位置变化可以用从 A 到 B 的有向线段 $\Delta\boldsymbol{r}$ 来表示,$\Delta\boldsymbol{r}$ 称为位移(displacement)。按照矢量运算法则,位移可写成

$$\Delta\boldsymbol{r}=\boldsymbol{r}_B-\boldsymbol{r}_A \tag{1-3}$$

通过(1-3)式可以看出,位移只与 A、B 两点的位置有关,而与质点在其间所经过的具体路径无关。需要注意的是,位移和路程是两个不同的概念,位移是矢量,路程是标量。位移的大小是 $\Delta\boldsymbol{r}$ 的模,而路程的大小是 Δs。

位移 $\Delta\boldsymbol{r}$ 与产生该位移所经历的时间 Δt 的比值,称为平均速度(average velocity)。

$$\bar{\boldsymbol{v}}=\frac{\Delta\boldsymbol{r}}{\Delta t} \tag{1-4}$$

平均速度 $\bar{\boldsymbol{v}}$ 的方向与位移 $\Delta\boldsymbol{r}$ 的方向相同。

路程 Δs 与通过该路程所用时间 Δt 的比值,称为平均速率。

$$\bar{v}=\frac{\Delta s}{\Delta t}$$

在具体研究中,通常只知道平均速度是不够的,还需要知道质点在某一时刻或某一位置的速度。质点在某一时刻或某一位置的速度等于 Δt 趋于零时平均速度的极限值,即

$$\boldsymbol{v}=\lim_{\Delta t\to 0}\frac{\Delta\boldsymbol{r}}{\Delta t}=\frac{\mathrm{d}\boldsymbol{r}}{\mathrm{d}t} \tag{1-5}$$

速度(velocity)是位移对时间的变化率,其方向是位移 $\Delta\boldsymbol{r}$ 的极限方向,也就是运动轨迹上所在点的切线方向。

在直角坐标系中,速度可写成

$$\boldsymbol{v}=\boldsymbol{v}_x+\boldsymbol{v}_y+\boldsymbol{v}_z=v_x\boldsymbol{i}+v_y\boldsymbol{j}+v_z\boldsymbol{k} \tag{1-6}$$

式中

$$v_x=\frac{\mathrm{d}x}{\mathrm{d}t}, \quad v_y=\frac{\mathrm{d}y}{\mathrm{d}t}, \quad v_z=\frac{\mathrm{d}z}{\mathrm{d}t}$$

v_x、v_y 和 v_z 都是标量。

速度的大小为

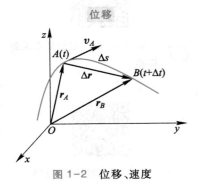

图1-2 位移、速度

$$v = \sqrt{v_x^2 + v_y^2 + v_z^2}$$

需要注意的是，速度与速率既有联系，又有区别。速度的大小等于速率；速度是位移对时间的变化率，而速率则是路程对时间的变化率；速度是矢量，速率是标量。

5. 加速度

质点做非匀速运动时，速度随时间变化，类似对平均速度和速度的定义，我们可引入平均加速度和加速度的概念。速度对时间的变化率，称为加速度（acceleration）。

$$a = \lim_{\Delta t \to 0} \frac{\Delta v}{\Delta t} = \frac{dv}{dt} = \frac{d^2 r}{dt^2} \qquad (1-7)$$

当质点做曲线运动时，我们常把加速度沿切线和法线两个方向分解，沿切线方向的加速度称为切向加速度 a_t，沿法线方向的加速度称为法向加速度 a_n。速度的大小随时间变化产生切向加速度，切向加速度的大小为

$$a_t = \left| \frac{dv}{dt} \right| \qquad (1-8)$$

速度的方向随时间变化产生法向加速度，法向加速度的大小为

$$a_n = \frac{v^2}{\rho} \qquad (1-9)$$

式中，ρ 为曲率半径。

熟悉描述质点运动的物理量对分析军用装备的基本工作原理是很有帮助的：借助雷达能获得目标的距离、径向速度、方位和高度等信息；精确制导武器中的制导系统能实时依据目标的运动状态，改变战斗部的飞行轨迹；利用惯性制造的加速度仪可实时显示运动军用装备的平动加速度。

阅读材料：伽利略关于自由落体定律的研究

加速度

军事应用：卫星导航系统的测速和定位

例 1-1

已知某质点的运动方程为 $r = 2ti + (2 - t^2)j$，式中，r 的单位为 m，t 的单位为 s，求：

（1）$t = 0$ 及 $t = 2$ s 时，质点的位矢；

（2）由 $t = 0$ 到 $t = 2$ s 时，质点的位移 Δr；

（3）由 $t = 0$ 到 $t = 2$ s 时，质点的平均速度 $\bar{v}$；

（4）$t = 2$ s 时，质点的速度 v；

（5）$t = 2$ s 时，质点加速度的大小 a。

解　（1）将不同时刻代入运动方程，得

$$r_0 = 2j \text{ m}, \quad r_2 = (4i - 2j) \text{ m}$$

（2）利用位移的定义，有

$$\Delta r = r_2 - r_0 = (4i - 4j) \text{ m}$$

（3）计算平均速度需注意是对哪一段位移或哪一段时间进行计算。

$$\bar{v} = \frac{\Delta r}{\Delta t} = (2i - 2j) \text{ m} \cdot \text{s}^{-1}$$

（4）对运动方程求导并代入时刻值，有

$$v = \frac{dr}{dt} = (2i - 2tj) \text{ m} \cdot \text{s}^{-1}$$

$$v_2 = (2i - 4j) \text{ m} \cdot \text{s}^{-1}$$

（5）计算加速度的模

$$a = \frac{dv}{dt} = -2j \text{ m} \cdot \text{s}^{-2}$$

$$a = \sqrt{a_x^2 + a_y^2} = 2 \text{ m} \cdot \text{s}^{-2}$$

二、牛顿运动定律

物理学家简介：牛顿

惯性

　　质点为什么运动，运动的状态如何改变等，这些问题需要用质点动力学来解决。质点动力学研究物体之间的相互作用以及由这种相互作用引起的物体的运动状态变化的规律。质点动力学的基本规律是牛顿运动定律。

　　牛顿第一定律　任何物体都要保持静止或匀速直线运动的状态，直到外力迫使它改变运动状态为止。

　　牛顿第一定律表明：任何物体都具有保持其运动状态不变的性质，这个性质称为惯性（inertia），故牛顿第一定律也称为惯性定律；由于物体具有惯性，要使其运动状态发生变化，一定要有其他物体对它作用，这种作用称为力；力是物体间的相互作用，力是改变运动状态的原因。

　　牛顿第二定律　作用在物体上的合外力 F 等于物体动量对时间的变化率

$$F = \frac{dp}{dt} = \frac{d(mv)}{dt}$$

　　当物体的运动速率远小于光速时，物体的质量可以视为不依赖于速率的常量，于是上式可写成

$$F = ma \qquad (1-10)$$

　　牛顿第二定律给出了合外力 F、质量 m 和加速度 a 之间的关系，在国际单位制（SI）中，m 的单位是 kg，a 的单位是 m·s^{-2}，F 的单位是 N。在应用牛顿第二定律时需注意：① 式子的矢量性；② 式子的瞬时性；③ 力为合外力。

演示实验：运动小车

　　牛顿第三定律　当物体 A 以力 F_A 作用在物体 B 上时，物体 B 也必同时以一大小相等、方向相反的力 F_B 作用在物体 A 上：

$$F_A = -F_B$$

　　在应用牛顿第三定律时需注意：① 作用力与反作用力同时

存在,同时消失;② 作用力与反作用力的性质相同;③ 作用力与反作用力分别作用在不同的物体上,不可能相互抵消,不要与一对平衡力相混淆。

实验表明,牛顿运动定律只适用于一些特定的参考系,这些特定的参考系称为**惯性参考系**(inertial reference frame),或简称**惯性系**;牛顿运动定律不成立的参考系称为非惯性系。可以证明,以恒星(包括太阳)为参考物的参考系都是惯性系。凡是相对于惯性系做匀速运动的参考系都是惯性系,相对于惯性系做加速运动的参考系都不是惯性系。地球既公转,又自转,严格说来固定在地面上的参考系不是惯性系。不过地面相对于太阳和地心的加速度很小,而我们通常研究的加速度又比它大得多,所以常把地面视为惯性系。在非惯性系中,如果要用牛顿运动定律,则需引入惯性力。

惯性系

军事应用:空气阻力与伞兵降落、火炮的弹道曲线

例 1-2

某离心机的转速 n 为 $6\times10^4\,\mathrm{r\cdot min^{-1}}$,试问离心管中离转轴 10 cm 远处一点向心加速度的值是重力加速度值的多少倍?

解 向心加速度的大小为

$$a_\mathrm{n}=\frac{v^2}{r}$$

$$v=r\omega=2\pi nr$$

则

$$\frac{a_\mathrm{n}}{g}=\frac{4\pi^2 n^2 r}{g}$$

$$=\frac{4\times3.14^2\times(6\times10^4)^2\times0.1}{60^2\times9.8}=4\times10^5$$

离心机是医学中常用的设备,它能分离悬浮液中不同密度的微粒。离心机转速越高,向心加速度的值越大,分离物质所用的时间越短。

第二节　刚体的运动

刚体(rigid body)是指受力后,其大小、形状和内部各点的相对位置都保持不变的物体。刚体的运动可以是平动、转动或二者的结合。**平动**(translation)是指在运动过程中,刚体中任取的一条直线始终保持其方向不变。对于平动,刚体上的任意一点都有相同的加速度,即对刚体平动的研究可转化为对质点的研究。**转动**(rotation)是指刚体中所有的点都绕同一条直线做圆周运动,

刚体

这条直线称为转轴。

一、定轴转动

如果转轴固定不动,这种转动称为定轴转动。刚体做定轴转动时,虽然其上的不同点在相同时间内所走的路程可能不同,但它们转过的角度却相同,因此在研究刚体的整体转动时,以角度作为变量最简便。

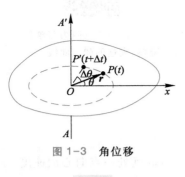

图 1-3 角位移

角速度

如图 1-3 所示,刚体绕 AA' 轴转动。为确定刚体的方位,在刚体内选取一个垂直于 AA' 轴的平面作为参考面,并在此平面上取一条直线 Ox 作为参考轴(不随刚体转动)。这样,刚体的方位可由原点 O 到参考面上的任意点 P 的位矢 r 与 Ox 的夹角 θ 确定,θ 称为角坐标。在国际单位制中,角坐标 θ 的单位是 rad(弧度)。由于描述转动的一些物理量都建立在角坐标随时间变化的基础上,故称它们为角量。如在 Δt 时间内,点 P 转过的角度 $\Delta\theta$ 称为角位移(angular displacement)。

若以 $\mathrm{d}\theta$ 表示刚体在 $\mathrm{d}t$ 时间内转过的角位移,则刚体的角速度为

$$\omega = \frac{\mathrm{d}\theta}{\mathrm{d}t} \tag{1-11}$$

角加速度为

$$\alpha = \frac{\mathrm{d}\omega}{\mathrm{d}t} \tag{1-12}$$

需要指出的是,角位移、角速度和角加速度都是矢量,但在定轴转动问题中,类似于质点的直线运动,用正、负号即可反映其矢量的方向。正、负号可依据右手螺旋定则加以规定,四指的绕向为刚体的转动方向,拇指的指向即角速度的方向。

定轴转动刚体中某一点的运动状态既可用角量描述,也可用线量描述。距转轴为 r 的质点,其线量与角量的关系如下:

$$\Delta s = r\Delta\theta \tag{1-13}$$

$$v = \omega \times r \tag{1-14}$$

$$a_\mathrm{t} = \alpha \times r \tag{1-15}$$

$$a_\mathrm{n} = -\omega^2 r \tag{1-16}$$

式中 r 为转轴到所研究点的位矢。

定轴转动的一种简单情况是匀加速转动。在这一转动过程中,刚体的角加速度 α 保持不变。若以 ω_0 表示初始角速度,ω 表

示 t 时刻的角速度，θ 表示角位移，则有

$$\omega = \omega_0 + \alpha t$$

$$\theta = \omega_0 t + \frac{1}{2}\alpha t^2$$

$$\omega^2 - \omega_0^2 = 2\alpha\theta$$

二、转动定律

实验表明，与转轴平行的力不影响转动状态，基于这点，在后面的分析中，我们只考虑垂直于转轴的平面内的力。

如图 1-4 所示，O 为转轴与转动平面的交点，F 在转动平面内，力的作用点为 P，点 P 相对于点 O 的位矢为 r，F 与 r 间的夹角为 φ。点 O 到力 F 作用线的垂直距离为 d，称为力对转轴的力臂，其值为 $d = r\sin\varphi$。为研究方便，引入**力矩**（moment of force）的概念。

力矩 M 的定义为

$$M = r \times F \tag{1-17}$$

由（1-17）式可以看出，力矩是矢量。力矩的大小为

$$M = Fr\sin\varphi = Fd$$

在国际单位制中，M 的单位是 N·m。

如图 1-5 所示，在刚体上任取一质点 i，质点的质量为 Δm_i。设质点 i 受两个力的作用，一个是外力 F_i^{e}，另一个是内力 F_i^{i}，e_t 为该点运动轨迹切线方向的单位矢量。根据牛顿第二定律，质点 i 沿切线方向的分量方程为

$$F_{it}^{e} + F_{it}^{i} = \Delta m_i a_{it} = \Delta m_i r_i \alpha$$

将上式两边同乘 r_i，有

$$F_{it}^{e} r_i + F_{it}^{i} r_i = \Delta m_i r_i^2 \alpha$$

将上式对组成刚体的所有质点求和：

$$\sum_i F_{it}^{e} r_i + \sum_i F_{it}^{i} r_i = \sum_i \Delta m_i r_i^2 \alpha \tag{1-18}$$

（1-18）式等号左边第二项为所有内力矩的和，因为内力成对出现，大小相等、方向相反，并在同一直线上，所以对转轴力矩的代数和为零。

将（1-18）式等号右边的 $\sum_i \Delta m_i r_i^2$ 记作 J。我们可以看出 J 只与刚体的形状、质量分布以及转轴的位置有关，而与刚体的转动状态和所受的外力矩没有关系。实验表明，定轴转动的刚体也

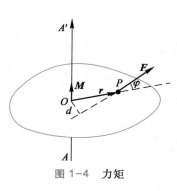

图 1-4　力矩

力矩

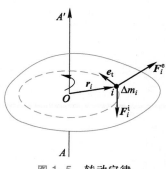

图 1-5　转动定律

有保持其转动状态不变的性质,这个性质称为转动惯性,J 反映了转动惯性的大小,因此,J 被称为转动惯量(moment of inertia)。在国际单位制中,J 的单位是 $\text{kg} \cdot \text{m}^2$。

转动惯量

当刚体由分离的质点组成时,J 的计算式为

$$J = \sum_i \Delta m_i r_i^2 \qquad (1-19)$$

当刚体为连续体时,J 的计算式为

$$J = \int_V r^2 \mathrm{d}m = \int_V r^2 \rho \mathrm{d}V \qquad (1-20)$$

式中,$\mathrm{d}m$ 为质量元,ρ 为体密度,$\mathrm{d}V$ 为体积元,r 为该体积元到转轴的距离。

(1-18)式等号左边第一项为组成刚体所有质点所受外力对转轴力矩的代数和,即合外力矩,用 M 表示。

经过以上分析,并考虑到力矩与角加速度均为矢量,有

$$M = J\alpha \qquad (1-21)$$

从(1-21)式可以看出,在定轴转动中,刚体的角加速度与它所受的合外力矩成正比,与刚体的转动惯量成反比。(1-21)式称为刚体做定轴转动时的转动定律,简称**转动定律**。

为了便于记忆,对比牛顿第二定律和转动定律,我们发现只要将牛顿第二定律中的合外力换成合外力矩,质量换成转动惯量,加速度换成角加速度即可得到转动定律。

为解决跑道短的问题,舰载机的起飞采用弹射或滑跃起飞的方式,降落通过尾部的着舰钩钩住横置于甲板上的拦阻索,也可通过喷气推进系统排出工质,产生控制力矩,调整飞行姿态。

第三节 三个守恒定律

一、机械能守恒定律

为了描述力对物体作用的空间累加效果,引入了功的概念。功的定义为

$$\mathrm{d}W = \boldsymbol{F} \cdot \mathrm{d}\boldsymbol{s} = F \cdot \mathrm{d}s \cdot \cos \varphi \qquad (1-22)$$

从(1-22)式可以看出,功是标量,并且是过程量。在国际单位制中,W 的单位是 J。当 $\varphi < \dfrac{\pi}{2}$ 时,力对物体做正功;当 $\varphi > \dfrac{\pi}{2}$ 时,力对

物体做负功,或者说,物体反抗外力做正功;当 $\varphi=\dfrac{\pi}{2}$ 时,力不做功。

一般情况下,变力 $\boldsymbol{F}$ 由 A 沿曲线到 B 的过程中所做的功为

$$A=\int_A^B \boldsymbol{F}\cdot\mathrm{d}\boldsymbol{s}=\int_A^B F\cdot\cos\varphi\cdot\mathrm{d}s \qquad(1-23)$$

为了描述做功的快慢,引入了功率(P)的概念。功率即单位时间所做的功。在国际单位制中,P 的单位是 $\mathrm{W}(1\ \mathrm{W}=1\ \mathrm{J}\cdot\mathrm{s}^{-1})$。

功是过程量,必须有过程,才有功的概念。做功可以改变能量,能量的形式多种多样,本章只涉及与机械运动有关的**动能**(kinetic energy)和**势能**(potential energy)。

动能与物体的质量和运动速率有关,其定义为

$$E_k=\frac{1}{2}mv^2$$

由牛顿第二定律和功的定义可以推出

$$W=\frac{1}{2}mv_2^2-\frac{1}{2}mv_1^2 \qquad(1-24)$$

(1-24)式称为**动能定理**,即合外力所做的功等于动能的增量。

根据力做功的特点,可以将力分为保守力和非保守力。做功与路径无关的力称为**保守力**(conservative force),做功与路径有关的力称为非保守力。为了研究方便,对保守力做功,可以引入势能的概念。需要注意的是,两状态间的势能差是绝对的,而某一状态的势能是相对的,也就是说,某一状态的势能值与参考势能零点的选择有关。

保守力不同,势能的具体形式不同,下面给出常用的三种势能:

重力势能 $\qquad E_p=mgh \qquad(1-25)$

引力势能 $\qquad E_p=-\dfrac{Gm_1m_2}{r} \qquad(1-26)$

弹性势能 $\qquad E_p=\dfrac{1}{2}kx^2 \qquad(1-27)$

若一个系统的外力和非保守内力不做功或所做功的代数和为零,则这个系统的机械能守恒,换句话说,系统的任意两个状态的机械能相等。反映**机械能守恒定律**的数学表达式是

$$\sum_i E_{ki}+\sum_m E_{pm}=常量 \qquad(1-28)$$

机械能守恒定律是普遍的能量守恒定律在机械运动中的具体表现形式。

二、 动量守恒定律

演示实验:小球碰撞

阅读材料:动量守恒定律的形成

冲量

为了描述力对物体作用的时间累加效果,引入了冲量(impulse)的概念。冲量的定义为

$$\mathrm{d}\boldsymbol{I} = \boldsymbol{F}\mathrm{d}t \tag{1-29}$$

从(1-29)式可以看出,冲量是矢量,并且是过程量。在国际单位制中,I 的单位是 N·s。

在 $\Delta t = t_2 - t_1$ 时间内,变力 $\boldsymbol{F}$ 的冲量为

$$\boldsymbol{I} = \int_{t_1}^{t_2} \boldsymbol{F}\mathrm{d}t \tag{1-30}$$

通常也将(1-30)式写成

$$\boldsymbol{I} = \overline{\boldsymbol{F}}\Delta t \tag{1-31}$$

(1-31)式中的 $\overline{\boldsymbol{F}}$ 为平均冲力。

由牛顿第二定律和冲量的定义可以推出

$$\boldsymbol{I} = m\boldsymbol{v}_2 - m\boldsymbol{v}_1 = \boldsymbol{p}_2 - \boldsymbol{p}_1 \tag{1-32}$$

式中 $\boldsymbol{p}$ 为动量(momentum),(1-32)式称为动量定理,即合外力的冲量等于动量的增量。

动量定理在研究碰撞和打击等问题中特别有用。在这类问题中,力的作用时间很短,但力的数值却很大,通常这种冲力随时间的变化情况是很难测量出来的,但是,如果知道碰撞前后物体的动量变化,就能算出冲量;假如能够测量出冲力的作用时间,那么冲力的平均值就能计算出来。对于多数问题,知道平均冲力就够了。

当系统不受外力(包括所受外力的和为零)或内力远大于外力时,虽然组成系统的各物体的动量可以改变,但系统的总动量是不变的,这就是动量守恒定律。反映动量守恒定律的数学表达式是

军事应用:陀螺仪与惯性导航

$$\sum_i \boldsymbol{p}_i = 常矢量 \tag{1-33}$$

三、 角动量守恒定律

演示实验:角动量守恒

角动量

根据转动定律,可以得到下面的关系:

$$\boldsymbol{M}\mathrm{d}t = J\mathrm{d}\boldsymbol{\omega} = \mathrm{d}(J\boldsymbol{\omega}) = \mathrm{d}\boldsymbol{L}$$

式中 $\boldsymbol{M}\mathrm{d}t$ 称为冲量矩,$J\boldsymbol{\omega} = \boldsymbol{L}$ 称为角动量,在国际单位制中,L 的

单位是 N·m·s。

在 $\Delta t = t_2 - t_1$ 时间内,变力矩 M 的冲量矩为

$$\int_{t_1}^{t_2} M\mathrm{d}t = L_2 - L_1 \qquad (1-34)$$

(1-34)式称为**角动量定理**,即合外力矩的冲量矩等于角动量的增量。若合外力矩的冲量矩为零,则

$$L = J\omega = 常矢量 \qquad (1-35)$$

(1-35)式称为**角动量守恒定律**。

部分概念与规律可用于舰载机的起飞与降落,力矩在军事中应用十分广泛。

第四节　生物材料的力学特性

前面我们讨论了质点和刚体。质点只考虑物体的质量,不涉及它的形状和大小;刚体虽然考虑了物体的形状和大小,但假定在力的作用下,刚体不发生形变。事实上,所有生物材料受力时,它的外观和内部都会发生变化。

一、应变和应力

1. 应变

物体在外力作用下所产生的形状和大小的改变,称为**形变**(deformation)。在一定的形变范围内,去掉外力后,若物体能够完全恢复原状,这种形变称为**弹性形变**(elastic deformation)。弹性体的基本形变有拉伸形变、压缩形变和剪切形变,而稍复杂些的扭曲形变和弯曲形变都可视为不同基本形变的组合。当外力去掉后,物体不能完全恢复原状的形变称为**塑性形变**(plastic deformation)。为了定量描述各种形变的程度,引入了**应变**(strain)的概念。

如图 1-6 所示,一细长弹性体一端固定,另一端在外力 F 的作用下被拉伸时,其长度的增量 Δl 与原长 l_0 的比值称为**拉伸应变**(或线应变),用 ε 表示,即

$$\varepsilon = \frac{\Delta l}{l_0} \qquad (1-36)$$

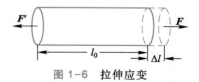

图 1-6　拉伸应变

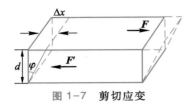

图 1-7　剪切应变

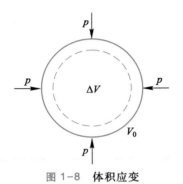

图 1-8　体积应变

应变

应力

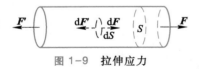

图 1-9　拉伸应力

如图 1-7 所示，一块状弹性体的底面固定在一个平面上，一切向力 **F** 作用在顶面，弹性体的形状发生改变，但体积未变。弹性体中与底面平行的任意两个截面有平行滑动，顶面与底面的相对滑动量 Δx 与顶面与底面的垂直距离 d 之比，称为剪切应变（或切应变），用 γ 表示，即

$$\gamma = \frac{\Delta x}{d} = \tan \varphi \tag{1-37}$$

在实际情况下，通常 φ 角都很小，因此（1-37）式可简化为

$$\gamma = \varphi$$

如图 1-8 所示，若球形弹性体在压强 p 的作用下形状没有改变，只是体积发生了变化，其体积的增量 ΔV 与原体积 V_0 之比，称为体积应变（或体应变），用 θ 表示，即

$$\theta = \frac{\Delta V}{V_0} \tag{1-38}$$

通过上面的定义，可以看出，应变是量纲为 1 的量，它反映的是相对形变量，而不是绝对形变量。针对具体问题，如果知道应变，还知道初始值，就能计算出绝对形变量。

2. 应力

物体依靠内部原子和分子间的相互作用力，即内力，保持一定的稳定结构。当物体遇到外力作用时，内部状态发生改变而产生附加内力。物体内部单位面积上的附加内力称为应力（stress）。根据附加内力与所选面元的关系，可分为正应力（即附加内力与面元垂直）、剪切应力（即附加内力与面元相切）、斜应力（即附加内力既不垂直于面元，也不与面元相切）。附加内力起源于外力所引起的形变，当物体处于平衡态时，附加内力与外力大小相等，因此，可以通过外力来计算附加内力，即应力。

如图 1-9 所示，当细棒在外力 **F** 和 **F'** 的作用下被拉伸时，在细棒内垂直于轴线的任一横截面 S 上都有附加内力，作用在此横截面上的附加内力与细棒两端的拉力数值相等。对细棒内某一横截面元，附加内力 $\mathrm{d}F$ 与 $\mathrm{d}S$ 的比值称为 $\mathrm{d}S$ 处的拉伸应力，用 σ 表示，即

$$\sigma = \frac{\mathrm{d}F}{\mathrm{d}S} \tag{1-39}$$

如果细棒两端受到的不是拉力而是压力，则细棒的长度变短，类似对拉伸应力的讨论，人们将该情况下的应力称为压应力，并规定压应力为负。

当物体的上下两个表面受到与表面平行但方向相反的外力 **F** 和 **F'** 的作用时，物体发生剪切形变。物体中的任一与表面平

行的截面把物体分成上下两部分,上部对下部有一与上表面的外力大小相等、方向相同的附加内力的作用,而下部对上部则有一大小相等、方向相反的附加内力的作用。对物体内某一横截面元,dF与 dS 的比值称为 dS 处的**剪切应力**(或切应力),用 τ 表示,即

$$\tau = \frac{dF}{dS} \qquad (1-40)$$

对体积应变,由于作用在体内各方向面元上的压应力数值都相等,所以可用压强 p 表示体应力。

二、 弹性模量

图 1-10 为某金属材料的拉伸应力与拉伸应变的关系。对不同的金属来说,曲线的具体数据会有差异,但大致形状是相似的。由点 O 到点 a,曲线表现出应力和应变成正比关系。点 a 称为**比例极限**(proportional limit)。由点 a 到点 b 应力和应变不再为正比关系,在点 O 到点 b 这一范围内去除外力,材料能恢复原长,点 b 称为**弹性极限**(elastic limit)。超过点 b 以后,去除外力,材料不能恢复原长,表现出永久形变。当应变到达点 c 时,材料断裂,点 c 称为**断裂点**(breaking point)。在做拉伸实验时,断裂点所对应的应力称为被试材料的**抗拉强度**(tensile strength)。在做压缩实验时,断裂点所对应的应力称为被试材料的**抗压强度**(compressive strength)。点 b 到点 c 是材料的塑性范围。如果点 c 距点 b 较远,说明这种材料能产生较大的塑性形变,表示它具有比较好的延展性。如果点 c 距点 b 较近,说明这种材料具有比较强的脆性。

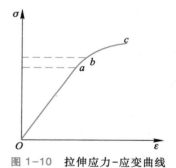

图 1-10 拉伸应力-应变曲线

弹性体在比例极限范围内,遵循**胡克定律**(Hooke's law),即应力与应变成正比,其比例系数反映出该物质的弹性特征,比例系数称为**弹性模量**(modulus of elasticity)。

在线性形变下,比例系数称为**杨氏模量**(Young modulus),用 E 表示:

$$\sigma = E\varepsilon \qquad (1-41)$$

在剪切形变下,比例系数称为**切变模量**(shear modulus),用 G 表示:

$$\tau = G\gamma \qquad (1-42)$$

在体积形变下,比例系数称为**体积模量**(volume modulus),用 K 表示:

$$p = -K\theta \qquad (1-43)$$

弹性模量

通常将体积模量的倒数称为压缩系数。在国际单位制中,弹性模量的单位为 Pa,1 Pa=1 N·m^{-2}。

弹性模量反映了材料发生形变的难易程度,弹性模量大,材料不易发生形变。当应力不超过比例极限时,应力与应变成正比关系,弹性模量为常量。当应力超过比例极限,但还不造成塑性形变时,弹性模量与形变有关,不再为常量。弹性模量与形变有关的物体称为非线性弹性体,大多数生物材料均为非线性弹性体。表 1-1 列出了部分常见物质的弹性模量。

表 1-1   部分常见物质的弹性模量

材料	E/Pa	K/Pa	G/Pa
钢	$2.0×10^{11}$	$1.6×10^{11}$	$8.0×10^{10}$
铝	$7.0×10^{10}$	$7.0×10^{10}$	$2.5×10^{10}$
铜	$1.1×10^{11}$	$1.2×10^{11}$	$4.0×10^{10}$
硬木材	$1.0×10^{10}$	—	$1.0×10^{10}$
骨(拉伸)	$1.6×10^{10}$	—	$1.0×10^{10}$
骨(压缩)	$9.0×10^{9}$	$2.2×10^{10}$	$1.0×10^{10}$
水	—	$2.2×10^{9}$	—
血管	$2.0×10^{5}$	—	—

例 1-3

设某人体重为 52 kg,每条腿骨长为 0.4 m,平均横截面积为 5 cm^2,骨的杨氏模量为 $9×10^9$ N·m^{-2}。此人站立时,求:

(1) 腿骨的压应变;

(2) 腿骨的缩短量。

解   (1) 因两条腿骨承受全部重量,所以腿骨所受的压应力为

$$\sigma = \frac{mg}{2S}$$

由胡克定律:

$$\sigma = E\varepsilon = E\frac{\Delta l}{l_0}$$

$$\varepsilon = \frac{\sigma}{E} = \frac{mg}{2ES} = \frac{52×9.8}{2×9×10^9×5×10^{-4}} = 5.7×10^{-5}$$

(2) $$\Delta l = \frac{\sigma l_0}{E} = \frac{mgl_0}{2ES}$$

$$= \frac{52×9.8×0.4}{2×9×10^9×5×10^{-4}}\text{ m}$$

$$= 2.3×10^{-5}\text{ m}$$

三、骨与软组织

一些生物组织既有弹性,又有黏性,我们将具有这种特点的材料称为**黏弹性体**(viscoelastic body)。如图 1-11 所示,弹性体的特点是:(a) 固定应力时,应变不随时间变化;(b) 固定应变时,应力不随时间变化;(c) 任一时刻的应力(或应变),只与那时的应变(或应力)有关。

与弹性体不同的是,黏弹性体的应力(或应变),具有以下三个特点:

(1) 如图 1-12(a)所示,应力保持一定时,应变随时间的增加而增大,这种现象称为**蠕变**(creep)。

(2) 如图 1-12(b)所示,应变保持一定时,应力随时间的增加而减小,这种现象称为**应力松弛**(stress relaxation)。

(3) 如图 1-12(c)所示,周期性加载和卸载过程的,应力-应变曲线不重合,并形成闭合线,这种现象称为**滞后**(hysteresis)。

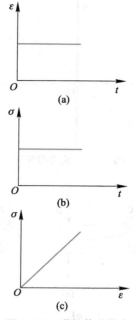

图 1-11　弹性体的特点

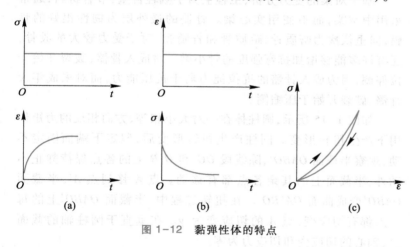

图 1-12　黏弹性体的特点

1. 骨的力学特征

骨骼系统是人体中最主要的承载组织,不仅承受着各种载荷,还保护着颅腔、胸腔、腹腔内的脏器免受意外伤害。骨是由两种十分不同的物质加水组成的复合材料,其中一种是胶原,它是骨中主要的有机成分,约占硬骨重量的 40% 和体积的 60%;另一种是骨矿物质,即骨中的无机成分。若去除骨矿物质,剩下的骨胶原是很柔软的,好像一块橡皮,甚至能弯成环。若把骨胶原从骨中分离出来,剩下的骨矿物质是很脆的,用手指就能碾碎它。

骨具有各向异性的力学特性,并且随年龄、性别和部位的不同而不同。骨组织不仅有较好的弹性和韧性,还有较大的强度和刚性。骨在形变方面,除了前面提到三种形式外,还经常发生弯曲和扭转。

图 1-13 是新鲜密质骨的拉伸和压缩时的应力-应变曲线。拉伸时,只有开始的一段呈线性关系,就整个过程而言则表现出黏弹性体的特点。压缩时,线性比较好,且范围较大。骨在压缩时的极限强度比在拉伸时要大,拉伸时的弹性模量则比压缩时的大。

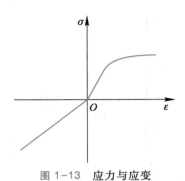

图 1-13 应力与应变

如图 1-14(a)所示,在两个底座上放置一长方形梁,在梁的中央施加向下的力 F,梁中的水平截面弯曲成弧面。梁的下表面 AB 的长度伸长最多,上表面 CD 的长度压缩最多,也就是下表面有最大的拉应变,上表面有最大的压应变。由于沿垂线方向,水平截面的应变连续变化,因此,必然有一个水平截面 MN 的长度不发生改变,MN 称为中间层。图 1-14(b)给出了垂直于梁的水平横截面上的应变分布,拉应变为正值,压应变为负值。假设梁中各点杨氏模量相同,则梁的内部应力比表面应力小。通过分析发现,弯曲是连续变化的线应变的组合。

基于对梁的受力分析,工程上为了减轻自重,节省材料,通常采用中空梁,而不使用实心梁。骨骼的最外层为韧性很好的骨膜,向里依次为密质骨、疏质骨和骨髓腔,对于受力较大的股骨,还有许多能够增加抗弯强度的骨小梁。对成人骨骼,破裂开始于拉伸侧,因为成人骨骼的抗拉能力弱于抗压能力,而对未成年人骨骼,破裂开始于压缩侧。

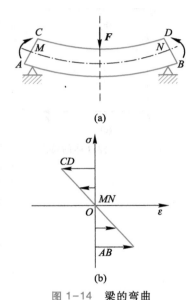

图 1-14 梁的弯曲

如图 1-15 所示,圆柱体在一对大小相等、方向相反的力矩作用下产生扭转形变。圆柱产生扭转形变后,假定下端面固定不动,观察半截面 $OABO'$,除线段 OO' 和 $O'B$ 上的各点保持静止不动外,半截面上的其余各点都有移动。点 A 移到点 A',半截面 $OABO'$ 变成曲面 $OA'BO'$。在扭转过程中,半截面 $OABO'$ 上的每一点都有切应变,点 A 的切应变为 γ。在垂直于圆柱轴的截面上,轴心的切应变和切应力为零。

假设圆柱各点的切变模量相同,距离中心轴远的点切应变和切应力的数值大。通过分析发现,扭转是连续变化的切应变的组合,α 被称为扭转角。在扭力矩的作用下,扭断时对应的扭转角称为扭断角。骨骼的抗扭转能力很弱,因而过大的扭转力矩很容易造成扭转性骨折。

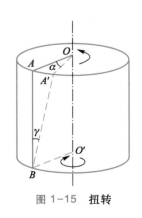

图 1-15 扭转

骨具有良好的再生和修复功能。研究表明,每块骨头都有一个最适宜的应力范围,应力过低或过高都会使骨萎缩。瘫痪病人的骨骼由于长期缺乏肌肉运动引起的应力刺激,再加上吸收过剩而萎缩。骨折愈合的前三四周是骨痂形成期,骨痂的丰富才能促成骨的再生和愈合。骨痂的形成需要应力的帮助,但运动和应力过大又会影响骨痂的固定和强化。为了解决这一问题,对骨折部分进行固定,既可防止过大的应力对骨痂的破坏,又可提供一定的应力。

2. 软组织的力学特征

软组织的种类很多,如气管、血管、肌肉和皮肤等,其成分一般都包含弹性纤维和胶原纤维等。将一根动脉切断,其断口便会收缩,表明生理状态下的软组织通常具有内部应力。

在体循环中,依据功能需要,各部分血管的特点不一样。主动脉和大动脉的管壁较厚,含有丰富的弹性纤维,具有可扩张性和弹性。小动脉和微动脉口径较小,且管壁又含有丰富的平滑肌,平滑肌的舒张和收缩活动很容易使血管口径发生改变,从而改变血流的阻力。毛细血管的口径最小,数量最多,总的横截面积最大,血流速度最慢,管壁最薄,仅由单层内皮细胞和基膜组成,通透性很好,有利于血液与组织进行物质交换。微静脉管壁逐渐出现平滑肌,小静脉管壁已有完整的平滑肌层。微静脉和小静脉的平滑肌舒张和收缩,同样可以改变微静脉和小静脉的口径和血流的阻力。

肌肉可分为骨骼肌、心肌和平滑肌三种,它们的组成要素相同,主要成分都是肌纤维。肌纤维长短不一,每根肌纤维由较小的肌原纤维组成,肌原纤维又由缠在一起的两种丝状蛋白(肌凝蛋白和肌动蛋白)组成。肌肉既能被动地承受负荷,又能主动发生形变,产生应力并对外做功。不同的肌肉组织在结构、功能和力学特性方面虽然存在差别,但其应力与应变的关系都是非线性的。

随着年龄增长,控制骨头活动的横纹肌的弹性纤维会逐渐被结缔组织所代替。结缔组织虽然很结实,但没有弹性,因此肌肉不能强力收缩,因此,人到老年时,肌肉的力量衰退,反应也迟钝了。

思考题

1-1 回答下列问题:

(1) 位移和路程有何区别? 速度和速率有何区别?

(2) 加速度不为零而速度为零,是否可能?

(3) 加速度的大小不变而其速度改变,是否可能?

1-2 回答下列问题:

(1) 某质点同时受到几个力的作用,是否一定产生加速度?

(2) 质点运动的方向和合外力的方向总是相同的,对不对?

(3) 一物体从一粗糙的斜面上下滑,各力做功的特点是什么?

1-3 回答下列问题:

(1) 转动惯量与哪些因素有关?

(2) 两个质量相同的物体从同一高度自由下落,与地面相碰,一个反弹回去,另一个却贴在地面上,哪一个物体给地面的冲量大?

(3) 动量守恒和角动量守恒的条件有何不同?

阅读材料:牛顿力学的完善与分析力学的创立

阅读材料:牛顿与《自然哲学的数学原理》

习题

1-1　某飞机转轮边缘上一点的角坐标 θ 与时间的关系为 $\theta = 4t - 3t^2 + t^3$,式中,θ 的单位为 rad,t 的单位为 s,求:$t = 1$ s 时角速度的大小和从 $t = 2$ s 到 $t = 4$ s 间平均角加速度的大小。

$[\,1\ \mathrm{rad}\cdot\mathrm{s}^{-1}, 12\ \mathrm{rad}\cdot\mathrm{s}^{-2}\,]$

1-2　某军校学员手持铁饼(将铁饼视为质点),由静止绕半径为 1 m 的圆转动 1.25 圈后松手,此时铁饼的速率 $v = 25$ m·s^{-1}。若铁饼做匀加速转动,求:铁饼离手时角速度的大小、铁饼角加速度的大小和铁饼在手中加速的时间。

$[\,25\ \mathrm{rad}\cdot\mathrm{s}^{-1}, 40\ \mathrm{rad}\cdot\mathrm{s}^{-2}, 0.63\ \mathrm{s}\,]$

1-3　某电动机使一个转动惯量为 50 kg·m^2 的系统做匀加速转动,该系统由静止经 0.5 s 达到 120 r·min^{-1} 的转速。求:电动机为该系统提供的力矩。

$[\,1.3\times10^3\ \mathrm{N}\cdot\mathrm{m}\,]$

1-4　质量为 10 kg 的传感器在外力作用下做曲线运动。该传感器的速度为 $v = 4t^2 i + 16 j$,式中 v 的单位为 m·s^{-1},t 的单位为 s。求:从 $t = 1$ s 到 $t = 2$ s 的时间内,合外力对传感器所做的功。

$[\,1.2\times10^3\ \mathrm{J}\,]$

1-5　一小口径步枪,每秒射出 10 发质量为 2×10^{-3} kg 的子弹,子弹速率为 500 m·s^{-1}。子弹射出后被一刚性墙阻挡,速率降为零,求:每一子弹的动量大小和子弹对墙的平均冲力的大小。

$[\,1\ \mathrm{kg}\cdot\mathrm{m}\cdot\mathrm{s}^{-1}, 10\ \mathrm{N}\,]$

1-6　地球的质量为 m,太阳的质量为 m_S,地心与日心的距离为 R,引力常量为 G。假设地球绕太阳做圆周运动,求:地球绕太阳转动时的角动量的大小。

$\left[\,m\sqrt{Gm_\mathrm{S}R}\,\right]$

1-7　对骨试样进行拉伸试验,拉伸前骨试样的长度为 10 cm,截面积为 4 cm^2。当拉力为 6.4×10^3 N 时,骨试样的长度为 10.01 cm。忽略面积变化,求:该骨的杨氏模量。

$[\,1.6\times10^{10}\ \mathrm{Pa}\,]$

1-8　某蛋白的截面积和杨氏模量分别为 5 cm^2 和 1.8×10^5 Pa。忽略面积变化,当蛋白的相对伸长量为 50% 时,求:作用到蛋白上的拉力。

$[\,45\ \mathrm{N}\,]$

1-9　在边长为 1×10^{-2} m 的正方体材料的两个相对面上,施加大小相等、方向相反的切向力,其值为 9.8×10^2 N,施力后两面的相对位移量为 1×10^{-3} m。求:该材料的切变模量。

$[\,9.8\times10^7\ \mathrm{Pa}\,]$

第二章　流体动力学

教学要求：

　　1. 掌握稳定流动的连续性方程,理想流体的伯努利方程,实际流体的牛顿黏性定律和泊肃叶公式。

　　2. 理解流线、流管、层流、湍流等物理概念。

　　3. 了解描述流体运动的方法,湍流的产生条件和特点,血液循环中心脏做功、血压及血流的规律。

本章课件

流动性

流体

　　人体中养分的输送和废物的排出主要通过血液的循环流动来完成,循环系统的疾病常与流动的异常有关。因此,学习流体运动的规律是了解循环过程的基础。本章从流体运动的描述方法着手,重点讲述了稳定流动伯努利方程、泊肃叶公式、层流与湍流等知识,最后应用上述知识对血液循环中的心脏做功、血压及血流的规律作简要分析。

第一节　理想流体的流动

一、流体运动的描述方法

　　从宏观的角度看,不考虑流体内各个分子、原子的个别运动,可将流体视为一个没有间断的连续体。与固体不同,我们不能把研究对象看成一个整体并抽象成质点模型来研究其受力和运动情况,而是把流体"分割"成许许多多的"小流块",常称其为"流体微元",进而分析各个"流体微元"的运动情况。需要说明的是,这些"流体微元"为宏观足够小(可视为质点),微观足够大(流体质元包含了大量的原子与分子,不必考虑微观粒子的量子性)。

　　任一时刻,流体总是填充在一定的空间中。在流动时,不同时刻,不同空间点,流体微元的速度不一样,速度可表示为时间和空间的函数,即 $v = v(x, y, z, t)$。这种速度的时空分布称为**流速场**

（velocity field）。流速场的数学表达式往往比较复杂。为了对流速场的分布有一直观的了解，我们通常引入"流线""流管"等概念。如图 2-1（a）所示，对应某一时刻，在流速场中画一系列假想的曲线，使曲线上任一点的切线方向都与该点的速度方向相同，这些曲线称为该时刻的流线（stream line）。如图 2-1（b）所示，一束流线所围成的管状区域称为流管（stream tube）。对某一时刻，液体微元流经空间每一点时都有确定的流速，和电场线一样，流线不会相交。

　　实际流体千差万别，我们常用一个理想化的流体模型来代替，称为理想流体（ideal fluid）。理想流体的特点是：① 绝对不可压缩；② 完全无黏性。实际液体不容易被压缩。例如，在 5.066×10^5 Pa 大气压以下，对 10 ℃ 的水，每增加 1.013×10^5 Pa，水的体应变不足 5×10^{-5}，体积变化可以忽略不计，因此，在一般情况下，液体都可认为是不可压缩的。如水、酒精等液体，其黏性很小可以忽略，可视为理想流体。

流线

流管

理想流体

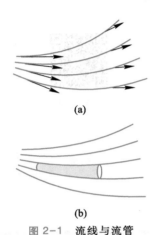

(a)

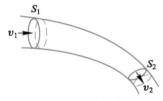

(b)

图 2-1　流线与流管

二、　稳定流动

　　流体在流动时，一般情况下，流体的流速是空间和时间的函数。如果流体中流线上各点的速度都不随时间而变，只是空间的函数，即 $v = v(x, y, z)$，这样的流动称为稳定流动（steady flow）。稳定流动是一种简单的流动形式，流体所占空间的流线和流管的形状不随时间变化。

　　如图 2-2 所示，在做稳定流动的流体中，任取一细流管，S_1 与 S_2 为流管中与其对应点流速相垂直的两横截面积。在 S_1 与 S_2 上，它们各自的速度分别为 v_1、v_2。因为流管形状不变，流线不相交，使得管内外的流体均不会穿越管壁，在单位时间内通过 S_1 和 S_2 的流体质量必然相等，且管内流体不可压缩，所以在单位时间内通过 S_1 与 S_2 的流体体积必然相等，即有

$$S_1 v_1 = S_2 v_2 \tag{2-1}$$

在（2-1）式中，由于 S_1 与 S_2 为流管中任取的两个截面，所以上式可以表示为 $Sv =$ 常量。Sv 为单位时间内通过某一截面的流体体积，这一体积称为流体通过该截面的体积流量，用 Q 表示。如果将体积流量与流体的密度 ρ 相乘，即质量流量，用 G 表示。在国际单位制中，它们的单位分别是 $\mathrm{m^3 \cdot s^{-1}}$ 和 $\mathrm{kg \cdot s^{-1}}$。本章中提到的流量，如果不加特别说明，均指体积流量。

图 2-2　连续性方程

稳定流动

$Sv =$ 常量,说明对同一流管,流体通过任意两截面的流量都相等,此特点称为流量守恒,(2-1)式称为流体的**连续性方程**（equation of continuity）。

（2-1）式也可变形为

$$\frac{v_1}{v_2}=\frac{S_2}{S_1} \qquad (2-2)$$

即:在同一流管内,流体流动速度的大小与管的横截面积成反比,管中比较粗的部位流体的流速比较小,管中比较细的部位流体的流速比较大。

需要注意的是,如果横截面上各点的流速不相等,(2-1)式中的速度应为平均速度,即

$$S_1\bar{v}_1=S_2\bar{v}_2$$

例 2-1

成年人的血液在主动脉中的平均流速为 $\bar{v}=0.33 \text{ m}\cdot\text{s}^{-1}$,主动脉半径为 $r=8.1\times10^{-3}$ m,大动脉和毛细血管的总截面积分别为 $S_1=2.0\times10^{-2}$ m^2 和 $S_2=2.5\times10^{-1}$ m^2,求:

（1）流过主动脉的血液的流量;

（2）大动脉和毛细血管中血液的平均流速。

解 （1）依据流量的定义有
$Q=\bar{v}S=0.33\times3.14\times(8.1\times10^{-3})^2 \text{ m}^3\cdot\text{s}^{-1}$
$=6.799\times10^{-5} \text{ m}^3\cdot\text{s}^{-1}$

（2）由连续性方程,流过大动脉和毛细血管的血液流量与流过主动脉的血液流量相等,有

$\bar{v}_1=\dfrac{Q}{S_1}=\dfrac{6.799\times10^{-5}}{2.0\times10^{-2}} \text{ m}\cdot\text{s}^{-1}=3.4\times10^{-3} \text{ m}\cdot\text{s}^{-1}$

$\bar{v}_2=\dfrac{Q}{S_2}=\dfrac{6.799\times10^{-5}}{2.5\times10^{-1}} \text{ m}\cdot\text{s}^{-1}=2.7\times10^{-4} \text{ m}\cdot\text{s}^{-1}$

三、伯努利方程

对于同一根流线上的不同点,流速并不一样,为研究其变化规律,我们在流线上任取两点 1 和 2,为便于分析,以流线为管心作一细流管,某一截面上各点的流速可视为一致。如图 2-3 所示,通过截面 S_1 处流体的流速是 $\boldsymbol{v}_1$（即 1 点流速）,通过截面 S_2 处的流速是 $\boldsymbol{v}_2$（即 2 点流速）;S_1 和 S_2 两截面（即 1 点和 2 点）对某一选定参考面 OO' 的高度分别是 h_1 和 h_2（注意与液面下的深度相区别）;理想流体的密度为 ρ;截面 S_1 处（即 1 点）流体的压

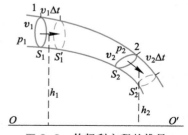

图 2-3 伯努利方程的推导

强为 p_1，截面 S_2 处（即 2 点）的压强为 p_2。流体柱 S_1S_2 在后面流体向前的推力 $\boldsymbol{F}_1$ 和前面流体向后的阻力 $\boldsymbol{F}_2$ 的作用下向前运动的。对于理想流体的稳定流动，侧壁的压力始终垂直于侧壁，且无摩擦力，故侧壁不对流体柱做功。经 $\mathrm{d}t$ 时间后，流体柱 S_1S_2 变成 $S_1'S_2'$，在此过程中，外力所做的功应等于流体柱 S_1S_2 机械能的增量。经对比，流动过程中，流体柱 $S_1'S_2$ 的流动状态没有变化，整个系统的能量变化只是体现在流体柱 S_1S_1' 和流体柱 S_2S_2' 上。假设流体柱 S_1S_1' 的质量为 $\mathrm{d}m$，根据连续性方程，则流体柱 S_2S_2' 的质量也为 $\mathrm{d}m$。流体柱 S_1S_1' 的机械能为

$$\frac{1}{2}\mathrm{d}mv_1^2+\mathrm{d}mgh_1$$

同理，流体柱 S_2S_2' 的机械能为

$$\frac{1}{2}\mathrm{d}mv_2^2+\mathrm{d}mgh_2$$

力 $\boldsymbol{F}_1$ 与力 $\boldsymbol{F}_2$ 对流体柱 S_1S_2 所做的功为

$$F_1v_1\mathrm{d}t-F_2v_2\mathrm{d}t$$

根据功能原理有

$$F_1v_1\mathrm{d}t-F_2v_2\mathrm{d}t=\left(\frac{1}{2}\mathrm{d}mv_2^2+\mathrm{d}mgh_2\right)-\left(\frac{1}{2}\mathrm{d}mv_1^2+\mathrm{d}mgh_1\right)$$

$$(2-3)$$

根据压强与压力的关系有

$$F_1=p_1S_1,\qquad F_2=p_2S_2 \tag{2-4}$$

将（2-4）式代入（2-3）式，得

$$p_1S_1v_1\mathrm{d}t-p_2S_2v_2\mathrm{d}t=\left(\frac{1}{2}\mathrm{d}mv_2^2+\mathrm{d}mgh_2\right)-\left(\frac{1}{2}\mathrm{d}mv_1^2+\mathrm{d}mgh_1\right)$$

$$(2-5)$$

根据连续性方程，有

$$S_1v_1\mathrm{d}t=S_2v_2\mathrm{d}t=\mathrm{d}V \tag{2-6}$$

式中 $\mathrm{d}V$ 为体积元。按照流体密度的定义有

$$\mathrm{d}m=\rho\mathrm{d}V \tag{2-7}$$

将（2-6）式和（2-7）式代入（2-5）式，得

$$p_1\mathrm{d}V-p_2\mathrm{d}V=\left(\frac{1}{2}v_2^2\rho\mathrm{d}V+gh_2\rho\mathrm{d}V\right)-\left(\frac{1}{2}v_1^2\rho\mathrm{d}V+gh_1\rho\mathrm{d}V\right)$$

化简上式，并将下角标相同的项移到同一侧，有

$$p_1+\frac{1}{2}\rho v_1^2+\rho gh_1=p_2+\frac{1}{2}\rho v_2^2+\rho gh_2 \tag{2-8}$$

或

$$p+\frac{1}{2}\rho v^2+\rho gh=常量 \tag{2-9}$$

(2-8)式称为伯努利方程(Bernoulli equation)。从(2-8)式可以看出,理想流体在流管中做稳定流动时,任一点的压强和单位体积的动能和重力势能之和为一常量。

从(2-9)式可以看出,压强 p 与单位体积的动能 $\frac{1}{2}\rho v^2$ 和单位体积的重力势能 $\rho g h$ 的量纲是相同的。从能量的观点出发,人们也常把 p 称为单位体积的压强能。基于同样的理由,人们常将 $\frac{1}{2}\rho v^2$ 称为流体的动压强,而将 p 称为静压强。这样一来,伯努利方程的物理意义为理想流体在流管中做稳定流动时,流管中不同位置的单位体积的压强能、动能和重力势能之和保持不变,具有能量守恒的特点。伯努利方程是流体动力学的基本规律之一,下面介绍伯努利方程的应用。

1. 压强与流速的关系

如果理想流体在水平管或接近水平的管中流动,这时候,$h_1 = h_2$,则(2-8)式简化为

$$p_1 + \frac{1}{2}\rho v_1^2 = p_2 + \frac{1}{2}\rho v_2^2 \tag{2-10}$$

在水平管中流动的流体,流速大处压强小,流速小处压强大。由连续性方程可知,流速与截面积成反比,可推导出,在水平管中流动的流体,截面积小处压强小,截面积大处压强大。

文丘里(Venturi)流量计的工作原理如图 2-4 所示。设水平管中 A 处的压强与截面积分别为 p_1 与 S_1,B 处的压强与截面积分别为 p_2 与 S_2,流体的密度为 ρ。

对 A、B 两点应用伯努利方程:

$$p_1 + \frac{1}{2}\rho v_1^2 = p_2 + \frac{1}{2}\rho v_2^2$$

对 A、B 应用连续性方程:

$$v_1 S_1 = v_2 S_2$$

联立以上两式可解得水平管中 A 处的流速为

$$v_1 = S_2\sqrt{2(p_1 - p_2)/\rho(S_1^2 - S_2^2)} \tag{2-11}$$

式中,$p_1 - p_2 = \rho g \Delta h$。

假设 A 截面处各点流速相等,故通过管道的流量为

$$Q = v_1 S_1 = S_1 S_2 \sqrt{2g\Delta h/(S_1^2 - S_2^2)} \tag{2-12}$$

将此装置(S_1 与 S_2 已知)放置在待测处,便可由装置中的两竖直管的液面高度差 Δh 测得通过该流量计的流量 Q。从(2-11)式可看出,该装置也可用于测量流速。

流速计的工作原理可以用图 2-5 加以说明。将在不同部位

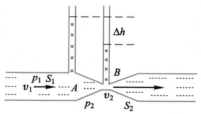

图 2-4　文丘里流量计

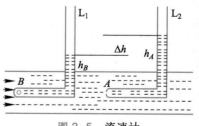

图 2-5　流速计

开有小孔的两弯管 L_1 与 L_2 插入流动的液体中，L_1 管的小孔开在管的水平部分的侧面，L_2 管的小孔开在管的水平部分的前端，并使两小孔在同一水平线上。以两小孔连线所在的水平面作为测量高度的参考面，按照流体静力学的规律，L_1 和 L_2 管小孔处的压强分别为

$$p_A = p_0 + \rho g h_A$$
$$p_B = p_0 + \rho g h_B$$

为什么两弯管内的液柱不一样高呢？这是因为小孔 B 在 L_1 管的侧面，液体沿小孔的侧面流过时，B 处流体的流速不为零，仍有动能，管内液柱的高度反映的是 B 处的侧压强；小孔 A 在 L_2 管的前端，它迎向液流，液体在流入小孔后，流动被阻止，A 处的流体流速为零，压强大。其对应的伯努利方程为

$$\frac{1}{2}\rho v_A^2 + p_A = \frac{1}{2}\rho v_B^2 + p_B$$

根据小孔 A 的位置有

$$v_A = 0$$

小孔 A 与小孔 B 的压强差可表示为

$$p_A - p_B = \rho g(h_A - h_B) = \rho g \Delta h$$

经整理有

$$v_B = \sqrt{2g(h_A - h_B)} = \sqrt{2g\Delta h} \qquad (2-13)$$

v_B 是被测流体在 B 点的流速。

气体是容易被压缩的流体，但在很多场合，由于压强变化不大，气体实际上并未明显被压缩，依然可当成理想流体来讨论。因此，(2-13) 式也可用于测量气体的流速。

压强与流速的关系还有许多应用。如飞机的机翼，翼面上空气的流速大，压强小，翼面下空气的流速小，压强大，从而使作用在翼面上的合力由下向上，这一合力称为升力。喷雾器利用急速的气流所形成的"负压"（药液上方的压强小于大气压强）提升药液，被提升的药液在高速气流的作用下雾化喷出，这一原理常应用在呼吸道疾病的治疗中，利用高速的蒸气使药液雾化喷出，通过呼吸进入呼吸道。

2. 压强与高度的关系

如果流管中流动液体的流速不变或者流速的改变可以忽略不计，即 $v_1 = v_2$，则 (2-8) 式可简化为

$$p_1 + \rho g h_1 = p_2 + \rho g h_2 \qquad (2-14)$$

从 (2-14) 式可以得到以下结论：流管中高处液体的压强小，低处液体的压强大。压强和高度之间的关系可以解释很多现象，如体位对血压的影响。当人处于平卧位时，各部分高度差别不明显，

头部和足部的动脉压强与心脏部位的动脉压强相差不大,但当人处于直立位时,头部、心脏部位和足部的动脉压强就相差很大。假设某人头部与足部的动脉分别在心脏水平之上 57 cm 与心脏水平之下 114 cm 处,如果此人心脏部位的动脉压强为 95 mmHg,那么直立时头部的动脉压强是$(95-570/13)$ mmHg$=51$ mmHg,而足部动脉压强是$(95+1\ 140/13)$ mmHg$=183$ mmHg。因为体位对血压有这么大的影响,所以在测量人体血压时,必须考虑到这一点,如图 2-6 所示,使用腕式血压计时,手腕应与心脏同高,否则测量不准。

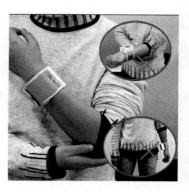

图 2-6　腕式血压计的使用

　　3. 流速与高度的关系

　　当所研究的流管两端具有相同的压强,即 $p_1=p_2$ 时,(2-8)式可简化为

$$\frac{1}{2}\rho v_1^2+\rho gh_1=\frac{1}{2}\rho v_2^2+\rho gh_2 \qquad (2-15)$$

从(2-15)式可以得到以下结论:流管中高处的液体流速小,低处的液体流速大。如图 2-7 所示,水从敞口大容器液面下的侧面小孔流出。取一条经过液面点 A 与小孔开口处点 B 的流线,A、B 两点处的压强均等于大气压强,由于容器敞口面积远大于小孔面积,所以根据连续性方程,$v_B \gg v_A$,A 点的流速近似为零。以小孔作为确定高度的参考面,由(2-15)式易得

$$v_B=\sqrt{2gh} \qquad (2-16)$$

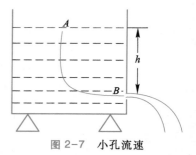

图 2-7　小孔流速

(2-16)式与自由落体的速率公式相同。这一结论是必然的,因为它们描述的都是在重力作用下的能量转化,不考虑能量损失,都是将重力势能转化成了动能。但要注意,它们不是速度相等,而是速率相等。以上结论可以用于分析吊瓶输液,如果要加快输液的速度,在其他条件不改变的情况下,可以通过提高输液瓶的高度加以实现。

　　由于大气压强的作用,液体能从液面较高的容器通过弯曲管越过高于液面的障碍物而流入较低的容器,这一现象称为虹吸现象。产生虹吸现象的条件是弯曲管(虹吸管)里先要灌满液体,同时弯曲管的高点与待吸液面的高度差对应的液柱产生的压强不能超过大气压强。

　　图 2-8 是说明虹吸现象的示意图。取点 A 与容器的液面同高,虹吸管中点 C 与点 A 等高,点 B 是虹吸管的最高点,点 D 是虹吸管的出口端,大气压强为 p_0。因 $p_A=p_D=p_0$,将伯努利方程用于 A、D 两点,有

$$\frac{1}{2}\rho v_A^2+\rho gh_A=\frac{1}{2}\rho v_D^2+\rho gh_D$$

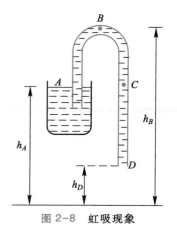

图 2-8　虹吸现象

因为 $S_A \gg S_D$，所以 v_A 可以取为零，则

$$v_D = \sqrt{2g(h_A - h_D)} \tag{2-17}$$

从 (2-17) 式可以看出，虹吸管出口端液体流速的大小只与液面与出口端的高度差有关。

将伯努利方程用于 A、C 两点（A、C 两点等高），有

$$\frac{1}{2}\rho v_A^2 + p_A = \frac{1}{2}\rho v_C^2 + p_C$$

则

$$p_C = p_0 - \frac{1}{2}\rho v_C^2 \tag{2-18}$$

从 (2-18) 式可以看出，由于虹吸管中的液体流动，虹吸管中 C 点与容器中等高点 A 的压强不等。

将伯努利方程用于 B、C 两点（假设虹吸管粗细均匀，由连续性方程可得，$v_B = v_C$），有

$$\rho g h_B + p_B = \rho g h_C + p_C = p_0 + \rho g h_C - \frac{1}{2}\rho v_C^2$$

则

$$p_0 = \rho g (h_B - h_C) + p_B + \frac{1}{2}\rho v_C^2$$

讨论极端情况，$p_B = 0$，$v_C = 0$，由于 $h_A = h_C$，则

$$p_0 = \rho g (h_B - h_A) \tag{2-19}$$

从 (2-19) 式可以看出，虹吸管中的最高点与液面之间的液柱产生的压强不能超过大气压强，如果超过了大气压强，就不能产生虹吸现象。

一个有趣的现象是：如果向如图 2-8 所示的容器中缓慢补充水，则当水面超过点 B 时，虹吸管中水流形成并将容器中的水吸至管口以下，到下一次水面再超过点 B 时形成第二次虹吸现象。自然界中存在一种周期性的涌泉现象，就是这个原理。可以将这一原理用于公厕的定时自动冲水。

第二节 牛顿流体的流动

伯努利方程仅在流体的黏性可以忽略的情况下才能应用。在实际问题中，许多流体的黏性不能忽略，流动过程中存在能量耗散，不能当成理想流体来讨论。因此，我们有必要了解黏性流体的特点及其运动规律。

一、牛顿黏性定律

在一支垂直的滴定管中倒入无色甘油,在上面再加上一段着色的甘油,然后打开管下端的阀门,让甘油在重力作用下缓慢流出。经过一段时间后可以看到,上面一段着色甘油层的形状发生了变化,如图 2-9(a)所示,从这个现象可以看出,甘油的流动速度与半径有关,靠近管轴的甘油流动快,靠近管壁的甘油流动慢,与管壁相接触的甘油附着在管壁上,其流动速度为零。

图 2-9(b)是甘油在垂直的滴定管中做分层流动的示意图。黏性流体做分层流动时,相邻的流体层间有相对滑动,故在相邻的流体层间存在类似固体表面间的摩擦力,称为内摩擦力(或黏性力)(viscous force),与固体表面的摩擦力不同的是,内摩擦力的大小不是与压力有关,而是与相邻两层间的接触面积和速度的空间变化快慢有关。

如图 2-10 所示,A 板不动,当 B 板平行于 A 板以速度 v_0 向右运动时,两板间的流体做分层流动,每一层都以确定的速度流动,但各层的流速不同,$v = v(x)$。与 A 板相接触的一层流体附着在 A 板上不动,其流速为零。与 B 板相接触的一层流体的流速就是 B 板的运动速度。

在垂直于流速的方向上,速率随距离的变化率 $\mathrm{d}v/\mathrm{d}x$ 最大,称为速度梯度(velocity gradient),它是描述各层流速变化快慢的物理量。

实验表明,相邻两流体层间的内摩擦力 F 的大小与流体层的接触面积 S 以及该处的速度梯度 $\mathrm{d}v/\mathrm{d}x$ 成正比,即

$$F = \eta S \frac{\mathrm{d}v}{\mathrm{d}x} \tag{2-20}$$

(2-20)式称为牛顿黏性定律(Newton's law of viscosity),比例系数 η 称为流体的黏性系数(或内摩擦因数),其数值与流体的性质有关,它是流体黏性的量度,所以亦称黏度(viscosity)。黏度除与流体的种类有关,还与温度有关。一般说来,液体的黏度随温度的升高而减小,气体的黏度随温度的升高而增大。

将(2-20)式变换一种形式,有 $\eta = \dfrac{F/S}{\mathrm{d}v/\mathrm{d}x}$,因此,黏度在数值上等于当速度梯度的值为 1 时,作用在单位面积流体层上的力。在国际单位制中,η 的单位是 Pa·s,在实际应用中,也时常用 mPa·s(毫帕秒)。表 2-1 给出了一些流体的黏度值。

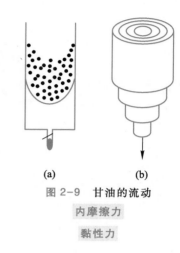

图 2-9　甘油的流动

内摩擦力

黏性力

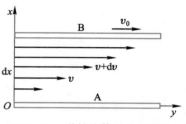

图 2-10　黏性流体的分层流动

速度梯度

牛顿黏性定律

黏度

表2-1	几种流体的黏度				
液体	温度/℃	黏度/(10^{-3} Pa·s)	液体	温度/℃	黏度/(10^{-3} Pa·s)
水	0	1.79	甘油	14.3	1.38×10^3
	20	1.01		20	8.30×10^2
	100	0.280	血浆	37	1.00~1.40
酒精	0	1.77	血清	37	0.900~1.20
	20	1.19	血液	37	2.00~4.00

利用第一章所学的知识，$\tau = \dfrac{F}{S}$，$\gamma = \dfrac{\mathrm{d}y}{\mathrm{d}x}$，牛顿黏性定律的另一种数学表达式是

$$\tau = \eta \frac{\mathrm{d}\gamma}{\mathrm{d}t} \tag{2-21}$$

式中，τ 为切应力，γ 为切应变，$\mathrm{d}\gamma/\mathrm{d}t$ 为切变率（切应变随时间的变化率）。

流体的性质是多种多样的，有些流体在温度一定时，切应力 τ 与切变率 $\mathrm{d}\gamma/\mathrm{d}t$ 保持线性关系，说明 η 不随切应力或切变率的变化而变化，即常量，具有这种特点的流体称为**牛顿流体**（Newtonian fluid），如水、酒精等。如果 η 随切应力或切变率的变化而变化，即 η 不为常量，具有这种特点的流体称为**非牛顿流体**，如血液、血浆和一些高分子溶液等。

牛顿流体

非牛顿流体

二、 泊肃叶公式

当不可压缩的牛顿流体在水平均匀圆管中稳定流动时，水平流管的两端必须有压强差，压强差提供动力以补充由内摩擦力导致的能量损耗。水平流管的流动与垂直滴定管中甘油的流动状况相同，紧贴管壁处的流速为零，管的轴线处流速最大。

1. 圆管中的流速

如图 2-11 所示，不可压缩的牛顿流体在半径为 r_0 的水平均匀圆管中做稳定流动，流动方向由左至右，其流动形式为分层流动。在管中取半径为 r，长度为 L，并与管共轴的细圆柱形的流体作为研究对象。细圆柱形流体的左端受力为 $p_1 \pi r^2$，方向向右，细圆柱形流体的右端受力为 $p_2 \pi r^2$，方向向左。细圆柱形流体侧壁所受的摩擦力为 $F = -2\pi r \eta L \dfrac{\mathrm{d}v}{\mathrm{d}r}$（由于 v 层随 r 的增大而减小，$\dfrac{\mathrm{d}v}{\mathrm{d}r}$ 为负值，为了保证 F 为正值，需要加一负号）。因为细圆柱形流体做稳定流动，运动状态不随时间改变，所以细圆柱形流体所受

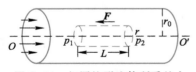

图 2-11 细圆柱形流体所受的力

的合外力必须为零。若规定向右为正,有

$$p_1 \pi r^2 - p_2 \pi r^2 - \left(-2\pi r \eta L \frac{\mathrm{d}v}{\mathrm{d}r}\right) = 0$$

$$(p_1 - p_2)\pi r^2 = -2\pi r \eta L \frac{\mathrm{d}v}{\mathrm{d}r}$$

两边同时积分,有

$$-\int_v^0 \mathrm{d}v = \frac{p_1 - p_2}{2\eta L}\int_r^{r_0} r\mathrm{d}r$$

则

$$v = \frac{p_1 - p_2}{4\eta L}(r_0^2 - r^2) \qquad (2\text{-}22)$$

由(2-22)式可以看出,流速 v 与半径 r 的变化关系呈抛物线形式,这种流动称为泊肃叶流动。

泊肃叶流动

在管壁处, $r = r_0$, $v = 0$。

在管的轴线上,

$$r = 0, \quad v_0 = v_{max}, \quad v = \frac{p_1 - p_2}{4\eta L}r_0^2 = v_{max} \qquad (2\text{-}23)$$

2. 圆管中的流量

根据上面的计算,可以知道牛顿流体在圆管中做稳定流动时,其流速随半径的变化具有轴对称性。为了计算方便,如图 2-12 所示,考虑内半径为 r、外半径为 $(r+\mathrm{d}r)$ 的圆环带,圆环带的截面积为 $2\pi r \mathrm{d}r$。因此通过它的流量是

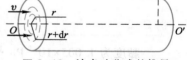

图 2-12　泊肃叶公式的推导

$$\mathrm{d}Q = v\mathrm{d}S = \frac{p_1 - p_2}{4\eta L}(r_0^2 - r^2)\cdot 2\pi r\mathrm{d}r$$

通过整个圆管的流量应为通过各圆环带的流量之和,即

$$Q = \frac{(p_1 - p_2)\pi}{2\eta L}\int_0^{r_0}(r_0^2 - r^2)r\mathrm{d}r$$

则

$$Q = \frac{\pi r_0^4 (p_1 - p_2)}{8\eta L} \qquad (2\text{-}24)$$

(2-24)式称为泊肃叶公式(Poiseuille formula)。

泊肃叶公式

从(2-24)式可以看出,流量与液体的黏度、管子的几何形状和管子两端的压强差均有关。泊肃叶公式可近似地用于讨论人体的血液流动。当然,由于血管具有弹性,不是半径不变的刚性管道,这一差别也会对血液的流量产生影响。

(2-24)式也可变换一种形式,即

$$Q = \frac{\Delta p}{R} \qquad (2\text{-}25)$$

式中 $\Delta p = p_1 - p_2$，$R = \dfrac{8\eta L}{\pi r_0^4}$。对确定的管子和牛顿流体，$R$ 是一常量。(2-25)式表明：当牛顿流体流过一个水平均匀管道时，流量 Q 与管道两端的压强差 Δp 成正比，与 R 成反比。这公式与欧姆定律类似，流量 Q 与电流对应，压强差 Δp 与电压对应，(2-25)式中的 R 与电阻对应，称为**流阻**(flow resistance)。

流阻

从(2-25)式可以看出，① 流阻 R 与管道半径的四次方成反比，这说明，管道的半径对流阻的影响非常大，例如，血管的阻塞会极大地减小血液的流量；② 流阻 R 与管道的长度 L 成正比，管道越长，流阻越大；③ 流阻 R 与流体的黏度 η 成正比，流体的黏度越大，流阻越大。在国际单位制中，流阻 R 的单位是 $Pa \cdot s \cdot m^{-3}$。

之所以提出流阻的概念，是因为当管道不是刚性圆管时，流量依然与压强差成正比，流阻概念比泊肃叶公式适用范围更广，与电阻类似，满足串、并联公式：

串联公式 $$R = \sum_i R_i$$

并联公式 $$\frac{1}{R} = \sum_i \frac{1}{R_i}$$

例 2-2

黏度为 1.005×10^{-3} Pa·s 的水在半径为 1.0 cm 的均匀水平管中流动，如果管中心处的流速为 10 cm·s^{-1}。求：

(1) 水在管中流动 2.0 m 所需的压强差；

(2) 水通过管的流量；

(3) 水在管中的平均流速。

解 (1) 依据管轴线的速率公式

$$v_0 = \frac{p_1 - p_2}{4\eta L} r_0^2$$

则

$$\Delta p = \frac{4\eta L v_0}{r_0^2} = \frac{4 \times 1.005 \times 10^{-3} \times 2.0 \times 0.1}{10^{-4}} \text{ Pa}$$

$$= 8.04 \text{ Pa}$$

(2) 依据泊肃叶公式

$$Q = \frac{\pi r_0^4 (p_1 - p_2)}{8\eta L}$$

则

$$Q = \frac{3.14 \times 10^{-8} \times 8.04}{8 \times 1.005 \times 10^{-3} \times 2} \text{ m}^3 \cdot \text{s}^{-1}$$

$$= 1.57 \times 10^{-5} \text{ m}^3 \cdot \text{s}^{-1}$$

(3) 平均流速乘以整个面积为流量，因此

$$\bar{v} = \frac{Q}{S} = \frac{1.57 \times 10^{-5}}{3.14 \times 10^{-4}} \text{ m} \cdot \text{s}^{-1} = 5.0 \times 10^{-2} \text{ m} \cdot \text{s}^{-1}$$

也可以通过平均流速的定义计算：

$$\bar{v} = \frac{\int_0^{r_0} v \cdot 2\pi r \, dr}{S} = \frac{\int_0^{r_0} \dfrac{p_1 - p_2}{4\eta L}(r_0^2 - r^2) \cdot 2\pi r \, dr}{\pi r_0^2}$$

$$= \frac{p_1-p_2}{4\eta L}r_0^2 - \frac{p_1-p_2}{8\eta L}r_0^2 = \frac{p_1-p_2}{8\eta L}r_0^2$$

则

$$\bar{v} = \frac{v_{max}}{2} = \frac{10^{-1}}{2}\ \mathrm{m\cdot s^{-1}} = 5.0\times 10^{-2}\ \mathrm{m\cdot s^{-1}}$$

值得注意的是,平均流速等于最大流速的一半是此处的计算结果,并不具有普遍性,在其他流管中并非如此。

三、 层流与湍流

液体的流动可分为**层流**(laminar flow)与**湍流**(turbulent flow)两类。层流的特点是:流体分层流动,流层间不发生流体的交换,一般情况下,流速较小,能量损耗和声响比较小。湍流的特点是:流体做杂乱而不稳定的流动,流体粒子具有垂直于流动方向的分速度,流层间有复杂的流体交换现象,一般流速较大,能量损耗和声响比较大。

对于在管道中流动的流体,当流速增大时,流动可能由层流转变为湍流,转变条件不仅与流速 v 有关,还与流体的密度 ρ、黏度 η 和管道的半径 r 有关。通过实验研究,雷诺在判断液体是做层流还是做湍流方面,提出了一个量纲为 1 的量 Re 作为判据:

$$Re = \frac{\rho \bar{v} r}{\eta} \tag{2-26}$$

Re 称为**雷诺数**(Reynolds number)。(2-26)式中的 r 对于圆管而言表示的是半径。在其他场合中,实际上它表示的是某物的线度,如渠道或机翼的宽度等。对一般管道而言,雷诺数 $Re<1\ 000$,液流处于层流状态;$Re>2\ 000$,液流处于湍流状态;$1\ 000<Re<2\ 000$,液流处于过渡状态。在过渡状态,流动不稳定,可能是层流,也可能是湍流。

层流　　湍流

雷诺数

例 2-3

密度为 $1.0\times 10^3\ \mathrm{kg\cdot m^{-3}}$,黏度为 $1.005\times 10^{-3}\ \mathrm{Pa\cdot s}$ 的水在半径为 $1.00\ \mathrm{cm}$ 的均匀水平管中流动,如果平均流速为 $0.25\ \mathrm{m\cdot s^{-1}}$,试分析水的流动状态是层流还是湍流。

解　依据雷诺数判据

$$Re = \frac{\rho \bar{v} r}{\eta}$$

则

$$Re = \frac{1.0\times 10^3 \times 0.25 \times 1\times 10^{-2}}{1.005\times 10^{-3}} = 2\ 488 > 2\ 000$$

水在管中的流动状态为湍流。

第三节 血液的流动

血液由血细胞和血浆组成,血细胞是血液中的有形成分,包括红细胞、白细胞与血小板。血细胞占血液总体积的 40% ~ 45%,其余为血浆。血液是血细胞分散于血浆中的悬浮体,属于非牛顿流体,血细胞在血液流动过程中受到应力作用时会产生形变,引起血液内摩擦力的复杂变化,黏性力不再与切变率成正比,即黏度与切变率或切应力有关。另外,心脏与血管均具有弹性且受神经调控,管道直径会因血压等因素的改变而改变,因此血液在循环系统中的流动很复杂。但是,仍可用前述的流体动力学的基本概念与规律近似分析血液的自身物理特征和流动状况。

一、血液的黏度

因为血液黏度与血细胞比积、血细胞的聚集性和形变相关,是反映血液性质的重要参量,对诊断循环系统疾病有重要参考价值,所以人们发展出了研究物质流动与变形的学科,称为流变学(rheology)。血液黏度是血液流变学检测中的一个非常重要的指标。由于血液的黏性力与切应力为非线性关系,在研究中,人们通常通过改变流场的切变率 $d\gamma/dt$、观察血液所受切应力的变化来研究血液黏度。根据需要,有多种血液黏度的定义。

1. 三种常用的黏度

(1)表观黏度(apparent viscosity):流体切应力与切变率的比值。对牛顿流体而言,表观黏度与切应力无关,表观黏度就是它的黏度。对非牛顿流体而言,如图 2-13 所示,切应力 τ 与切变率 $d\gamma/dt$ 为非线性关系。表观黏度 η_a 的定义为

$$\eta_a = \frac{\tau}{d\gamma/dt} \tag{2-27}$$

对血液而言,η_a 与 τ、$d\gamma/dt$ 有关,因此,当给出血液黏度值时,一定要标明所对应的切应力 τ 或切变率 $d\gamma/dt$ 的值。表观黏度 η_a 的单位与前面介绍的黏度 η 的单位相同。低切变率时血液的表观黏度高,随切变率的增高表观黏度下降,并趋于某一渐近值。在比较高的切变率下,血液的黏度基本不变,表现出牛顿流体的特点。

(2)相对黏度(relative viscosity):血液表观黏度(η_a)与血浆黏度(η_p)的比值,用 η_r 表示,即

表观黏度

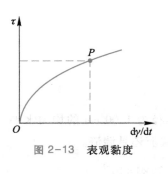

图 2-13 表观黏度

相对黏度

$$\eta_r = \eta_a / \eta_p \qquad (2-28)$$

η_r 是一个量纲为 1 的量。血浆属于牛顿流体，其黏度 η_p 与切应力 τ 或切变率 $d\gamma/dt$ 无关，室温下约为 1.2×10^{-3} Pa·s。由于全血的黏度总是大于血浆的黏度，所以血液的相对黏度总是大于 1。

（3）**还原黏度**（reduced viscosity）：血液表观黏度与血细胞浓度有关，同时与血细胞的结构及其相互作用有关，后者更为临床所关注。为消除浓度（由红细胞压积 PCV 来反映）影响，主要反应结构的变化，我们引入血液的还原黏度（RV），将其定义为

$$RV = \frac{\eta_a - \eta_p}{\eta_p} \cdot \frac{1}{PCV} \qquad (2-29)$$

式中 PCV 为红细胞压积，通过（2-29）式可以看出，血液的还原黏度 RV 也是一个量纲为 1 的量，它考虑了红细胞压积对血液黏度的影响。

2. **血液黏度的影响因素**

影响血液黏度（此处指表观黏度）的因素多种多样。一是构成血液的成分和红细胞的性质，如红细胞压积（PCV）、红细胞的形变、红细胞的聚集性等。二是血液所处的环境，如酸碱度（pH 值）、渗透压、温度、切变率、血管的管径等。

红细胞压积是影响血液黏度的重要因素之一，血液黏度相对于血浆黏度有比较大的差异，主要就是血细胞的影响。在确定的切变率下，血液黏度总是随着红细胞压积的增高而增高，身体严重脱水时，血液黏度急剧增加。血细胞中红细胞为主体，白细胞占血细胞总体积的 1/600，血小板占 1/800。红细胞的聚集发生在低切变率下，随着切变率的降低，聚集程度加剧，流动阻力增加，血液黏度升高。当切变率增大时，聚集的红细胞逐渐呈分散状态，黏度减小。在高切变率下，有形变能力的红细胞能够顺着流动方向定向运动、形变，从而减小流动阻力，降低血液黏度。酸碱度及渗透压多通过对血细胞的影响而改变血液的黏度。人体动脉血 pH 值的正常值为 7.36～7.44，若体内酸聚集或碱丧失，pH 值下降，降至 7.36 以下就会形成酸中毒。pH 值下降可增加红细胞的刚性，影响其形变能力，使血液黏度增加。渗透压偏低时，红细胞体积增大而呈球形，使低切变率下的黏度增高。渗透压偏高时，细胞失水而皱缩，使低切变率下的黏度降低，但高切变率下因红细胞形变能力差而使黏度上升。在相同的压积与切变率下，温度升高，血液黏度降低，但当温度超过 40 ℃时，由于红细胞聚集性的增加和红细胞形变能力的下降，血液黏度非但不降低，反而升高。在正常生理条件下，上述诸因素会在一定范围内

还原黏度

波动,这就使血液黏度也有一定的变化范围。

3. 血液黏度的临床意义

维持正常的血液黏度对于保持人体的健康具有重要的意义。血液黏度的异常可提示某些疾病的存在。多数疾病表现出血液黏度的升高,如心脑血管系统疾病(高血压、心肌梗死、肺源性心脏病等)、血液系统疾病(球形细胞增多症、真性红细胞增多症等)、代谢性疾病(糖尿病等)、肿瘤(急性白血病、恶性黑色素瘤等)等。也有少数疾病表现出血液黏度下降,如镰形细胞贫血症等。血液黏度增高,血液流动困难,容易导致缺血性疾病;黏度过低,可能提示严重贫血,或因凝血因子异常造成出血性疾病。许多疾病的发生、发展与血液黏度有关,通过调控血液黏度就可在一定程度上实现治疗和康复的目的。

二、 血液循环

1. 血液循环的功能

血液循环的主要功能是完成体内的物质运输。血液流到全身的毛细血管,在此与组织液进行物质交换,供给组织细胞氧和营养物质,运走二氧化碳和代谢产物。血液流到肺部的毛细血管,与肺泡进行气体交换,吸收氧气并排出二氧化碳。血液循环一旦停止,将发生严重的代谢障碍、器官结构和功能的损害。例如,大脑中血液循环停止 3~4 min,人将丧失意识,血液循环停止 4~5 min,半数以上的人将发生不可逆转的脑损害。因此,临床上在进行心脏外科手术时,会通过体外循环保持病人周身血液不停地流动。对各种原因造成的心脏骤停病人,紧急采用心脏按摩(又称心脏按压)等方法维持血液循环,并促使心脏恢复节律性跳动,重新恢复血液循环。

2. 血液循环中的血压

血液是黏性流体,在血管中流动时必须依靠压强差的存在。这种压强差根本上来自心脏的搏动,同时与血管的收缩、舒张有关。

收缩压　　　左心室收缩射血时,主动脉血压达到的最大值称为**收缩压**(systolic pressure)。左心室舒张时,被扩张的主动脉发生弹性回缩,使主动脉血压在心舒期仍能维持在较高的水平,使左心室的间断射血变为动脉内的连续血流。此时,主动脉血压值最小,称**舒张压**　　　为**舒张压**(diastolic pressure)。主动脉中的血压在收缩压和舒张压之间周期性变化。由于血管壁的弹性,动脉周期性地扩张与收缩,血管内的血压与容积也发生周期性变化,形成脉搏,频率与心动周期相同。脉搏以波动形式沿血液流向传播,形成脉搏波。其传播速度约为血流速度的 10 倍。脉搏的存在使血压不致在心脏射血瞬间过高,而在心脏舒张时过低,使血流不致时断时续,对血液循环意义重大。一旦血管受损(如血管硬化),将导致循环障碍性疾病。

因为血液具有黏性,它的流动必须靠压强差来维持,所以从主动脉到腔静脉血压依次递减。正常人体主动脉平均血压约为 13.3 kPa,小动脉血压约为 11.3 kPa,毛细血管血压约为 4 kPa,静脉血压已降至 1.33 kPa 左右。以上所指压强均为计示压强,指高出大气压强的部分。从图 2-14 可以看出,血压的下降是不均匀的。在主动脉段,血压的下降很小;血压下降最快的部位是在小动脉段,此段流阻最大,约占体循环总流阻的 53%。

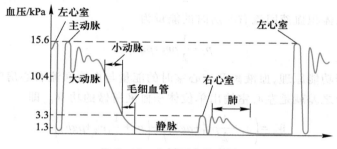

图 2-14 血循环中的血压

3. 血液循环中的流速

在血液循环过程中,由于血管截面积的变化,各处流速不等,满足连续性方程。从图 2-15 可以看出,毛细血管的总截面积最大,血液在此段流速最小,流速为 0.5~1 mm·s⁻¹,流速的减慢有利于 O_2 和 CO_2 在毛细血管中的交换;主动脉总截面积最小,血液流速最大,流速为 0.25~0.5 m·s⁻¹。

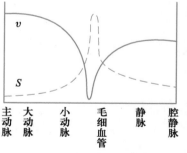

图 2-15 流速与总截面积

动脉粥样硬化斑块或其他原因可导致血管狭窄,使血管截面积减小,从而血流量降低和狭窄处流速增大。狭窄处流速增大,压强减小,不利于血管扩张,使狭窄处有进一步狭窄的趋势。

由泊肃叶定律知,血液在血管中流动时,由于黏性的存在,处于同一截面上的各点流速并不相等,靠近血管轴线的流速大,远离血管轴线、靠近血管壁的流速小。这种流速的差异将使靠近轴线一侧的血细胞比靠近血管壁一侧的运动速度快,血细胞将在沿流动方向运动的同时绕自体中心转动,同时,流速的不同将造成两位置的侧压强不等,流速慢处的侧压强将大于流速快处的侧压强,于是出现一个指向血管轴线的力。这个由速度不同而产生的力,称为伯努利力。在伯努利力和其他力的作用下,血细胞将旋转着向血管的轴线运动。大量血细胞向血管轴线运动,即使红细胞向轴集中。

三、 心脏做功

血液循环的动力来自心脏,正是心脏对血液做功才保证了血液在循环系统中的正常流动。

我们可以利用伯努利方程和功能原理计算心脏所做的功。设单位体积血液离开左心室时的能量为

$$p_1 + \frac{1}{2}\rho v_1^2 + \rho g h_1$$

单位体积血液回流右心房时的能量为

$$p_2 + \frac{1}{2}\rho v_2^2 + \rho g h_2$$

根据功能原理,血液离开左心室时的能量与血液回流右心房时的能量之差就是左心室输出单位体积血液所做的功 W_L,即

$$W_L = \left(p_1 + \frac{1}{2}\rho v_1^2 + \rho g h_1\right) - \left(p_2 + \frac{1}{2}\rho v_2^2 + \rho g h_2\right)$$

由于回流右心房的血液流速与压强均很小,可以近似认为 $v_2 = 0$,$p_2 = 0$,且由于左心室与右心房高度几乎相等,即 $h_1 = h_2$,故上式可简化为

$$W_L = p_1 + \frac{1}{2}\rho v_1^2 \qquad (2-30)$$

式中,v_1 为血液进入主动脉的流速,p_1 为主动脉的平均血压。

右心室在收缩时也同样做功,肺动脉的平均血压约为主动脉的 1/6,血液进入肺动脉的流速与进入主动脉的流速大致相等,与前述分析相同,右心室输出单位体积血液所做的功 W_R 为

$$W_R = \frac{1}{6}p_1 + \frac{1}{2}\rho v_1^2 \qquad (2-31)$$

故整个心脏输出单位体积血液所做的功为

$$W = W_L + W_R = \frac{7}{6}p_1 + \rho v_1^2 \qquad (2-32)$$

人体处于静息状态时,$v_1 = 4.0\times10^{-1}$ m $\cdot$ s^{-1},$p_1 = 100$ mmHg $= 1.33\times10^4$ Pa,血液的密度 $\rho = 1.05\times10^3$ kg $\cdot$ m^{-3},则心脏对单位体积血液所做的功为

$$W = \left[\frac{7}{6} \times 1.33 \times 10^4 + 1.05 \times 10^3 \times (4.0 \times 10^{-1})^2\right] \text{J} \cdot \text{m}^{-3}$$
$$= 1.6 \times 10^4 \text{ J} \cdot \text{m}^{-3}$$

根据测量,成人每个心室每秒输出的血流量为 $Q = 83 \text{ mL}^3 \cdot \text{s}^{-1}$,故心脏的机械功率为

$$P = 1.6 \times 10^{-2} \times 83 \text{ W} = 1.3 \text{ W}$$

从(2-32)式可以看出,心脏的输出功率是随血压的升高而增加的,高血压势必引起心脏负担的加重。心脏每搏动一次所做的功称为每搏功;心脏每次搏动射出的血液体积称为每搏输出量;心脏每分钟所做的功称为心脏每分功。

思考题

2-1 回答下列问题:

(1)本章采用的研究方法是从宏观的角度出发还是从微观的角度出发?

(2)理想流体的特点是什么?

(3)连续性方程与伯努利方程的适用条件是什么?

2-2 回答下列问题:

(1)牛顿流体与非牛顿流体黏度的特点是什么?

(2)哪个因素对流量的影响最大?

(3)雷诺数所反映的物理本质是什么?

2-3 回答下列问题:

(1)血液表观黏度的定义是什么?

(2)影响血液黏度的因素有哪些?

(3)血液循环中血压及流速的特点是什么?

(4)计算心脏做功时,主要运用了什么物理规律?

2-4 某军机飞行途中遇急速下降气流,飞机升力突然消失,飞行高度急速下降,飞行员采取紧急措施,主动向下俯冲,并成功避免灾难,飞行员在此应用了流体运动的什么规律?

习题

2-1 理想液体在半径为 r_0 的流管中以流速 v 做稳定流动,将此管与六个半径均为 $r_0/3$ 的流管相接,求液体在半径为 $r_0/3$ 的流管中的流速。

[$1.5v$]

2-2 有一粗细不等的水平排水管道。若通过管道的流量是 $4.0 \times 10^{-3} \text{ m}^3 \cdot \text{s}^{-1}$,截面积为 $1.0 \times 10^{-3} \text{ m}^2$ 处的压强是 $1.2 \times 10^5 \text{ Pa}$,求压强为 $1.0 \times 10^5 \text{ Pa}$ 处管道的截面积。

[$5.3 \times 10^{-4} \text{ m}^2$]

2-3 有一口径很大的圆柱形水桶,桶内水面离桶底的距离为 150 cm,水桶底侧面有一直径为 2.0 cm 的小圆孔,若水从小孔内刚流出,求:

(1)水从小圆孔流出的速率;

(2)水从小孔流出的流量。

[(1)$5.5 \text{ m} \cdot \text{s}^{-1}$;(2)$1.7 \times 10^{-3} \text{ m}^3 \cdot \text{s}^{-1}$]

2-4 黏度为 $4.0 \times 10^{-3} \text{ Pa} \cdot \text{s}$ 的某种流体,在长为 25 cm、半径为 2 cm 的水平管中流动,如果管两端的压强差为 $4.0 \times 10^5 \text{ Pa}$,求其流量。

[$25.12 \text{ m}^3 \cdot \text{s}^{-1}$]

2-5 某种黏性流体通过半径为 r 的圆管道时,流阻为 R,如果将管道半径增大一倍,求其流阻。

[$R/16$]

2-6 截面均匀的虹吸管,一端插入大水盆中,虹吸管的出口端与水面高度相差 40 cm,求虹吸管中水的流速。

$$[2.8 \text{ m} \cdot \text{s}^{-1}]$$

2-7 某注射器的活塞面积为 1.2 cm²,注射针头的截面积为 1 mm²,注射器内水柱长度为 4 cm,用 4.9 N 的力水平推动活塞,求水完全射出所需的时间。

$$[0.53 \text{ s}]$$

2-8 黏度为 1.005×10^{-3} Pa·s 的水,在半径为 1.0 cm 的管道中,以平均速度 0.05 m·s⁻¹ 流动。

(1) 水的流动是层流还是湍流?

(2) 求水通过管道的流量。

$$[(1)\text{层流};(2)1.57 \times 10^{-5} \text{ m}^3 \cdot \text{s}^{-1}]$$

2-9 成年人的主动脉半径为 1.3×10^{-2} m,血液黏度为 3.0×10^{-3} Pa·s,如遇大出血,血流量增大为 5.0×10^{-4} m³·s⁻¹,求:

(1) 主动脉单位长度上的流阻;

(2) 主动脉单位长度上的压降。

$$[(1)2.7 \times 10^5 \text{ Pa} \cdot \text{s} \cdot \text{m}^{-3};(2)1.4 \times 10^2 \text{ Pa} \cdot \text{m}^{-1}]$$

2-10 一顶端敞开、直径为 10 cm、高为 20 cm 的圆柱形容器,底面中心有一面积为 1.0 cm² 的小孔。通过水管以 140 cm³·s⁻¹ 的流量向容器注水。

(1) 求水面能够达到的最大高度;

(2) 水面达到最大高度后,停止注水,求容器内的水流尽所需要的时间。

$$[(1)10 \text{ cm};(2)11.2 \text{ s}]$$

第三章 振动和波

教学要求:

1. 掌握描述简谐振动的数学方法、特征量、矢量图表示法,简谐振动的合成与分解规律,平面简谐波的求解方法。

2. 理解振动与波的关系,波的产生机理和惠更斯原理,波的能量传播特征,能流、能流密度等基本概念。

3. 了解阻尼振动、受迫振动的特点,谱分析及其应用。

本章课件

振动是自然界中广泛存在的运动形式,它可以很简单,也可以很复杂,这都是基于振动的合成与分解规律。波动则是振动在介质中的传播,它在把波源的运动形式传播出去的同时,也把承载的能量和信息一并传播出去。本章主要研究机械振动,先介绍最简单的简谐振动及其规律,然后介绍稍微复杂的阻尼振动、受迫振动以及振动的合成与分解,最后介绍和讨论有关波动的基本知识和理论。学好本章内容,有助于了解地震波、水波、声波以及其他各类波的形成及规律,也可以帮助医学生理解超声检查和超声治疗的原理,还可以为后续学习声波、电磁波、光波等内容奠定基础。

第一节　简谐振动

物体在某一位置附近做来回往复的运动称为振动(vibration),如钟摆的摆动、声带的振动等。广义上讲,振动不只局限于机械振动,只要一个物理量在某一值附近随时间做周期性变化就可以称为振动。心电、脑电信号不是机械运动,而是电压随时间的周期性变化,也属于振动范畴。不同振动的本质有所不同,但运动规律的数学描述却具有相似的规律。

简谐振动(simple harmonic vibration)是最简单、最基本,也是最重要的振动形式,任何复杂的振动,都可以分解成若干个简谐振动。其动力学特征是:物体在运动时,所受合外力的大小与它的位移成正比,而方向与位移相反。

一、简谐振动方程

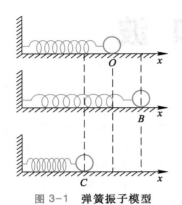

图 3-1　弹簧振子模型

图 3-1 为质量为 m 的物体与质量可以忽略的弹簧组成的水平弹簧振子。当物体不在平衡位置时,会受到一个指向平衡位置的弹性力的作用,此力称为回复力。根据胡克定律,物体受到的弹性力 F 与物体离开平衡位置的位移 x 成正比,即

$$F = -kx \tag{3-1}$$

式中,k 为弹簧的弹性系数,负号表示弹性力与位移方向相反。根据牛顿第二定律,物体的运动方程为

$$m\frac{\mathrm{d}^2x}{\mathrm{d}t^2} = -kx$$

令 $k/m = \omega^2$,则可得

$$\frac{\mathrm{d}^2x}{\mathrm{d}t^2} + \omega^2 x = 0 \tag{3-2}$$

(3-2)式为简谐振动的动力学微分方程,解方程可得小球运动位移与时间的关系为

$$x = A\cos(\omega t + \varphi) \tag{3-3}$$

或

$$x = A\sin(\omega t + \varphi') \tag{3-4}$$

式中,A 和 φ、φ' 为积分常量,其物理意义后面再讨论。这种位移用时间的余弦或正弦表征的运动就是简谐振动,而(3-3)式或(3-4)式则为简谐振动的运动方程,一般取余弦形式。

将(3-3)式对时间求一阶、二阶导数,可求得物体做简谐振动的速度和加速度:

$$v = \frac{\mathrm{d}x}{\mathrm{d}t} = -\omega A\sin(\omega t + \varphi) \tag{3-5}$$

$$a = \frac{\mathrm{d}v}{\mathrm{d}t} = -\omega^2 A\cos(\omega t + \varphi) \tag{3-6}$$

对比(3-3)式、(3-6)式可得

$$a = -\omega^2 x \tag{3-7}$$

(3-7)式称为简谐振动的特征方程,说明简谐振动的加速度与其位移成正比,方向相反。

根据简谐振动的动力学方程、运动方程和特征方程,可以得出简谐振动的两个判据:

（1）动力学判据:物体离开平衡位置后,若受到一个方向指向平衡位置、大小与物体离开平衡位置的距离成正比的作用力,则此物体做简谐振动。

（2）运动学判据：一个运动物体，其加速度与它离开平衡位置的距离成正比且反向，那么此物体一定做简谐振动；或一个运动物体的位移表达式可以写成（3-3）式、（3-4）式的形式，此物体一定做简谐振动。

二、简谐振动特征量

（3-3）式中的 A、ω 和 φ 是描述简谐振动的三个重要特征量，决定着物体做简谐振动的运动状态。

1. 振幅

振动物体离开平衡位置最大位移的绝对值称为振幅（amplitude），常用 A 表示，决定了物体运动的范围。

2. 周期和频率

振动物体完成一次全振动所需的时间称为周期（period），用 T 表示。单位时间内物体振动的次数称为频率（frequency），用 ν 表示。把 2π s 内的振动次数称为角频率（angular frequency）或圆频率，以 ω 表示。角频率 ω、频率 ν 以及周期 T 三者之间的关系为

$$\omega = \frac{2\pi}{T} = 2\pi\nu \tag{3-8}$$

3. 相位与初相位

相位是决定简谐振动状态的物理量，把 $(\omega t + \varphi)$ 称为振动的相位（phase），当振幅与频率一定时，位移、速度和加速度都由相位决定。如图 3-1 中的弹簧振子所示，当 $\omega t_1 + \varphi = \dfrac{\pi}{2}$ 时，由（3-3）式和（3-5）式知，此时 $x = 0$，$v = -\omega A$，即在 t_1 时刻物体处于平衡位置，并以最大速度 ωA 向左运动；当 $\omega t_2 + \varphi = \pi$ 时，此时 $x = -A$，$v = 0$，即物体处于负的极大位置处，速度为 0。可见，在 t_1 和 t_2 两时刻，由于振动相位不同，物体所处的运动状态也不相同。$t = 0$ 时的相位 φ 称为初相位（initial phase），它是决定振动物体在初始时刻运动状态的物理量。

振幅 A、角频率 ω 和初相位 φ 是描述简谐振动的三要素。从弹簧振子模型可以看出，角频率 $\omega = \sqrt{k/m}$ 完全由系统本身的性质决定，而振动系统的振幅和初相位取决于初始的运动状态，我们把 $t = 0$ 时的位移 x_0 和速度 v_0 称为初始条件，将 $t = 0$ 代入（3-3）式和（3-5）式得

$$x_0 = A\cos\varphi, \quad v_0 = -\omega A\sin\varphi$$

据此可以求解系统的振幅和初相位：

振幅

周期
频率
角频率

初相位

$$A = \sqrt{x_0^2 + \frac{v_0^2}{\omega^2}} \qquad (3-9)$$

$$\varphi = \arctan\left(-\frac{v_0}{\omega x_0}\right) \qquad (3-10)$$

例 3-1

一个沿 x 轴做简谐振动的小球，振幅为 $A = 2$ cm，速度的最大值为 $v_{max} = 3$ cm·s^{-1}。当 $t = 0$ 时，速度具有正的最大值。试求：

（1）振动的频率；

（2）加速度的最大值；

（3）振动的表达式。

解 设小球的振动方程为 $x = A\cos(\omega t + \varphi)$。

（1）根据 $v = \dfrac{\mathrm{d}x}{\mathrm{d}t} = -\omega A \sin(\omega t + \varphi)$ 得 $v_{max} = \omega A$，故有

$$\nu = \frac{\omega}{2\pi} = \frac{1}{2\pi} \cdot \frac{v_{max}}{A} = 0.24 \text{ Hz}$$

（2）由 $a = \dfrac{\mathrm{d}v}{\mathrm{d}t} = -\omega^2 A\cos(\omega t + \varphi)$ 得 $a_{max} = \omega^2 A$，故有

$$a_{max} = \omega^2 A = A(2\pi\nu)^2 = 4.5 \times 10^{-2} \text{ m·s}^{-2}$$

（3）因为 $t = 0$ 时，$v = -\omega A \sin \varphi = v_{max} = A\omega$，故有

$$\sin \varphi = -1, \qquad \varphi = -\frac{\pi}{2}$$

所以，小球做简谐振动的表达式为

$$x = 0.02\cos\left(2\pi\nu t - \frac{\pi}{2}\right) \text{ m} = 0.02\cos\left(1.5t - \frac{\pi}{2}\right) \text{ (m)}$$

三、简谐振动的矢量图表示法

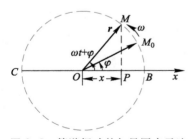

图 3-2 简谐振动的矢量图表示法

简谐振动可以用一个旋转矢量来描绘，如图 3-2 所示。在 x 轴上任取一点 O 为原点，设有一长度为 A 的 旋转矢量 在平面内绕原点以角速度 ω 逆时针旋转，角速度与简谐振动的角频率相等。并设 $\overrightarrow{OM_0}$ 是矢量 A 在 $t = 0$ 时刻的位置，$\overrightarrow{OM_0}$ 与 Ox 轴之间的夹角为 φ，经过时间 t 后，矢量 $\overrightarrow{OM}$ 与 Ox 轴之间的夹角等于 $(\omega t + \varphi)$ 与简谐振动在该时刻的相位一致。则矢量 A 的端点 M 在 Ox 轴上的投影点 P 的位移为

$$x = A\cos(\omega t + \varphi)$$

该式与 (3-3) 式相同，说明矢量 A 以角速度 ω 匀速旋转时，其端点 M 在 Ox 轴上的投影点 P 的运动方程同简谐振动方程相同。

因此，我们可以用一个旋转矢量末端在一条轴线上的投影点

的运动来表示简谐振动,此方法称为简谐振动的矢量图表示法。

利用矢量图表示法,我们可以把简谐振动三个特征量清晰地表征出来,矢量 A 的长度对应振幅,角速度 ω 对应简谐振动角频率,$(\omega t+\varphi)$ 对应简谐振动的相位,φ 对应简谐振动的初相位(除了直观性,还可以用矢量合成的方法研究振动的叠加问题,因此,矢量图表示法广泛应用于振动的合成、波的干涉以及电路分析等方面)。

例 3-2

如图 3-3 所示,一个质点沿 x 轴做简谐振动,振幅为 $A=0.06$ m,周期为 $T=2$ s,初始时刻质点位于 $x_0=0.03$ m 处且向 x 轴正方向运动。求:

(1)初相位;

(2)在 $x_1=-0.03$ m 处且向 x 轴负方向运动时,物体回到平衡位置所需要的最短时间。

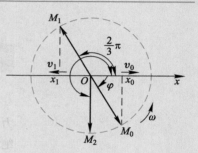

图 3-3　例 3-2 图

解　(1)采用矢量图表示法可得,初相位在第四象限,即 $\varphi=-\dfrac{\pi}{3}$。

(2)从 $x_1=-0.03$ m 处向 x 轴负方向运动到平衡位置,意味着旋转矢量从点 M_1 转到点 M_2,因而所需要的最短时间满足

$$\omega\Delta t=\frac{3}{2}\pi-\frac{2}{3}\pi=\frac{5}{6}\pi$$

故可得物体回到平衡位置所需的最短时间为

$$\Delta t=\frac{\frac{5}{6}\pi}{\pi}\ \text{s}=\frac{5}{6}\ \text{s}=0.83\ \text{s}$$

四、简谐振动能量

对任一简谐振动,其位移 x、速度 v 分别由(3-3)式、(3-5)式给出。对于水平弹簧振子,任意时刻系统的简谐振动的动能和弹性势能分别为

$$E_k=\frac{1}{2}mv^2=\frac{1}{2}m\omega^2A^2\sin^2(\omega t+\varphi) \qquad (3-11)$$

$$E_p=\frac{1}{2}kx^2=\frac{1}{2}kA^2\cos^2(\omega t+\varphi) \qquad (3-12)$$

因为 $\omega^2=k/m$,所以总机械能为

$$E=E_k+E_p=kA^2=m\omega^2A^2 \qquad (3-13)$$

由此可见，在简谐振动过程中，系统的动能和势能都是时间的周期性函数，动能和势能不断地相互转化。当位移达到最大时，势能最大，但动能为零；当物体通过平衡位置时，动能达到最大，但势能为零。因为弹簧振子在振动过程中没有外力对它做功，所以任一时刻系统总的机械能保持不变，即简谐振动系统的机械能守恒。

第二节 阻尼振动 受迫振动

一、阻尼振动

第一节讨论的简谐振动，物体只受弹性力作用，没有考虑阻力的情况，因此，简谐振动是一种无阻尼自由振动。现实生活中绝大部分振动因受到阻力的作用而损失能量，振幅随时间减小，以至最后减小到零而停止。我们把振幅随时间减小的振动称为阻尼振动（damping vibration）。

通常情况下，振动物体都处于空气或液体中，它们会受到来自周围介质的阻力。实验证明，当运动物体的速度不太大时，介质对运动物体的阻力大小与速度成正比，而方向与速度方向相反，可以表示为

$$F = -\gamma v = -\gamma \frac{dx}{dt} \tag{3-14}$$

式中 γ 为正的比例常量，其大小由物体的形状、大小、表面状况和介质的性质决定。

设质量为 m 的振动物体，在弹性力和上述阻力作用下运动，其动力学方程为

$$m \frac{d^2 x}{dt^2} = -kx - \gamma \frac{dx}{dt} \tag{3-15}$$

令 $\omega_0^2 = \dfrac{k}{m}$，$2\beta = \dfrac{\gamma}{m}$，这里 ω_0 为振动物体的固有频率，β 为阻尼系数，代入（3-15）式可得

$$\frac{d^2 x}{dt^2} + 2\beta \frac{dx}{dt} + \omega_0^2 x = 0 \tag{3-16}$$

阻尼振动的动力学方程是一个典型的二阶齐次常系数微分方程，根据阻尼的大小分三种情况讨论。

（1）当阻尼较小，即 $\beta < \omega_0$ 时，微分方程的解为

$$x = A e^{-\beta t} \cos(\omega t + \varphi) \tag{3-17}$$

其中 $\omega=\sqrt{\omega_0^2-\beta^2}$，$A$ 和 φ 是由初始条件决定的积分常量。(3-17) 式即阻尼振动的表达式，位移为两项的乘积，其中 $Ae^{-\beta t}$ 可以视为随时间按指数衰减的振幅，$\cos(\omega t+\varphi)$ 反映了物体在弹性力作用下的周期性运动。其振幅衰减曲线如图 3-4 所示。阻尼作用越大，振幅衰减越快。阻尼振动显然不是简谐振动。为便于研究问题，把两次沿同方向经过平衡位置的时间间隔称为周期。

$$T=\frac{2\pi}{\omega}=\frac{2\pi}{\sqrt{\omega_0^2-\beta^2}} \qquad (3-18)$$

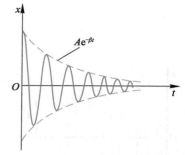

图 3-4　阻尼振动曲线

可见，阻尼振动的周期比振动系统的固有周期要长，这种阻尼作用较小的情况称为**欠阻尼**（underdamping），图 3-5 中的曲线 a 为欠阻尼振动曲线。

（2）当阻尼较大，即 $\beta>\omega_0$ 时，物体的运动不再具有周期性和重复性，偏离平衡位置的位移随时间按指数衰减，随着时间的延长缓慢回到平衡位置，这种情况称为**过阻尼**（overdamping），如图 3-5 中曲线 b 所示。

（3）如果阻尼使得 $\beta=\omega_0$，物体做非周期运动，由于阻尼力比过阻尼状态时的小，系统以最短的时间回到平衡位置。这种情况称为**临界阻尼**（critical damping），如图 3-5 中曲线 c 所示。

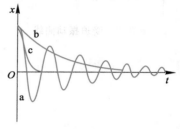

图 3-5　三种阻尼振动比较

临界阻尼

在生产和技术上，人们可根据实际需要改变阻尼的大小，以控制系统的振动情况。如在电流计内，若电磁阻尼过小，指针会不停摆动，不利于测量读数。为了加快测量的进程，需要调整阻尼系数使电流计在临界阻尼状态下工作，指针就以最短的时间一次性地回到平衡位置。

二、受迫振动

振动系统受到阻力作用最终会停止振动。要获得一个持续稳定的等幅周期振动，就要求一个振动系统除受到弹性力和阻力之外，还要给系统施加一个周期性外力而不断地补充能量。我们把系统在连续周期性外力作用下的振动，称为**受迫振动**（forced vibration）。这种周期性外力称为**驱动力**（driving force）。

驱动力

驱动力一般很复杂，为简单起见，设一系统在弹性力 $-kx$、阻尼力 $-\gamma v$ 和满足余弦函数的驱动力 $H\cos\omega_p t$ 作用下做受迫振动。物体受迫振动的动力学方程为

$$m\frac{\mathrm{d}^2 x}{\mathrm{d}t^2}=-kx-\gamma\frac{\mathrm{d}x}{\mathrm{d}t}+H\cos\omega_p t \qquad (3-19)$$

令 $\omega_0^2 = \dfrac{k}{m}$，$2\beta = \dfrac{\gamma}{m}$，$h = \dfrac{H}{m}$，该微分方程的解为

$$x = A_0 e^{-\beta t} \cos\left(\sqrt{\omega_0^2 - \beta^2}\, t + \varphi_0\right) + A\cos(\omega_p t + \varphi) \tag{3-20}$$

$$A = \dfrac{h}{\sqrt{(\omega_0^2 - \omega_p^2)^2 + 4\beta^2 \omega_p^2}} \tag{3-21}$$

显然，受迫振动（如图 3-6 所示）可以看成两个振动的合成——一个是由（3-20）式前一项表示的阻尼振动，另一个是由（3-20）式后一项表示的简谐振动。系统在驱动力刚开始作用时的振动情况比较复杂，经过一段时间，式中前一项的振幅减少为零，系统就完全按照驱动力的频率振动，此时受迫振动达到稳定状态。

由（3-21）式知，当驱动力的频率与振动的固有频率相近时，振幅达到最大值，这种现象称为共振（resonance）。对（3-21）式，可以采用求极值的方法求得共振时振幅的最大值。

$$A_t = \dfrac{h}{2\beta\sqrt{\omega_0^2 - \beta^2}} \tag{3-22}$$

由（3-22）式可知，阻尼系数越小，共振频率越接近系统的固有频率，共振的振幅也越大；当 $\beta \to 0$ 时，$\omega_p \to \omega_0$，$A_t \to \infty$，如图 3-7 所示。

当存在多个驱动力共同作用时，接近共振条件的驱动力引起的振动振幅最大，偏离该频率的驱动力引起的振动极小，这正是无线电接收机利用共振来接收某一频率的电信号的理论基础。共振现象的应用很广泛，一些乐器通过共振提高音响效果，原子核内的核磁共振信号被用来进行物质结构的研究以及医疗诊断。但共振现象也有不利的一面，共振也可使振动系统受到破坏甚至带来灾难性的后果，次声武器的作用原理就是引起人体不同部位器官的共振而对人体造成危害。

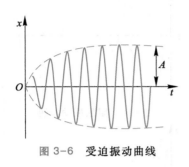

图 3-6　受迫振动曲线

共振

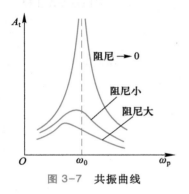

图 3-7　共振曲线

第三节　简谐振动的合成与分解

在实际问题中，我们常常会遇到振动的质点或物体同时参与多个简谐振动的情况。求解几个单一方向上的简谐振动作用在一个物体上的合振动，称为简谐振动的合成。而一个二维或三维简谐振动或非简谐振动分解为若干个简谐振动的过程称为简谐振动的分解。

一、两个同方向、同频率简谐振动的合成

设一质点同时参与两个同方向、同频率的简谐振动。两个振动的表达式分别为

$$x_1 = A_1\cos(\omega t+\varphi_1), \quad x_2 = A_2\cos(\omega t+\varphi_2)$$

式中 A_1、A_2 和 φ_1、φ_2 分别为两个简谐振动的振幅和初相位，x_1、x_2 分别表示两个简谐振动相对同一平衡位置的位移，在任何时刻合振动的位移为两个位移的代数和，即

$$x = x_1+x_2 = A\cos(\omega t+\varphi)$$

对于这种比较简单的情况可利用三角函数公式得到合成结果，但利用矢量图表示法可以更直观、简洁地研究有关振动合成与分解问题。

如图 3-8 所示，A_1、A_2 分别表示两个简谐振动的旋转矢量，与 x 轴的夹角分别为 φ_1、φ_2，其合矢量为 A，根据矢量合成法则有 $A = A_1+A_2$。因为 A_1、A_2 以相同的角速度 ω 绕 O 逆时针旋转，且它们之间的夹角保持不变，所以它们的合振动矢量 A 的大小也不变，并以相同的角速度 ω 同步旋转。从图中可以得到合矢量 A 在 x 轴上的投影等于 A_1、A_2 在 x 轴上投影的代数和，即 $x = x_1+x_2$。合振动对应的旋转矢量为 A，其运动方程为

$$x = A\cos(\omega t+\varphi)$$

可见合振动仍然是一个简谐振动，频率与分振动频率相同。合振动的振幅 A 和初相位 φ 都可用矢量合成的方法由几何关系求得：

$$A = \sqrt{A_1^2+A_2^2+2A_1A_2\cos(\varphi_2-\varphi_1)} \tag{3-23}$$

$$\varphi = \arctan\frac{A_1\sin\varphi_1+A_2\sin\varphi_2}{A_1\cos\varphi_1+A_2\cos\varphi_2} \tag{3-24}$$

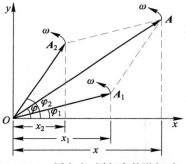

图 3-8 同方向、同频率简谐振动的合成（矢量图表示法）

由（3-23）式和（3-24）式可知，合成振动的振幅和初相位不仅与分振动的振幅有关，还与分振动的初相位差（$\varphi_2-\varphi_1$）有关。

（1）若初相位差 $\varphi_2-\varphi_1 = 2k\pi$（$k = 0, \pm1, \pm2, \pm3, \cdots$），则

$$A = \sqrt{A_1^2+A_2^2+2A_1A_2} = A_1+A_2$$

即当两分振动同相时，合振动的振幅等于原来两个分振动的振幅之和，达到最大值。

（2）若初相位差 $\varphi_2-\varphi_1 = (2k+1)\pi$（$k = 0, \pm1, \pm2, \pm3, \cdots$），则

$$A = \sqrt{A_1^2+A_2^2-2A_1A_2} = \left|A_1-A_2\right|$$

即当两分振动反相时，合振幅等于分振幅之差的绝对值。当 $A_1 =$

A_2 时,$A=0$,说明合成之后质点处于静止状态。

（3）若初相位差（$\varphi_2-\varphi_1$）取其他值,合振动的振幅值在 $|A_1-A_2|$ 和（A_1+A_2）之间。

二、两个同方向、不同频率简谐振动的合成

如果在一条直线上的两个分振动频率不同时,则合成的结果相对较为复杂。两个旋转矢量之间的相位差随时间变化,导致合矢量的投影不再是简谐振动。下面采用数学的方法分析两个在同一直线上振幅相同、频率不同的简谐振动的合成问题。

设两个振动的角频率分别为 ω_1 和 ω_2,振幅均为 A,振动的初相位相同,两分振动可表示为

$$x_1=A\cos(\omega_1 t+\varphi)$$
$$x_2=A\cos(\omega_2 t+\varphi)$$

应用三角函数中的和差化积公式可得到合振动的表达式为

$$x=x_1+x_2=A\cos(\omega_1 t+\varphi)+A\cos(\omega_2 t+\varphi)$$
$$=2A\cos\frac{\omega_2-\omega_1}{2}t\cos\left(\frac{\omega_1+\omega_2}{2}t+\varphi\right) \quad (3-25)$$

虽然合振动依然保持周期性,但一般情况下合振动的周期却不能被明显观察到,如图 3-9 所示,虚线表示分振动,实线表示合振动。

但当两个分振动的频率都较大且差值很小时,就会出现明显的周期性。(3-25)式中的两个因子 $\cos\frac{\omega_2-\omega_1}{2}t$ 及 $\cos\left(\frac{\omega_1+\omega_2}{2}t+\varphi\right)$ 表示两个周期性变化的量,根据假设条件,有 $|\omega_2-\omega_1|\ll\omega_2+\omega_1$,说明第一个量的变化比第二个量的变化慢很多。因此,由两个因子的乘积决定的运动可近似地看成振幅为 $\left|2A\cos\frac{\omega_2-\omega_1}{2}t\right|$、角频率为 $\frac{\omega_1+\omega_2}{2}$ 的简谐振动,其振幅随时间的改变而改变,如图 3-10 所示。

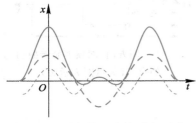

图 3-9 同方向、不同频率振动的合成

拍

拍频

我们把这种频率都较大而频差很小的两个同方向的振动合成时所产生的合振动忽强忽弱的现象称为拍(beat)。单位时间内振动加强或减弱的次数称为拍频(beat frequency)。因为余弦函数的绝对值在一个周期内两次达到最大值,所以单位时间内最

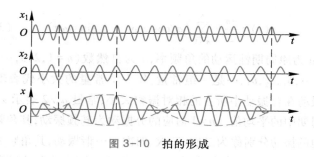

图 3-10　拍的形成

大振幅出现的次数应为振动 $\cos\dfrac{\omega_2-\omega_1}{2}t$ 频率的两倍，即拍频为

$$\nu = 2\times\frac{1}{2\pi}\left(\frac{\omega_2-\omega_1}{2}\right) = \nu_2-\nu_1 \qquad (3-26)$$

（3-26）式说明拍频为两分振动频率之差。

　　拍频比原先的单个振动的频率低得多，易于被感知，便于通过整流滤波技术将其与高频成分分离后进行测量和研究。例如：在乐器校准时，若调整乐器发声频率，使其与标准音频率接近时，可听到明显的拍频现象。在光速的测量过程中，由于频率太高难以直接测量，可利用相近频率的光波叠加产生拍频现象，通过测量拍频及其对应的波长测出光速。拍频现象还在无线电技术的信号调制解调中广泛应用。

　　振动的合成还有很多情形，如两个同频率、互相垂直的简谐振动的合成；两个不同频率、互相垂直的简谐振动的合成等，这些情况较为复杂，感兴趣的同学可参阅其他大学物理相关教材。

 阅读材料：地动仪的引入

三、频谱分析

　　在实际遇到的问题中更多的并不是振动合成问题，而是相反的问题，即把一个复杂的周期性振动分解为一系列简谐振动，这个过程称为振动的分解，这种分析振动的方法称为频谱分析（spectral analysis）。如对于心脏的跳动信号，可采用频谱分析的方法将其分解成不同频率的振动，就可以得到心脏收缩过程的细节，有助于心脏疾病的诊断。

频谱分析

　　不规则振动分解的基本数学方法是进行傅里叶（J. Fourier）级数展开。若一个复杂的周期性函数 $x(t)$ 满足狄利克雷充分条件，即函数 $f(x)$ 为 2π 的周期性函数，如果 $f(x)$ 在区间 $[-\pi,\pi]$ 上连续或只有有限个第一类间断点，并且至多只有有限个极值点，则可以表示为

$$x(t) = \frac{a_0}{2} + \sum_{n=1}^{\infty} (a_n \cos n\omega t + b_n \sin n\omega t) \qquad (3-27)$$

式中,ω 为原周期性运动的角频率,n 为自然数($n = 1, 2, 3, \cdots$),a_0,$a_1, a_2, \cdots, b_1, b_2, b_3, \cdots$ 是一组常量,每一个常量的大小代表着相应简谐振动在合振动中所占的相对振幅大小,常量 $a_0/2$ 表示 $x(t)$ 在一个周期中的平均值。$n = 1$ 对应的分振动为基频振动,其角频率为 ω,其他的振动分别称为二次、三次、四次……谐振动,其角频率分别为 $2\omega, 3\omega, 4\omega, \cdots$。我们把常量 $a_0/2$、基频、谐频的集合称为频谱。

假设 T 为周期性振动函数 $x(t)$ 的周期,则傅里叶级数中的系数为

$$a_0 = \frac{2}{T} \int_{-T/2}^{T/2} x(t)\,\mathrm{d}x$$

$$a_n = \frac{2}{T} \int_{-T/2}^{T/2} x(t) \cos n\omega\,\mathrm{d}x$$

$$b_n = \frac{2}{T} \int_{-T/2}^{T/2} x(t) \sin n\omega\,\mathrm{d}x$$

例如,对于图 3-11(a)所示的方波,设其角频率为 ω,则其傅里叶展开式为

$$x(t) = \frac{4A_0}{\pi}\left(\sin \omega t + \frac{1}{3}\sin 3\omega t + \frac{1}{5}\sin 5\omega t + \cdots \right)$$

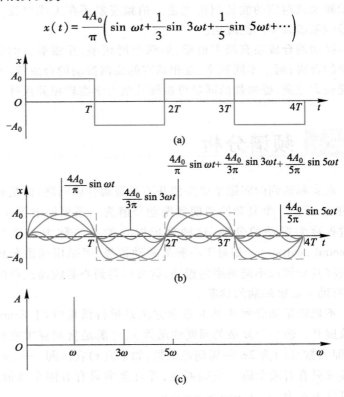

图 3-11 方波分解与频谱

方波分解后的各分振动如图3-11(b)所示。

把组成复杂振动的各个简谐振动的频率和振幅找出来,并以频率为横坐标,振幅为纵坐标,画出复杂振动的基频和各个谐频的相对振幅,就得到频谱图,这种方法称为频谱分析。图3-11(c)就是上述方波波形的频谱图。

频谱分析在理论研究和实际应用中具有非常重要的意义,频谱图可以清楚地反映振动系统各频率成分的相互关系。频谱分析已经成为一种研究周期性运动的重要方法。例如研究脑电活动时,需要从脑电曲线中分解出各个频率成分,分析某些频率成分的振幅大小,对疾病进行诊断。类似的心电图频谱分析可用于诊断某些心脏疾病。

第四节　波动的基本规律

声波、电磁波以及人体中传播的脉搏波都是波。各类波的本质不同,各有其特殊的性质和规律。机械波是机械振动在弹性介质中的传播过程,而电磁波是变化的电场和磁场在空间的传播过程,二者有本质上的不同,但它们都具有波的特征,都有一定的传播速度,都携带能量,都具有反射、折射、干涉、衍射等现象。本节将针对机械波进行讨论。

一、　波的产生与描述

在弹性介质中,一个质点在外力作用下振动时,由于质点与质点间存在弹性力,周围的质点也会随着振动起来。这样,振动就会由近及远地传播出去。我们把机械振动在弹性介质中的传播过程,称为机械波(mechanical wave)。因此,要形成机械波必须具备两个条件:一是需要一个做机械振动的物体,即波源,二是要有能够传播振动的弹性介质。应当注意的是,波动只是振动状态的传播,介质中的质点并不随波前进,只在各自的平衡位置附近振动,传播的只是运动状态、相位和能量。

如果质点的振动方向与波的传播方向相互垂直,则称这种波为横波(transverse wave)。如果质点的振动方向与波的传播方向相互平行,则称这种波为纵波(longitudinal wave)。要传播横波,介质必须具有切变模量。气体和液体没有切变模量,只能传播纵

机械波

横波
纵波

波。金属既可以传播纵波，又可以传播横波。横波和纵波是波的两种基本类型，其他各种复杂的波都可分解为这两种波来研究。

为了形象地描述波在空间的传播，我们把某一时刻振动相位相同的点所连成的面称为**波阵面**（wave surface）。最前面的波阵面称为**波前**（wave front）。表示波传播方向的线称为**波线**（wave ray）。如图 3-12 所示，根据波阵面形状的不同，波可以分成不同类型。在一个各向同性的均匀介质中，波动在各个方向上的传播速度相同，点波源产生的波阵面是一个不断扩大的球面，这种波称为**球面波**（spherical wave）。波阵面是平面的波称为**平面波**（plane wave）。波阵面和波线总是相互垂直的。

波阵面

波线

平面波

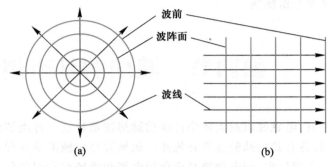

图 3-12 波前、波阵面与波线

二、 波的特征量

波长、波速和波的周期（或频率）是描述波动的重要特征量。

波长

周期

波的频率

在波动中，同一波线上两个相位差为 2π 的点之间的距离即一个完整波形的长度，称为**波长**（wave length），用 λ 表示。

波行进一个波长的距离所需要的时间称为**周期**，用 T 表示。周期的倒数称为**波的频率**，即单位时间内通过波线上某点的完整波的数目，用 ν 表示。在波的传播过程中，每经过一个周期，质点完成一个全振动，波沿波线行进一个波长的距离。波的周期（或频率）与波源的周期（或频率）相同。波在不同介质中传播时，周期（或频率）不变。

波速

在波动过程中，单位时间内某一振动状态传播的距离称为**波速**（wave speed），用 u 表示。它与质点的振动速度不同，波速的大小取决于弹性介质的性质，由弹性模量和密度决定。理论与实验都证明，横波与纵波在固体中传播的速度分别为

$$u = \sqrt{\frac{G}{\rho}} \quad (横波) \qquad\qquad (3-28)$$

$$u = \sqrt{\frac{E}{\rho}} \quad (纵波) \qquad\qquad (3-29)$$

式中 G 和 E 分别是介质的切变模量和杨氏模量，ρ 为介质密度。而液体和气体只有体积模量，只能传播与体变有关的弹性纵波。在液体和气体中，纵波的波速为

$$u = \sqrt{\frac{K}{\rho}} \qquad\qquad (3-30)$$

式中 K 为体积模量。

同种固体的 G 小于 E，因此横波的波速小于纵波的波速。在地震测量中，可根据横、纵波到达检测站的时间差来确定震源的位置。一般情况下，固体中的波速较大，液体中的波速次之，气体中的波速最小。需要指出的是，波速与频率或波长无关，不同频率或波长的机械波在同种介质中传播时都具有相同的波速。

表 3-1 列出了一些物质中的声速。由于固体中的声速与固体的成分和结构有关，所以表中给出的只是近似值。

表 3-1　一些物质中的声速			
物质种类	声速/$(m \cdot s^{-1})$	物质种类	声速/$(m \cdot s^{-1})$
二氧化碳(0 ℃)	259	水(25 ℃)	1 498
一氧化碳(0 ℃)	316	海水(25 ℃)	1 531
空气(0 ℃)	331	橡胶	约 1 800
空气(20 ℃)	343	铅	约 2 100
氮气(0 ℃)	334	金	约 3 000
氦气(0 ℃)	956	铁	约 5 500
汞(25 ℃)	1 450	玻璃	约 5 500

根据波速的定义，可以得到波长、频率与波速之间的关系为

$$\lambda = uT = \frac{u}{\nu} \qquad\qquad (3-31)$$

三、 平面简谐波的波动方程

简谐振动的传播所形成的波称为简谐波（simple harmonic wave）。当简谐振动沿特定方向传播时，若波振面为平面，形成的波为平面简谐波（plane simple harmonic wave）。

简谐波

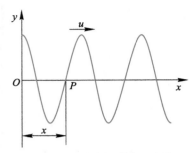

图 3-13 平面简谐波表达式的推导

假设一列平面简谐波在各向同性的均匀介质中,以速度 u 沿 x 轴正方向传播,且传播过程中无衰减,振动在传播的过程中振幅不变,如图 3-13 所示。设原点 O 处的质点在 t 时刻的振动方程为

$$y = A\cos(\omega t + \varphi)$$

式中,A 为振幅,ω 为角频率,y 为振动点在 t 时刻的位移,图中位移与传播方向垂直,表明该波是横波,若位移的方向沿着 Ox 方向,则该波是纵波。

假设 P 为传播方向上的任一点,与点 O 距离为 x,当振动从原点 O 传播到点 P 时,点 P 处的质点按照与点 O 相同的角频率和振幅重复点 O 的简谐振动,但相位落后于点 O 的相位。若振动从点 O 传播到点 P 所用的时间为 x/u,则在 t 时刻点 P 处质点的位移就是点 O 处质点在 $(t-x/u)$ 时刻的位移。则点 P 处质点在 t 时刻的位移为

$$y = A\cos\left[\omega\left(t - \frac{x}{u}\right) + \varphi\right] \tag{3-32}$$

考虑到 $\omega = 2\pi/T = 2\pi\nu$,$uT = \lambda$,上式可写为

$$y = A\cos\left[2\pi\left(\frac{t}{T} - \frac{x}{\lambda}\right) + \varphi\right] = A\cos\left[2\pi\left(\nu t - \frac{x}{\lambda}\right) + \varphi\right] \tag{3-33}$$

利用(3-32)式和(3-33)式可以求出 Ox 轴上所有质元的振动,因此,它们即为沿 x 轴正向传播的平面简谐波的表达式,也就是平面简谐波的波动方程或平面简谐波波函数。

为了帮助学生进一步理解波动方程的物理意义,进行以下说明:

(1)对于给定时刻 t,位移 y 只是 x 的函数,此时波动方程表示在 t 时刻各质点偏离平衡位置的位移,即反映该时刻的波形。

(2)对于给定位置 x,位移 y 只是 t 的函数,此时波动方程变为与原点距离为 x 处这一质点的振动方程,即仅仅反映这一质点的位移随时间的变化。

(3)如果 x 和 t 都变化,波动方程可以表示出波线上所有质点随时间变化的位移,波源随时间的位移变化向远处传开,就像波形在传播,因此,这种波又称为**行波**(travelling wave)。

不难分析,如果平面简谐波沿 x 轴负向传播,相应的波动方程为

$$y = A\cos\left[\omega\left(t + \frac{x}{u}\right) + \varphi\right] \tag{3-34}$$

例 3-3

一简谐波的波动方程是 $y = 0.02\cos \pi(5x - 200t)$（SI 单位）。求：

（1）波长和波速；

（2）$t = 0$ s 和 $t = 0.005$ s 时刻的波形方程。

解 （1）给定的波动方程可改写为如下形式：

$$y = 0.02\cos \pi(5x - 200t)$$
$$= 0.02\cos \pi(200t - 5x)$$
$$= 0.02\cos 2\pi\left(100t - \frac{x}{0.4}\right) \text{（SI 单位）}$$

与标准方程（3-32）式、（3-33）式比较（这

种方法称为参量比较法），容易求出波长和波速分别为

$$\lambda = 0.40 \text{ m}, \quad u = 40 \text{ m} \cdot \text{s}^{-1}$$

（2）将 $t = 0$ s，$t = 0.005$ s 分别代入波动方程，可得对应时刻波的波形方程为

$$y_{t=0 \text{ s}} = 0.02\cos 5\pi x \text{（SI 单位）}$$
$$y_{t=0.005 \text{ s}} = 0.02\cos \pi(5x - 1) \text{（SI 单位）}$$

第五节 波的能量

一、波的能量

波在弹性介质中传播时，介质中各质元由于振动而具有动能，同时又由于介质发生形变而具有弹性势能。可见，波的传播过程实质上就是能量的传播过程。为了研究的方便，暂时不考虑介质对能量的吸收。假设一平面简谐波在密度为 ρ 的均匀介质中以速度 u 传播，以距原点 x 处的体元 $\mathrm{d}V$ 为研究对象，可以证明，在时刻 t，动能和势能为

$$E_k = E_p = \frac{1}{2}(\rho \mathrm{d}V)A^2\omega^2\sin^2\left[\omega\left(t - \frac{x}{u}\right) + \varphi\right] \tag{3-35}$$

体元的总能量为

$$E = E_k + E_p = (\rho \mathrm{d}V)A^2\omega^2\sin^2\left[\omega\left(t - \frac{x}{u}\right) + \varphi\right] \tag{3-36}$$

上式说明在波的传播过程中，介质中任一体元在某时刻的动能和势能都是时间的周期性函数，大小相等，相位相同。体元 $\mathrm{d}V$ 的总能量随时间周期性变化，时而达到最大，时而为零。这与质点做简谐振动的能量具有截然不同的特征。在简谐振动系统中，动能与势能相互转化，系统的总能量守恒。这种区别出现的原因在

于:振动系统是一封闭系统,而波动中的某体元是开放系统,它不断从前方介质获得能量,又不断地把能量传递给后方介质,该体元的能量是动态变化的,不遵守能量守恒,能量会以波的形式在介质中传播。

能量密度　　波在传播时,单位体积中的能量称为波的能量密度(energy density),用 w 表示。

$$w = \frac{dE}{dV} = \rho A^2 \omega^2 \sin^2\left[\omega\left(t - \frac{x}{u}\right) + \varphi\right] \tag{3-37}$$

平均能量密度　　能量密度在一个周期内的平均值称为平均能量密度(average energy density),用 $\bar{w}$ 表示。考虑到正弦的平方函数在一个周期内的平均值为 $1/2$,所以平均能量密度为

$$\bar{w} = \frac{1}{2}\rho A^2 \omega^2 = 2\pi^2 \rho A^2 \nu^2 \tag{3-38}$$

此式表明,平均能量密度和介质的密度、振幅的平方以及频率的平方成正比,此结论适用于各种弹性波。

二、能流与能流密度

为了描述波传播能量的本领,人们引入了能流的概念,我们把单位时间内通过介质中某一面积的能量称为通过该面积的能流(energy flow),用 P 表示。如图 3-14 所示,设在介质中垂直于波速的方向上取一面积 ΔS,则在 dt 时间内通过 ΔS 的能量等于体积 $\Delta Sudt$ 中的能量,这一能量等于 $w\Delta Sudt$。考虑到通过 ΔS 的能流随时间周期性变化,通常取一个周期内的平均值,则通过 ΔS 的平均能流为

$$\bar{P} = \bar{w}u\Delta S = \frac{1}{2}\rho uA^2\omega^2\Delta S$$

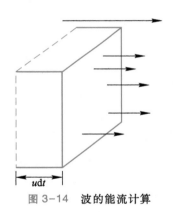

图 3-14　波的能流计算

波的强弱是用单位面积所传播的能量表征的,为此,我们把通过与波线垂直的单位面积的平均能流称为平均能流密度或波的强度(intensity of wave),用 I 表示,有

$$I = \frac{\bar{P}}{\Delta S} = \bar{w}u = \frac{1}{2}\rho uA^2\omega^2 \tag{3-39}$$

单位是 $W \cdot m^{-2}$。上式说明波的强度与振幅的平方、频率的平方成正比。

三、波的衰减

机械波在介质中传播时,介质总要吸收波的部分能量,其强度会随着传播距离的增大而减弱,振幅随之减小,这种现象被称为波的衰减。导致波衰减的主要原因有:① 由于弹性介质存在黏性(内摩擦)等,波的能量会随着传播距离的增大逐渐转化为其他形式的能量,这种现象称为介质的吸收;② 波的反射、散射、发散等会造成单位截面积通过的波的能量减少。

下面讨论平面简谐波在各向同性介质中传播的衰减规律。

设平面波沿 x 轴正向传播,在坐标原点即介质边界 $x=0$ 处波的强度为 I_0,在 x 处波的强度衰减为 I,它通过厚度为 $\mathrm{d}x$ 的一层介质时,其强度衰减了 $\mathrm{d}I$,如图 3-15 所示。

由实验证明,波在介质层上强度的相对衰减量 $\mathrm{d}I/I$ 与介质层的厚度 $\mathrm{d}x$ 成正比,即

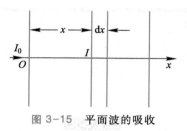

图 3-15　平面波的吸收

$$\frac{\mathrm{d}I}{I} = -\mu\,\mathrm{d}x$$

式中比例系数 μ 与波的频率和介质性质有关,称为介质的**衰减系数**或**吸收系数**(absorption coefficient)。解上述微分方程,并利用初始条件 $x=0$ 时,$I=I_0$,可得

衰减系数

$$I = I_0 \mathrm{e}^{-\mu x} \tag{3-40}$$

此式为**比尔-朗伯定律**(Beer-Lambert law),表明波的强度在传播过程中按指数规律衰减。

比尔-朗伯定律

由于波的强度和振幅的平方成正比,故有

$$A = A_0 \mathrm{e}^{-\mu x/2}$$

这样,平面简谐波在介质中的波动方程为

$$y = A_0 \mathrm{e}^{-\mu x/2}\cos\left[\omega\left(t - \frac{x}{u}\right) + \varphi\right] \tag{3-41}$$

例 3-4

一列余弦波沿直径为 0.14 m 的圆柱形玻璃管前进,波的平均能流密度为 1.8×10^{-2} J·s^{-1}·m^{-2},频率为 300 Hz,波速为 300 m·s^{-1}。求:

(1) 波的平均能量密度和最大能量密度;

(2) 相位差为 2π 的相邻两个截面间的能量。

解　(1) 根据平均能量密度公式可得

$$\overline{w} = \frac{I}{u} = \frac{1.8\times10^{-2}}{300} \text{ J·m}^{-3} = 6\times10^{-5} \text{ J·m}^{-3}$$

根据波的能量密度公式 $w = \rho A^2\omega^2 \cdot \sin^2\left[\omega\left(t - \frac{x}{u}\right) + \varphi\right]$ 可得最大能量密度

$$w_{max} = \rho A^2 \omega^2 = 2\overline{w} = 1.2 \times 10^{-4} \text{ J} \cdot \text{m}^{-3}$$

（2）相位差为 2π，距离为一个波长 λ，而

$$\lambda = \frac{u}{\nu} = \frac{300}{300} \text{ m} = 1 \text{ m}$$

则相位差为 2π 的相邻两个截面间的能量为

$$W = \overline{w}S\lambda = 6 \times 10^{-5} \times 0.07^2 \pi \times 1 \text{ J} = 9.2 \times 10^{-7} \text{ J}$$

第六节　波的干涉

一、惠更斯原理

物理学家简介：惠更斯

惠更斯原理

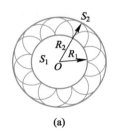

(a)

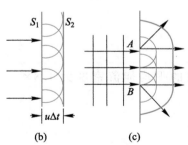

(b)　　　(c)

图 3-16　利用惠更斯原理求波阵面

衍射

在介质中，任何一个质点的振动都能引起附近各质点的振动，也就是说，在介质中，任何振动的质点都可以看成是能够引起振动的波源。惠更斯在 1690 年正式提出：介质中任一波阵面上的各点，都可以视为发射子波的波源，其后任一时刻，这些子波源发射的子波的包迹就是新的波阵面。这就是惠更斯原理（Huygens' principle）。

由惠更斯原理，我们可以从已知的某一时刻的波前位置利用几何作图的方法，求出下一时刻的波前，可以定性解决波的传播问题。这不仅适用于机械波，也同样适用于电磁波；既适用于各向同性介质，也适用于各向异性介质。

在图 3-16(a) 中，O 是波源，波速为 u，S_1 表示 t 时刻的波前，下面作出 $(t+\Delta t)$ 时刻的波前 S_2。利用惠更斯原理，以 S_1 上的一些点为球心作为新的波源，以 $u\Delta t$ 为半径，画出一系列半球形的子波波阵面，然后作出这些子波的包迹 S_2，即为新的波前。平面波的情况如图 3-16(b) 所示。

利用惠更斯原理还可以分析波在传播过程中发生的反射、折射和衍射现象。图 3-16(c) 表示波在传播过程遇到障碍的情况。当平面波的波阵面到达有缺口的障碍物 AB 时，缺口处波阵面上的各点就成为继续向前发出子波的新波源。这个新的波前除中央部分仍为平面外，靠近边缘部分发生了弯曲，这表明波动能够绕过障碍物传播，这种波动绕过障碍物传播的现象称为衍射（diffraction）。

二、波的干涉

研究表明：当几列波在介质中相遇时，在相遇点处质点的位移是各列波在该点单独引起的振动位移的矢量和；波动在离开相遇点后，各个波动仍按照自己原来的行进方向、频率、振幅和相位继续前进。这就是波的独立传播原理或**波的叠加原理**（superposition principle of wave）。

波的叠加原理

管弦乐队合奏或多人同时讲话时，空气中同时传播着多种声波，人们依然能够辨别各种乐器的音色或每个人的声音，这就是波的独立传播特性的体现。

把两个石块同时投入平静的水中，在两石的落水处会分别产生两列向四周传播的水面波，在相遇的区域，有些地方的水面振动加强，有些地方的水面振动减弱，甚至完全抵消，振动强弱呈现出一定的分布，这就是水面波的干涉。

一般来讲，振幅、频率、相位都不同的几列波在某一点叠加时，所引起的合振动是很复杂的。当频率相同、振动方向相同、相位相同或相位差恒定的两列波相遇时，在叠加区域的某些地方振动始终加强，而在另一些地方振动始终减弱的现象，称为**波的干涉**（interference of wave）。我们把满足上述三个条件、能够产生干涉的波称为**相干波**（coherent wave）。其相应的波源称为**相干波源**（coherent source）。

波的干涉

相干波　　相干波源

设两个相干波源 S_1 和 S_2 的振动方程分别为

$$y_{01} = A_{01}\cos(\omega t + \varphi_1)$$
$$y_{02} = A_{02}\cos(\omega t + \varphi_2)$$

若从两波源发出的波在同一均匀且各向同性介质中传播，分别经过 r_1、r_2 的距离，在空间某一点 P 处相遇。则这两列波在点 P 引起的振动分别为

$$y_1 = A_1\cos\left(\omega t + \varphi_1 - \frac{2\pi r_1}{\lambda}\right)$$
$$y_2 = A_2\cos\left(\omega t + \varphi_2 - \frac{2\pi r_2}{\lambda}\right)$$

式中，λ 为波长，A_1 和 A_2 分别为两波在点 P 的振幅。则点 P 的合振动为

$$y = y_1 + y_2 = A\cos(\omega t + \varphi) \tag{3-42}$$

式中 A 是合振动的振幅，有

$$A = \sqrt{A_1^2 + A_2^2 + 2A_1A_2\cos\left(\varphi_2 - \varphi_1 - 2\pi\frac{r_2 - r_1}{\lambda}\right)} \tag{3-43}$$

φ 是合振动的相位,有

$$\varphi = \arctan \frac{A_1 \sin\left(\varphi_1 - \dfrac{2\pi r_1}{\lambda}\right) + A_2 \sin\left(\varphi_2 - \dfrac{2\pi r_2}{\lambda}\right)}{A_1 \cos\left(\varphi_1 - \dfrac{2\pi r_1}{\lambda}\right) + A_2 \cos\left(\varphi_2 - \dfrac{2\pi r_2}{\lambda}\right)} \qquad (3-44)$$

很显然,点 P 的合振动的振幅 A 完全由两列波在该点的相位差 $\left(\Delta\varphi = \varphi_2 - \varphi_1 - 2\pi \dfrac{r_2 - r_1}{\lambda}\right)$ 确定。对满足

$$\Delta\varphi = \varphi_2 - \varphi_1 - 2\pi \frac{r_2 - r_1}{\lambda} = 2k\pi \quad (k = 0, \pm 1, \pm 2, \pm 3, \cdots)$$

$$(3-45)$$

的各点,即同相的情况,合振动的振幅最大,为 $A = A_1 + A_2$,称为干涉加强。对满足

$$\Delta\varphi = \varphi_2 - \varphi_1 - 2\pi \frac{r_2 - r_1}{\lambda} = (2k+1)\pi \quad (k = 0, \pm 1, \pm 2, \pm 3, \cdots)$$

$$(3-46)$$

的各点,即反向的情况,合振动的振幅最小,为 $A = |A_2 - A_1|$,称为干涉减弱。当 $A_1 = A_2$ 时,$A = 0$,称为干涉相消。

如果 $\varphi_2 = \varphi_1$,即对于初相位相同的相干波源,$\Delta\varphi$ 只取决于两个波源到点 P 的路程差[也称为波程差(wave path difference)] $\delta = r_2 - r_1$。当

波程差

$$\delta = r_2 - r_1 = 2k \frac{\lambda}{2} \quad (k = 0, \pm 1, \pm 2, \pm 3, \cdots) \qquad (3-47)$$

即波程差等于半波长的偶数倍时,合振动加强。当

$$\delta = r_2 - r_1 = (2k+1) \frac{\lambda}{2} \quad (k = 0, \pm 1, \pm 2, \pm 3, \cdots) \qquad (3-48)$$

即波程差等于半波长的奇数倍时,合振动减弱。

干涉现象作为波动的独有特征之一,广泛地存在于机械波和其他的波动中。

三、 驻波

驻波(standing wave)是干涉的一个特例,是两个同频率、同振幅、沿同一直线相向行进的波列互相叠加的结果。

设有两列振幅相同、频率相同的简谐波,分别沿 Ox 正方向和负方向传播,在原点处,它们的相位相同,则其波动方程为

$$y_1 = A\cos 2\pi\left(\frac{t}{T} - \frac{x}{\lambda}\right)$$

$$y_2 = A\cos 2\pi\left(\frac{t}{T} + \frac{x}{\lambda}\right)$$

式中,A 为振幅,T 为周期,λ 为波长。在两波相遇点处,位移为两波各自位移的叠加,即

$$y = y_1 + y_2 = A\left[\cos 2\pi\left(\frac{t}{T} - \frac{x}{\lambda}\right) + \cos 2\pi\left(\frac{t}{T} + \frac{x}{\lambda}\right)\right]$$

利用三角函数和差化积公式,可得

$$y = \left(2A\cos 2\pi\frac{x}{\lambda}\right)\cos 2\pi\frac{t}{T} \qquad (3\text{-}49)$$

上式即驻波方程。它是一个简谐振动方程,但振动的振幅 $\left|2A\cos 2\pi\dfrac{x}{\lambda}\right|$ 与位置 x 有关,振幅最大的各点称为波腹,振幅为零的各点称为波节。而 $\cos 2\pi\dfrac{t}{T}$ 是时间的函数,说明各点都在做简谐振动,但振幅并不相同。下面根据驻波方程分析驻波的特征。

演示实验:驻波演示(一)

(1)波腹位置满足 $2\pi\dfrac{x}{\lambda} = k\pi$,即

$$x = k\frac{\lambda}{2} \qquad (k = 0, \pm 1, \pm 2, \pm 3, \cdots) \qquad (3\text{-}50)$$

(2)波节位置满足 $2\pi\dfrac{x}{\lambda} = (2k+1)\dfrac{\pi}{2}$,即

$$x = (2k+1)\frac{\lambda}{4} \qquad (k = 0, \pm 1, \pm 2, \pm 3, \cdots) \qquad (3\text{-}51)$$

演示实验:驻波演示(二)

显然,相邻两波腹或相邻两波节之间的距离都等于半波长,相邻波节与波腹之间的距离等于四分之一波长。因此,利用驻波这一特点,实验时,只要测出相邻两波节或相邻两波腹之间的距离,就可以计算出波长。

当驻波形成时,弦上相邻波节之间的一段内,各点振动相位相同,具体值与 $\cos 2\pi\dfrac{x}{\lambda}$ 的正负有关,而相邻两段中各点的振动相位相反。在波节处,两侧振动方向相反,形变最大,能量以弹性势能的形式集中在波节附近;当介质质点通过平衡位置时,各处形变随之消失,弹性势能变为零,驻波的能量以动能形式集中于波腹附近。可见,驻波实际上就是分段振动现象,在驻波中,没有振动状态的传播,也没有能量的定向传播,所以才称为驻波。

驻波通常是一列波和它的反射波相互叠加的结果。如在一

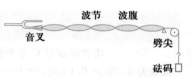

图 3-17　驻波实验图

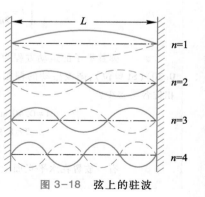

图 3-18　弦上的驻波

根绷紧的弦上传播的波传到端点被反射回来,在弦上就可能会出现驻波,如图 3-17 所示。如果弦的两段固定,则这两个端点必然是波节。在这种情况下,波长必须满足下列关系:

$$L = n\frac{\lambda}{2} \quad (n = 1, 2, 3, \cdots) \quad\quad (3-52)$$

式中 L 是弦两端的距离。图 3-18 给出了弦振动的几种模式。

由(3-52)式可知,$\lambda = \dfrac{2L}{n}$,$\nu = \dfrac{nu}{2L}$,即只有一系列特定频率的振动可以在弦上形成驻波,从而达到振幅的最大值。这些频率包括:$\nu_1 = \dfrac{u}{2L}$,$\nu_2 = 2\nu_1$,$\nu_3 = 3\nu_1$,$\cdots$。其中,$\nu_1 = \dfrac{u}{2L}$ 称为基频,$\nu_2 = 2\nu_1$,$\nu_3 = 3\nu_1$,$\cdots$ 称为谐频。这正是乐器的选频原理,弹奏弦乐时,实际上是通过改变两端点之间的线长 L 来改变声调。调音准时,是通过调节弦的张力改变波速来调节基准音(基频频率)。

思考题

3-1 什么是简谐振动?简谐振动与匀速圆周运动有何联系?

3-2 简谐振动的运动学和动力学判据是什么?

3-3 简谐振子从平衡位置运动到最远点所需的时间为 1/4 周期吗?简谐振子从平衡位置出发经历 1/8

周期时运动的位移是多少?此时的动能和势能各是多少?

3-4 机械波在不同介质中传播时,它的波长、频率、速度和振幅中,哪些会发生变化?哪些不会变化?

3-5 振动与波动有何联系?又有什么区别?

习题

3-1 一质点以原点 O 为平衡位置做简谐振动,振幅为 A。当 $t = 0.1$ s 时,$x = A$;$t = 0.6$ s 时,$x = -A$。求简谐振动的周期。

$$\left[T = \frac{1}{2n+1}s, n = 0, 1, 2, \cdots \right]$$

3-2 弹簧振子的运动方程为 $x = 0.40\cos(0.70t - 0.30)$(SI 单位),则该振动的振幅、角频率、周期和初相位各为多少?

$$[A = 0.40 \text{ m}, \omega = 0.70 \text{ rad} \cdot \text{s}^{-1},$$
$$T = 8.97 \text{ s}, \varphi = -0.30 \text{ rad}]$$

3-3 有一放置在水平桌面上的弹簧振子,振幅

$A = 2.0 \times 10^{-2}$ m,周期 $T = 0.50$ s。当 $t = 0$ 时,(1) 物体在正方向端点处;(2) 物体在平衡位置处,向负方向运动;(3) 物体在 $x = 1.0 \times 10^{-2}$ m 处,向负方向运动;(4) 物体在 $x = -1.0 \times 10^{-2}$ m 处,向正方向运动。求以上各种情况下的简谐振动方程。

$$[(1)\ x = 2.0 \times 10^{-2}\cos 4\pi t;$$
$$(2)\ x = 2.0 \times 10^{-2}\cos(4\pi t + \pi/2);$$
$$(3)\ x = 2.0 \times 10^{-2}\cos(4\pi t + \pi/3);$$
$$(4)\ x = 2.0 \times 10^{-2}\cos(4\pi t - 2\pi/3)。$$

式中各物理量单位均为 SI 单位]

3-4 在简谐振动中,设系统总能量为 E_0,振幅为 A,当位移为振幅的一半时,动能和势能各为多大?若

要使动能和势能相等,位移为多大?

$$[0.75E_0, 0.25E_0, \pm\sqrt{2}A/2]$$

3-5 有三个同方向、同频率的简谐振动,振动方程分别为 $x_1 = 0.05\cos\pi t$, $x_2 = 0.05\cos(\pi t + \pi/3)$, $x_3 = 0.05\cos(\pi t + 2\pi/3)$,式中,$x$ 的单位为 m,t 的单位为 s。求合振动的振动方程。

$$[x = 0.10\cos(\pi t + \pi/3) \quad (SI 单位)]$$

3-6 有两个同方向、同频率的简谐振动,其合成振动的振幅为 0.20 m,其合振动与第一个分振动的相位差为 $\pi/6$。已知第一个分振动的振幅为 $\sqrt{3}/10$ m,求第二个分振动的振幅以及两个分振动的相位差。

$$[0.10 \text{ m}, \pi/2]$$

3-7 一振子做无阻尼振动时其周期 $T_0 = 5$ s,如果将该振子放在阻尼系数 $\beta = 0.2\pi \text{ s}^{-1}$ 的介质中,求它的振动周期。

$$[T = 10\sqrt{3}/3 \text{ s}]$$

3-8 一列平面简谐波在介质中传播,其波函数为 $y = 0.20\cos(2\pi t - \pi x)$(SI 单位),试求波传播过程中介质质点运动的最大速度和波传播的速度。

$$[v_{max} = 1.26 \text{ m} \cdot \text{s}^{-1}, u = 2 \text{ m} \cdot \text{s}^{-1}]$$

3-9 一横波沿绳传播,其波函数为 $y = 2 \times 10^{-2} \sin(200t - 2.0x)$(SI 单位),求此横波的波长、频率、波速和传播方向。

$$\left[\lambda = \pi \text{ m}, \nu = \frac{100}{\pi} \text{ Hz}, u = 100 \text{ m} \cdot \text{s}^{-1}, 沿 x 正向传播\right]$$

3-10 两相干波源相位差为 π,分别位于 M 处和 N 处,两波振幅分别为 A_1 和 A_2。两波无衰减地传播并在 P 处相遇。设该介质中波长为 λ,$|MP| = \frac{5}{2}\lambda$,$|NP| = 10\lambda$,求 P 处质点的振幅 A。

$$[A = A_1 + A_2]$$

第四章 声 波

本章课件

教学要求：

1. 掌握声强级的概念、多普勒效应以及它们的物理意义。

2. 理解声压、响度级、声阻抗特性和等响曲线等基本概念。

3. 了解超声波的基本特性以及医学应用；了解次声波的基本特性以及军事应用。

　　机械振动在介质中传播形成机械波，机械波中与人类活动密切相关的是声波，声波是人们进行信息交流的重要载体。随着人类对声波的深入研究和技术开发，声波在信息交流、无损检测和军事等领域的应用日益广泛，飞速发展。本章将从波动的理论出发，介绍声波的基本概念、重要性质，帮助学员学习超声波的基本特性以及医学应用，了解次声波的基本特性以及军事应用。

第一节　声波的基本性质

　　声波与人类活动密切相关，人们通常按其性质将声波分为三类：①频率在 20～20 000 Hz 之间的机械波，能引起人们声的感觉，称为可闻声波（sound wave）。人们通过可闻声波来进行语言、音乐等文化交流。②频率在 1×10^{-4}～20 Hz 之间的机械波，称为次声波（infrasonic wave）或亚声波。它通常由大的振源产生，人们通过对次声波的监测来预报地震、海啸、核爆炸等；心脏搏动也能产生 1.2 Hz 的次声波。③频率在 20 000～5×10^9 Hz 之间的机械波，称为超声波（ultrasonic wave）。某些动物具有发射和接收超声波的本领，如蝙蝠能发射 30～100 kHz 的超声波，狗能接收 50～60 kHz 的超声波。人们利用超声波方向性好、穿透力强等特点进行无损检测。可闻声波、次声波、超声波除频率不同外，并无本质上的差别，通常把它们都归入广义声波的范畴。

一、声速

声波可以在气体、液体、固体介质中传播，传播速度既与介质的性质有关，也与介质的温度有关，如在标准状况下的空气中，温度为 0 ℃时，声速为 332 m·s^{-1}，声速与温度（单位：℃）的函数关系式为

$$u = 332 \sqrt{1 + \frac{t}{273}} \text{ m·s}^{-1}$$

声速

二、声压

声波在介质中传播时，介质的密度将做周期性的变化，这种变化会引起压强的变化。我们把在某一时刻，介质中某一点的压强与无声波通过时的压强之差称为该点的瞬时声压，简称声压（sound pressure）。也就是说，声波作为疏密波，在稀疏区域，实际的压强小于原来的静压强，声压为负值；在稠密区域，实际的压强大于原来的静压强，声压为正值。

声压

如果平面简谐声波在密度为 ρ 的均匀介质中以速度 u 无衰减地沿 x 轴正向传播，其波动方程为

$$y = A\cos\left[\omega\left(t - \frac{x}{u}\right) + \varphi\right] \tag{4-1}$$

考虑介质中体积为 V 的一个小体积元，在声压 p 的作用下，体积改变 ΔV，根据体应变胡克定律表达式 $p = -K\dfrac{\Delta V}{V}$，对于平面简谐波而言，$\Delta V/V = \partial y/\partial x$，则有

$$p = -K\frac{\partial y}{\partial x} = -K\frac{\omega}{u}A\sin\left[\omega\left(t - \frac{x}{u}\right) + \varphi\right]$$

由于纵波的声速为 $u = \sqrt{K/\rho}$，所以上式可写为

$$p = -\rho u\omega A\sin\left[\omega\left(t - \frac{x}{u}\right) + \varphi\right] \tag{4-2}$$

声压的振幅，即声压幅值 p_m 为

声压幅值

$$p_m = \rho u\omega A \tag{4-3}$$

（4-2）式为简谐波的声压方程，它与位移波函数［（4-1）式］的相位相差 $\pi/2$，与速度波函数同相位。考虑到声压随时间呈周期性变化，在实际应用中通常测量的是有效值，声压有效值 p 和声压幅值 p_m 之间的关系为

$$p = \frac{p_m}{\sqrt{2}} \tag{4-4}$$

三、声阻抗

声学研究发现,声压 p_m 和介质质点振动速度幅值 $v_m = \omega A$ 之比是一个由介质固有性质决定的常量,即

$$Z = \frac{p_m}{v_m} = \frac{\rho u \omega A}{\omega A} = \rho u \qquad (4-5)$$

声阻抗

Z 称为声阻抗(acoustic impedance),等于介质的密度与声速的乘积,单位是 $kg \cdot m^{-2} \cdot s^{-1}$,过去还常用"瑞利"作单位,其符号为 Rayl,

$$1\ Rayl = 10\ kg \cdot m^{-2} \cdot s^{-1}$$

声阻抗是表征介质声学性质的一个重要物理量,表 4-1 给出了空气、水及人体组织(37 ℃)的密度、声速和声阻抗值。由表 4-1 可以看出,人体不同组织间声阻抗存在差异,这正是医学超声影像诊断的基本理论依据。

表 4-1　人体正常组织的密度、声速和声阻抗值

介质	密度/($10^3 kg \cdot m^{-3}$)	声速/($m \cdot s^{-1}$)	声阻抗/($10^6 kg \cdot m^{-2} \cdot s^{-1}$)
空气(20 ℃)	1.21×10^{-3}	344	4.16×10^{-4}
水(20 ℃)	0.988	1 480	1.462
液状石蜡(33.5 ℃)	1.420	835	1.186
血液	1.055	1 570	1.656
大脑	1.038	1 540	1.599
小脑	1.030	1 470	1.514
脂肪	0.955	1 476	1.410
软组织	1.016	1 500	1.524
肌肉	1.040	1 568	1.631
肝脏	1.050	1 570	1.649
胎体	1.23	1 505	1.851
羊水	1.013	1 474	1.493
水晶体	1.136	1 650	1.874
颅骨	1.658	3 860	6.310

四、声强

声强

单位时间内通过垂直于波的传播方向单位面积的平均声波能量,称为声强(intensity of sound),根据(3-39)式、(4-5)式

可得

$$I = \frac{1}{2}\rho u A^2 \omega^2 = \frac{1}{2}\frac{p_m^2}{\rho u} = \frac{p^2}{Z} \qquad (4-6)$$

声波在传播过程中,遇到两种声阻抗不同的界面时会发生反射和透射。反射波的强度与入射波的强度之比称为**强度反射系数**,用 a_{ir} 表示。透射波的强度与入射波的强度之比称为**强度透射系数**,用 a_{it} 表示。理论证明,当声波垂直入射到介质表面时,a_{ir}、a_{it} 分别为

$$a_{ir} = \frac{I_r}{I_i} = \left(\frac{Z_2 - Z_1}{Z_1 + Z_2}\right)^2 \qquad (4-7)$$

$$a_{it} = \frac{I_t}{I_i} = \frac{4Z_1 Z_2}{(Z_1 + Z_2)^2} \qquad (4-8)$$

可以看出,声阻抗的差值越大,反射越强,透射越弱;当两侧介质声阻抗相同时,声波全部透射,无反射。

由于体内不同组织或不同脏器的声阻抗不同,超声波在界面处会发生反射,形成回波。当脏器发生形变、出现病理性变化或位置发生改变时,就会导致回波强度或位置的改变,这便是超声诊断的物理学依据。

例 4-1

超声波分别在下列两种情况下进入人体,求进入人体声波强度占入射强度的百分比。

(1) 由空气($Z = 4.16 \times 10^2$ kg·m^{-2}·s^{-1})直接传入人体;

(2) 经蓖麻油($Z = 1.36 \times 10^6$ kg·m^{-2}·s^{-1})耦合传入人体。

解 (1) 由空气直接传入人体时:

$$\frac{I_t}{I_i} = \frac{4 \times 4.16 \times 10^2 \times 1.63 \times 10^6}{(4.16 \times 10^2 + 1.63 \times 10^6)^2} = 0.001 = 0.1\%$$

(2) 经蓖麻油耦合传入人体时:

$$\frac{I_t}{I_i} = \frac{4 \times 1.36 \times 10^6 \times 1.63 \times 10^6}{(1.36 \times 10^6 + 1.63 \times 10^6)^2} = 0.992 = 99.2\%$$

即由空气直接传入人体和经蓖麻油耦合传入人体的声波强度分别占入射强度的0.1%和99.2%。这个例子说明在利用超声波进行人体诊断和检测时,在探头与人体表面之间涂抹一层油类物质或液体耦合剂的意义。

五、声强级和响度级

要引起人耳对声波的听觉反应,不仅要满足一定的频率范围,而且要满足一定的强度范围。强度决定声音的响度,频率决

定声调的高低。我们把声波频率处于 20~20 000 Hz 范围内能引起听觉的最小声强，称为最低可闻声强或**听阈**（threshold of hearing）。图 4-1 中最下面的一条曲线表示正常人的听阈随声波频率而变化，这条曲线称为听阈曲线，不同频率的声波听阈值相差很大。当声强大到某一定值时，就会引起人耳疼痛的感觉，不能引起听觉，我们把人耳能忍受的最大可闻声强，称为**痛阈**（threshold of pain）。图 4-1 中最上面的一条曲线表示正常人的痛阈随声波频率而变化，不同频率的声波痛阈大致相同。由痛阈曲线、听阈曲线、20 Hz 和 20 000 Hz 所围成的区域称为**听觉区域**（auditory region）。

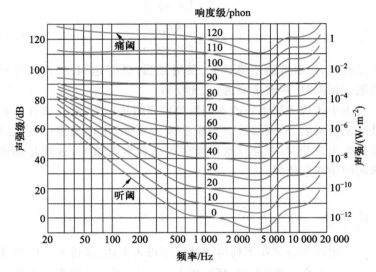

图 4-1　听阈与痛阈曲线

对于 1 000 Hz 的声波，从听阈声强 10^{-12} W·m^{-2} 到痛阈声强 1 W·m^{-2}，二者相差 10^{12} 倍。人耳对同频率不同声强的声音所产生的响度感觉，近似地与声强的对数成正比。在声学中通常取 1 000 Hz 的听阈 $I_0 = 10^{-12}$ W·m^{-2} 作为基准声强，用声强 I 与基准声强之比的常用对数来度量声强的等级，称为 I 的**声强级**（intensity level of sound），以 L 表示，单位用贝尔（bel，B），贝尔的 1/10 为分贝（decibel，dB），即声强级的定义式为

$$L = \lg \frac{I}{I_0} \text{ B}, \quad L = 10 \lg \frac{I}{I_0} \text{ dB} \tag{4-9}$$

声强和声强级都是描述声能的客观物理量，但不能完全反映人耳所感觉到的声音强弱。通常把人耳对声音强弱的主观感觉称为**响度**（loudness）。响度取决于声音的强度与频率，声强或声强级相同，但频率不同的声音，其响度可能相差很大。为了比较不同声音的响度，人们引入**响度级**（loudness level），并规定频率

听阈

痛阈

声强级

响度

响度级

为 1 000 Hz 的纯音，其响度级在数值上就等于它的声强级（单位：分贝）。响度级的单位是方。将频率不同、响度级相同的各点连成一条曲线，就称为等响曲线。图 4-1 给出了不同响度级的等响曲线，由等响曲线可知：频率相同时，声音的响度随着声强的增大而增强；声强相同时，响度又随着频率而变化；人耳最敏感的频率在 1 000~5 000 Hz 之间。

例 4-2

世界上很多国家的战斗机常常是双机或多机共同飞行，设单机起飞时噪声的平均声强为 100 W·m^{-2}，那么四架战斗机同时起飞时声强是单机起飞时声强的多少倍？声强级又是单机起飞时的多少倍？

解　设单机起飞时的声强和声强级分别为 I_1 和 L_1，四架战斗机同时起飞时总声强和声强级分别为 I、L。由题意知

$$I = 4I_1$$

$$L_1 = 10\lg \frac{I_1}{I_0} \text{ dB} = 10\lg \frac{10^2}{10^{-12}} \text{ dB} = 140 \text{ dB}$$

则总的声强级为

$$L = 10\lg \frac{I}{I_0} \text{ dB} = 10\lg \frac{4I_1}{I_0} \text{dB}$$

$$= 10\lg 4 \text{ dB} + L_1 = 146 \text{ dB}$$

故

$$\frac{I}{I_1} = 4, \quad \frac{L}{L_1} = \frac{146}{140} = 1.04$$

此例表明：当多个声源同时发声时，总的声强为各声波声强之和，但声强级并不等于各声波声强级之和。

第二节　多普勒效应

当一列火车在我们身旁疾驰而过时，听到的汽笛声调会发生明显的变化。当火车接近的时候，我们听到的汽笛声调变高，即频率增大；当火车离去的时候，我们听到的汽笛声调变低，即频率变小。这种由于波源或观察者相对于介质运动，造成观察者接收频率与波源发射频率不同的现象，称为**多普勒效应**（Doppler effect）。

多普勒效应

为了方便研究，假设波源和观察者的运动方向与波的传播方向共线，波源和观察者相对于介质的速度分别为 v_s 和 v_o，波在介质中的传播速度为 u，波源发射频率与观察者所接收的频率分别为 ν_0 和 ν'。下面分几种情况演算定量关系。

1. 波源静止,观察者以速度 v_o 相对介质运动($v_s = 0, v_o \neq 0$)

若观察者向着波源运动,相当于波以 $u' = u + v_o$ 的波速接近观察者。观察者所接收的频率等于单位时间内通过的完整波的波数,即频率为

$$\nu' = \frac{u'}{\lambda} = \frac{u + v_o}{u / \nu_0} = \left(1 + \frac{v_o}{u}\right)\nu_0 \qquad (4-10)$$

同理可得,观察者离开波源运动时,观察者所接收到的频率为

$$\nu' = \frac{u'}{\lambda} = \frac{u - v_o}{u / \nu_0} = \left(1 - \frac{v_o}{u}\right)\nu_0 \qquad (4-11)$$

这说明,在观察者相对于介质运动的情况下,观察者接收频率的改变是接收到的波数的增加或减少造成的。

2. 观察者静止,波源以速度 v_s 相对于介质运动($v_s \neq 0, v_o = 0$)

若波源以速度 v_s 向着观察者运动,一个周期 T 内波阵面向前传播了 uT 的距离,同时波源由点 S 移到了点 S_1,向前移动了 $v_s T$ 的距离,如图 4-2 所示。考虑到声波在介质中传播的速度不变,对于观察者,波在一个周期内传播的距离为 $\lambda' = \lambda - v_s T = (u - v_s)T = \dfrac{u - v_s}{\nu_0}$,相当于波长缩短。因此观察者接收到的频率为

$$\nu' = \frac{u}{\lambda'} = \frac{u}{(u - v_s)/\nu_0} = \frac{u}{u - v_s}\nu_0 \qquad (4-12)$$

同理可得,波源离开观察者而去时,观察者所接收到的频率为

$$\nu' = \frac{u}{\lambda'} = \frac{u}{(u + v_s)/\nu_0} = \frac{u}{u + v_s}\nu_0 \qquad (4-13)$$

这说明,在波源运动的情况下,观察者接收频率的改变是波长的缩短或伸长造成的。

3. 波源与观察者同时相对于介质运动($v_s \neq 0, v_o \neq 0$)

综合上述两种情况,可以证明观察者接收到的频率为

$$\nu' = \frac{u + v_o}{u - v_s}\nu_0 \qquad (4-14)$$

求解具体问题时,若观察者向着波源运动,v_o 取正值,离开时取负值;波源向着观察者运动时,v_s 取负值,离开时取正值。

若波源与观察者的运动速度不共线,则应将 v_o 和 v_s 分解到波源与观察者的连线上,并将其分量代入求解即可。假设波源的运动方向与连线的夹角为 α,观察者的运动方向与连线的夹角为 β,则观察者接收到的频率为

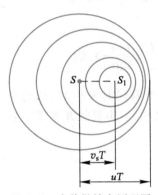

图 4-2　多普勒效应原理图

$$\nu' = \frac{u + v_\circ \cos \beta}{u - v_s \cos \alpha} \nu_0 \qquad (4-15)$$

上式为多普勒效应的普遍计算式,正负号规定同前。

多普勒效应是波动共有的特征,在机械波和电磁波中都存在。由于电磁波传播速度为光速,所以要运用相对论来处理这个问题,且观察者接收频率的公式将与(4-14)式和(4-15)式不同。但是,波源与观察者相互接近时频率变大、相互远离时频率变小的结论,仍然是相同的。

例 4-3

　　在太平洋的一次军事演习中,敌我双方两艘潜艇在静水中相向行驶。为了检测敌方潜艇的行驶速率,我方潜艇发射一频率为 ν 的声呐信号(水中的声波)后,检测到从敌方潜艇反射的信号频率为 ν'',已知我方潜艇的速率是 v_n,声呐波以速率 u 在水中传播。求敌方潜艇的行驶速率 v_e。

解　若我方潜艇为波源,敌方潜艇为观测者,二者相向而行,根据多普勒效应公式,可知敌方潜艇接收的信号频率为

$$\nu' = \frac{u + v_e}{u - v_n} \nu$$

若我方潜艇所测的回波信号来自敌方潜艇的反射波,这时观察者是我方潜艇,波源为敌方潜艇,故我方潜艇测到的从敌方潜艇反射的信号频率为

$$\nu'' = \frac{u + v_n}{u - v_e} \nu' = \frac{u + v_n}{u - v_e} \frac{u + v_e}{u - v_n} \nu$$

解方程得

$$v_e = \frac{(u - v_n) \nu'' - (u + v_n) \nu}{(u - v_n) \nu'' + (u + v_n) \nu} u$$

一般来说,ν'' 与 ν 之差与波源发射频率相比是一个小量,故上式可近似为

$$v_e = \frac{\nu'' - \nu}{\nu'' + \nu} u - v_n$$

第三节　超声波及其医学应用

　　超声波是频率为 $20 \sim 5 \times 10^6 \ \text{kHz}$ 的机械波,它不能引起人耳的听觉,但具有声波的共性,与声波有相同的传播速度,由于超声波频率高、波长短,又具有类似于光的某些特殊性质,因而超声波在医学中的应用已涉及生物组织超声特性研究、超声诊断和超声治疗等。

一、超声波的特性

超声波

1. 超声波的传播特性

（1）**方向性好**：超声波频率高、波长短，与红外线相近，因而在传播过程中衍射现象不明显，可以像光线一样沿直线传播，也遵从反射定律和折射定律，即 $\theta_i = \theta_r$，$\dfrac{\sin \theta_i}{v_1} = \dfrac{\sin \theta_2}{v_2}$，这里 θ_i、θ_r、θ_2 分别表示入射角、反射角和折射角，v_1、v_2 分别表示超声波在两种介质中的传播速度。因此，采用适当的方法也能够制成聚集超声波的声透镜。

（2）**强度高**：因为声强与频率的平方成正比，所以同样振幅的超声波比普通声波具有更大的能量。如同样振幅的 500 kHz 的超声波与 1 kHz 的声波相比，超声波强度是普通声波强度的 25 万倍。

（3）**在空气中衰减严重**：超声波在介质中传播时，部分能量被介质吸收、转化为热能而损失，强度衰减规律为 $I = I_0 e^{-\mu x}$，强度将随波程增大而减弱，衰减系数 μ 随频率的增大而增大。超声波在空气中传播时，强度衰减很快，几乎不能传播；超声波在液体和固体中的衰减要比气体中小得多。因此在人体中，超声波容易穿透 μ 值较小的水、脂肪和软组织，而不容易穿透 μ 值较大的空气、骨骼和肺组织。表 4-2 列出了几种典型介质的衰减系数和半价层。

介质	频率/(10^6 Hz)	衰减系数/cm^{-1}	半价层/cm
水（20 ℃）	1	2.5×10^{-4}	1.4×10^3
大脑（鸟类）	1	0.11	3.2
脂肪	0.8	0.05	6.9
肌肉	1	0.13	2.7
颅骨	0.8	0.9	0.34
	1.2	1.7	0.21
	1.6	3.2	0.11
	1.8	4.2	0.08
	2.25	5.3	0.06
	3.5	7.8	0.045

表 4-2　几种介质的衰减系数和半价层

（4）**遇到介质分界面时反射显著**：超声波在传播中遇到线度比其波长大数倍的界面时会引起反射。超声波波长短，因此较小的反射体，如人体组织中的病变、金属中的气泡等，都能引起明显的反射。这就是利用超声波获取超声图像或进行无损检测的重要物理基础。

2. 超声波对物质的作用

超声波通过介质时,会对介质产生一系列的特殊作用。

(1) 机械作用:超声波在介质中传播时,介质中的粒子做受迫高频振动,使介质中质点的位移、速度、加速度以及介质中的应力分布等分别达到一定数值(如加速度可以达到重力加速度的几十万倍至几百万倍),这种强烈的机械作用能破坏物质的力学结构,这就是超声波具有击碎、搅拌、凝聚等机械作用的原因所在,也是超声波应用于雾化、焊接、钻孔、清洗和除尘等领域的依据。医学中可以利用高频超声产生的剪切力粉碎细胞和细胞器。

(2) 热作用:超声波在介质中传播时,有一部分能量被介质吸收而转化为热能,使介质的温度上升,产生热量的多少取决于介质的吸收系数、超声波的强度以及照射时间,频率越高,吸收就越强烈,热效应也就越显著。尤其在不同介质的分界面上,如在流体介质与固体介质的分界面上,或流体介质与其中悬浮粒子的分界面上,超声能量更容易转化成热能,造成分界面处的局部高温,甚至产生电离效应。在生物组织中,大部分耗掉的声能由蛋白质分子经各种弛豫过程所吸收。超声波的热作用早已用于临床理疗,作为加温治疗癌症的一种热源。

(3) 空化作用(cavitation):超声波在介质中传播时,某些部位的介质被强烈压缩形成压缩区,另一些部位的介质则被拉伸形成稀疏区,这两个区之间的压强差可以非常大,从而产生强大的拉力。若是液体,尤其是含有杂质或溶有气体的液体介质,强大的拉力就能把压缩区与稀疏区之间某些应力薄弱部位(如杂质、气体分子所在处)的介质撕裂、拉断而形成微小空腔。这种现象就称为超声空化现象或空化作用。空化作用在介质中能同时产生机械作用和热作用。它能在介质中形成几千摄氏度的局部高温和数千个大气压的高压,并能引起放电和发光现象。空化作用在清洗、雾化、乳化等方面都有广泛的应用。

超声波通过人体组织时,会产生各种生物效应,包含热效应和非热效应,其作用机理较为复杂。它取决于很多因素,如声强、辐照时间、声场特性、组织类型与生理状态及温度、压力等内外条件。目前对超声波与生物相互作用规律的研究尚不明确,但从实验结果来看,有如下规律值得关注:① 超声波引起的生物损伤程度与频率呈负相关,即频率越低,对生物组织的损伤就越大。② 不同的超声波强度引发的生物损伤不同,例如弱超声照射的氧化作用大于强超声,当超声强度增加时,机械作用变强而氧化作用减弱。③ 虽然超声的生物效应随作用强度和作用时间而异,但许多实验表明,即使总能量(单位面积的作用能量与作用时间的乘积）相同,不同类型的超声和不同的照射方式所产生的生物效应也不相同。此外,没有发现超声生物效应具有累积效应,这正是超声波检查比 X 射线检查更加安全的原因。

二、超声波的产生与接收

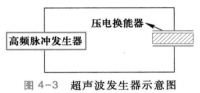

图 4-3　超声波发生器示意图

　　产生超声波的方法很多,在医学上使用的超声波仪器中,常用的超声波发生器主要由高频脉冲发生器和压电换能器两部分组成,如图 4-3 所示。

　　高频脉冲发生器通过电子线路或集成电路产生高频电振荡,其振荡方式有连续波和脉冲波两类,连续波主要用于超声多普勒血流仪,脉冲波主要用于超声成像。

　　压电换能器(俗称探头)是由具有压电效应的晶体材料(如石英、锆钛酸铅压电陶瓷等)制成。所谓压电效应是指压力场与电场之间的转换效应。当压电晶体受到压力或拉力作用时,晶体受力的两个表面上产生等量异号电荷的现象称为正压电效应(direct piezoelectric effect)。在一定范围内,受力越大,所产生的电荷越多;当晶片受到交替变化的压力和拉力作用时,就会在晶片两表面上产生按同样规律变化的电压变化。当在压电晶体两表面施加交变电压时,晶体的厚度就会随电场方向改变而增加或减少,这种现象称为逆压电效应(converse piezoelectric effect)。将晶体相对两表面镀上薄银层,焊上导线作为电极,就构成了一个简单的探头。将此电极连接到高频脉冲发生器上,在高频交变电场的作用下,由于逆压电效应,晶体的厚度会随着电场的频率发生快速变化,从而在介质中产生超声波。当将探头置于超声场中时,由于正压电效应,探头两极会产生与超声波频率相同的交变电压,将此两极接入信号处理系统就可实现对超声信号的接收和检测。

三、超声影像的物理原理与技术

1. 超声影像的物理原理

　　根据信号接收的特点,超声诊断仪又有反射式与透射式之分,脉冲反射式超声诊断仪是临床医学应用中最为广泛的一种。超声影像的基本原理基于三个物理假设:① 超声波在介质中以直线传播,以此估计成像的方位;② 超声波在各种介质中声速均匀一致,以此估计成像的界面;③ 超声波在介质中吸收系数均匀一致,以此确定增益补偿等技术参量。目前超声影像技术发展很快,下面简要介绍医学上常用超声诊断仪的工作原理。

2. A 型超声诊断仪

A 型超声诊断仪(简称 A 超)是最早出现的超声诊断仪,它因对接收到的回波信号采用幅度调制显示(amplitude modulated display)而得名,即回波脉冲强度决定显示器中的脉冲幅度(坐标纵轴),脉冲的位置或脉冲间的距离(坐标横轴)正比于反射界面间的距离。

A 型超声诊断仪采用一个换能器兼作超声发射器和回波探测器。所用频率为兆赫级,以脉冲形式发出。超声波进入人体后在不同组织的交界面上被反射回来。在两个脉冲之间,探头起探测作用,把接收到的回波信号经放大处理后加于示波管的垂直偏转板上,显示器的纵坐标代表回波的幅度波形。在水平偏转板上加上一个时基电压(锯齿波),显示器的横坐标代表回波波源的深度。这样就可以把始波和各界面的回波信号以脉冲幅度形式按时间顺序在显示器上显示出来。

图 4-4 是 A 型超声诊断仪探测脑部病患的示意图,其中颅骨和中线部分声阻抗变化大,所对应的回波信号强。回波脉冲幅度提供了反射界面的种类信息,各回波与始波的时间间隔提供了界面的深度信息。这样就可以根据回波出现的位置、回波幅度的大小,获取患者的病变与解剖信息。

A 型超声诊断仪提供的仅是体内的一维信息,不能显示整个器官的形状。它可用于测量组织界面的距离、脏器的经线,探测肝脏、胆、肾脏、子宫等脏器的大小和病变范围等,也可用于眼科及颅脑疾病的诊断。A 型超声的许多诊断项目已逐渐被 B 型超声所取代。

3. M 型超声诊断仪

M 型超声诊断仪(简称 M 超)是在 A 型超声诊断仪基础上发展起来的基于时间序列的超声诊断仪。所用探头与 A 型超声诊断仪完全相同。显示方法改用亮度调制显示(brightness modulated display,BMD),即以亮度反映回声强弱。工作时探头以固定位置和方向对人体探测(与 A 超的探测方式相同),脉冲回波信号经放大处理后加于示波管的控制栅极,利用脉冲回波信号改变阴栅极之间的电势差,进而改变亮度。光点的亮度由回波幅度线性控制,回波信号越强,荧光屏上光点越亮。深度扫描信号加于垂直偏转板上,使同一时刻不同深度的回波信号变成明暗不同的光点,自上而下按照先后顺序显示在显示屏上。示波管的水平偏转板上加一慢扫描锯齿波电压,使深度扫描线沿水平方向缓慢移动。因此,水平轴代表按时间展开的回波信号,若探查处

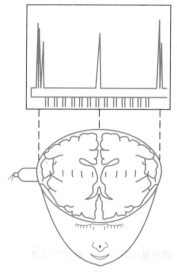

图 4-4　A 型超声诊断仪原理图

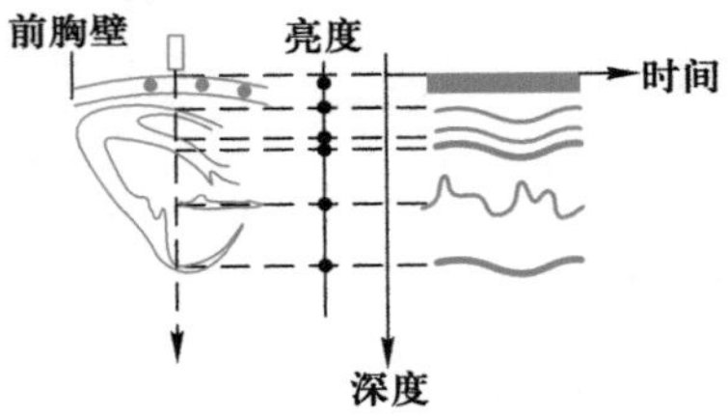

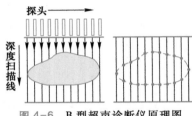

图 4-5　M 型超声诊断仪原理图

的内部组织界面运动,深度随时间改变,就可获得深度–时间曲线,如图 4-5 所示。

M 型超声诊断仪与 A 型超声诊断仪一样,也只能提供体内器官的一维信息,常用于观察和记录脏器的活动情况,特别适用于检测心脏功能,故称为 超声心动图(ultrasonic cardiogram, UCG)。

4. B 型超声诊断仪

B 型超声诊断仪(简称 B 超)是目前超声图像诊断中应用最广泛的机型,它得到的是脏器或病变的二维断层图像,也可用来对运动脏器进行实时观察。

B 型超声的调制方式与 M 型超声成像一样,采用亮度调制。不同深度的回波对应图像上一个个光点,光点的亮度代表回波信号幅度的大小,获得一维信息后,探头按一定方式快速移动,再次获得不同位置的深度方向所有界面的反射回波,多次移动探头,接收该方向上的回波信息,便可获得一幅超声束所扫平面的二维超声断面图像,如图 4-6 所示。目前大多数 B 超采用电子开关切换相控多元线阵探头,依次发射、接收回声,从而代替单探头的移动,达到快速扫描、快速成像的目的。

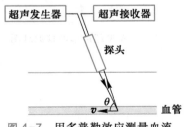

图 4-6　B 型超声诊断仪原理图

B 型超声诊断仪将从人体反射回来的回波信号以光点形式组成切面图像,该图像与解剖结构极为相似,能直观地显示脏器大小、形状和内部结构。

四、超声多普勒血流仪的物理原理

超声多普勒血流仪(简称 D 型超声),是利用多普勒效应,研究由运动物体反射或散射的超声回波,实现对心脏运动、血流速度及胎儿心率等无损检测的一种技术。

图 4-7 是利用多普勒效应测量血流速度的原理图。图中 v 是血流的速度,θ 是超声波传播方向与血流方向之间的夹角,探头由发射和接收超声波的两块晶片组成。设作为静止波源的探头发射超声波的频率为 ν_0,超声波在人体中传播的速度为 u,由多普勒效应可知,血管中随血流以速度 v 运动着的红细胞接收到的频率 ν' 为

$$\nu' = \frac{u + v\cos\theta}{u}\nu_0 \tag{4-16}$$

图 4-7　用多普勒效应测量血流速度的原理图

由于红细胞反射回来的超声波被静止探头接收,这些红细胞相当于以速度 v 运动着的波源,将接收到的频率为 ν' 的超声波发射出

去,故探头接收到的频率 ν'' 为

$$\nu'' = \frac{u}{u-v\cos\theta}\nu' \qquad (4-17)$$

将(4-16)式代入(4-17)式可得

$$\nu'' = \frac{u+v\cos\theta}{u-v\cos\theta}\nu_0 \qquad (4-18)$$

多普勒频移 $\Delta\nu$ 为

$$\Delta\nu = \nu'' - \nu_0 = \frac{2v\cos\theta}{u-v\cos\theta}\nu_0 \qquad (4-19)$$

由于 $u \gg v\cos\theta$,由(4-19)式可得

$$v = \frac{u}{2\nu_0\cos\theta}\Delta\nu \qquad (4-20)$$

原则上根据(4-20)式可计算出血流速度,考虑到血管中大量运动的红细胞速度不同,需要进行相空间扫描获取各种频率散射回波的频谱,再根据频谱分析和运动目标跟踪技术获取血流速度和血流量等信息。在临床诊断中超声多普勒血流仪主要用于检查心脏运动速度和血管内血液流动速度。因此,多普勒效应在医学诊断、交通管理、工程技术等领域具有广泛的应用。

五、超声波治疗的物理原理

近年来随着超声技术进步,超声波在临床上也可用于治疗。如利用超声波的机械作用进行超声碎石和牙齿清洁;利用超声波的热作用进行理疗,治疗某些腰痛、扭伤、关节炎等疾病。

高能超声聚焦刀(HIFU)是近年来兴起的超声波治疗新技术,是一种无创伤性治疗恶性肿瘤的方法,其原理是利用超声波穿透深度大的特点,体外发射数百束高能超声波,聚焦在体内病灶处,直接作用于肿瘤组织,在数十秒内焦点区可达 70~100 ℃ 的高温,由于超声波的热作用和空化作用,可造成肿瘤细胞的死亡或不可逆损伤。超声波的聚焦点在肿瘤组织中,由深部到浅层,以点点成线、线线成面、面面成体的扫描方式逐步将肿瘤组织杀死。由于超声波方向性好、聚焦性好、脂肪组织不吸热,所以对人体皮肤、肌肉组织及焦点区外正常组织无损伤。治疗时病灶内温度越高,有效杀死肿瘤细胞的范围就越广。同时,受高能超声波辐射的肿瘤供血动脉和引流静脉产生固缩、闭塞,使肿瘤区处于无供血状态,HIFU 治疗后,治疗焦点区产生凝固性坏死。

第四节 次声波及其军事应用

次声波又叫亚声波，是频率在 $10^{-4} \sim 20$ Hz 之间的机械波，本质上与可闻声波或超声波没有很大区别，都遵守声波基本规律。但由于次声波的频率很低、波长很长，所以它也具有一些不同于可闻声波和超声波的特性。产生次声波的波源分为天然次声源和人工次声源两类。天然次声源包括火山爆发、地震、大气的湍流、雷暴、磁暴等自然活动。人工次声源包括核爆炸，导弹飞行，火箭发射，风洞，飞机、坦克、船舶及大型机动车的运动等。

一、次声波的特性

次声波的主要特性有：

（1）衰减小。声波在大气中传播的衰减主要是由分子吸收、热传导、黏性效应以及大气的湍流作用引起的。由于次声波频率低、波长长，上述四种因素影响都很小，所以在大气中次声波可以传播数千公里。如 0.1 Hz 的次声波绕地球一周，能量损失仅有 5% 左右。1883 年，印度尼西亚苏门答腊和爪哇之间的喀拉喀托火山发生了一次震惊全球的火山爆发，产生的次声波曾绕地球 3 圈，历时 108 小时。1986 年 1 月 29 日 0 时 38 分，美国航天飞机挑战者号升空时发生爆炸，产生的次声波历时 12 小时 53 分钟。

（2）穿透能力极强。次声波既能穿透空气、海水、土壤，也能穿透飞机机体、舰艇壳件、坦克车体以及坚固的钢筋混凝土构体。如 7 000 Hz 的声波用一张纸即可阻挡，而 7 Hz 的次声波可以穿透十几米厚的钢筋混凝土结构。

二、次声波的生物效应

尽管人耳听不到次声波，但次声波对人体的作用却是不可忽视的，最根本的原因在于人体内次声波的存在。从物理学角度看，人体器官是一系列多支点、多重心的弹簧模型，其固有振动频率都在次声波的频率范围之内，例如头部为 8 ~ 12 Hz，胸腔为 4~6 Hz，心脏为 5 Hz，腹腔为 6~9 Hz，盆腔为 6 Hz。心音频率在 5~400 Hz 之间，其中也含有次声波成分。人在呼吸及活动（如走路、跑步、游泳）时也都可产生次声波，但强度较低，作用时间较短。当大功率的次声波作用于人体时，会使机体产生强烈的生物共振，即引起器官、组织直至分子水平的共振反应。这一共振反应轻则使人头痛、眩晕、烦躁、耳鸣；重则使人恶心、呕吐、肌肉痉挛、呼吸困难、神经错乱、丧失控制能力；最严重时会使人体器官受到破坏，甚至危及性命。次声波引起的生物效应的主要作用机制是生物共振，是一种机械作用，同时次声波对人的损伤程度与频率、声压、作用时间和作用方式有关。如声强级在 120~150 dB之间的次声波能造成听觉损伤、烦躁、中枢神经障碍和平衡失调等症状，声强级达 180 dB 的次声波能致人死亡。

三、次声武器

次声武器是一种利用频率低于 20 Hz 的次声波与人体发生共振，使共振器官或部位发生位移和形变而造成人体损伤直至死亡的武器。次声武器具有隐蔽性强、传播速度快、传播距离远、穿透力强、不污染环境等特点，军事科学家已把它列为未来战争中新概念武器的重要成员，它将成为新世纪战场上的"新宠"。

军事应用：我国次声波武器的发展现状和使用情况

按次声波作用于人体的部位来分，次声武器可分为两种，即神经型次声武器和器官型次声武器。神经型次声武器主要产生与人体神经器官固有频率相同的次声波，如产生与脑阿尔法节律相近（约 5 Hz）的次声波，能强烈刺激人的神经，使人晕眩头痛、精神沮丧或神经错乱，从而失去战斗力。而器官型次声武器主要产生与人体内脏固有频率相当（4~8 Hz）的次声波，可使人出现恶心呕吐、胃痛、呼吸困难等症状或对肌体造成损伤等。

从目前研制的情况看，次声武器的关键技术主要有两项，一项是高功率次声波发生器，另一项是次声波的聚焦发射。关于聚焦技术国外的报道很少，关于高功率发生器则报道较多。要成为有效的实用型武器，还须进一步提高次声波的强度，更好地解决定向聚焦和小型化问题。

若以次声波产生的方式分类，次声武器还可分为以下几种：

1. 气爆式次声武器

气爆式次声武器是将压缩空气、高压蒸气或高压燃气有控制地以脉冲方式快速排出，利用高速排出的气体激发周围介质的低频振动，形成所需的次声波。这种次声装置体积小、频率低、易控制，近年发展较快。但因其产生的次声波强度较低，宜近距离、小范围使用。

2. 爆弹式次声武器

爆弹式次声武器是利用爆炸产生强次声波,也可称为次声弹。爆炸所释放的能量约有 50% 用于形成冲击波,冲击波衰减后又产生次声波。目前的新型次声弹是将已有的燃料空气弹加以改进,从原来只能形成一个云雾团变成可以形成若干个云雾团,并能连续多次引爆。只要控制好云雾团的数量和起爆时间间隔,就能获得所需频率的次声波。

3. 管式次声武器

管式次声武器的结构和工作原理很像乐器中的笛子,当管子中空气柱的振动与管子本身的固有频率相同时,就可产生较强的次声波低频振动。在管子一端装上一个活塞,用电动机驱动或用气流激励,当管子长度等于次声波波长的 1/4 时,可获得最强的次声波。因此,要产生高强度次声波,管子必须足够长。

4. 扬声器式次声武器

扬声器式次声武器因其工作原理与扬声器相似而得名。在这种次声武器中,通常采用特殊的振动膜片,使振动膜片产生低频振动(次声波频率范围),该低频振动在介质中传播形成次声波。要产生一定强度的次声波,除要求较高的振幅外,还必须使振动膜片面积足够大,其周长大致要与次声波波长相当。

5. 频差式次声武器

这类武器采用两个不同频率的声波发生器同时工作,利用它们频率的差来获得需要的低频次声波。其中有一种方法是利用压电晶体产生两束频率稍有差异的超声波,两者作用产生高频和低频声波,高频声波是两者频率之和,低频声波是两者频率之差,高频声波在空气中很快衰减,低频声波(次声波)直达目标。这种方式能量转化效率高,可用于制造小型次声武器。

思考题

4-1   声波的频率是如何划分的?超声波、次声波以及可闻声波的频率区间分别是什么?

4-2   声强与振幅、角频率、介质密度以及声速之间有何关系?

4-3   决定人耳对声音的主观感觉的主要因素有哪些?

4-4   在等响曲线中,听阈曲线、痛阈曲线如何划分?

4-5   超声波对物质的作用主要有哪些?

习题

4-1 面积为 1.0 m² 的窗户开向街道,在窗口处噪声的声强级为 80 dB。问传入窗内的噪声功率为多大?

[1.0×10⁻⁴ W]

4-2 设声波是平面简谐波,频率为 500 Hz,波速为 340 m·s⁻¹,空气密度为 1.29 kg·m⁻³,此时到达人耳的声波振幅为 10⁻⁶ m。求人耳中的声波强度。

[2.164×10⁻³ W·m⁻²]

4-3 若每台机器产生 50 dB 的噪声,则 2 台或 10 台同样的机器一起开机时,总噪声的声强级分别为多少(单位:分贝)?

[53 dB,60 dB]

4-4 蝙蝠在洞穴中飞来飞去时,能非常高效地用超声脉冲导航。假如蝙蝠发出的超声波频率为 39 kHz,当它以 1/40 声速的速度朝着表面平直的岩壁飞去时,试问它听到的从岩壁反射回来的超声波频率是多少?

[41 kHz]

4-5 一警车警报器发射 1 000 Hz 的声波,离开观察者驶向一悬崖。设警车速度为 10 m·s⁻¹,空气中的声速为 330 m·s⁻¹,求观察者直接从警报器听到的声音频率以及从悬崖反射的声音频率。

[970 Hz,1 031 Hz]

4-6 用多普勒效应来测量心脏壁运动时,以 5 MHz 的超声波直射心脏壁(即入射角为 0°),测出接收与发出的波频差为 500 Hz。已知声波在软组织中的速度为 1 500 m·s⁻¹,求此时心脏壁的运动速度。

[7.5×10⁻² m·s⁻¹]

4-7 用多普勒效应监测汽车行驶的速度。一固定波源发出频率为 100 kHz 的超声波,当汽车迎着波源驶来时,与波源安装在一起的接收器接收到的汽车反射回来的超声波频率为 110 kHz,已知空气中声速为 330 m·s⁻¹,求汽车行驶的速度。

[15.7 m·s⁻¹]

第五章　分子动理论

教学要求：

1. 掌握理想气体物态方程、压强公式、能量公式；掌握液体曲面附加压强以及液面高度的计算方法。

2. 理解理想气体分子的微观模型和分子动理论的统计方法；理解液体表面现象的微观机制与气体栓塞。

3. 了解物质的微观模型、分子力性质。

　　分子动理论（kinetic theory of molecules）是研究物质热运动性质和规律的经典微观统计理论。统计物理学的主要任务就是通过分子和原子的运动和相互作用来解释物质的各种现象、性质和规律。实际上，每个分子的运动都遵循力学规律，但它的运动是无规则的，存在极大的偶然性，而大量分子热运动的整体却遵循自己独特的规律，这便是统计规律，也叫热运动规律。在造船工业、国防工业、生命活动中有很多过程都与分子动理论息息相关，因而掌握物态方程、压强与温度的微观本质、统计概念与方法等内容对于研究国防军事、认识生命过程具有重要意义。本章首先介绍物质的微观模型，之后重点讲述理想气体的压强公式与气体分子的速率分布，主要运用微观粒子运动的力学定律和统计方法，求出微观量的统计平均值，确定宏观量和微观量之间的关系；最后介绍液体的表面性质，主要采用势能的观点分析液体的表面性质，揭示液体宏观现象的本质。

本章课件

第一节　物质的微观模型

　　构成宏观物体的分子或原子都处于永不停息的无规则运动状态。布朗运动结果表明，分子运动的激烈程度与温度有关，温度越高，分子运动就越激烈。我们把大量分子的这种无规则运动称为分子的**热运动**（thermal motion）。

热运动

　　在一定温度下，气体可以凝聚成液体和固体，说明分子间存在相互的引力;但固体或液体即使在巨大压力作用下,其体积的变化仍然很小,这说明分子间存在很强的斥力阻碍分子相互靠拢。我们把分子之间存在的引力和斥力统称为分子力(molecular force)。

大量事实表明,当分子间距离较大时,它们之间存在微弱的引力,随着距离的减小,引力逐渐增强。当靠近到一定距离以内时,分子间会产生强烈的排斥。根据实验和近代理论分析,物体分子之间的作用力(分子力)F 与分子间距离 r 的关系可以近似地用下式表示:

$$F = \frac{C_1}{r^m} - \frac{C_2}{r^n} \qquad (5-1)$$

式中,C_1、C_2、m、n 的值都是正数,由实验确定,且 $m>n$。(5-1)式中,第一项表示的是斥力,第二项表示的是引力。由于 m 和 n 都比较大,所以分子力随着分子间距离的增加而急剧减小,故称为短程力。当分子间距超过一定数值时,分子间的作用力实际上可以完全忽略。由于 $m>n$,所以斥力的作用范围比引力的作用范围小。分子力 F 与分子间距离 r 的关系如图 5-1(a)所示,纵坐标表示两个分子之间作用力的合力,斥力为正,引力为负;横坐标 r 表示两个分子中心之间的距离。当 $r=r_0$ 时,$F=0$,斥力与引力恰好平衡,这个位置称为平衡位置。一般来讲,r_0 的数量级为 10^{-10} m。当 $r<r_0$ 时,$F>0$,F-r 曲线陡升,表示当分子相互靠近时,斥力急剧增加。当 $r>r_0$ 时,$F<0$,分子力呈现为引力。引力的力程为 $10^{-10} \sim 10^{-8}$ m。随着分子间距的增大,引力逐渐趋近于零。一般情况下,气体分子间的距离很大,其分子之间的引力可以忽略不计。

设想将一对分子拉开或靠拢,就必须相应施加拉力或压力而做功,并把这种功转化为分子间的势能。图 5-1(b)就是分子势能与分子间距离 r 的关系曲线。可以看出,当 $r=r_0$ 时,势能最低,分子处于稳定状态。当距离偏离 r_0 时,势能增加,分子处于不稳定状态,这时分子就有回到平衡位置的趋势。

综上所述,一切物体都是由大量分子组成,所有分子都处于永不停息的无规则运动状态;分子间存在力的相互作用,这就是物体微观结构的基本概念。

要研究分子的性质和运动规律,就必须对大量分子组成的系统状态进行描述。通常有两种研究方法。一种是对系统状态从整体上加以描述,这种方法称为宏观描述,这时所用的表征系统状态和属性的物理量称为宏观量(macroscopic quantity),如体积、压强、温度等。宏观量可以直接用仪器测量,一般也能被人体

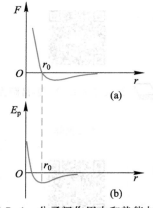

图 5-1　分子间作用力和势能与 r 的关系

感知。另一种是通过对微观粒子的运动状态的说明而对系统的状态加以描述,这种方法称为微观描述。我们把用来表征个别分子的物理量称为微观量(microscopic quantity),如分子的大小、质量、速度、能量等。微观量不能被人体感知,也难以测量。

宏观描述和微观描述是描述同一物理现象的两种不同方法,它们之间必然存在一定的联系。由于宏观物体所发生的各种现象都是大量微观粒子运动的集体表现,因此,宏观量总是一些微观量的统计平均值。

第二节 理想气体压强公式

一、理想气体物态方程

物理学家简介:玻意耳

物理学家简介:盖-吕萨克

理想气体

物理学家简介:马略特

将一定质量的气体置于某一确定容器中,只要它与外界没有能量的交换,内部也没有任何形式的能量转化(如没有发生化学变化或原子核反应等),那么不论气体内各部分的初始温度和压强如何,经历一定时间后,气体内部各部分将达到具有相同温度和相同压强的状态,并长期维持这一状态不变。我们把这种不受外界影响,系统宏观性质不随时间改变的状态称为平衡态(equilibrium state)。从微观角度来看,平衡态下稳定的宏观性质是通过分子的运动来实现的,所以宏观上的平衡态实际上就是热运动平衡态。系统的平衡态可以用一组表示系统特性的宏观参量进行描述,这些参量统称为状态参量(state parameter)。

对于平衡态下一定量的理想气体,宏观状态可用气体的体积 V、压强 p 和热力学温度 T 来描述,它们是气体的状态参量。这里的体积是指系统中气体分子可以自由活动的空间大小,即系统的体积减去系统中分子体积的总和。对于理想气体,分子的体积可以忽略不计,系统的体积就是容器的体积。这里的压强表示气体作用于容器壁单位面积上的垂直压力的大小。系统的温度,宏观上表示系统的冷热程度,微观上反映系统中分子热运动的剧烈程度。体积 V、压强 p 是力学参量,温度 T 是热学参量。

实验结果表明,平衡态下气体的状态参量之间存在着一定的关系式,称为气体的物态方程。我们把在任何情况下绝对遵守玻意耳(Boyle)-马略特(Mariotte)定律、盖-吕萨克(Gay-Lussac)定律和查理(Charles)定律的气体称为**理想气体**(ideal gas)。对于质量为 m、摩尔质量为 M 的理想气体,其体积 V、压强 p、温度 T 之间满足下面关系式,即**理想气体物态方程**(ideal gas equation of state):

$$pV = \frac{m}{M}RT \qquad (5-2)$$

式中 $R = 8.31\ \mathrm{J \cdot mol^{-1} \cdot K^{-1}}$,称为摩尔气体常量,$M$ 为摩尔质量,m 为气体质量,单位为 kg,容器体积 V 的单位为 $\mathrm{m^3}$,压强 p 的单位为 $\mathrm{N \cdot m^{-2}}$ 或 Pa。理想气体物态方程可以用来分析空气的温度和压强对火炮炮弹命中率的影响。由 $pV = \frac{m}{M}RT$ 得到空气的密度为 $\rho = m/V = Mp/RT$。压强不变时,空气温度升高,则密度降低,会使得空气阻力减小,易产生远弹,反之易产生近弹。在温度不变的情况下,压强变大,则空气密度变大,会使得空气阻力变大,易产生近弹,反之易产生远弹。

由于 1 mol 的任何气体中都含有 N_A 个分子,即 $N_A = 6.023 \times 10^{23}$ $\mathrm{mol^{-1}}$,这一数值称为**阿伏伽德罗常量**(Avogadro constant),引入另一个普适常量,称为**玻耳兹曼常量**(Boltzmann constant),用 k 表示:

$$k = \frac{R}{N_A} = 1.38 \times 10^{-23}\ \mathrm{J \cdot K^{-1}}$$

若以 N 表示体积 V 中的分子总数,ν 表示气体分子的物质的量,则有

$$\nu = \frac{m}{M} = \frac{N}{N_A}$$

理想气体物态方程(5-2)式又可写成

$$pV = NkT \qquad (5-3)$$

或

$$p = nkT \qquad (5-4)$$

其中 $n = N/V$ 为单位体积中的分子个数,称为气体分子数密度。

物理学家简介:玻耳兹曼

军事应用:热能武器和动能武器

例 5-1

一氧气瓶的容积为 30 L,里面氧气的压强为 130 atm,氧气厂规定当氧气的压强降到 10 atm 时就应充氧气。某单位每天要用 40 L、1 atm 的氧气,在使用过程中假设温度保持不变,问这瓶氧气至多可用几天?

解　根据题意,氧气的温度可视为不变,压强变化时体积随之变化,设压强为 130 atm 时的体积为 V_1,压强为 10 atm 时的体积为 V_2,有

$$V_2 = \frac{p_1 V_1}{p_2} = \frac{130 \times 30}{10}\ \mathrm{L} = 3.90 \times 10^2\ \mathrm{L}$$

可用氧气的体积为

$$V_3 = (3.90 \times 10^2 - 30)\ L = 3.60 \times 10^2\ L$$

压强为 1 atm 时，可用氧气的体积为

$$V_4 = \frac{p_2 V_3}{p_3} = \frac{10 \times 360}{1}\ L = 3.60 \times 10^3\ L$$

可用天数为

$$n = \frac{3.60 \times 10^3}{40}\ d = 90\ d$$

二、理想气体微观模型

通常情况下，气体分子之间的平均距离要比分子直径大得多。为了便于分析和讨论气体的基本性质，常用一个简易的理想模型看待分子。其主要考虑如下：

（1）气体分子大小与气体分子之间的距离比较，可以忽略不计，所以气体分子可视为大小忽略不计的小球，其运动遵循牛顿运动定律。

（2）可把每个分子视为完全弹性的小球，它们相撞或与器壁相撞时，遵循能量守恒定律和动量守恒定律。

（3）分子之间的平均距离相当大，所以除碰撞瞬间外，分子之间的作用也可忽略不计。

上述微观模型在具体使用时，还必须作出统计假设，即认为：同种气体分子的大小和质量相同；气体分子的势能可忽略不计；在平衡态时，分子按位置的分布以及分子速度按方向的分布都是均匀的；研究的对象为大量分子的集合体。

三、理想气体的压强公式

气体压强是描述气体的基本参量之一，从分子动理论的观点来看，气体分子在做无规则运动，不断地与容器壁碰撞，就任一分子来说，其碰撞器壁的区域、冲量大小都是随机的，是不连续的，而且是不均匀的。但就大量分子整体来讲，每一时刻都有大量的分子与器壁碰撞。从总的效果看，就有一个持续的平均作用力作用在器壁之上。所以，可以认为，容器中的气体分子施于器壁的宏观压强就是大量分子碰撞的结果。根据理想气体分子模型，气体分子可视为一个个极小的弹性体，服从经典力学规律。下面我们采用统计方法，对大量分子的微观量求平均值，建立压强与分子运动之间的联系。

　　如图 5-2 所示,假设有一个边长为 L 的正方形容器,容器中含有 N 个(N 很大)质量均为 m 的同类气体分子,它们在做无规则运动,且经常与容器的六个面碰撞。设气体处于热平衡状态,气体密度均匀,则分子向各个方向运动的概率相同,但各分子运动的速率不等,分别为 $v_1,v_2,v_3,\cdots,v_N$。假设气体分子相距甚远,分子间的作用力为零,分子间不发生相互碰撞,同时忽略重力及其他外场作用。

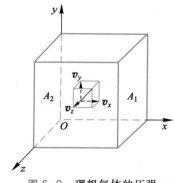

图 5-2 理想气体的压强

　　首先考虑分子 i 在一次碰撞中对器壁的作用。设分子 i 的速度在 x、y、z 方向上的分量分别为 v_{ix}、v_{iy} 和 v_{iz},此分子与 A_1 面碰撞时,它在 x 方向上的分速度由 v_{ix} 变为 $-v_{ix}$;在与 A_2 碰撞时,再由 $-v_{ix}$ 变为 v_{ix}。在 y、z 方向上的分量分别为 v_{iy} 和 v_{iz},不受影响。所以这个分子每与 A_1 面碰撞一次,动量的改变量为 $-2mv_{ix}$,动量改变的方向垂直于 A_1 面。分子与 A_1 面连续的两次碰撞之间,在 x 方向上经过的距离为 $2L$,所需的时间为 $2L/v_{ix}$。这样单位时间内分子 i 要与 A_1 面碰撞 $v_{ix}/2L$ 次。分子 i 在单位时间内与 A_1 面作用的动量改变量为

$$\frac{v_{ix}}{2L}(-2mv_{ix}) = -\frac{mv_{ix}^2}{L}$$

单位时间内 N 个分子与 A_1 面作用的总的动量改变量为

$$-\frac{m}{L}(v_{1x}^2 + v_{2x}^2 + v_{3x}^2 + \cdots + v_{Nx}^2)$$

这就是器壁施加给分子的作用力 F,由牛顿第三定律可知,分子施加给器壁的作用力 $F' = -F$,故分子施加给器壁 A_1 的压强为

$$p = \frac{F'}{L^2} = \frac{m}{L^3}(v_{1x}^2 + v_{2x}^2 + v_{3x}^2 + \cdots + v_{Nx}^2) \tag{5-5}$$

由于单位体积内的分子数 $n = N/L^3$,故(5-5)式可写成

$$p = mn\left(\frac{v_{1x}^2 + v_{2x}^2 + v_{3x}^2 + \cdots + v_{Nx}^2}{N}\right) \tag{5-6}$$

式中 $(v_{1x}^2 + v_{2x}^2 + v_{3x}^2 + \cdots + v_{Nx}^2)/N$ 是容器中所有分子 v_x^2 的平均值,用 $\overline{v_x^2}$ 表示。对于任一分子来说,$v^2 = v_x^2 + v_y^2 + v_z^2$,且在平衡态下气体的性质与方向无关,所以三个速度分量的平均值彼此相等,即 $\overline{v_x^2} = \overline{v_y^2} = \overline{v_z^2} = \overline{v^2}/3$,于是(5-6)式写为

$$p = \frac{1}{3}nm\overline{v^2} = \frac{2}{3}n \cdot \frac{1}{2}(m\overline{v^2}) = \frac{2}{3}n\overline{\varepsilon} \tag{5-7}$$

其中 $\overline{\varepsilon} = \frac{1}{2}m\overline{v^2}$ 为气体分子的平均平动动能(average translational kinetic energy)。(5-7)式就是理想气体的压强公式,是分子动理

平均平动动能

论的基本公式之一。

　　压强公式把宏观量压强与微观量的统计平均 n 和分子的平均平动动能 $\bar{\varepsilon}$ 联系起来,从而显示了宏观量与微观量之间的关系,揭示了压强的微观本质和统计意义,说明压强这一宏观量是大量分子对容器壁碰撞的统计平均效果。这种平均是对空间、时间以及大量分子取平均。因此离开"大量分子"与"统计平均",压强的概念就失去意义,说某个分子产生多大压强是没有意义的。压强是宏观量,可以直接测量,而分子的平均平动动能是微观量,不能直接测量,因而公式是无法用实验来验证的。但从此式出发,可以很好地解释或者论证已经验证过的理想气体定律,从而使公式得到间接证明。或者说压强公式的正确性在于用它解释或导出的规律是与实验结果相符合的。

四、理想气体的能量公式

　　根据理想气体压强公式和理想气体物态方程,消去压强 p 可以导出气体分子的平均平动动能 $\bar{\varepsilon}$ 和温度 T 之间的关系:

$$\frac{1}{2}m\overline{v^2} = \frac{3}{2} \cdot \frac{1}{n} \cdot \frac{m}{M} \cdot \frac{RT}{V} \tag{5-8}$$

因为 $n = N/V, N = \dfrac{m}{M}N_A$,代入(5-8)式可得

$$\bar{\varepsilon} = \frac{1}{2}m\overline{v^2} = \frac{3}{2} \cdot \frac{R}{N_A}T = \frac{3}{2}kT \tag{5-9}$$

温度公式

上式称为理想气体的能量公式,也常称为温度公式。它表明,处于平衡态时的理想气体,其分子的平均平动动能只与气体的温度有关,并与热力学温度成正比。

　　理想气体能量公式从分子动理论的观点揭示了温度的微观本质和统计意义。温度标志着物质内部分子的无规则运动的强度。温度越高,分子的平均平动动能就越大,热运动的程度就越激烈。因此,可以说温度是表征大量分子热运动激烈程度的宏观物理量,是大量分子热运动的集体表现。温度是一个统计量,对个别分子,说它温度为多少是没有意义的。同时亦可看出,不同种类的两种理想气体,只要温度 T 相同,分子的平均平动动能就相同;反之,当它们的分子的平均平动动能相同时,则它们的温度一定相同。

　　上述讨论的前提就是把分子看成质点,只考虑了它的平动。实际上,除单个原子外,一般分子的运动除平动外,还有转动和分

子内部原子结构的振动。为了计算气体分子各种运动形式间的能量分配,引入自由度的概念,把决定一个物体在空间的位置需要的独立坐标的数目称为物体的自由度(degree of freedom)。对于单原子分子,可以把分子看成单个质点,确定它的位置需要三个独立坐标 x、y、z,因而有三个自由度。对于多原子分子,若忽略分子内部原子之间的振动,则可视为刚性分子。刚性双原子分子可视为一直线,描述质心位置需要三个独立坐标,另外需要两个坐标来确定直线的方位,共有五个自由度。刚性三原子或三原子以上气体分子,需要三个平动自由度和三个转动自由度,共六个自由度来表征。

结合 $\overline{v_x^2} = \overline{v_y^2} = \overline{v_z^2} = \overline{v^2}/3$ 和(5-9)式可得

$$\frac{1}{2}m\overline{v_x^2} = \frac{1}{2}m\overline{v_y^2} = \frac{1}{2}m\overline{v_z^2} = \frac{1}{6}m\overline{v^2} = \frac{1}{2}kT \qquad (5-10)$$

可见分子在每一个运动自由度上的平均平动动能都是 $kT/2$。这一结论虽然是在分子平动时得到的,但在平衡态下,由于气体分子的无规则运动,任何一种可能的运动都不会比另一种可能的运动更占优势,机会完全均等。因此,平均说来,不论气体的何种运动,对应于每一个可能的自由度的平均动能都相等,这一结论称为能量均分定理(equipartition theorem)。如果气体分子有 i 个自由度,则平均每一个分子的总动能为 $\frac{i}{2}kT$。1 mol 自由度为 i 的理想气体的总动能为

能量均分定理

$$E = \frac{i}{2}RT \qquad (5-11)$$

例 5-2

一容积为 $V = 1.0 \text{ m}^3$ 的容器内装有由 $N_1 = 1.0 \times 10^{24}$ 个氧分子和 $N_2 = 3.0 \times 10^{24}$ 个氮分子组成的混合气体,混合气体的压强 $p = 2.58 \times 10^4$ Pa。试求:

(1) 分子的平均平动动能;

(2) 混合气体的温度。

解 (1) 由公式 $p = \frac{2}{3}n\overline{\varepsilon}$,可得

$$\overline{\varepsilon} = \frac{1}{2}m\overline{v^2} = \frac{3p}{2n} = \frac{3p}{2\left(\dfrac{N_1 + N_2}{V}\right)}$$

$$= \frac{3 \times 2.58 \times 10^4}{2 \times \left(\dfrac{1.0 \times 10^{24} + 3.0 \times 10^{24}}{1.0}\right)} \text{ J}$$

$$= 9.68 \times 10^{-21} \text{ J}$$

(2) 由公式 $p = nkT$,可得

$$T = \frac{p}{nk} = \frac{p}{\left(\frac{N_1+N_2}{V}\right)k} = \frac{pV}{(N_1+N_2)k}$$

$$= \frac{2.58\times10^4\times1.0}{(1.0\times10^{24}+3.0\times10^{24})\times1.38\times10^{-23}} \text{ K}$$

$$= 467.4 \text{ K}$$

五、 道尔顿分压定律

　　设在同一容器内装有几种彼此之间不发生化学反应的气体，各种气体分子的质量和单位体积内的分子数分别为 $m_1, m_2, \cdots$ 和 $n_1, n_2, \cdots$，则混合气体的分子数密度为 $n = n_1 + n_2 + \cdots$。因为在相同温度下，各种气体以及混合气体的平均平动动能都相等，即

$$\frac{1}{2}m_1\overline{v_1^2} = \frac{1}{2}m_2\overline{v_2^2} = \cdots = \overline{\varepsilon}$$

设 $p_1, p_2, \cdots$ 表示各种气体单独存在于容器内时的压强，即分压强，p 表示混合气体的压强，则由(5-7)式可得

$$p = \frac{2}{3}n\overline{\varepsilon} = \frac{2}{3}(n_1+n_2+\cdots)\overline{\varepsilon}$$

$$= \frac{2}{3}n_1\overline{\varepsilon} + \frac{2}{3}n_2\overline{\varepsilon} + \cdots$$

$$= p_1 + p_2 + \cdots \tag{5-12}$$

上式说明：混合气体的总压强等于组成该混合气体各成分气体的分压强之和，上述结论称为气体分压定律或道尔顿分压定律（Dalton law of partial pressure）。

第三节　气体分子的速率分布

一、 麦克斯韦速率分布律

物理学家简介：麦克斯韦

　　当理想气体处于热平衡时，由于气体分子的无规则热运动和频繁碰撞，对个别分子来说，速度大小和方向随机变化，不可预知；但就大量分子整体而言，分子热运动的速率分布遵从一定的规律。1859 年，麦克斯韦首先采用统计的方法，从理论上解决了气体分子运动的速率分布问题。施特恩于 1920 年通过实验证实了该规律。

　　设容器中的气体处于平衡态,气体的热力学温度为 T,分子数为 N,分子的质量为 m_0,则麦克斯韦速率分布律告诉我们,速率区间 $v\sim(v+dv)$ 内的分子数 dN 可以用下式表示:

$$dN = 4\pi N \left(\frac{m_0}{2\pi kT}\right)^{3/2} \cdot e^{-\frac{m_0 v^2}{2kT}} \cdot v^2 dv \qquad (5-13)$$

式中 k 为玻耳兹曼常量,上式称为**麦克斯韦速率分布律**(Maxwell speed distribution law)。由上式可得

$$f(v) = \frac{dN}{Ndv} = 4\pi \left(\frac{m_0}{2\pi kT}\right)^{3/2} \cdot e^{-\frac{m_0 v^2}{2kT}} \cdot v^2 \qquad (5-14)$$

$f(v) = \dfrac{dN}{Ndv}$ 表示在 v 附近,单位速率区间内的分子数占总分子数的比例,称为**麦克斯韦速率分布函数**(Maxwell speed distribution function)。它的数值大小能够表示出在 v 附近的单位速率区间内分布的分子数的多少,因此,这个函数定量地反映出气体的分子在温度为 T 时按速率分布的具体情况。

　　图 5-3(a)是(5-13)式所对应的速率分布曲线。整理(5-13)式可得 $\dfrac{dN}{N} = f(v)dv$,并对整个速率区间积分,将得到所有速率区间的分子数与总分子数的比值。很显然,它等于 1,因而有

$$\int_0^N \frac{dN}{N} = \int_0^\infty f(v)\,dv = 1 \qquad (5-15)$$

此式为分布函数 $f(v)$ 必须满足的条件,称为分布函数的**归一化条件**(normalizing condition)。

　　从图 5-3(b)可以看出分子按速率分布的一些特点:

　　(1)曲线的特征是都从原点出发,随速率增大逐渐上升,达到一个最大值后下降,渐近于零。这说明气体分子速率可以取大于零的一切可能值。

　　(2)当温度升高时,气体分子的速率普遍增大,但归一化条件要求曲线下总面积不变,因此,分布曲线宽度增大,高度降低,整个曲线变得较为平坦。

　　(3)在相同温度下,对不同种类的气体,随着分子质量变大,速率分布曲线中的极大值所对应的速率会向量值减小方向迁移,由于总面积不变,分布曲线宽度变窄,高度增大,整个曲线比分子质量小的气体对应的曲线显得陡些,即曲线随分子质量变大而左移。

　　(4)曲线下的总面积等于 1。这表明在整个速率区间(0,∞)范围内,分布在所有速率区间内的分子数占总分子数的百分比的总和等于 1,说明分布函数必须满足归一化条件。

麦克斯韦速率分布律

📖 阅读材料:麦克斯韦电磁场理论的提出

麦克斯韦速率分布函数

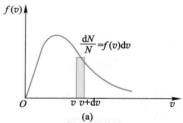

(a)

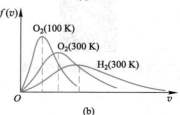

(b)

图 5-3　麦克斯韦速率分布

二、分子速率的三种统计平均值

利用麦克斯韦速率分布函数 $f(v)$ 可以求出反映分子运动状态、具有代表性的三种速率的统计平均值。

1. 最概然速率

最概然速率

在平衡状态下,对于温度为 T 的一定量气体,与 $f(v)$ 最大值对应的速率称为最概然速率(most probable speed),用符号 v_p 表示。其物理意义是:如果把整个速率范围分成许多相等的小区间,则 v_p 所在区间的分子数占总分子数的百分比最大。v_p 可由

$$\left. \frac{\mathrm{d}f(v)}{\mathrm{d}v} \right|_{v=v_p} = 0 \quad 求出:$$

$$v_p = \sqrt{\frac{2kT}{m_0}} = \sqrt{\frac{2RT}{M}} \approx 1.41\sqrt{\frac{RT}{M}} \quad (5-16)$$

很显然,温度越高,最概然速率越大,$f(v_p)$ 越小,由于曲线下的面积恒等于 1,所以温度升高时曲线变得平坦,并向高速率区扩展。也就是说,温度越高,速率大的分子数所占百分比越高。这与温度越高,分子运动越剧烈的实验事实相吻合。

2. 平均速率

平均速率

在平衡态下,N 个气体分子速率的算术平均值称为平均速率(mean speed),用 $\bar{v}$ 表示。设 ΔN_i 表示气体分子速率为 v_i 的分子数,则按照算术平均值的计算方法可得

军事应用:火箭的喷气速度

$$\bar{v} = \frac{v_1\Delta N_1 + v_2\Delta N_2 + \cdots + v_n\Delta N_n}{N} = \frac{\sum\limits_{i=1}^{n} v_i\Delta N_i}{N}$$

由于分子速率可以在 $(0, \infty)$ 范围内取值,并使速率的增量趋近于零,上式可写成

$$\bar{v} = \frac{\int v\mathrm{d}N}{N} = \frac{\int_0^\infty vNf(v)\,\mathrm{d}v}{N} = \int_0^\infty vf(v)\,\mathrm{d}v$$

将(5-14)式代入可得

$$\bar{v} = \sqrt{\frac{8kT}{\pi m_0}} = \sqrt{\frac{8RT}{\pi M}} \approx 1.60\sqrt{\frac{RT}{M}} \quad (5-17)$$

3. 方均根速率

方均根速率

在平衡状态下,把分子速率平方平均值的平方根称为方均根速率(root mean square speed),用符号 $\sqrt{\overline{v^2}}$ 表示。

$$\overline{v^2} = \frac{\int v^2\mathrm{d}N}{N} = \frac{\int_0^\infty v^2 Nf(v)\,\mathrm{d}v}{N} = \int_0^\infty v^2 f(v)\,\mathrm{d}v$$

将(5-14)式代入可得

$$\sqrt{\overline{v^2}} = \sqrt{\frac{3kT}{m_0}} = \sqrt{\frac{3RT}{M}} \approx 1.73\sqrt{\frac{RT}{M}} \tag{5-18}$$

在以上三种速率中，方均根速率最大，平均速率 $\bar{v}$ 次之，最概然速率 v_p 最小。它们都反映了大量分子做热运动的统计规律，其大小次序不因温度的改变而改变。三种速率可用于不同问题的研究中，$\sqrt{\overline{v^2}}$ 可用来计算分子的平均平动动能，在讨论气体压强和温度的统计规律中使用；$\bar{v}$ 可用来讨论分子的碰撞，计算分子运动的平均距离、平均碰撞次数；v_p 由于它是速率分布曲线中极大值所对应的速率，因此常被用于讨论分子速率分布。

铀浓缩的一种方法是气体扩散法，即将铀的气体化合物 UF_6（$^{235}UF_6$ 和 $^{238}UF_6$ 的混合物）通过扩散进入抽空空间进行分离。分子的扩散速率与分子运动的平均速率成正比，而分子运动的平均速率又与摩尔质量的平方根成反比，所以 $^{235}UF_6$ 分子运动的平均速率相对大一些，通过扩散进入抽空空间的数目相对多一些，经多级扩散后得到浓缩铀。

例 5-3

假定分子数为 N 的气体分子的速率分布如图 5-4 所示，试求：

（1）最概然速率 v_p；

（2）a、N 与 v_0 之间的关系；

（3）平均速率；

（4）速率大于 $\frac{v_0}{2}$ 的分子数 N'。

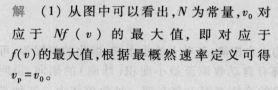

图 5-4　例 5-3 图

解　（1）从图中可以看出，N 为常量，v_0 对应于 $Nf(v)$ 的最大值，即对应于 $f(v)$ 的最大值，根据最概然速率定义可得 $v_p = v_0$。

（2）根据 $f(v)$ 的归一化条件 $\int_0^\infty f(v)\,\mathrm{d}v = 1$，即 $N = \int_0^\infty Nf(v)\,\mathrm{d}v = \int_0^{3v_0} Nf(v)\,\mathrm{d}v$，由图 5-4 可得

$$Nf(v) = \begin{cases} \dfrac{a}{v_0}v, & 0 < v < v_0 \\ -\dfrac{a}{2v_0}v + \dfrac{3}{2}a, & v_0 \leqslant v < 3v_0 \\ 0, & v \geqslant 3v_0 \end{cases}$$

将其代入归一化条件可得

$$a = \frac{2N}{3v_0}$$

（3）将 $a = \dfrac{2N}{3v_0}$ 代入 $Nf(v)$ 函数中可以得到 $f(v)$，可得平均速率为

$$\bar{v} = \int_0^{\infty} v f(v)\, dv = \int_0^{v_0} v f(v)\, dv + \int_{v_0}^{3v_0} v f(v)\, dv$$

$$= \frac{4}{3} v_0$$

（4）$0 \sim \dfrac{v_0}{2}$ 速率区间内的分子数为

$$\Delta N = N \int_0^{v_0/2} f(v)\, dv = \frac{N}{12}$$，故可得速率大于 $\dfrac{v_0}{2}$ 的分子数为

$$N' = N - \frac{N}{12} = \frac{11}{12} N$$

第四节　液体的表面性质

从气体到液体，分子间距缩小，分子力作用显著加强，表现出气体所没有的内聚力和自由表面。

液体分子在一定范围和一定时间内呈现规则的排列，并在平衡位置附近做微小的振动。但这种有规则的排列只限于极小范围（称为近程有序性），也只能维持短暂时间。这段时间的长短与分子间作用力的大小以及分子热运动的剧烈程度有关。分子作用力越强，停留时间越长；温度越高，停留时间越短。分子离开停留位置后又做无规则的运动，然后又到达另一个停留位置。当温度达到一定数值，分子热运动的动能完全可以克服分子力约束时，液体就汽化为气体。本节介绍液体的表面现象及它在生命活动中的作用。

一、表面张力与表面能

1. 表面张力

观察玻璃上的小水银滴、荷叶上的小水滴、熔化的焊锡等，可以发现液体表面都有自动收缩至最小面积（球面）的倾向，说明在液体和气体交界的液体表面上存在着一种收缩张力。这种平行于液体表面，使表面收缩的力称为表面张力（surface tension）。表面张力是由于分子力的作用而形成的。

设想在液面上作一长为 l 的线段将其表面分成两部分，由于 l 两侧液面都有收缩自己的趋势，它们互以大小相等、方向相反的拉力作用于对方，这种拉力就是表面张力，其方向与液面相切，垂

直于界线 l,并指向施力的液面一侧,力的大小与线段的长度 l 成正比,即

$$F = \sigma l \tag{5-19}$$

比例系数 σ 称为液体的**表面张力系数**(surface tension coefficient),表示作用在液面上单位长度的表面张力,单位为 $N \cdot m^{-1}$。

　　应该指出,液面的张力和弹性膜张力存在本质上的差异,弹性膜的张力随面积的增加而增加,而液体表面的张力却不受面积变化的影响。其原因是弹性膜分子之间的距离要随着膜的伸长而增加,但液面的面积尽管增大,液面分子间的距离却由于液体内分子的补充而维持不变。

　　不同液体的 σ 值不同,密度小的、容易蒸发的液体表面张力系数小,同一种液体的 σ 随温度的升高而减小。表 5-1 给出了一些液体的 σ 值。

表 5-1		不同液体与空气接触时的表面张力系数			
液体	温度/℃	$\sigma/(N \cdot m^{-1})$	液体	温度/℃	$\sigma/(N \cdot m^{-1})$
丙酮	20	0.024	肥皂液	20	0.025
甲醇	20	0.023	溴化钠	熔点	0.103
苯	20	0.023	水	0	0.076
氯仿	20	0.027	水	20	0.073
甘油	20	0.063	水	30	0.071
水银	15	0.487	水	100	0.059

　　表面张力是宏观力,其产生原因需要从分子力和液体的微观结构考虑。液体分子间的平均距离 r_0 数量级约为 10^{-10} m,当分子间的距离在 $10^{-10} \sim 10^{-9}$ m 区间时,分子间的作用力表现为引力,而当分子间的距离大于 10^{-9} m 时,引力很快趋于零。为了便于研究问题,以分子为球心,以引力有效距离 10^{-9} m 为半径作球面,则只有落在球面内的分子才对位于球心的分子有作用力。因此,分子引力作用的范围是半径为 10^{-9} m 的球体,称为**分子作用球**(molecular sphere of action),分子作用球的半径称为**分子作用半径**(molecular radius of action)。

　　如图 5-5 所示的液面下厚度等于分子作用半径的液体薄层称为液体的**表面层**(surface layer)。在表面层内的分子 B、C 与液体内部的分子 A 受力的情况不一样。分别以表面层内的分子 B、C 与液体内部的分子 A 为球心作分子作用球,分析表面层内分子与液体内部分子的受力情况。液体内部的分子 A 将受到周围分

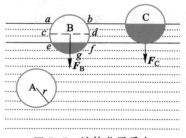

图 5-5　液体分子受力

子的引力作用,但在各个方向上引力大小相同,合力为零。而对于在表面层内的分子 B,分子作用球的一部分处在液面外的液体蒸气和空气中,因为气体分子的密度比液体分子的密度小得多,所以球内下半部分分子对它的引力大于上半部分分子对它的引力,由于 abdc 部分分子对它的引力被 cdfe 部分分子的引力所抵消,所以其合力等于图中阴影部分 efg 的分子对 B 引力的矢量和,合力垂直于液体表面层而指向液体内部。位于液面上的分子 C 所受到的合力最大。

由此可见,处于液体表面层的分子都受到一个指向液体内部的力的作用。在这些力的作用下,液体表面就处于一种特殊的紧张状态,在宏观上表现为一个被拉紧的弹性薄膜而具有表面张力,液体的表面张力是表面层内大量分子受到分子引力的宏观表现。

2. 表面能

由上述分析可知,所有位于表面层的液体分子,都要受到垂直液面并指向液体内部的力的作用,这些引力分别被一些十分靠近的分子斥力所平衡,使这些分子能够停留(宏观地说)在表面层内。如果要把液体内部的分子移到表面层,就必须克服表面层下面的分子对它的引力做功,从而增加这一分子的势能。可见表面层内的分子要比液体内部的分子具有更大的势能。由于系统的势能有减到最小的趋势,因此,只要有可能,表面层上的分子就要往液体内部移动,使表面的面积缩到最小。反之,如果要增加液体表面的面积,就得通过做功把更多的分子提到液面上来,从而增加液面的势能。我们把增加单位液面面积所做的功称为液体的表面能(surface energy),又称表面自由能,单位是 $J \cdot m^{-2}$。

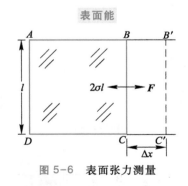

表面能

图 5-6 表面张力测量

下面我们从外力做功和液体表面自由能的角度出发,考察表面张力系数与液体表面能之间的关系。如图 5-6 所示,把用金属丝制成的矩形框 ABCD(其中 BC 边可以自由移动,并设 BC 的长度为 l)浸入液体后提出,使其蒙上一层液膜,由于液膜有面积收缩的趋势,使得金属丝 BC 向左移动,若要使其静止,就必须对它施加一个外力 F 使其平衡。设液体表面张力系数为 σ,由于薄膜有上、下两个表面,因此作用于金属丝右边而使其平衡的力的大小为

$$F = 2\sigma l$$

假设在力 F 的作用下,BC 边向右移动了一段距离 Δx,到达 $B'C'$ 位置,则外力所做的功为

$$W = F \cdot \Delta x = 2\sigma l \Delta x = \sigma \Delta S$$

式中 ΔS 是金属丝 BC 移动过程中增加的两个液体表面的总面

积。根据功能原理,在等温条件下,外力克服分子间引力所做的功全部转化为液体的表面能,其表面能增量为

$$\Delta E = W = \sigma \Delta S$$

由此,可得出表面张力的另一种定义:

$$\sigma = \frac{\Delta E}{\Delta S} \tag{5-20}$$

这也就是增加单位面积后所增加的势能。由(5-20)式可知,表面张力系数 σ 在数值上等于增加单位液面面积时外力所做的功。从能量的角度看,表面张力系数的大小等于增加单位液面面积后的势能增量。

二、 弯曲表面的附加压强

液体表面层相当于一个拉紧的弹性膜。在肥皂泡、小液滴以及固体与液体接触的地方,液面都是弯曲的。如果液面是水平的,则表面张力也是水平的;若液体表面为曲面,则表面张力有拉平液面的趋势,使液面内外有一压强差,称为**附加压强**(additional pressure)。附加压强的方向由表面张力的方向确定,大小可用液体内外的压强差来表示。可以证明半径为 R 的弯曲液面产生的附加压强为

$$\Delta p = \frac{2\sigma}{R} \tag{5-21}$$

此式称为球形液面的拉普拉斯公式。可以证明(5-21)式对凸形液面、凹形液面都适用。如果液面是凸形的,Δp 取正值,说明液面内部的压强大于液面外部的压强;如果液面是凹形的,Δp 取负值,说明液体内部的压强小于液面外部的压强。

对于中空的球形液膜(如肥皂泡),由于液膜有内、外两个表面,且液膜很薄,可以认为液膜内、外半径相等,均为 R,因此其内外压强差为

$$\Delta p = \frac{4\sigma}{R} \tag{5-22}$$

由此可见,球形液膜的半径越大,附加压强就越小,因而内部压强就越小。如图 5-7 所示的实验很直观地证明了这一结论。先分别在连通器的两端吹出大小不等的两个肥皂泡,然后将两泡连通,这时可看到大泡不断增大,而小泡不断变小,直至最后破灭。这说明小泡内的压强大于大泡内的压强,一旦连通,小泡内的气体将流向大泡,直至小泡破灭。研究球形液膜附加压强对于了解

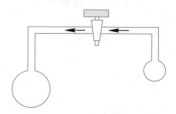

图 5-7　球形液膜附加压强

肺泡的物理性质和呼吸是非常重要的。

例 5-4

在压强为 $1.013\,6\times10^5\,\text{Pa}$ 的大气中吹一个半径为 $10^{-2}\,\text{m}$ 的球形泡,如泡膜的表面张力系数为 $5.0\times10^{-2}\,\text{N}\cdot\text{m}^{-1}$,问:将此泡等温地移到怎样的大气压强下才可使泡胀大到半径为 $2.0\times10^{-2}\,\text{m}$?

解　在大气压强 $p_0=1.013\,6\times10^5\,\text{Pa}$ 时,泡的半径为 $R_1=10^{-2}\,\text{m}$,泡内压强

$$p=p_0+\frac{4\sigma}{R_1}$$

设在大气压强为 p' 时,泡的半径胀大至 $R_2=2.0\times10^{-2}\,\text{m}$,泡内压强为

$$p'=p_0'+\frac{4\sigma}{R_2}$$

因是等温过程,故有

$$p\cdot\frac{4}{3}\pi R_1^3=p'\cdot\frac{4}{3}\pi R_2^3$$

即可得

$$\left(p_0+\frac{4\sigma}{R_1}\right)R_1^3=\left(p_0'+\frac{4\sigma}{R_2}\right)R_2^3$$

$$p_0'=\left(P_0+\frac{4\sigma}{R_1}\right)\frac{R_1^3}{R_2^3}-\frac{4\sigma}{R_2}=1.27\times10^4\,\text{Pa}$$

三、　毛细现象　气体栓塞

1. 毛细现象

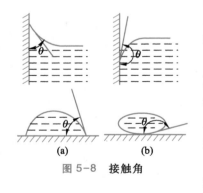

图 5-8　接触角

接触角

液体与固体接触时,有时液体能够润湿固体,如水对清洁的玻璃;有时不能润湿固体,如汞对玻璃,水对石蜡等。润湿(wetting)与不润湿(non-wetting)实际上是由于液体分子间的相互引力[称为内聚力(cohesion)]小于或大于液体分子与固体分子之间的引力[称为附着力(adhesion)]。如果内聚力小于附着力,则液体与固体的界面有尽量扩大的趋势,固体上的液滴将展开成薄层,固体被润湿。如果内聚力大于附着力,则液体与固体的界面有尽量缩小的趋势,固体上的液滴不会展开,不发生润湿现象。在固体和液体的界面处,液体与固体表面间的夹角 θ 称为接触角(contact angle),其值介于 0° 和 180° 之间,具体由附着力和内聚力的大小而定。附着力越大,θ 越小,液体越能润湿固体。$\theta=0°$ 时,液体完全润湿固体。图 5-8(a)表示附着力大于内聚力,固体被润湿,$\theta<90°$。图 5-8(b)表示内聚力大于附着力,固体不被润湿,$\theta>90°$。$\theta=180°$ 时为完全不润湿。

通常我们把半径很小的管子称为毛细管。把毛细管插入液体内,在液体润湿管壁时,管内液面上升;液体不润湿管壁时,管内液体下降。这种现象称为**毛细现象**(capillarity)。

下面分析液面上升的情况。因为毛细管内径很小,将其插入液体时,管内的液面可看成球面的一部分,如图5-9所示。由于液面是凹面,因此液面下的压强低于液面外的大气压强。设接触角为θ,毛细管的内半径为r,液面的曲率半径为R。由图可见,$r = R\cos\theta$。根据(5-21)式,液面内外的压强差为

$$\Delta p = \frac{2\sigma}{R} = \frac{2\sigma \cdot \cos\theta}{r}$$

此压强差使管内液面上升。根据液体静力学原理,达到平衡时,管内液面下的点B'应该和同水平面的点B压强相同,即

$$p_0 - \frac{2\sigma \cdot \cos\theta}{r} + \rho g h = p_0$$

式中,p_0为大气压强,h为平衡时管内外液面的高度差,ρ为液体的密度,由上式可得

$$h = \frac{2\sigma}{rg\rho}\cos\theta \qquad (5-23)$$

上式说明,毛细管中液面上升的高度与表面张力系数成正比,而与毛细管的内径成反比。管径越细,液面上升越高。

对于不润湿的液体,毛细管内的液面是凸面,液面内的压强高于液面外的压强,管内的液面将下降至管外的液面之下,其高度也可由(5-23)式计算,此时接触角$\theta > \pi/2$,故所得$h < 0$,表示液面下降。

毛细现象在日常生活中经常遇到,它对于植物的吸收和水分的输运、动物血液在毛细血管中的流动和气体栓塞等现象都有重要的影响。

毛细现象

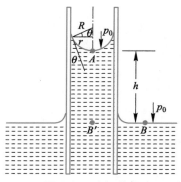

图 5-9 毛细现象

2. 气体栓塞

液体在细管中流动时,如果管内液体中混有气泡,液体的流动将会受到阻碍,当气泡数量过多时,可能造成管道堵塞,液体无法流动,这种现象称为**气体栓塞**(air embolism)。

图5-10(a)表示均匀毛细管中的一段润湿性液柱,管中有一气泡,在左右两端压强相等时,气泡两端的液面形成同样的凹弯月面,且气泡两端的曲率半径相等,因表面张力而出现的附加压强大小相等、方向相反,液柱不流动。如果在毛细管的左端增加压强,这时气泡左边的曲率半径变大,右边的曲率半径变小,因而使左端弯曲液面所产生的附加压强$p_{左}$比右端弯曲液面所产生的附加压强$p_{右}$小。如果它们的差值正好等于Δp,即$\Delta p = p_{右} - p_{左}$,

气体栓塞

则系统仍处于平衡状态,液柱不会向右移动,如图 5-10(b)所示。只有当两端的压强差超过某一临界值 δ 时,气泡才能移动。这个临界值 δ 与液体和管壁的性质、管的半径有关。若管中有 n 个气泡,则只有当 $\Delta p \geqslant n\delta$ 时,液体才能带着气泡移动,如图 5-10(c)所示。

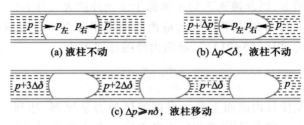

(a) 液柱不动

(b) $\Delta p < \delta$,液柱不动

(c) $\Delta p \geqslant n\delta$,液柱移动

图 5-10　气体栓塞

如果人体血管中出现足够多的气泡,血液的流动就会受到阻碍,甚至造成气体栓塞。如深海作业的潜水员从深水处上来,患者或医务人员从高压氧舱出来,都必须有适当的缓冲时间,否则在高压时溶于血液中的过量气体,会因压强突然降低而迅速释放出来,在微血管血液中析出的气泡过多,可造成气体栓塞而危及生命。在进行静脉注射或输液时,应注意不能在注射器或输液管路中留有气泡,一旦出现,必须迅速排除,以防止气泡进入微血管发生气体栓塞。

思考题

5-1　对于一定质量的气体,当温度不变时,气体压强随体积的减小而增大;当容积不变时,压强随温度的升高而增大。从宏观来看,两种变化同样能导致压强增大,但从微观(分子动理论的观点)的角度来看,两种方法有什么区别?

5-2　两种不同种类的气体,假设其分子平均平动动能相同,但气体分子密度不同,问它们的温度是否相同?压强是否相同?

5-3　两种不同种类的理想气体,分子的平均速率相同,它们的方均根速率是否相同?分子的平均平动动能是否相同?

5-4　在一封闭容器内,理想气体分子的平均速率提高为原来的 2 倍,温度和压强如何变化?

5-5　说出下列各量的物理含义:

(1) $\frac{1}{2}kT$;(2) $\frac{3}{2}kT$;(3) $\frac{i}{2}kT$;(4) $\frac{m}{M}\frac{i}{2}RT$;

(5) $\frac{1}{2}RT$;(6) $\frac{i}{2}RT$;(7) $f(v)\mathrm{d}v$;(8) $Nf(v)\mathrm{d}v$;

(9) $nf(v)\mathrm{d}v$;(10) $\int_{v_1}^{v_2}f(v)\mathrm{d}v$;(11) $\int_{v_1}^{v_2}Nf(v)\mathrm{d}v$;

(12) $\int_0^\infty f(v)\mathrm{d}v$;(13) $\int_0^\infty v^2 f(v)\mathrm{d}v$。

5-6　最概然速率的物理意义是什么?最概然速率、方均根速率和平均速率各有什么用处?

习题

5-1 质量相等的氧气和氢气分别装在两个容积相等的容器中。在温度相同的情况下,氧气和氢气的压强之比是多少?

[1/8]

5-2 在 20 L 的容器内盛有 2.0 g 的氢气,当容器内的压强为 39.99 kPa 时,求每个氢气分子的平均平动动能。

[2.0×10⁻²¹J]

5-3 求温度为 7 ℃,压强为 1.33 Pa 的气体每立方厘米体积内的分子数。

[3.44×10¹⁴ cm⁻³]

5-4 容器中储有氧气,其压强为 $p = 1$ atm,温度为 27 ℃,氧气的摩尔质量为 32 g/mol。求:

(1) 单位体积中的分子数 n;

(2) 氧气分子质量 m;

(3) 氧气的密度 ρ;

(4) 分子的平均速率 $\bar{v}$;

(5) 方均根速率 $\sqrt{\overline{v^2}}$;

(6) 分子的平均动能 $\bar{\varepsilon}$。

[(1) $n = 2.446×10^{25}$ m⁻³; (2) $m = 5.31×10^{-26}$ kg;
(3) $\rho = 1.30$ kg·m⁻³; (4) $\bar{v} = 447$ m·s⁻¹;
(5) $\sqrt{\overline{v^2}} = 483$ m·s⁻¹; (6) $\bar{\varepsilon} = 1.035×10^{-20}$ J]

5-5 假设有个粒子系统,其速率分布函数为

$$f(v) = \begin{cases} C, & 0 < v \leqslant v_0 \\ 0, & v > v_0 \end{cases}。$$

(1) 作出速率分布曲线;

(2) 求常量 C;

(3) 求粒子的平均速率;

(4) 假设每个粒子的质量为 m,求粒子的平均动能。

[(2) $C = \dfrac{1}{v_0}$; (3) $\bar{v} = \dfrac{v_0}{2}$; (4) $\bar{\varepsilon} = \dfrac{1}{6}mv_0^2$]

5-6 吹一个直径为 0.10 m 的肥皂泡,设肥皂液的表面张力系数为 4.0×10⁻² N·m⁻¹,试求:

(1) 吹此肥皂泡所做的功;

(2) 泡内外的压强差。

[(1) 2.5×10⁻³ J; (2) 3.2 Pa]

5-7 体积为 2.0×10⁻³ m³ 的容器内,盛有双原子分子的理想气体,其内能为 6.75×10² J,若气体分子总数为 5.4×10²² 个,试问:

(1) 气体的压强为多少?

(2) 分子的平均平动动能为多少?

(3) 气体的温度为多少?

[(1) 1.35×10⁵ Pa; (2) 7.5×10⁻²¹ J; (3) 363 K]

5-8 水的表面张力系数为 $\sigma = (70 - 0.15t) ×10^{-3}$ N·m⁻¹,试问:温度由 20 ℃升高到 70 ℃时,直径分别为 $d_1 = 0.1$ mm,$d_2 = 0.3$ mm 的两连通毛细管中水面的高度差 h 减少了多少(假设水完全润湿毛细管)?

[2.04×10⁻² m]

5-9 假设水的表面张力系数为 $\sigma = 7.3×10^{-2}$ N·m⁻¹,求当半径为 $r = 2.0×10^{-6}$ m 的许多小水滴融合成一个半径为 $R = 2.0×10^{-3}$ m 的大水滴时所释放的能量。

[3.7×10⁻³ J]

5-10 一 U 形玻璃管的两竖直管的直径分别是 1 mm 和 3 mm,假设水的表面张力系数为 $\sigma = 7.3×10^{-2}$ N·m⁻¹,水将玻璃完全润湿,试求两管内水面的高度差。

[2.0×10⁻² m]

第六章 热力学基础

本章课件

教学要求：

1. 了解热力学的研究方法，理解功、热量、热容、准静态过程和内能的概念。
2. 掌握热力学第一定律对理想气体在各等值过程中的应用和卡诺循环。
3. 理解热力学概率的内涵，掌握热力学第二定律的统计意义。
4. 理解熵的概念和熵增加原理。
5. 了解人体的新陈代谢、自组织现象和耗散结构。

　　热力学（thermodynamics）是一门从宏观的角度出发，即从能量转化的观点出发，分析、研究物质状态变化过程中，热、功和内能的相互关系及其宏观规律的科学。热力学理论不涉及物质的微观结构，只研究系统在整体上表现出来的热现象及其变化发展所必须遵循的基本规律，它由几个基本定律和状态函数构成，具有普适性。热环境下军事作业的卫生保障问题、航母舰载机蒸汽弹射器、战斗机中使用的涡扇发动机、爆震发动机都与热力学研究密切相关。研究热环境下人体生理代谢与热防护、军事装备中与热力学相关的问题，对于提升部队战斗力具有非常重要的意义。本章首先介绍热力学的一些基本概念，之后重点介绍热力学第一定律、热力学第二定律，特别是热力学第一定律和热力学第二定律及其在理想气体中的应用和热机效率，最后简要介绍人体的新陈代谢、自组织现象和人体内熵的变化。

第一节　热力学的基本概念

一、热力学系统及描述

1. 热力学系统

在热力学中，我们把待研究的对象称为热力学系统（thermodynamic system),简称系统。本章研究的主要是由理想气体构成的系统。我们把系统之外与热力学系统相互作用的环境称为**外界**(surroundings)或**环境**(environment)。

系统与外界之间的联系涉及物质和能量交换,根据交换形式将系统分为三类:与外界之间既无物质交换又无能量交换的系统,称为**孤立系统**(isolated system);与外界之间只有能量交换而无物质交换的系统,称为**封闭系统**(closed system);与外界之间既有物质交换又有能量交换的系统,称为**开放系统**(opened system)。显然孤立系统是不存在的,是一种理想系统,但在一些情况下,可以将所研究的系统近似视为孤立系统。生物系统是开放系统,它不断地和环境交换物质与能量。

2. 准静态过程

当系统状态随时间变化时,我们就说系统经历了一个热力学过程。在热力学过程中,系统的平衡态必然要被破坏,平衡态被破坏后,需要经过一段时间(这段时间称为**弛豫时间**)才能达到新的平衡态。如果过程进行得比较快,系统未达到新的平衡态又继续进行下一步的变化,其结果是,系统要经历一系列非平衡态,这样的过程称为**非静态过程**。但在热力学中,具有重要意义的是**准静态过程**(quasi-static process),在这种过程的每一时刻,系统都处于平衡态,显然,这是一种理想化的过程。但在许多情况下,将实际过程近似视为准静态过程是符合要求的。

如图 6-1 所示,活塞静止在位置 A 时,汽缸内的气体处于平衡态。当活塞比较快地移动到位置 A' 后,经足够长的时间,汽缸内的气体将变到另一平衡态。在快速移动活塞的过程中,汽缸内气体各处的压强、温度不完全相等,并随时间变化,气体经历的是一系列非平衡态。若活塞移动极其缓慢,活塞每压缩一微步所需的时间都比弛豫时间长,汽缸内的气体就随时接近平衡态。所谓准静态过程就是这种过程无限缓慢进行的情况。以后,除特别说明外,提到的过程均为准静态过程。

理想气体处于平衡态时,可以用 p、V、T 三个参量进行描述,在这三个参量中,只有两个为独立变量。因此,可用 p-V、p-T、V-T 图来表示理想气体的状态。如图 6-2 所示,p-V 图中的一点表示一个平衡态;p-V 图中的一条线表示一个准静态过程;p-V 图中的一条闭合曲线表示一个循环过程。在 p、V、T 三个参量中选用哪两个作为自变量,要视具体问题而定。

准静态过程

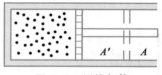

图 6-1 压缩气体

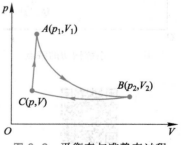

图 6-2 平衡态与准静态过程

二、 功、热量、热容

1. 功

在力学中,为描述力在物体移动过程中力的空间累加效果,我们引入了功的概念。功(work)的定义式为

$$dW = \boldsymbol{F} \cdot d\boldsymbol{s} = F \cdot ds \cdot \cos \varphi$$

力学中所研究的是物体间特殊类型的相互作用,物体与外界交换能量的结果是物体的机械运动状态发生改变。然而功的概念具有普遍性,除机械功外,还有电场力的功、磁场力的功等其他类型。这样一来,做功引起的不只是系统机械运动状态的变化,还可以是热运动状态、电磁运动状态的变化等。在力学中,功是系统机械能改变的量度。广义上讲,功是系统能量改变的量度。做功是系统与外界能量相互交换的一种方式,这种能量交换的方式是通过宏观的有规则运动(如机械运动、电荷的定向移动等)来完成的。

在热力学中,功的概念和计算都很重要。如图 6-3 所示,汽缸中装有理想气体,活塞的面积为 S,活塞与汽缸壁间的摩擦忽略不计,气体膨胀非常缓慢,可将汽缸中的气体视为准静态膨胀。由于是准静态过程,所以气体作用在活塞上的力与活塞作用于气体的力始终大小相等,以 F 表示。当活塞移动微小距离 dx 时,系统对活塞所做的功为

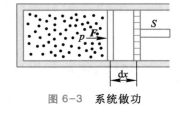

图 6-3　系统做功

$$dW = Fdx = pSdx = pdV \tag{6-1}$$

从(6-1)式可以看出,如果 $dV>0$,则 $dW>0$,系统体积膨胀,系统通过消耗能量对外做正功;如果 $dV<0$,则 $dW<0$,系统体积缩小,系统对外界做负功,实际上是外界对系统做正功,系统获取能量;如果 $dV=0$,那么 $dW=0$,即系统体积不变时,系统对外不做功,外界对系统也不做功。汽缸内气体的体积由 V_1 变到 V_2 时,系统对外界所做的功为

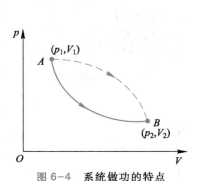

图 6-4　系统做功的特点

$$W = \int_{V_1}^{V_2} pdV \tag{6-2}$$

根据系统准静态过程中压强与体积的变化关系,通过(6-2)式就可计算系统对外做的功,功的大小实质上就是 $p\text{-}V$ 图上过程曲线下曲边梯形的面积值。如图 6-4 所示,系统从状态 A 沿实线到 B 和沿虚线到 B,虽然系统的初态和末态相同,但过程不同,功就不同。显然,功是过程量,而并非状态量。

2. 热量

做功可以改变系统的状态,采取其他方式也能改变系统的状态。把一壶冷水放到火炉上,冷水的温度就会逐渐升高而改变状

 阅读材料:传热现象的研究

态,这种方式称为**传热**,它以系统和外界温度不同为条件。其微观表现是:由于系统和外界的温度不同,其分子无规则运动的平均动能不同,温度高的平均动能大,温度低的平均动能小;由于系统和外界接触,通过分子的相互碰撞,平均动能大的分子会把无规则运动的能量传给平均动能小的分子。这样,温度高的物体温度降低,温度低的物体温度升高。传热过程实质上是通过分子间的相互作用,传递分子无规则的运动能量而改变系统的状态。

传热过程中所传递的能量称为**热量**(heat),用 Q 表示。在国际单位制中,Q 的单位是 J。

热量

做功和传热是改变系统状态的两种方式,都可改变系统的状态,但有本质上的区别,做功是通过宏观运动(大量分子做有规则运动)传递能量,传热通过微观运动(分子做无规则运动)传递能量。作为传递能量的方式,两者完全等效,机械运动与热运动可以相互转化。热量描述的是传热过程中物体之间传递的能量,热量与过程相联系。

3. 热容

系统和外界的热传递将引起系统本身温度的变化,这一温度变化和传递的热量间的关系可用热容表示。**热容**(heat capacity) C 的定义为

热容

$$C = \frac{\mathrm{d}Q}{\mathrm{d}T} \tag{6-3}$$

式中,$\mathrm{d}T$ 为系统升高的温度,$\mathrm{d}Q$ 为系统温度升高 $\mathrm{d}T$ 时所吸收的热量。在国际单位制中,热容 C 的单位是 $\mathrm{J \cdot K^{-1}}$。根据研究需要,热容有多种不同形式。当系统的物质的量为 1 mol 时,对应的热容称为**摩尔热容**,用 C_m 表示,在国际单位制中,摩尔热容 C_m 的单位是 $\mathrm{J \cdot mol^{-1} \cdot K^{-1}}$。当系统质量为单位质量时,对应的热容称为**比热容**,用 c 表示,在国际单位制中,比热容 c 的单位是 $\mathrm{J \cdot kg^{-1} \cdot K^{-1}}$。由于热量和具体过程有关,对于同一个系统,相应于不同的过程,其热容有不同的量值。

4. 内能

实验结果表明,当系统从一个平衡态变化到另一个平衡态时,不论系统经历什么样的准静态过程,只要初态和末态一样,外界对系统传热和做功量的代数和保持不变。这一结论表明,系统中存在一个与功和热量有关,但又由状态决定的量(状态函数)。由于功和热量都是能量变化的量度,所以将这个状态函数,称为系统的**内能**(internal energy),用 U 表示。系统内能的增量只与系统的初态和末态有关,与系统所经历的过程无关,它是系统状态的单值函数。在国际单位制中,内能 U 的单位是 J。

内能

根据分子动理论可知,系统的内能包括全部分子的动能以及分子间相互作用的势能;动能包括分子的平动、转动和振动的动能,势能是所有分子间相互作用势能的总和。一切物体都具有内能,实际气体内能是温度和体积的函数。对于理想气体来说,不考虑分子相互作用,内能就等于分子的动能,是温度的单值函数。1 mol 理想气体的内能为

$$U = \frac{i}{2}RT \tag{6-4}$$

式中 i 为理想气体分子的自由度。单原子分子 $i=3$,刚性双原子分子 $i=5$,刚性多原子分子 $i=6$。

第二节 热力学第一定律

一、热力学第一定律

大量实验事实证明,热力学系统状态的变化总是通过系统与外界间的热量传递和做功进行的。外界只向系统传递热量 Q、外界只对系统做功 W 或外界既对系统做功又对系统传热都能改变系统的内能。由能量守恒定律有

$$Q = U_2 - U_1 + W = \Delta U + W \tag{6-5}$$

(6-5)式称为热力学第一定律(first law of thermodynamics)。式中热量 Q 与功 W 的正负号规定为:系统从外界吸收热量时,$Q>0$,向外界放热时,$Q<0$;系统对外界做功时,$W>0$,外界对系统做功时,$W<0$;系统内能增加时,$\Delta U>0$,系统内能减少时,$\Delta U<0$。

从(6-5)式可以看出,系统从外界吸收的热量,一部分用于系统对外做功,另一部分用来增加系统的内能。热力学第一定律是能量守恒定律在热现象中的具体体现,是任何热力学过程都必须遵循的规律。

对于无限小的准静态过程,热力学第一定律可表示为微分形式:

$$dQ = dU + dW \tag{6-6}$$

热力学第一定律表明,要使系统对外做功,必然要消耗系统的内能或从外界吸收热量。历史上曾有不少人试图制造通过一系列复杂过程,不需外界提供能量,却能不断对外做功的机器,即第一

阅读材料:热力学第一定律的建立

阅读材料:永动机的否定

类永动机,显然,它违反了热力学第一定律,不可能实现,因此热力学第一定律也可以表述为:第一类永动机是不可能制成的。

二、 热力学第一定律的应用

热力学第一定律确立了系统在状态变化过程中热量、功和内能之间的相互关系,是自然界中的一条普遍规律,无论气体、液体、固体系统都适用。而作为典型应用,计算理想气体在准静态过程中的热量、功和内能是热力学研究的重要内容。

1. 等容过程

等容过程(isochoric process)是指系统的体积在过程中始终保持不变(V 为常量,$dV=0$)的过程。如图 6-5 所示,等容过程在 p-V 图上是一条平行于 p 轴的线段。在等容过程中,由于 $dV=0$,系统对外界做功 $W=0$,由热力学第一定律得

$$Q_V = \Delta U = U_2 - U_1$$

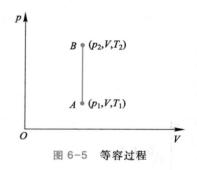

图 6-5　等容过程

上式表明:在等容过程中,系统吸收的热量全部用来增加系统的内能,温度升高。反之,系统向外界放热,系统内能必将减少,温度降低。

在等容过程中,1 mol 气体的热容称为摩尔定容热容,用 $C_{V,m}$ 表示。若气体的物质的量为 ν,则

$$dQ_V = \nu C_{V,m} dT = dU \tag{6-7}$$

在所涉及的范围内,如果 $C_{V,m}$ 可视为定值,则

$$Q_V = \nu C_{V,m}(T_2 - T_1) = U_2 - U_1 = \nu C_{V,m} \Delta T \tag{6-8}$$

将(6-4)式代入上式可得

$$C_{V,m} = \frac{i}{2} R \tag{6-9}$$

(6-9)式为摩尔定容热容的计算公式。由于内能是态函数,所以不论怎样的过程,理想气体内能的增量都可通过(6-7)式或(6-8)式计算。

2. 等压过程

等压过程(isobaric process)是指系统压强始终保持不变(p 为常量,$dp=0$)的过程。如图 6-6 所示,等压过程在 p-V 图上体现为一条平行于 V 轴的线段。在等压过程中,若系统的体积由 V_1 变到 V_2,温度由 T_1 变到 T_2,则系统对外界所做的功为

$$W_p = \int_{V_1}^{V_2} p dV = p(V_2 - V_1)$$

依据理想气体物态方程,上式还可写为

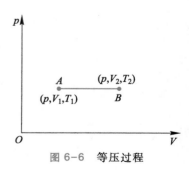

图 6-6　等压过程

$$W_p = p(V_2 - V_1) = \nu R(T_2 - T_1)$$

在等压过程中，1 mol 气体的热容称为**摩尔定压热容**，用 $C_{p,m}$ 表示，则

$$dQ_p = \nu C_{p,m} dT$$

在所涉及的范围内，如果 $C_{p,m}$ 可视为定值，则

$$Q_p = \nu C_{p,m}(T_2 - T_1)$$

将热力学第一定律用于等压过程，有

$$Q_p = U_2 - U_1 + W_p$$

可以看出，在等压过程中，系统吸收的热量一部分用来增加系统内能，另一部分用来对外做功。联立上面几个公式，有

$$\nu C_{p,m}(T_2 - T_1) = \nu C_{V,m}(T_2 - T_1) + \nu R(T_2 - T_1)$$

化简上式，有

$$C_{p,m} = C_{V,m} + R = \frac{2+i}{2}R \qquad (6-10)$$

(6-10)式称为**迈耶公式**（Mayer formula）。

3. 等温过程

等温过程（isothermal process）是指系统温度在过程中始终保持不变（T 为常量，$dT = 0$）的过程。如图 6-7 所示，等温过程在 p-V 图上体现为一条双曲线段。由于理想气体内能只由温度决定，所以系统的内能在等温过程中不发生变化，即

$$\Delta U = 0$$

由热力学第一定律有

$$Q_T = W_T$$

从上式可以看出，系统等温膨胀时，外界传递给系统的热量全部被系统用来对外做功；系统等温压缩时，外界对系统所做的功被系统全部以热量的形式传递给外界。

若系统的温度为 T，并由状态 $A(p_1, V_1, T)$ 变到状态 $B(p_2, V_2, T)$，则系统对外所做的功为

$$W_T = \int_{V_1}^{V_2} p\,dV = \int_{V_1}^{V_2} \nu R T \frac{dV}{V} = \nu R T \ln \frac{V_2}{V_1} = \nu R T \ln \frac{p_1}{p_2}$$

4. 绝热过程

系统与外界无热量交换的过程，称为**绝热过程**（adiabatic process）。在绝热过程中，p、V、T 三个参量都不为常量，只是

$$Q_A = 0$$

依据热力学第一定律，有

$$-W_A = U_2 - U_1 = \nu C_{V,m}(T_2 - T_1)$$

将上式写成微分形式：

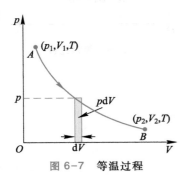

图 6-7　等温过程

$$-p\mathrm{d}V = \nu C_{V,\mathrm{m}}\mathrm{d}T \tag{6-11}$$

由理想气体物态方程可得

$$p\mathrm{d}V + V\mathrm{d}p = \nu R\mathrm{d}T \tag{6-12}$$

联立(6-11)式与(6-12)式,消去 $\mathrm{d}T$,可得

$$(C_{V,\mathrm{m}} + R)p\mathrm{d}V + C_{V,\mathrm{m}}V\mathrm{d}p = 0$$

利用迈耶公式,并定义 $\gamma = C_{p,\mathrm{m}}/C_{V,\mathrm{m}}$,$\gamma$ 称为**摩尔热容比**(ratio of the molar heat capacity),有

$$\frac{\mathrm{d}p}{p} + \gamma\frac{\mathrm{d}V}{V} = 0$$

对上式积分,有

$$pV^{\gamma} = 常量 \tag{6-13}$$

(6-13)式称为理想气体的绝热方程,也称**泊松公式**(Poisson formula)。

如图 6-8 所示,实线表示绝热过程,虚线表示等温过程。点 N 为两线的相交点,等温线在点 N 的斜率为

$$\frac{\mathrm{d}p_T}{\mathrm{d}V} = -\frac{p}{V}$$

绝热线在点 N 的斜率为

$$\frac{\mathrm{d}p_A}{\mathrm{d}V} = -\gamma\frac{p}{V}$$

由于 $\gamma > 1$,所以绝热线比等温线陡。

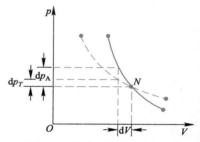

图 6-8　绝热过程与等温过程

利用泊松公式和理想气体物态方程,可得到绝热过程中 V 和 T 以及 p 和 T 之间的关系式:

$$V^{\gamma-1}T = 常量 \tag{6-14}$$

$$p^{\gamma-1}T^{-\gamma} = 常量 \tag{6-15}$$

例 6-1

1.0 mol 单原子理想气体,分别经等压和等容过程,温度从 300 K 加热到 350 K。试问:系统分别吸收了多少热量?内能的增量是多少?对外做了多少功?

解　在等容过程中

$$Q_V = \nu C_{V,\mathrm{m}}\Delta T = 1\times\frac{3}{2}\times 8.31\times 50 \text{ J} = 6.23\times 10^2 \text{ J}$$

依据热力学第一定律:

$$Q_V = \Delta U = 6.23\times 10^2 \text{ J}$$

$$W_V = 0$$

在等压过程中:

$$Q_p = \nu C_{p,\mathrm{m}}\Delta T = 1\times\frac{5}{2}\times 8.31\times 50 \text{ J} = 1.04\times 10^3 \text{ J}$$

理想气体内能是温度的单值函数,故

$$\Delta U = Q_V$$

$$W_p = Q_p - \Delta U = 4.17\times 10^2 \text{ J}$$

三、循环过程

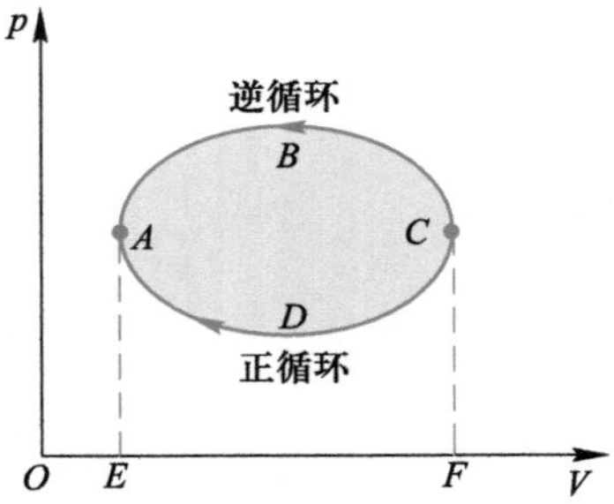

1. 正循环与逆循环

如果系统由某一状态出发,经过任意的一系列过程,最后又回到原来的状态,这样的过程称为循环过程(cyclical process),简称循环。如图6-9所示。如果循环顺时针方向进行,为正循环(positive cycle);反之,若循环逆时针方向进行,为逆循环(inverse cycle)。

对于正循环,在过程 *ABC* 中,系统对外界做正功,数值等于 *ABCFEA* 所围的面积值;在过程 *CDA* 中,外界对系统做功,数值等于 *CDAEFC* 所围的面积值。可见,在正循环中,系统对外界所做的功等于 *ABCDA* 所围的面积值,并大于零。

系统经过一个循环,内能不变,由热力学第一定律可知,系统从外界吸收热量的总和 Q_1 必然大于系统放出热量的总和 Q_2,而且 $Q_1 - Q_2 = W$。由此可见,系统做正循环时,系统将从高温热源吸收的热量,一部分用来对外做功,另一部分传递给低温热源。

同理,对于一个逆循环过程,通过外界对系统做功,系统从低温热源处吸收热量,并将外界对系统所做的功和由低温热源吸收的热量,都以热量的形式释放到高温热源。

2. 热机效率

能从高温热源吸热并对外做功的系统称为热机(heat engine),如蒸汽机、汽轮机、燃气轮机、内燃机、喷气发动机等,它们是军舰、坦克、潜艇、导弹和军用飞机等武器装备的核心部件。不同类型的热机工作方式有所不同,但共同点都是将热能转化为机械能:通过汽油、柴油、航空燃油燃烧产生的热能,将工作物质变为高温高压气体,再利用此气体驱动活塞平动、叶片旋转或直接喷出产生推动力。

热机效能的重要参量之一就是它的效率,即吸收的热量有多少转化为有用功。因此,热机效率(efficiency of heat engine)η(简称效率)的定义为

$$\eta = \frac{W}{Q_1} = \frac{Q_1 - Q_2}{Q_1} = 1 - \frac{Q_2}{Q_1} \tag{6-16}$$

热机的循环过程不同,效率不同。

3. 制冷系数

能从低温热源吸热并将热量释放到高温热源的系统称为制冷机(refrigerator)。在制冷循环中,由于外界对系统做功,系统可把热量从低温热源传递到高温热源。制冷系数 ω 的定义为

图6-9 循环过程

热机

热机效率

$$\omega = \frac{Q_2}{W} = \frac{Q_2}{Q_1 - Q_2} \qquad (6-17)$$

式中，Q_2 为系统从低温热源吸收的热量，Q_1 为系统释放到高温热源的热量，W 为外界对系统所做的功。从(6-17)式可以看出，吸收同样的热量，做功越少，制冷系数就越大。

阅读材料：卡诺的热机理论

4. 卡诺循环

在 18 世纪末、19 世纪初，蒸汽机的效率是很低的，只有 3%～5%。为提高热机的效率，1824 年法国青年工程师卡诺 (S. Carnot) 研究了一种理想热机的效率。该热机的工作物质为理想气体，只与一个高温热源和一个低温热源交换能量，循环由两个等温过程和两个绝热过程组成，该循环称为卡诺循环 (Carnot cycle)，如图 6-10 所示。下面分析卡诺循环的效率。

物理学家简介：卡诺

卡诺循环

（1）系统由状态 1 变到状态 2 的过程是等温膨胀（T_1 对应高温热源），在此过程中，系统由高温热源吸收的热量为

$$Q_{12} = \nu R T_1 \ln \frac{V_2}{V_1}$$

（2）系统由状态 2 变到状态 3 的过程是绝热膨胀，温度降到 T_2（T_2 对应低温热源），在这过程中，系统与外界无热量交换。

（3）系统由状态 3 变到状态 4 的过程是等温压缩，在此过程中，系统向低温热源放出热量的绝对值为

$$Q_{34} = \nu R T_2 \ln \frac{V_3}{V_4}$$

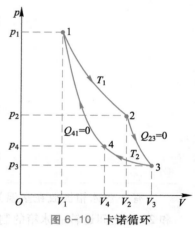

图 6-10　卡诺循环

（4）系统由状态 4 回到状态 1 的过程是绝热压缩，在此过程中，系统与外界无热量交换。系统完成一个循环后的效率为

$$\eta = \frac{W}{Q_1} = \frac{Q_1 - Q_2}{Q_1} = 1 - \frac{Q_2}{Q_1} \qquad (6-18)$$

式中

$$\frac{Q_2}{Q_1} = \frac{T_2}{T_1} \cdot \frac{\ln(V_3/V_4)}{\ln(V_2/V_1)} \qquad (6-19)$$

因状态 1、4 和状态 2、3 分别在两条绝热线上，它们应当满足绝热方程

$$T_1 V_2^{\gamma-1} = T_2 V_3^{\gamma-1}, \qquad T_1 V_1^{\gamma-1} = T_2 V_4^{\gamma-1}$$

将以上两式相除，有

$$\frac{V_2}{V_1} = \frac{V_3}{V_4} \qquad (6-20)$$

将(6-20)式代入(6-19)式,有

$$\frac{Q_2}{Q_1} = \frac{T_2}{T_1}$$

将上式代入(6-18)式,有

$$\eta_C = 1 - \frac{T_2}{T_1} \qquad (6-21)$$

从(6-21)式可以看出,卡诺循环的效率只由高温热源和低温热源的温度决定,且 T_1 越大, T_2 越小,效率越高。需要注意的是,(6-18)式是热机效率的一般定义,而(6-21)式是卡诺循环的效率,不要混淆。

现代热电厂利用的水蒸气温度可达 580 ℃,冷凝水的温度约为 30 ℃,若按卡诺循环计算,其效率为

$$\eta_C = 1 - \frac{303}{853} = 64.5\%$$

实际上水蒸气循环的效率最高只能达到 36% 左右。

同理,不难得到逆卡诺循环的制冷系数为

$$\omega = \frac{Q_2}{W} = \frac{Q_2}{Q_1 - Q_2} = \frac{T_2}{T_1 - T_2} \qquad (6-22)$$

例 6-2

有一台冰箱被放在室温为 20 ℃ 的房间里,冰箱储物柜内的温度维持在 5 ℃。设在 5 ℃ 和 20 ℃ 之间运转的冰箱的制冷系数是逆卡诺循环制冷系数的 55%。现每天有 2.0×10^8 J 的热量自房间通过传导的方式传入冰箱内。若要使冰箱内保持 5 ℃ 的温度,外界每天需做多少功?其功率为多少?

解 设冰箱的制冷系数为 ω,逆卡诺循环制冷系数为 ω',高温热源温度为 T_1,低温热源温度为 T_2,从低温热源吸收的热量为 Q_2,释放到高温热源的热量为 Q_1。逆卡诺循环的制冷系数为

$$\omega' = \frac{T_2}{T_1 - T_2}$$

则冰箱的制冷系数为

$$\omega = \frac{T_2}{T_1 - T_2} \times 55\% = \frac{278}{293 - 278} \times \frac{55}{100} = 10.2$$

又由制冷系数的定义

$$\omega = \frac{Q_2}{Q_1 - Q_2}$$

则

$$Q_1 = \frac{(1 + \omega)Q_2}{\omega} = \frac{1 + 10.2}{10.2} \times 2.0 \times 10^8 \text{ J} = 2.2 \times 10^8 \text{ J}$$

外界每天需做的功为

$$W = Q_1 - Q_2 = (2.2 \times 10^8 - 2.0 \times 10^8) \text{ J} = 2.0 \times 10^7 \text{ J}$$

功率为

$$P = \frac{W}{t} = \frac{2.0 \times 10^7}{24 \times 60 \times 60} \text{ W} = 2.3 \times 10^2 \text{ W}$$

第三节　热力学第二定律

一、热力学第二定律

1. 可逆过程与不可逆过程

一个系统由某一状态开始，经过任一过程达到另一状态，如果存在某一过程，能使系统和外界完全回到初始状态，则此过程为可逆过程（reversible process）。如果用任何方法都不可能使系统和外界完全恢复到初始状态，则此过程为不可逆过程（irreversible process）。

在热力学中，过程的可逆性与系统所经历的中间状态是否处于平衡态密切相关，无摩擦的准静态过程是可逆过程。然而，正如完全没有摩擦力的机械过程不存在一样，可逆过程在实际中是不存在的，与热现象有关的宏观过程都是不可逆的。在热力学实际问题中，可以做到非常接近于一个可逆过程，因而可逆过程的概念在理论上和计算上具有重要意义。

2. 热力学第二定律

热力学第一定律解决了自然界变化过程中能量的守恒与转化问题，但没有涉及过程进行的方向问题。有许多并不违反热力学第一定律的过程却不会自动发生。如两个不同温度的物体接触，热量总是由高温物体自发地流向低温物体，最后达到温度平衡。但人们从来没有观察到热量自动地由低温物体流向高温物体，使它们的温差越来越大的现象，虽然这种现象并不违反热力学第一定律。类似的现象还很多，所有与热现象有关的自然过程都具有一定的方向性。热力学第二定律（second law of thermodynamics）所要解决的就是过程进行的方向问题。

热力学第二定律是从大量的事实中总结出来的，由于历史原因，它有多种表述形式，最常用的有两种。

开尔文表述（Kelvin statement）：不可能从单一热源吸取热量，使其全部转化为有用功而不产生其他影响。开尔文表述中的"单一热源"是指温度均匀而且恒定不变的热源。若热源不是单一热源，则工作物质就可以从热源中温度较高的一部分吸热并向热源中温度较低的另一部分放热，这实际上就等于有两个热源了。"其他影响"是指除了工作物质从单一热源吸热并把所吸收的热量全部转化为有用功以外的任何其他变化。如果有其他变

可逆过程

阅读材料：热力学第二定律的建立

物理学家简介：开尔文

化,工作物质将从单一热源吸收的热量全部用来对外做功是可能的。例如理想气体做等温膨胀时,理想气体就将从单一热源吸收的热量全部转化为有用的功。但这一过程的后果是理想气体的体积发生了变化,工作物质并没有恢复到原来的状态,即产生了"其他影响"。

如果可以从单一热源吸取热量做功,那么就可以拥有规模巨大的能源。例如热机从海水吸热,海水只需要降低 0.1 ℃,热机提供的能量就可以让全世界使用几千年。我们把只从单一热源吸热,并将全部热量转化为有用功而不产生其他影响的机器,称为**第二类永动机**。因此,热力学第二定律也可表述为:第二类永动机是不可能制成的。

克劳修斯表述(Clausius statement):热量不可能自动地由低温物体传到高温物体。克劳修斯表述中的"自动地"是指工作物质不受任何影响,否则热量是完全可以从低温物体传到高温物体的,电冰箱就是通过外界做功,从低温热源吸热并释放到高温环境中。

需要指出的是,热力学第二定律还可以有很多种表述,即对新的与热现象有关的不可逆过程加以说明,就是另一种热力学第二定律的表述。开尔文表述和克劳修斯表述以及其他的热力学第二定律的表述都是等价的。下面分析开尔文表述和克劳修斯表述的等效性。如果可以从单一热源吸取热量并把它全部转化为有用功(如抬高物体),那么就可以使所得的功全部转化为热量(让物体自由落下),传递给温度更高的物体,实现热量由低温物体传到高温物体,但事实上这是不能实现的。开尔文表述说明功变热的过程是不可逆的,克劳修斯表述指出传热过程是不可逆的,二者都反映了自然界中与热现象有关的宏观过程具有方向性的特点。

3. 热力学第二定律的统计意义

前面我们从宏观的角度讨论了热力学过程的方向性问题,因为热现象与大量分子的无规则运动相联系,所以为了加深对热力学第二定律的理解,可以换一个角度,从微观出发,用统计的方法说明热力学第二定律的意义。

如图 6-11 所示,容器当中有一块隔板,把容器等分为 A、B 两室。隔板抽开前,气体在 A 室,B 室为真空。为了简单起见,假定在开始时,在 A 室有 4 个气体分子,这 4 个气体分子宏观不可辨,但微观可辨,用 a、b、c、d 分别代表这 4 个气体分子。在隔板抽开前,它们只能在 A 室运动,把隔板抽开后,它们就能在整个容器内运动。在平衡态下,对每个分子来说,它在 A 室和 B 室的机会是均等的,这是等概率假设。全部分子在容器内的位置分布见表 6-1。

物理学家简介:克劳修斯

阅读材料:玻耳兹曼关于热力学第二定律的微观解释

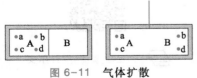

图 6-11　气体扩散

表 6-1　全部分子在容器内的位置分布

微观态	组态		宏观态	概率	Ω
	A 室	B 室			
1	abcd	—	A_4B_0	1/16	1
2	bcd	a			
3	acd	b	A_3B_1	1/4	4
4	abd	c			
5	abc	d			
6	ab	cd			
7	ac	bd			
8	ad	bc	A_2B_2	3/8	6
9	bc	ad			
10	bd	ac			
11	cd	ab			
12	a	bcd			
13	b	acd	A_1B_3	1/4	4
14	c	abd			
15	d	abc			
16	—	abcd	A_0B_4	1/16	1

　　每种组态代表这个系统的一个微观态(microstate)。从宏观量(如分子密度)角度来看,这 16 种微观态分属于 5 种不同的宏观态(macrostate),即 4 个分子全部在 A 室(以 A_4B_0 表示);3 个分子在 A 室,1 个分子在 B 室(以 A_3B_1 表示);2 个分子在 A 室,2 个分子在 B 室(以 A_2B_2 表示);1 个分子在 A 室,3 个分子在 B 室(以 A_1B_3 表示);4 个分子全部在 B 室(以 A_0B_4 表示)。这 5 种宏观态出现的概率不一样,包含微观态数目多的宏观态出现的概率大,例如 A_4B_0 和 A_0B_4 包含 1 个微观态,该宏观态出现的概率为 1/16;而 A_2B_2 包含 6 个微观态,该宏观态出现的概率为 3/8。热力学概率(thermodynamic probability)可用来定量说明宏观态和微观态的关系,其定义为:任一宏观态所包含的微观态数,称为热力学概率,用 Ω 表示。需要注意的是,热力学概率与经常提到的概率不是一个概念,热力学概率可以非常大,而通常说的概率最大值为 1。

热力学概率

　　以 4 个气体分子为例完全是为了简单,以说明问题为目的,4 个分子的系统一共只有 $2^4 = 16$ 个微观态。可以证明,如果有 N

个分子,就有 2^N 个微观态,而 N 个分子全部在 A 室或 B 室的概率仅为 $1/2^N$。在实际问题中,待研究的宏观系统都包含了大量的分子,1 mol 的气体就含有 6.023×10^{23} 个气体分子。因此,当 1 mol 气体自由膨胀时,所有气体分子全部在 A 室或 B 室的概率仅为 $1/2^{6.023 \times 10^{23}}$,这样小的概率实际上是不可能出现的。气体自由膨胀过程的不可逆性,实质上反映了系统内部所发生的过程总是由概率小的宏观态向概率大的宏观态进行。

Ω 大的宏观态出现的概率大,Ω 小的宏观态出现的概率小。一个不受外界影响的系统所发生的过程,总是由包含微观态数目少的宏观态向包含微观态数目多的宏观态方向进行,即由 Ω 小的宏观态向 Ω 大的宏观态方向进行,也就是向分子运动更加无序的方向进行。这就是热力学第二定律的统计意义。

热力学第二定律只适用于宏观过程,不适用于少量分子的微观体系;只适用于有限范围,不能运用到无限的宇宙。

二、卡诺定理

热力学第二定律否定了第二类永动机,即效率为 1 的热机是不可能实现的,那么热机的最高效率可以达到多少呢?由热力学第二定律推出的卡诺定理能够解决这一问题。

卡诺定理(Carnot's theorem)是卡诺在 1824 年提出来的,其表述如下:①在相同的高温热源和相同的低温热源之间工作的一切可逆热机,其效率都相等,与工作物质无关;②在相同的高温热源和相同的低温热源之间工作的一切不可逆热机,其效率都小于可逆热机的效率。

$$\eta' \leqslant 1 - \frac{T_2}{T_1} = \eta \tag{6-23}$$

式中,η' 代表不可逆热机的效率,η 代表可逆热机的效率,"="适用于可热机,"<"适用于不可逆热机。

卡诺定理指出了提高热机效率的途径。高温热源的温度 T_1 越高、低温热源的温度 T_2 越低,热机的效率就越高;循环过程应尽量接近可逆循环,减少过程的不可逆性,如减少散热损失、漏气和摩擦等。卡诺定理虽然讨论的是可逆热机与不可逆热机的热机效率问题,但它还具有非常重要的理论价值。

第四节　熵与熵增加原理

热力学第二定律指出,一切与热现象有关的宏观过程都是不可逆的,但并未给出判定过程进行方向的标准。与热力学第一定律中的内能态函数一样,人们希望通过用一个态函数来判断一个过程是否可逆以及不可逆过程自发进行的方向,这个态函数就是熵。

一、克劳修斯等式

从卡诺循环可以得到

$$\frac{Q_1}{T_1} = \frac{Q_2}{T_2}$$

式中 Q_1 和 Q_2 分别表示工作物质在卡诺循环中吸收和放出热量的绝对值。如果吸收热量为正,放出热量为负,则上式可写成

$$\frac{Q_1}{T_1} + \frac{Q_2}{T_2} = 0$$

将 Q/T 定义为热温比。上式表明,在卡诺循环中,热温比的代数和等于零。这个结论可以推广到一切可逆循环过程。

如图 6-12 所示,闭合曲线表示任意的一个热机的可逆循环。该循环可看成由许多个正向卡诺循环所组成。从图中可以看出,相邻的两个卡诺循环的绝热线绝大部分都是共同的,但方向相反,效果相互抵消。所有这些卡诺循环的总效果,就相当于图中锯齿形曲线所表示的循环过程。若卡诺循环的数目趋于无穷大,这个锯齿形曲线就无限接近于原来给定的任意可逆循环。对某一卡诺循环有

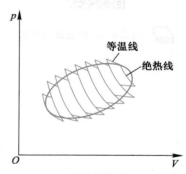

图 6-12　克劳修斯等式的证明

$$\frac{\Delta Q_i}{T_i} + \frac{\Delta Q_{i+1}}{T_{i+1}} = 0$$

对所有的卡诺循环求和:

$$\sum_{i=1}^{n} \frac{\Delta Q_i}{T_i} = 0$$

当 $n \to \infty$ 时,上式变成

$$\oint \frac{dQ}{T} = 0 \qquad (6-24)$$

(6-24)式称为克劳修斯等式(Clausius equality)。从(6-24)式可以看出,对任意的可逆循环,热温比的环路积分等于零。对于不

可逆循环的效率 η'，依据卡诺定理，推导可得

$$\oint \frac{\mathrm{d}Q}{T} < 0$$

从上式可以看出，对不可逆循环，热温比的环路积分小于零。

二、熵

熵

阅读材料：热寂说的提出

克劳修斯等式表明，对任意可逆循环，积分 $\displaystyle\int \frac{\mathrm{d}Q}{T}$ 只与系统的初态与末态有关，与所经历的可逆过程无关，因此，可引入一个态函数 熵（entropy），用 S 表示，也称为 克劳修斯熵（Clausius entropy）。当系统由状态 A 经任意可逆过程变化到状态 B 时，S 的增量为

$$\Delta S = S_{\mathrm{B}} - S_{\mathrm{A}} = \int_{\mathrm{A}}^{\mathrm{B}} \frac{\mathrm{d}Q}{T} \tag{6-25}$$

(6-25)式是克劳修斯熵的定义式。式中，S_{A} 表示系统在状态 A 的熵值，S_{B} 表示系统在状态 B 的熵值，ΔS 为系统 S 的增量。在国际单位制中，S 的单位为 $\mathrm{J \cdot K^{-1}}$。

对于无限小的可逆过程，有

$$\mathrm{d}S = \frac{\mathrm{d}Q}{T}$$

对于无限小的不可逆过程，有

$$\mathrm{d}S > \frac{\mathrm{d}Q}{T}$$

合并以上两式，有

$$\mathrm{d}S \geqslant \frac{\mathrm{d}Q}{T} \tag{6-26}$$

在(6-26)式中，可逆过程取"="，不可逆过程取">"。

需要指出的是，克劳修斯熵是状态函数，只有系统的平衡状态才有意义。热力学中更为普适的熵是 玻耳兹曼熵（Boltzmann entropy），其定义为

物理学家简介：玻耳兹曼

$$S = k \ln \Omega \tag{6-27}$$

式中，k 是玻耳兹曼常量，Ω 是热力学概率，(6-27)式称为玻耳兹曼公式。该式表明，熵 S 与热力学概率 Ω 有联系，Ω 值大的宏观态相对无序，S 值大；Ω 值小的宏观态相对有序，S 值小。可以证明玻耳兹曼熵与克劳修斯熵完全等价。

三、熵增加原理

在绝热过程中，$dQ=0$，根据(6-26)式，得

$$dS \geq 0 \qquad (6-28)$$

从(6-28)式可以看出，在可逆绝热过程中，系统的熵不变。因此，可逆绝热过程又称为等熵过程；在不可逆绝热过程中，系统的熵永不减少。综合考虑可知，一个孤立系统的熵永不减少，这一结论称为熵增加原理(principle of entropy increase)。

在非绝热过程中，由于外界的作用，非孤立系统的熵的减少是可能的，但将系统和与其发生相互作用的外界视为一个大系统时，这个大系统的熵之和是不会减少的。熵描述了分子运动的有序程度，分子运动的有序性越好，熵越小；分子运动的有序性越差，熵越大，所以，一切自发过程总沿着熵增加的方向进行。熵增加原理是热力学第二定律的数学表现形式，因此，可以根据熵的值来判断实际过程进行的方向。

通过克劳修斯熵定义式可以看出，系统在某一状态的熵值是相对的，而两个状态的熵的增量是绝对的。可逆过程中系统的熵变，可通过热温比求和进行计算。

熵是态函数，不论过程是否可逆，只要系统初态和末态确定，熵变必然确定。为计算方便，对于任何一个给定的不可逆过程，都可以先设计出一个等效的可逆过程，然后计算系统在可逆过程中两状态间的熵的增量，其结果与系统在不可逆过程中两状态间的熵增量是相同的。

阅读材料：熵增加原理的提出

例 6-3

试求 1.00 kg，0 ℃的冰吸热后变成 20.0 ℃的水的过程中熵的增量（熵变）。取冰的熔化热为 $h=3.35\times10^5$ J·kg^{-1}，水的比定压热容为 $c=4.186\times10^3$ J·K^{-1}·kg^{-1}。

解 依据题意，熵变的计算分两步进行，先计算每一部分的熵变，再求总熵变。

0 ℃的冰吸热后变成 0 ℃的水的过程中，熵的增量为

$$\Delta S_1 = \frac{\Delta Q_1}{T_1} = \frac{m \cdot h}{T_1} = \frac{1.00\times3.35\times10^5}{273} \text{ J·K}^{-1}$$

$$= 1.23\times10^3 \text{ J·K}^{-1}$$

0 ℃的水吸热后变成 20.0 ℃的水的过程中，

熵的增量为

$$\Delta S_2 = \int_{Q_1}^{Q_2} \frac{dQ}{T} = \int_{T_1}^{T_2} mc\frac{dT}{T} = mc\ln\frac{T_2}{T_1}$$

$$= 1.00\times4.186\times10^3\ln\frac{293}{273} \text{ J·K}^{-1}$$

$$= 2.96\times10^2 \text{ J·K}^{-1}$$

整个过程熵的增量为

$$\Delta S = \Delta S_1 + \Delta S_2 = 1.53\times10^3 \text{ J·K}^{-1}$$

第五节 生命系统中的热力学结构

　　生命系统是一种特殊的结构,在其内部及其与环境之间发生着不间断的物质、能量和信息交换,物质的传递和信息的传递都必然伴随着热量传递。从热力学角度看,生命活动中伴随着许多与热力学有关的过程,人体要通过进食摄取营养,通过呼吸吸入氧气,食物在体内氧化分解放出能量,这些能量一部分用于对外做功,或以热量的形式散发出去,另一部分储存在体内,因此,人体是一个典型的开放系统。

一、人体的新陈代谢

　　人体需要进食、吸入氧气,并不断地积累能量;为了实现生命活动,还必须不断地消耗能量与排泄废物。这种体内同外界不断进行的物质和能量交换的过程,称为新陈代谢(metabolism)。新陈代谢是生命现象中最基本的特征,它由两个过程组成,一个是同化作用(合成代谢)过程,另一个是异化作用(分解代谢)过程。

　　人体把从外界环境中获取的营养物质转变成自身的组成物质,并储存能量的变化过程,称为同化作用(assimilation)。人体把自身的一部分组成物质加以分解,释放出其中的能量,并且把分解的终产物排出体外的变化过程,称为异化作用(alienation)。

　　新陈代谢是生命体不断进行自我更新的过程,人体的新陈代谢,在生长、发育、衰老的不同阶段是不同的。婴幼儿、青少年正处在长身体的阶段,需要更多的物质来建造自身的机体,新陈代谢旺盛,同化作用占主导位置。到了老年,人体机能日趋退化,新陈代谢减弱,同化作用与异化作用的主次关系也随之转变,如果新陈代谢停止了,生命也就结束了。

　　假定在时间 Δt 内,某人对外做的各种功的和为 W,同时身体向外散发的热量为 Q,则根据热力学第一定律,有

$$\Delta U = -W - Q$$

式中 ΔU 包括人体摄入的能量和体内储存能量的变化,该式表明,如果没有外界能量的补充,显然 ΔU 为负值,即体内储存的能量不断减少;如果外界补充的能量,大于所消耗的能量,则多余的能量就要储存在体内。下面来探讨内能随时间的变化,经 Δt 时

间内,内能的变化率为

$$\frac{\Delta U}{\Delta t} = -\frac{\Delta W}{\Delta t} - \frac{\Delta Q}{\Delta t} \qquad (6-29)$$

式中,$\frac{\Delta U}{\Delta t}$称为分解代谢率,$\frac{\Delta Q}{\Delta t}$称为产热率,$\frac{\Delta W}{\Delta t}$称为机械功率。

机械功率$\frac{\Delta W}{\Delta t}$和产热率$\frac{\Delta Q}{\Delta t}$原则上都可以直接测出。分解代谢率则只能通过氧的消耗率来间接测定,因为食物在分解代谢过程中需要氧,氧的消耗率决定了分解代谢率。以葡萄糖为例:

$$C_6H_{12}O_6 + 6O_2 \rightarrow 6CO_2 + 6H_2O + 2.87 \times 10^6 \text{ J}$$

完全氧化 1 mol(180 g)的葡萄糖约需 134.4 L 氧气,产生的热量为 2.87×10^6 J,即每升氧气产热 2.14×10^4 J,每克葡萄糖产热 1.59×10^4 J。将 1 g 食物完全氧化所释放的热量称为食物的热价,食物的热价可分为物理热价和生物热价。食物在体外燃烧所释放的热量称为物理热价,食物在体内氧化所释放的热量,称为生物热价。某种营养物质在氧化时,每消耗 1 L 氧气所产生的热量,称为该物质的氧热价。表 6-2 列出了一些食物的生物热价和氧热价。

表 6-2 一些食物的生物热价和氧热价		
食物	生物热价/(kJ · g^{-1})	氧热价/(kJ · L^{-1})
糖	17.2	20.9
蛋白质	18.0	18.8
乙醇	29.7	20.3
脂肪	39.7	19.6

人体的分解代谢除与自身代谢功能和参与代谢的食物种类有关外,还与人体的肌肉活动、精神活动以及环境温度等因素有关。通过研究发现,以单位体表面积作为能量代谢率的衡量标准比较合适。表 6-3 给出了人体在不同状态下的能量代谢量。

表 6-3 人体不同状态的能量代谢量	
状态	能量代谢量/(kJ · m^{-2} · h^{-1})
平卧	1.64×10^2
开会	2.04×10^2
扫地	6.81×10^2
打篮球	1.45×10^3
踢足球	1.50×10^3

体表面积估算公式为

体表面积/m² = (0.006 1×身高/cm) + (0.012 8×体重/kg) - 0.159 2

基础代谢(basal metabolism)是指人体在清醒而又极端安静的状态下,不受肌肉活动、环境温度、食物及精神紧张等影响时的能量代谢率。基础代谢率随性别、年龄等不同而有生理变动。男性基础代谢率平均高于女性,人在幼年的基础代谢率比成年后高,年龄越大,代谢率越低。

一般来说,基础代谢率的实际数值与正常平均值相差在10%~15%范围内,属于正常。超出正常值时,才能算病理状态。甲状腺机能减退时,基础代谢率比正常标准低20%~40%;甲状腺功能亢进时,基础代谢率比正常标准高出25%~80%。此外,人体发热时,体温每升高1 ℃,基础代谢率将升高13%;反之,若体温降低(如低温麻醉中的手术病人),其代谢率较正常值要低。

二、 自组织现象

一般来说,组织是指系统内的有序结构或这种有序结构的形成过程。德国理论物理学家哈肯(Haken)认为,从组织的进化形式来看,可以分为两类:他组织和自组织。如果一个系统靠外部指令而形成组织,就是他组织;如果不存在外部指令,系统按照相互默契的某种规则,各尽其责而又协调地、自动地形成有序结构,就是自组织。在生物生长过程中,不断地有细胞死亡,也不断地把相对混乱无序的原子、分子组成新的有序的蛋白质和细胞。在生物进化过程中,生物都是经过漫长的年代,由简单向复杂、由低级向高级、由较为有序向更加有序的方向发展。我们把生命过程中这种从无序到有序的现象称为自组织现象(self-organization phenomenon)。自组织现象无论在自然界还是社会中都普遍存在,一个系统自组织功能越强,其保持和产生新功能的能力也就越强。

自组织理论是一种20世纪60年代末期开始建立并发展起来的系统理论。它的研究对象主要是复杂自组织系统(生命系统、社会系统)的形成和发展机制问题,即在一定条件下,系统如何自动地由无序走向有序,由低级有序走向高级有序。从系统论的观点来说,自组织是指一个系统在内在机制的驱动下,自行从简单向复杂、从粗糙向精细的方向发展,不断地提高自身的复杂度和精细度的过程;从热力学的观点来说,自组织是指一个系统通过与外界交换物质、能量和信息,不断降低自身熵值、提高有序度的过程;从统计力学的观点来说,自组织是指一个系统自发地从最概然状态向概率较低方向迁移的过程;从进化论的观点来说,自组织是指一个系统在遗传、变异和优胜劣汰机制的作用下结构和运行模式不断地自我完善,从而不断提高对环境的适应能力的过程。自组织理论主要包含耗散结构理论、协同学和突变论。

　　生命系统是远离平衡态的高度有序系统。根据热力学第二定律,这样一个系统若不与外界进行能量、物质交换,熵增加的结果将使它逐渐地从有序变为无序,生命就不能维持下去。正是由于生命在自然环境中非凡的自组织过程,生命系统由各种细胞按精确的规律组成高度有序的机构。人的大脑是由大约 150 亿个神经细胞所组成的极精密有序的装置,最聪明的人也仅利用了这些细胞的 10%。而每个生物细胞又保持着有序结构,这一特征是自组织系统的**层次性**,即每个自组织系统都是由一系列子自组织系统所构成。自组织系统构成层状结构,层层嵌套。每一个自组织系统都处于某一个层次上,从属于高层自组织系统,而又包含低层自组织系统,在同一层次上与其他自组织系统相互作用。

三、生命系统与熵的变化

　　地球上的生命体都是远离平衡态的不平衡开放系统,它们通过与外界不断进行物质和能量交换,经自组织而形成一系列结构。生命过程中一定存在熵减少过程,这种熵的减少与外界是分不开的。系统与外界相互作用,相应增加了外界的无序程度。通常我们把一个需要通过不断消耗外界的能量和物质来形成和维持的宏观时空有序结构称为**耗散结构**(dissipative structure)。耗散结构的特征是:① 存在于开放系统中,靠与外界的能量和物质交换产生负熵流,使系统的熵减少,形成有序结构;② 保持远离平衡态;③ 系统内部存在着非线性相互作用。

阅读材料:耗散结构
理论的建立

　　在生命系统新陈代谢的过程中,不仅生物体时时刻刻与外界进行着能量和物质的交换,而且其内部也时时刻刻进行着分解和化合作用,分解和化合作用的总趋势,就是把相对无序的物质转变为相对有序的物质,不断地构建和保持自身高度的有序结构,这个过程是熵减少的过程。只有 $dQ < 0$,才能使 $dS < 0$,即系统要向外界释放热量才能使系统的熵减少。在生命体内,伴随着熵减少的过程,一定要有能量的消耗,通过消耗化学能产生和维持细胞内外的离子浓度差。

　　熵增加原理告诉我们,系统熵的减少是以外界熵的增加为代价的。生命体中存在负熵过程,同时也存在正熵过程,这称为负熵补偿原理。人体通过化合作用可以生成二十几种不同的氨基酸,这些氨基酸又被制造成生物大分子蛋白质,这一过程由无序向有序方向发展,即负熵过程,要吸收能量。而体内各种糖类的分解又由有序向无序方向发展,即正熵过程,要释放能量。

思考题

6-1 回答下列问题:

(1) 孤立系统和开放系统的定义是什么?

(2) 何为准静态过程?

(3) 做功和传热的本质区别是什么?

(4) 系统确定,过程不同,热容相等吗?

(5) 理想气体的内能是哪个量的单值函数?

6-2 回答下列问题:

(1) 热力学第一定律中功和热量的正、负号是怎样规定的?

(2) 系统既对外做功又对外传热是否可能?

(3) 卡诺循环由哪几个过程组成?

(4) 热机效率和制冷系数是怎样定义的?

6-3 回答下列问题:

(1) 可逆过程是怎样一个过程?

(2) 热力学第二定律是不是只能有开尔文表述和克劳修斯表述两种?

(3) 热力学概率所对应的是微观状态数还是宏观状态数?

(4) 热力学第二定律的统计意义是什么?

6-4 回答下列问题:

(1) 生命系统处于热力学平衡态,还是热力学非平衡态?

(2) 自组织的特点是什么?

(3) 糖的分解过程是由有序向无序方向变化,还是由无序向有序方向变化?

(4) 人体内有无负熵过程?

习题

6-1 2.00 kg 空气从热源吸收热量 5.32×10^5 J,内能增加 8.36×10^5 J,是空气对外做功还是外界对空气做功? 做了多少功?

[外界对空气做功,3.04×10^5 J]

6-2 10 g 氢气吸收 10^3 J 的能量,压强并未发生变化,它原来的温度是 300 K,最后的温度是多少?

[319 K]

6-3 如图 6-13 所示,某热力学系统由状态 A 沿 ACB 过程到达状态 B 时,系统吸收了 5.60×10^2 J 的热量,对外做了 3.56×10^2 J 的功。问:

(1) 如果系统沿 ADB 过程到达 B,对外做了 2.2×10^2 J 的功,它吸收的热量为多少?

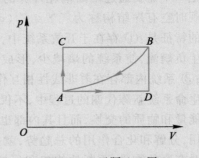

图 6-13 习题 6-3 图

(2) 若系统由状态 B 沿曲线 BA 返回状态 A,外界对它做了 2.82×10^2 J 的功,它吸收的热量为多少?

[(1) 4.24×10^2 J;(2) 4.86×10^2 J]

6-4 把 2 mol 的氮气从 20.0 ℃ 等压加热到 100 ℃，问：

（1）气体吸收的热量为多少？

（2）气体的内能增加了多少？

（3）气体对外做了多少功？

$[（1）4.65×10^3 J；（2）3.32×10^3 J；（3）1.33×10^3 J]$

6-5 假设某热机按照卡诺循环工作在 227 ℃ 与 127 ℃ 之间。热机从高温热源吸收了 $2.51×10^5 J$ 的热量，问：

（1）此热机的效率为多少？

（2）此热机在每次循环中所做的功为多少？

$[（1）20\%；（2）5.02×10^4 J]$

6-6 如图 6-14 所示，3 mol 氧气在压强为 $2.03×10^5$ Pa 时的体积为 40 L，先将它绝热压缩到原体积的一半，接着再令它等温膨胀到原来的体积。求：

（1）这一过程中系统的最大压强和最高温度；

（2）这一过程中系统吸收的热量、对外做的功和系统内能的增量。

$[（1）5.34×10^5 Pa，4.29×10^2 K；$
$（2）7.43×10^3 J，0.95×10^3 J，6.48×10^3 J]$

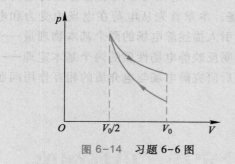

图 6-14 习题 6-6 图

6-7 有一以理想气体为工作物质的热机，其循环如图 6-15 所示，试证明热机效率为

$$\eta = 1 - \gamma \frac{V_1/V_2 - 1}{p_1/p_2 - 1}$$

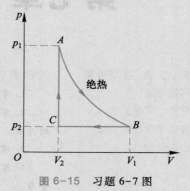

图 6-15 习题 6-7 图

6-8 若一台冰箱的制冷系数为 6，从储存的食物中吸收的热量为 10^4 J，则这台冰箱的电机必须做多少功？

$[1.67×10^3 J]$

6-9 4 mol 的理想气体，由体积 V_0 膨胀为 $2V_0$。

（1）如果膨胀是在 400 K 的等温条件下进行的，那么熵的增量为多少？

（2）如果气体膨胀是在可逆的绝热过程下进行的，那么熵的增量为多少？

$[（1）23.04 J·K^{-1}；（2）0]$

6-10 假设在高寒草原地带，某战士体温为 36 ℃，环境温度为 0.0 ℃，他向周围环境散发的热量为 $8×10^6$ J，问该战士与环境产生的熵的和为多少？

$[3.4×10^3 J·K^{-1}]$

第七章 静 电 场

本章课件

静电场

教学要求：

1. 掌握库仑定律及其适用条件。

2. 掌握用库仑定律和电场叠加原理计算点电荷、点电荷系的电场分布的方法。

3. 掌握电场强度、电势及其相互关系与计算。

4. 掌握高斯定理与环路定理，会用高斯定理求特殊带电体的电场强度分布。

5. 掌握静电场与电介质的相互作用规律。

6. 了解心电知识。

我们大部分人都做过心电图，听说过脑电图、肌电图、眼电图等，其实这些我们在体表测得的电势变化，间接地反映了人体器官或组织的电场变化。电场是什么？它是怎么产生的？又有什么规律？我们从这一章开始为大家介绍，先从最基本的静电场（electrostatic field）入手。静电场是相对于观察者静止的电荷在其周围空间所产生的电场。本章首先从电荷在电场中受力和电场力对电荷做功两方面，引入描述静电场的两个基本物理量——电场强度和电势，然后阐明反映静电场性质的两个基本定理——高斯定理和环路定理，最后研究静电场与电介质的相互作用问题并简单介绍心电知识。

第一节　库仑定律　电场强度

一、电荷（electric charge）

近代物理学的发展使我们对物体带电现象的本质有了深入的了解。一切实物都是由分子、原子组成，而原子又是由带正电的原子核和带负电的电子组成。原子核内有质子和中子，质子带正电,中子不带电,每个质子所带正电荷与每个电子所带负电荷的电荷量相等。在正常情况下,物体中任何一部分所包含的电子总数和质子总数总是相等的,因此从整体上看物体不带电。但是,如果在一定的外界作用下,一部分核外电子摆脱了原子核的束缚,从一个物体转移到另一个物体,那么物体就失去或得到一定数量的电子,使电子的总数和质子的总数不再相等,从而使物体表现出电性,这个过程就叫带电。

电荷具有的一个重要特征就是它的量子性,即任何带电体的电荷量都只可能是某一基本单元的整数倍,而不可能连续地变化。电荷的这个基本单元就是电子所带电荷的绝对值,称为元电荷,其量值用 e 表示。根据精确的测量,得到

$$e = 1.602\ 176\ 634 \times 10^{-19}\ \text{C}$$

上式中 C(库)是电荷量的国际单位制单位。

需要说明的是,在研究宏观电磁现象时,所涉及的电荷量总是电子电荷量的许多倍。在这种情况下,我们从整体效果上认为电荷连续地分布在带电体上,而忽略掉电荷的量子化引起的起伏。

二、 库仑定律(Coulomb's law)

电荷最基本的性质是与其他电荷相互作用,所以电荷之间相互作用的规律是电现象最基本的规律。法国工程师库仑(C. A. Coulomb,1736—1806)通过实验确定了这一基本规律,称为库仑定律。库仑定律直接给出的是点电荷与点电荷之间相互作用的规律。

1. 点电荷

当两个物体带电时,它们之间就有相互作用力。静止带电体之间的相互作用力,称为**静电力**。根据实验可知,对于任意两个带电体,它们之间静电力的大小和方向不但与它们所带的电荷量以及相互之间的距离有关,而且与它们的形状有关。但是,进一步的实验指出,当两个带电体相距足够远,以至带电体本身的几何线度比起两者之间的距离可以忽略不计时,静电力的大小和方向将与带电体的形状无关,仅由两者的电荷量以及相互间的距离决定。根据这一事实,我们抽象出点电荷的概念,即当带电体的几何线度和它与其他带电体之间的距离相比"充分小"时,则称带电体为**点电荷**。

所谓"充分小"是指在测量的精度范围内,带电体几何形状的任意改变,都不会引起相互作用的静电力的改变。因此,点电

物理学家简介:库仑

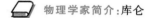

演示实验:静电除尘

静电力

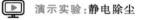

演示实验:静电单摆

点电荷

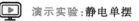

荷是一个理想模型。

2. 库仑定律

库仑定律可以表述如下:真空中两个点电荷之间相互作用的静电力的大小与它们的电荷量的乘积成正比,与它们之间距离的平方成反比;作用力的方向沿着它们的连线;同性电荷相斥,异性电荷相吸。

如图 7-1 所示,若两个点电荷的电荷量分别为 q_1、q_2,两者间的距离为 r,相互作用力分别为 F、$-F$,则

$$F \propto \frac{q_1 q_2}{r^2}$$

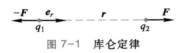

图 7-1 库仑定律

写成等式有

$$F = k \frac{q_1 q_2}{r^2} \tag{7-1}$$

若用 e_r 表示方向由 q_1 指向 q_2 的单位矢量,则可将库仑定律用矢量式表示为

$$F = k \frac{q_1 q_2}{r^2} e_r \tag{7-2}$$

式中 e_r 的大小为 1,即 $|e_r| = 1$。无论 q_1、q_2 是正是负,上式都适用。当 q_1、q_2 同号时,q_1、q_2 的乘积为正,F 与 e_r 同向,为排斥力;当 q_1、q_2 异号时,q_1 与 q_2 的乘积为负,F 与 e_r 反向,为吸引力。

k 是比例系数,它的数值和单位取决于式中各量所采用的单位。在国际单位制中,电荷量的单位为 C(库仑),它是由电流的单位 A(安培)导出的;力的单位为 N(牛顿),距离的单位为 m(米)。此时比例系数为

$$k = 8.988\ 0 \times 10^9\ \text{N} \cdot \text{m}^2 \cdot \text{C}^{-2}$$
$$\approx 9.0 \times 10^9\ \text{N} \cdot \text{m}^2 \cdot \text{C}^{-2}$$

当采用国际单位制时,通常将 k 写为

$$k = \frac{1}{4\pi\varepsilon_0}$$

即用另一常量 ε_0 来代替 k,并将库仑定律的表达式写为

$$F = \frac{1}{4\pi\varepsilon_0} \frac{q_1 q_2}{r^2} e_r \tag{7-3}$$

ε_0 称为真空介电常量或真空电容率,它的数量和单位为

$$\varepsilon_0 = \frac{1}{4\pi k} = 8.854\ 187\ 812\ 8(13) \times 10^{-12}\ \text{C}^2 \cdot \text{N}^{-1} \cdot \text{m}^{-2}$$
$$\approx 8.85 \times 10^{-12}\ \text{C}^2 \cdot \text{N}^{-1} \cdot \text{m}^{-2}$$

引入因子"4π"虽然从形式上使(7-3)式比(7-2)式复杂了,但这

样会使得由库仑定律导出的一些常用的定理和公式的形式变得简单。这一点在以后的学习中将会看到。

例7-1

在氢原子中,电子与质子的距离 $r = 0.529×10^{-10}$ m。试比较两粒子间的静电力和万有引力。

解　电子和质子的直径都在 10^{-15} m 以下,因此可以把电子和质子都视为点电荷。

已知电子的电荷量是 $-e$,质子的电荷量是 $+e$,$e = 1.6×10^{-19}$ C,所以它们之间的静电力是引力。由库仑定律得

$$F_e = \frac{1}{4\pi\varepsilon_0} \frac{e^2}{r^2} = 9.0×10^9 × \frac{(1.60×10^{-19})^2}{(0.529×10^{-10})^2} \text{ N}$$

$$= 8.2×10^{-8} \text{ N}$$

又知电子的质量为 $m_e = 9.1×10^{-31}$ kg,氢原子核的质量为 $m_p = 1.67×10^{-27}$ kg,由万有引力定律,它们之间万有引力的大小为

$$F_g = G\frac{m_e m_p}{r^2} = 6.67×10^{-11} ×$$

$$\frac{9.1×10^{-31} × 1.67×10^{-27}}{(0.529×10^{-10})^2} \text{ N}$$

$$= 3.6×10^{-47} \text{ N}$$

两者之比为

$$\frac{F_e}{F_g} = 2.3×10^{39}$$

可见,在原子内部静电力远远大于万有引力。同样,在原子结合成分子、原子或分子组成液体或固体等问题中,万有引力的作用与静电力比较可以忽略不计。

---

3. 静电力叠加原理

库仑定律所讨论的是两个点电荷之间的作用力。当考虑到两个以上点电荷之间的作用时,还需要另一个基本实验事实,即两个点电荷之间的相互作用力并不因第三个点电荷的存在而有所改变,这一结论称为电场力的独立作用原理。因此当 n 个点电荷同时存在时,施于某一点电荷的静电力等于各个点电荷单独存在时施于该电荷的静电力的矢量和,即

$$\boldsymbol{F} = \boldsymbol{F}_1 + \boldsymbol{F}_2 + \cdots + \boldsymbol{F}_n = \sum_{i=1}^{n} \boldsymbol{F}_i$$

这个结论称为**静电力叠加原理**。由库仑定律可得

静电力叠加原理

$$\boldsymbol{F} = \sum_{i=1}^{n} \frac{1}{4\pi\varepsilon_0} \frac{qq_i}{r_i^2} \boldsymbol{e}_i$$

式中 r_i 为 q 到 q_i 的距离。$\boldsymbol{e}_i$ 为从 q 指向 q_i 的单位矢量。

库仑定律和静电力叠加原理是关于电荷之间相互作用的两个基本实验定律,应用它们原则上可以求出任意两个带电体之间的相互作用力。因为对于任意带电体,我们都可以把它分割为许

许多多足够小的微元,以至每一个微元都可以看成是点电荷,这样整个带电体就可以看成许许多多点电荷的集合,而两个带电体间的相互作用力也就等于相应的两组点电荷之间总的相互作用力。

三、 电场 电场强度

1. 电场(electric field)

我们用手推物体时,通过手和物体的直接接触,把推力作用在物体上,这时力产生在直接接触的物体之间,称为接触作用或近距作用。然而,电力却能产生在两个相隔一定距离的带电体之间,而两个带电体之间甚至不需要有任何由分子、原子组成的实物作介质。那么,电力究竟是如何作用的呢?围绕这个问题,历史上曾有过长期的争论。一种观点为超距作用观点,认为电力不需要任何介质,也不需要传递时间就能从一个带电体作用到相隔一定距离的另一个带电体上。另一种观点则认为电力也是近距作用的,如19世纪中普遍流行的观点认为电力是通过一种充满空间的弹性介质——"以太"来传递的。

到了19世纪30年代,法拉第提出了电场的概念,他认为任何电荷周围的空间都伴随着电场,有时也形象地说成任何电荷都在自己周围的空间激发电场。电场的性质是:它对于处在其中的任何其他电荷都有作用力,称为电场力。因此电荷与电荷之间是通过电场相互作用的。

电场虽然不像由分子、原子组成的实物那样看得见摸得着,但近代物理学的发展证明,它具有一系列物质属性,如具有能量、动量,能向电荷施加作用力等,因而能被我们所感知。因此,电场是一种客观存在,是物质存在的一种形式。

2. 电场强度(electric field intensity)

为了定量地研究静电场,首先需要引入描述静电场的基本物理量——电场强度。

如图7-2所示,设空间存在一个带电体,则它将在周围的空间产生电场。由于电场的基本性质是对其他电荷有作用力,所以我们可以引入一个电荷 q_0,通过观测 q_0 在电场中不同点的受力情况来研究电场的性质,这个被用来作为探测工具的电荷 q_0 称为试验电荷(test charge)。

为了保证测量的准确性和客观性,试验电荷所带的电荷量和其本身的几何线度都必须充分小,以保证它的引入不会影响原来

物理学家简介:法拉第

电场

电场力

阅读材料:法拉第"场"思想的提出

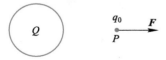

图 7-2 通过试验电荷研究电场的性质

电场的分布,并能反映电场中某一点的性质。

实验表明,在电场中的不同点,试验电荷所受电场力的大小和方向一般是不相同的;在电场中任一固定点 P,试验电荷所受的电场力 F 的大小与试验电荷所带电荷量 q_0 成正比。因此,$\dfrac{F}{q_0}$ 的大小和方向都与 q_0 无关,它反映了电场在点 P 的性质。我们把它定义为点 P 的电场强度,简称场强,用 E 来表示,即

电场强度

$$E = \frac{F}{q_0} \qquad (7\text{-}4)$$

上式中若取 q_0 为一个单位电荷,则 E 与 F 的数值相等,所以,可以把电场强度矢量的定义表述为:静电场中任一点的电场强度矢量在数值上等于带有单位电荷量的电荷在该点所受电场力,其方向与正电荷在该点所受电场力的方向一致。

在国际单位制中,场强的单位应是 $N \cdot C^{-1}$(牛每库)。以后将见到,场强的单位也可以写为 $V \cdot m^{-1}$(伏每米)。

例 7-2

求点电荷产生电场的电场强度分布。

解　要求电场强度分布,只需求出电场中任一点的电场强度即可。我们把点电荷所在处 O 称为源点,并取为坐标原点,把要研究的任意点 P 称为场点(图 7-3)。

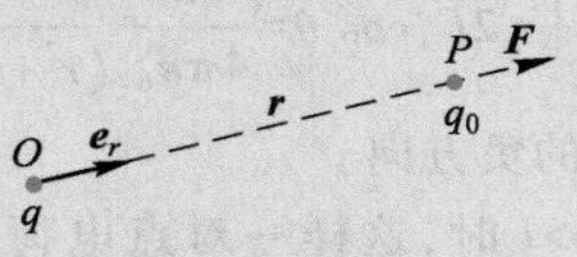

O $\underset{q}{\bullet}$ $\overset{e_r}{\longrightarrow}$ $\cdots\cdots\overset{r}{\cdots\cdots}$ $\overset{P}{\underset{q_0}{\bullet}}\overset{F}{\longrightarrow}$

图 7-3　例 7-2 图

在点 P 放置一试验电荷 q_0。根据库仑定律,q_0 所受的电场力为

$$F = \frac{1}{4\pi\varepsilon_0}\frac{qq_0}{r^2}e_r$$

所以,根据电场强度的定义,点 P 处的电场强度为

$$E = \frac{F}{q_0} = \frac{1}{4\pi\varepsilon_0}\frac{q}{r^2}e_r \qquad (7\text{-}5)$$

不论 q 是正电荷还是负电荷,上式都成立。当 $q>0$ 时,点 P 的电场强度沿径矢方向背离源点;当 $q<0$ 时,点 P 的电场强度沿径矢方向指向源点。

---

3. 电场强度叠加原理

当空间中存在由一组点电荷 $q_1, q_2, \cdots, q_n$ 组成的点电荷系时,根据静电力叠加原理,有

$$F = F_1 + F_2 + \cdots + F_n$$

式中 $F_1, F_2, \cdots, F_n$ 分别表示 $q_1, q_2, \cdots, q_n$ 单独存在时,作用在 q_0

 演示实验:点电荷电场

上的静电力,根据电场强度的定义,可以得到

$$E = E_1 + E_2 + \cdots + E_n \qquad (7\text{-}6)$$

由此可见,点电荷系产生的电场等于各个点电荷单独存在的电场的矢量和。这个结论就是电场强度矢量叠加原理,简称**电场强度叠加原理**(superposition principle of electric field intensity)。

电场强度叠加原理

4. 电场强度的计算

对于任意的电荷分布,不论是点电荷系或是电荷连续分布的带电体,原则上都可根据点电荷的电场强度分布和电场强度叠加原理计算出其电场强度分布。

例 7–3

如图 7–4 所示,一对等量异号电荷 ±q 相距为 l,求两电荷连线的中垂线上任意一点 P 处的电场强度。

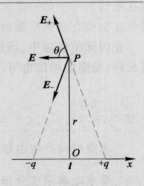

图 7–4 例 7–3 图

解 根据式(7–5),+q 和 -q 在点 P 产生的电场强度 E_+ 和 E_- 大小相等,均为

$$E_+ = E_- = \frac{1}{4\pi\varepsilon_0} \frac{q}{r^2 + \left(\dfrac{l}{2}\right)^2}$$

方向如图所示。根据电场强度叠加原理,点 P 的电场强度为

$$E = E_+ + E_-$$

若以两电荷连线的中点 O 为原点取直角坐标系,则由对称性可知,E_+ 和 E_- 的 x 分量大小相等,方向一致,都沿 x 轴的负方向;而它们的 y 分量大小相等,方向相反,互相抵消。因而总电场强度 E 的 x 分量和 y 分量分别为

$$E_x = E_{+x} + E_{-x} = 2E_{+x} = 2E_+\cos\theta$$

$$E_y = E_{+y} + E_{-y} = 0$$

由图可见

$$\cos\theta = \frac{l/2}{(r^2 + l^2/4)^{1/2}}$$

因此,电场强度 E 的大小为

$$E = |E_x| = 2E_+\cos\theta = \frac{1}{4\pi\varepsilon_0} \frac{ql}{(r^2 + l^2/4)^{3/2}}$$

E 沿 x 轴的负方向。

当 $r \gg l$ 时,这样一对点电荷所构成的体系称为**电偶极子**。从 -q 引到 +q 的径矢 l 称为电偶极子的轴,乘积 ql 叫**电偶极矩**,用 p 表示。由于 $r \gg l$,所以 $(r^2 + l^2/4)^{3/2} \approx r^3$。这样,电偶极子中垂线上一点的电场强度就是

$$E = -\frac{1}{4\pi\varepsilon_0} \frac{p}{r^3}$$

例 7-4

均匀带电圆环半径为 R，所带总电荷量为 $+Q$，求其轴线上的电场强度。

解 以圆环轴线为 x 轴建立坐标系，如图 7-5 所示，把圆环分成许多小段 $\mathrm{d}l$，每小段带电荷 $\mathrm{d}q$。设此电荷元 $\mathrm{d}q$ 在点 P 的场强为 $\mathrm{d}\boldsymbol{E}$，$\mathrm{d}\boldsymbol{E}$ 在平行于和垂直于轴线的两个方向的分矢量分别为 $\mathrm{d}\boldsymbol{E}_{/\!/}$ 和 $\mathrm{d}\boldsymbol{E}_{\perp}$。由于环上电荷呈轴对称分布，所以环上全部电荷的 $\mathrm{d}\boldsymbol{E}_{\perp}$ 互相抵消，因而点 P 电场强度沿轴线方向。设圆环上的电荷分布的线密度为 λ，则

$$\mathrm{d}q = \lambda\,\mathrm{d}l, \qquad \mathrm{d}E_{/\!/} = \mathrm{d}E\cos\theta = \frac{\mathrm{d}q\cos\theta}{4\pi\varepsilon_0 r^2}$$

因此

$$E = \int_l \frac{\lambda\cos\theta}{4\pi\varepsilon_0 r^2}\mathrm{d}l$$

$$= \frac{\lambda\cos\theta}{4\pi\varepsilon_0 r^2}\int_0^{2\pi R}\mathrm{d}l = \frac{\lambda x}{4\pi\varepsilon_0(R^2+x^2)^{3/2}}\cdot 2\pi R$$

$$= \frac{Qx}{4\pi\varepsilon_0(R^2+x^2)^{3/2}}$$

$\boldsymbol{E}$ 的方向沿轴线指向圆环两侧。当 $x \gg R$ 时，$E = \dfrac{Q}{4\pi\varepsilon_0 x^2}$。此时，带电圆环的电场也相当于一个点电荷的电场。

图 7-5 例 7-4 图

第二节 高斯定理

一、电场线（electric field line）

为了形象地描绘电场的分布，我们引入电场线的概念。利用电场线可以对电场中各处的电场强度分布绘出直观的、一目了然的图像。

在静电场中，每一点的电场强度都有一个确定的方向，我们可以在电场中画出一些曲线，使这些曲线上每一点的切线方向都与该点的电场强度方向一致。这样画出来的曲线就称为电场线。因此电场线上每一点的切线方向表示该点的电场强度方向，曲线的疏密程度表示电场强度的大小。

如图 7-6 所示为正、负点电荷的电场线。正的点电荷的电场线是以正电荷为中心的、沿径矢向外辐射的直线；负的点电荷的电场线是以负电荷为中心的、沿径矢向内会聚的直线。正点电荷

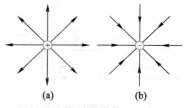

演示实验：带电体周围电场

(a)   (b)

图 7-6 静止点电荷的电场线

的电场线起于正电荷,终止于无穷远;负点电荷的电场线起于无穷远,终止于负电荷。

电场线虽然是假想的,但可以用实验方法将其模拟出来。可以把奎宁的针状单晶撒在绝缘油上,再放到电场中,它们就沿电场线排列起来,显示出电场线的形状。图 7-7 给出了几种带电体系电场的电场线图。

从电场线图可以总结出电场线的一些基本性质:

(1)在静电场中,电场线不形成闭合线,在没有电荷的地方,也不会中断。

(2)电场线起于正电荷、终于负电荷,或延伸到无穷远处。

(3)在没有电荷处,两条电场线不会相交(这是因为电场中每一点的电场强度只能有一个确定的方向)。

电场线是人为画出的,可疏可密。为了使电场线不仅能反映出电场强度方向的分布情况,而且能定量地反映出电场强度的大小,在描绘电场线时通常约定一条原则。如图 7-8 所示,设电场中某一点的场强为 E,在垂直于电场强度方向上取面元 $dS_\perp$。由于 $dS_\perp$ 很小,所以它上面各点的电场强度可以认为是相同的,设穿过 $dS_\perp$ 的电场线的条数为 dN,则在画电场线时,通常使 $\dfrac{dN}{dS_\perp}=E$,即规定:在电场中每一点,穿过垂直于电场强度方向单位面积的电场线条数(通常称为电场线密度),与该点电场强度 E 的大小相等。这样,我们就可以用电场线的疏密来形象地反映电场中电场强度大小的分布情况。

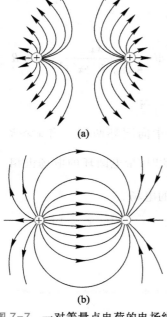

(a)

(b)

图 7-7   一对等量点电荷的电场线

二、 电场强度通量

对于任何矢量场都可以引入通量的概念,电场的通量称为电场强度通量。在电场中穿过任一曲面的电场线总数称为穿过该曲面的电场强度通量,简称电通量(electric flux),通常用 Φ_e 表示。

为求穿过曲面 S 的电场强度通量,先考虑电场中的一个面元 $dS_\perp$,$dS_\perp$ 与该点的 E 垂直,如图 7-9 所示。则通过 $dS_\perp$ 的电场强度通量应为

$$d\Phi_e = EdS_\perp$$

当面元 dS 与该处电场强度 E 不垂直时,由图 7-9 容易看出,通过面元 dS 的电场线条数与通过 dS 在垂直于 E 方向上的投影面 $dS_\perp$ 上的电场线条数相等。设面元 dS 法线方向的单位矢量 e_n 与场强 E 的夹角为 θ,则有

$$d\Phi_e = EdS_\perp = EdS\cos\theta$$

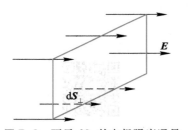

图 7-8   面元 $dS_\perp$ 的电场强度通量

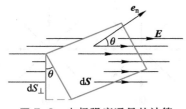

图 7-9   电场强度通量的计算

令 $\mathrm{d}\boldsymbol{S}=\mathrm{d}S\boldsymbol{e}_\mathrm{n}$,则上式可写成

$$\mathrm{d}\boldsymbol{\Phi}_\mathrm{e}=\boldsymbol{E}\cdot\mathrm{d}\boldsymbol{S} \tag{7-7}$$

由上式可以看出,电场强度通量 $\mathrm{d}\boldsymbol{\Phi}_\mathrm{e}$ 是标量。当 $0\leqslant\theta<\pi/2$ 时, $\mathrm{d}\boldsymbol{\Phi}_\mathrm{e}$ 为正;当 $\pi/2<\theta\leqslant\pi$ 时,$\mathrm{d}\boldsymbol{\Phi}_\mathrm{e}$ 为负;当 $\theta=\pi/2$ 时,$\mathrm{d}\boldsymbol{\Phi}_\mathrm{e}=0$。

对于电场中某一有限曲面 S 来说,曲面上的电场一般是不均匀的,要计算穿过它的电场强度通量,可以先把它分成无限多个面元 $\mathrm{d}S$,如图 7-10 所示。每个面元可看成小面积,其上的场可看成均匀场。按(7-7)式计算出穿过每一面元的电场强度通量,然后积分,就可算出穿过该曲面的总电场强度通量,即

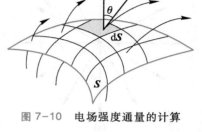

图 7-10　电场强度通量的计算

$$\boldsymbol{\Phi}_\mathrm{e}=\int\mathrm{d}\boldsymbol{\Phi}_\mathrm{e}=\int_S\boldsymbol{E}\cdot\mathrm{d}\boldsymbol{S}=\int_S E\cos\theta\mathrm{d}S$$

对于不闭合的曲面,面上各处法向单位矢量的正方向可以任意取向曲面的这一侧或另一侧。如果曲面是闭合的,那么它将整个空间划分成内、外两部分。我们一般规定自内向外的方向为各处面元法线的正方向,当电场线向内部穿出时,$\mathrm{d}\boldsymbol{\Phi}_\mathrm{e}>0$;当电场线由外部穿入时,$\mathrm{d}\boldsymbol{\Phi}_\mathrm{e}<0$。穿过整个闭合曲面的电场强度通量为

$$\boldsymbol{\Phi}_\mathrm{e}=\oint_S E\cos\theta\mathrm{d}S=\oint_S\boldsymbol{E}\cdot\mathrm{d}\boldsymbol{S} \tag{7-8}$$

式中 $\oint_S$ 表示积分区域包括整个闭合曲面。

电场强度通量的单位名称为伏特米,符号为 $\mathrm{V}\cdot\mathrm{m}$。

三、 高斯定理 (Gauss's theorem)

静电场是由静止电荷产生的,这个场又可以形象直观地用电场线来描述,所以电场强度通量必与电荷有关。高斯定理给出了穿过任意闭合曲面的电场强度通量与场源电荷之间在数值上的关系。下面我们按照从特殊到一般,逐步阐明高斯定理。

先考虑点电荷的场。设真空中有一点电荷 $q>0$,在 q 周围的电场中,以 q 所在的点为中心,取任意长度 r 为半径作一球面 S 包围这个点电荷 q,如图7-11(a)所示。显然,球面上任一点的场强大小相等,都等于 $\dfrac{q}{4\pi\varepsilon_0 r^2}$,方向都沿径矢 $\boldsymbol{r}$ 的方向,因而处处与球面垂直。根据(7-8)式,穿过这个球面的电场强度通量为

$$\boldsymbol{\Phi}_\mathrm{e}=\oint_S\boldsymbol{E}\cdot\mathrm{d}\boldsymbol{S}=\oint_S\frac{q}{4\pi\varepsilon_0 r^2}\mathrm{d}S$$

$$=\frac{q}{4\pi\varepsilon_0 r^2}\oint_S\mathrm{d}S=\frac{q}{4\pi\varepsilon_0 r^2}\cdot 4\pi r^2=\frac{q}{\varepsilon_0}$$

即

$$\Phi_e = \oint_S \boldsymbol{E} \cdot d\boldsymbol{S} = \frac{q}{\varepsilon_0} \tag{7-9}$$

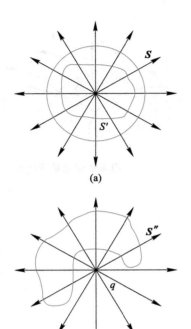

(a)

(b)

图 7-11 高斯定理的证明

可见，Φ_e 与球面半径 r 无关，只与它所包围的电荷的电荷量有关。这意味着通过以 q 为中心的任何球面的电场强度通量都相等，即通过各球面的电场线的数目相等，或者说从点电荷 q 发出的 q/ε_0 条电场线是连续不断地伸向无穷远处的。容易看出，如果作一任意的闭合曲面 S'，只要电荷 q 被包围在 S' 内，由于电场线是连续的，穿过 S' 和 S 的电场线数目就是一样的，即通过任意形状的包围点电荷 q 的闭合曲面的电场强度通量都等于 q/ε_0。如果闭合曲面内包围的电荷 $q<0$，那么必有等量的电场线穿入闭合曲面，因而穿过闭合曲面的电场强度通量可写成 $-q/\varepsilon_0$。

若闭合曲面 S'' 不包围点电荷，如图 7-11（b）所示，由于电场线的连续性，穿入该曲面的电场线与穿出该曲面的电场线的数目一定相等，所以穿过 S'' 的电场线总数为零，即

$$\Phi_e = \oint_{S''} \boldsymbol{E} \cdot d\boldsymbol{S} = 0$$

根据电场强度叠加原理，可以把上述结果推广到任意带电体系的电场。若闭合曲面 S 内包围 k 个点电荷，其中有正有负，每个点电荷都联系着 q_i/ε_0 条电场线，因此通过该闭合曲面的电场强度通量为

$$\Phi_e = \sum_{i=1}^k \Phi_i = \frac{q_1}{\varepsilon_0} + \frac{q_2}{\varepsilon_0} + \cdots + \frac{q_k}{\varepsilon_0} = \frac{1}{\varepsilon_0} \sum_{i=1}^k q_i$$

或写成

$$\oint_S \boldsymbol{E} \cdot d\boldsymbol{S} = \frac{1}{\varepsilon_0} \sum_{(S内)} q_i \tag{7-10}$$

上式表明，在真空中的静电场中，通过任意闭合曲面的电场强度通量等于该曲面内所包围电荷的代数和除以 ε_0。这个结论就是表征静电场普遍性质的高斯定理。通常把高斯定理中使用的闭合曲面叫高斯面（Gaussian surface）。

高斯定理

高斯面

当闭合曲面内是一个电荷连续分布的带电体时，高斯定理可表示为

$$\Phi_e = \oint_S \boldsymbol{E} \cdot d\boldsymbol{S} = \frac{1}{\varepsilon_0} \int_V \rho dV \tag{7-11}$$

式中 ρ 为电荷体密度，即单位体积的电荷量，V 为闭合曲面 S 所包围的体积。

在理解高斯定理时应注意以下两点：

（1）通过任意闭合曲面的总电场强度通量只取决于它包围

的电荷的代数和,即只有闭合曲面内的电荷对总电场强度通量有贡献,闭合曲面外的电荷对总电场强度通量没有贡献。

(2)高斯定理中的 E 是闭合曲面上的电场强度,它是闭合曲面内外所有电荷共同产生的合电场强度,并非只由闭合曲面内的电荷确定。

高斯定理是电磁学中的基本方程之一。它的重要意义在于把电场和产生电场的场源电荷联系起来,反映了静电场是有源场这个性质。静电场中的高斯定理可推广到非静电场中,即不论是静电场还是变化的电场,高斯定理都适用,而库仑定律只适用于静止电荷和静电场。

四、 应用高斯定理求电场强度

高斯定理的重要应用之一是求电场强度。一般情况下,要用定理直接确定各点的电场强度很困难,但是当电荷分布具有某种对称性时,我们可以应用高斯定理方便地计算这种电荷所产生的电场中各点的电场强度。其计算过程要比用积分法计算简便得多,而这种特例在实际中还是很有用的,下面我们举例说明。

(1)无限长均匀带电圆柱面的电场

如图 7-12(a)所示,圆柱面的半径是 R,电荷面密度为 $\sigma>0$。由于均匀带电圆柱面的电荷呈轴对称分布,其电场强度分布也应具有轴对称性。这意味着与圆柱面轴线等距离的各点的电场强度大小相等,方向都垂直于圆柱面指向外侧,如图 7-12(b)所示。

设 P 为圆柱面外任一点,点 P 到轴的距离为 r。过点 P 作一闭合的同轴柱面 S 作为高斯面,柱面高为 l,底面半径为 r,如图 7-12(a)所示。侧面上电场强度 E 的方向处处与面元的法线方向相同,即 $\theta_1=0$,而 E 的大小处处相等;上、下底面各点电场强度大小虽不相等,但其方向处处与面元法线垂直,即 $\theta_2=\theta_3=\dfrac{\pi}{2}$。

由于高斯面 S 内包围的电荷为 $2\pi Rl\sigma$,则由高斯定理,有

$$\oint_S \boldsymbol{E} \cdot \mathrm{d}\boldsymbol{S} = \frac{1}{\varepsilon_0} \sum_{(S内)} q_i$$

等式左边 $= \oint_S E\cos\theta \mathrm{d}S$

$$= \int_{侧} E\cos\theta_1 \mathrm{d}S + \int_{上底} E\cos\theta_2 \mathrm{d}S + \int_{下底} E\cos\theta_3 \mathrm{d}S$$

$$= E\int_{侧} \mathrm{d}S + 0 = E \cdot 2\pi rl$$

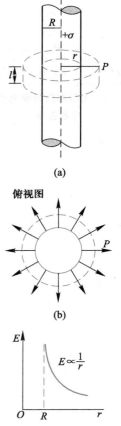

(a)

俯视图

(b)

(c)

图 7-12 无限长均匀带电圆柱的电场强度

等式右边 $= \dfrac{1}{\varepsilon_0} \cdot 2\pi R l \sigma$

所以,点 P 电场强度的大小为

$$E = \dfrac{R\sigma}{\varepsilon_0 r}$$

令 $\lambda = 2\pi R\sigma$ 表示圆柱面沿轴线的电荷线密度,则有

$$E = \dfrac{\lambda}{2\pi \varepsilon_0 r} \quad (r > R)$$

对于圆柱内任一点,上述对称性分析仍然适用。但高斯面内包围的电荷为 0,由高斯定理有

$$E \cdot 2\pi r l = 0$$

因此

$$E = 0 \quad (r < R)$$

无限长均匀带电圆柱面内外的电场强度分布情况如图 7-12(c)所示。

(2)无限大均匀带电平面的电场

设带电平面的电荷面密度 $\sigma > 0$。如图 7-13 所示,点 P 为带电平面右侧一点,P' 为左侧对称的一点。由于平面无限大且均匀带电,电场强度必定相对平面对称,即点 P 处电场强度方向一定垂直于平面向右,点 P' 处电场强度方向只能是垂直于平面向左,并且两者大小一定相等。为此,选取垂直于平面的闭合圆柱面 S 作为高斯面,P、P' 位于它的两个底面上。由于高斯面侧面上各点的 E 与侧面平行,所以穿过侧面的电场强度通量为零。用 ΔS 表示底面积,则有

$$\Phi_e = \oint_S E \cdot \mathrm{d}S = \int_{\text{两底}} E \cdot \mathrm{d}S = 2E\Delta S$$

高斯面内包围的电荷量 $\sum q_i = \sigma \cdot \Delta S$,根据高斯定理,有

$$2E\Delta S = \sigma \dfrac{\Delta S}{\varepsilon_0}$$

所以平面外电场强度 E 的大小为

$$E = \dfrac{\sigma}{2\varepsilon_0} \tag{7-12}$$

E 的方向垂直于平面指向两侧。上式表明点 P 处电场强度的大小与它到平面的距离无关。因此,无限大均匀带电平面两侧的电场为均匀场。

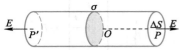

图 7-13 无限大均匀带电平面的电场强度

例 7-5

求均匀带电球壳内、外的电场强度分布,设球壳的半径为 R,所带电荷量为 $Q(Q>0)$。

解 先求壳外的电场强度分布。如图 7-14(a)所示,在球壳外与球心 O 距离为 r 处取任一点 P,求点 P 的电场强度。

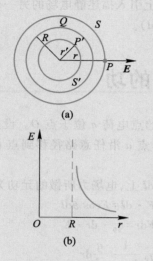

(a)

(b)

图 7-14 例 7-5 图

(1)分析对称性。由于电荷均匀分布在球壳上,这个带电体系具有球对称性,所以场强分布也具有对称性。电场强度沿径矢方向向外,并且在与球壳同心的一个球面上,各点电场强度的大小都相等。

(2)选取高斯面。根据电场强度分布的对称性,选取以 O 为球心、过点 P、半径为 r 的球面 S 为高斯面。

(3)计算通过高斯面的电场强度通量。由于 S 上各点电场强度的大小都等于点 P 处的电场强度 E,而且 $\cos\theta$ 处处等于 1,通过 S 的电场强度通量为

$$\Phi_e = \oint_S \boldsymbol{E} \cdot \mathrm{d}\boldsymbol{S} = \oint_S E\cos\theta\,\mathrm{d}S = E\oint_S \mathrm{d}S = 4\pi r^2 E$$

(4)应用高斯定理。根据高斯定理,通过 S 的电场强度通量为

$$\Phi_e = \frac{1}{\varepsilon_0}Q$$

把以上两方面结果结合起来,即求得

$$E = \frac{1}{4\pi\varepsilon_0}\frac{Q}{r^2}$$

写成矢量式,则有

$$\boldsymbol{E} = \frac{1}{4\pi\varepsilon_0}\frac{Q}{r^3}\boldsymbol{e}_r \qquad (7\text{-}13)$$

对于球壳内与球心 O 距离为 r' 的任一点 P',以上有关对称性的分析同样适用。通过 P' 取球面 S' 为高斯面。由电场强度通量的定义,通过 S' 的电场强度通量为

$$\Phi_e = 4\pi r^2 E \qquad (7\text{-}14)$$

由高斯定理

$$\Phi_e = 0$$

因此

$$E = 0$$

可见,均匀带电球壳在外部空间产生的电场与全部电荷集中在球心、作为点电荷时产生的电场一样;均匀带电球壳在内部产生的电场处处为零。图 7-14(b)的 E-r 曲线表明了电场强度大小随距离的变化,从图中可以看出,球壳表面处的电场强度最大。

用高斯定理求电场强度分布时,从处理问题的方法来看,首先要分析对称性,其次是选取一个合适的高斯面。取高斯面的原则是:

(1)使高斯面上的电场强度处处相等,都等于待求的电场强度,且电场强度处处与高斯面垂直。

(2)使高斯面的一部分满足上述条件,在其余部分电场强度与高斯面平行。

第三节 电势 环路定理

电荷在电场中受到电场力的作用,当电荷在电场中移动时,电场力就会对它做功。本节我们先从库仑定律和电场强度叠加原理出发,证明静电场力所做的功与电荷移动的路径无关,并引出环路定理,然后在此基础上引入描述静电场的另一个基本物理量——电势(electric potential)。

一、 静电场力的功

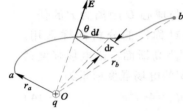

图 7-15　静电场力的功

如图 7-15 所示,静止的点电荷 q 位于点 O。设想在 q 的电场中,把一个试验电荷 q_0 由点 a 沿任意路径移到点 b,现在来计算电场力对 q 所做的功。

在 q_0 的一段微元位移 $\mathrm{d}\boldsymbol{l}$ 上,电场力所做的元功为

$$\mathrm{d}A = \boldsymbol{F} \cdot \mathrm{d}\boldsymbol{l} = F\cos\theta\mathrm{d}l$$
$$= F\mathrm{d}r = q_0 \cdot \mathrm{d}r \cdot E$$
$$= q_0 \frac{1}{4\pi\varepsilon_0} \frac{q}{r^2}\mathrm{d}r$$

在整个路径上的总功为

$$A_{ab} = \int_a^b \mathrm{d}A = \frac{q_0 q}{4\pi\varepsilon_0} \int_{r_a}^{r_b} \frac{1}{r^2}\mathrm{d}r$$
$$= \frac{q_0 q}{4\pi\varepsilon_0}\left(\frac{1}{r_a} - \frac{1}{r_b}\right)$$

由结果可见,电场力对移动电荷所做的功只与起点和终点的位置有关,而与路径无关,并与移动电荷的电荷量 q_0 成正比。

由于任意带电体系都可以视为一组静止的点电荷 $q_1, q_2, \cdots, q_n$ 形成的点电荷系。根据电场强度叠加原理和上式可得

$$A_{ab} = q_0\int_a^b \boldsymbol{E} \cdot \mathrm{d}\boldsymbol{l}$$
$$= q_0\int_a^b \boldsymbol{E}_1 \cdot \mathrm{d}\boldsymbol{l} + q_0\int_a^b \boldsymbol{E}_2 \cdot \mathrm{d}\boldsymbol{l} + \cdots + q_0\int_a^b \boldsymbol{E}_n \cdot \mathrm{d}\boldsymbol{l}$$

上式右方各项是各个点电荷单独存在时电场力对 q_0 所做的功,它们都与路径无关,所以总电场力所做的功也与路径无关。

这样,就得出结论:试验电荷在任意静电场中移动时,电场力所做的功只与起点和终点的位置有关,与路径无关;所做的功与移动电荷的电荷量成正比。

二、静电场的环路定理（circuital theorem of electrostatic field）

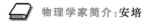

由于静电力做功只是位置的函数，因此 q_0 沿静电场中的任意闭合路径运动一周，电场力 $q_0\boldsymbol{E}$ 对它所做的功等于零，即

$$\oint_L q_0\boldsymbol{E} \cdot \mathrm{d}\boldsymbol{l} = 0$$

因为 $q_0 \neq 0$，所以上式成立的条件是

$$\oint_L \boldsymbol{E} \cdot \mathrm{d}\boldsymbol{l} = 0 \tag{7-15}$$

上式表明在静电场中，电场强度 $\boldsymbol{E}$ 沿任意闭合路径的线积分（称为 $\boldsymbol{E}$ 的环流）为零。这个结论称为**静电场的环路定理**。它与高斯定理一样，也是表述静电场性质的一个重要定理。

静电场的环路定理

三、电势能（electric potential energy）

电势能

从以上的讨论可见，静电场力的功与重力的功相似，静电场与重力场一样是保守力场。可以引入势能的概念。

当试验电荷 q_0 在静电场中一定位置时，具有一定的静电势能；当试验电荷的位置改变时，静电场力做功，静电势能随之改变。根据势能的普遍定义，我们用静电场力的功来度量静电势能的改变。设在电场中，将试验电荷 q_0 沿任意路径从 a 点移动到 b 点，静电场力所做的功为 A_{ab}，则定义：静电势能的减少量等于静电场力所做的功，即

$$W_{ab} = A_{ab} = q_0\int_a^b \boldsymbol{E} \cdot \mathrm{d}\boldsymbol{l} \tag{7-16}$$

在上式中由 A_{ab} 确定的只是 a、b 两点的电势能差，所以只能用一个符号 W_{ab} 表示。

在国际单位制中，电势能的单位为焦耳，符号为 J。需要注意的是，电势能和重力势能一样，也属于一定系统。（7-16）式表示的电势能属于试验电荷 q_0 和产生电场 $\boldsymbol{E}$ 的电荷体系所组成的系统。

电势差

四、 电势差（electric potential difference）

由电势能的定义式(7-16)式可以看出，电势能差 W_{ab} 与 q_0 成正比，$\dfrac{W_{ab}}{q_0} = \int_a^b \boldsymbol{E} \cdot \mathrm{d}\boldsymbol{l}$ 与 q_0 无关，它反映电场在 a、b 两点的性质。根据这一事实，我们可以称 $\dfrac{W_{ab}}{q_0}$ 为 a、b 两点的电势差，用它来描述电场在 a、b 两点的性质，即定义静电场中 a、b 两点的电势差为

$$U_{ab} = \frac{W_{ab}}{q_0} = \int_a^b \boldsymbol{E} \cdot \mathrm{d}\boldsymbol{l} \qquad (7-17)$$

用文字叙述，则有：静电场中任意两点 a、b 之间的电势差，等于把单位正电荷从点 a 沿任意路径移动到点 b 时，电场力所做的功。另外，由上式还可以看出，a、b 两点的电势差也就等于单位正电荷在 a、b 两点的电势能差。

五、 电势

电势差总是对电场中两点而言的，这正像高度差只对重力场中两点才有意义。在讨论电势差时，通常我们也是选定电场中某一点作为计算电势差的参考点，规定参考点的电势为零，然后把电场中任一点与参考点之间的电势差定为任一点的电势，在理论计算中，当带电体局限在有限空间时，通常规定无穷远处的电势为零，并选为计算电势的参考点。这样，静电场中任一点 a 的电势就定义为

电势

$$U_a = U_{a\infty} = \int_a^\infty \boldsymbol{E} \cdot \mathrm{d}\boldsymbol{l} \qquad (7-18)$$

即静电场中任一点的电势等于把单位正电荷从该点沿任意路径移到无穷远处时电场力所做的功。

标量

从电势的定义式(7-18)式可以看出，电势是标量，其单位是 $\mathrm{J} \cdot \mathrm{C}^{-1}$（焦每库），这个单位有个专门的名称，称为伏特，简称伏，用 V 表示，即

$$1\ \mathrm{J} \cdot \mathrm{C}^{-1} = 1\ \mathrm{V}$$

应该说明的是，电势只有相对的意义，重要的是电势差，选择无穷远处的电势为零，只是人为约定的。在实用中，也常取大地的电势为零。这样，任何导体接地后，就认为它的电势也为零。

在电子仪器中,常取机壳或公共地线的电势为零,各点的电势值就等于它们与机壳或公共地线之间的电势差。

任何物体间的接触与分离都可能产生静电,各种军备物资也不例外。当人员穿普通军装而不穿防静电工作服或防静电鞋运动时,人体的静电电压可达 1 000~2 500 V,而当人体静电电压达 300 V 时就可发生放电现象。同时,军装上的静电还会对精密仪器产生很大的影响。某战勤值班人员在一次用雷达监视外来战机时,忽然发现雷达屏幕出现耀斑,以为有敌机入侵,可是继续搜索却并未发现敌机,原来是执勤人员军服上的大量静电荷引起了荧光屏的静电感应,导致屏幕上出现了耀斑。

六、 电势的计算

1. 点电荷的电势

我们知道,场源电荷为点电荷 q 时,电场强度为

$$E = \frac{1}{4\pi\varepsilon_0} \frac{q}{r^2} e_r$$

演示实验:静电植绒

由于静电力的功与路径无关,所以在应用(7-18)式进行计算时,可以选取一条最便于计算的路径,即沿径矢方向积分。选无穷远处为电势零点,于是电场中与 q 相距 r 处的点 P 的电势为

$$U_P = \int_P^{\infty} \boldsymbol{E} \cdot \mathrm{d}\boldsymbol{l} = \int_r^{\infty} E\mathrm{d}r = \frac{1}{4\pi\varepsilon_0} \int_r^{\infty} \frac{q}{r^2}\mathrm{d}r = \frac{q}{4\pi\varepsilon_0 r}$$

由于点 P 是任意的,所以点电荷场中的电势分布可写成

$$U = \frac{1}{4\pi\varepsilon_0} \cdot \frac{q}{r} \tag{7-19}$$

式中 r 为场点到场源电荷的距离。当 $q>0$ 时,$U>0$,空间各点的电势都为正,距 q 越近处 U 越高;当 $q<0$ 时,$U<0$,空间各点的电势都为负,距 q 越近处 U 越低。

2. 点电荷系的电势

设电场由 n 个点电荷 $q_1, q_2, \cdots, q_n$ 产生,它们各自产生的电场强度分别为 $E_1, E_2, \cdots, E_n$,则合电场强度为 $\boldsymbol{E} = \boldsymbol{E}_1 + \boldsymbol{E}_2 + \cdots + \boldsymbol{E}_n$。由电势定义式(7-18)式可知,电场中某点 P 的电势为

$$\begin{aligned}
U &= \int_P^{\infty} \boldsymbol{E} \cdot \mathrm{d}\boldsymbol{l} = \int_P^{\infty} (\boldsymbol{E}_1 + \boldsymbol{E}_2 + \cdots + \boldsymbol{E}_n) \cdot \mathrm{d}\boldsymbol{l} \\
&= \int_P^{\infty} \boldsymbol{E}_1 \cdot \mathrm{d}\boldsymbol{l} + \int_P^{\infty} \boldsymbol{E}_2 \cdot \mathrm{d}\boldsymbol{l} + \cdots + \int_P^{\infty} \boldsymbol{E}_n \cdot \mathrm{d}\boldsymbol{l} \\
&= \sum_{i=1}^{n} U_i
\end{aligned} \tag{7-20}$$

式中 U_i 为第 i 个点电荷 q_i 在点 P 产生的电势，r_i 为 q_i 到点 P 的距离，上式表明，在点电荷系的电场中，任一点的电势等于各个点电荷单独存在时在该点产生的电势的代数和。这个结论称为电势的叠加原理。

3. 连续分布电荷的电势

若场源为电荷连续分布的带电体，则可把它分成无限多个电荷元，每个电荷元 dq 可看成点电荷，把（7-20）式中的求和用积分代替，就得到场中任一点的电势，即

$$U = \int_Q \frac{dq}{4\pi\varepsilon_0 r} \tag{7-21}$$

式中 r 为电荷元 dq 到场点的距离。

必须指出，仅当选取无穷远处为电势零点时，（7-19）式、（7-20）式、（7-21）式才是正确的。

综上所述，计算电场中各点的电势有两种方法：一是根据已知的电场强度，利用电势的定义式（7-18）式来计算；二是从点电荷的电势出发，应用叠加原理来计算。

例 7-6

求一球面半径为 R、所带电荷量为 q 的均匀带电球面的电势。

解 应用高斯定理容易求出其电场强度分布为

$$E_内 = 0 \quad (r<R)$$

$$E_外 = \frac{1}{4\pi\varepsilon_0} \cdot \frac{q}{r^2} \quad (r>R)$$

设无穷远处电势为零。对于球内与球心距离为 $r(r<R)$ 的任一点 P，其电势为

$$U = \int_P^\infty \boldsymbol{E} \cdot d\boldsymbol{r} = \int_r^R E_内 \, dr + \int_R^\infty E_外 \, dr$$

$$= 0 + \int_R^\infty \frac{q}{4\pi\varepsilon_0 r^2} dr = \frac{q}{4\pi\varepsilon_0 R} \quad (r<R)$$

对于球外与球心距离为 $r(r \geq R)$ 的一点 P'，其电势为

$$U = \int_P^\infty \boldsymbol{E}_外 \cdot d\boldsymbol{r} = \int_r^\infty \frac{q}{4\pi\varepsilon_0 r^2} dr = \frac{q}{4\pi\varepsilon_0 r} \quad (r \geq R)$$

可见均匀带电球面内的各点的电势相等，都等于球面上的电势，均匀带电球面外任一点的电势与全部电荷集中于球心的点电荷在该点的电势相等。电势随距离 r 的变化关系如图 7-16 所示。

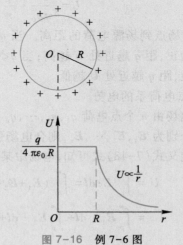

图 7-16 例 7-6 图

例 7-7

如图 7-17 所示,四个点电荷 $q_1 = q_2 = q_3 = q_4 = 4.0 \times 10^{-9}$ C,分别放在一正方形的四个顶点上,各顶点位于一个正方形的四个顶角上,各顶点到正方形中心点 O 的距离为 $r = 5.0$ cm。求:

(1) 点 O 的电势 U_0;

(2) 把试验电荷 $q_0 = 1.0 \times 10^{-9}$ C 从无穷远处移到点 O,电场力所做的功。

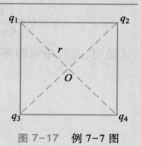

图 7-17 例 7-7 图

解 (1) 点电荷 q_1 单独存在时,点 O 的电势为

$$U_1 = \frac{1}{4\pi\varepsilon_0} \frac{q_1}{r}$$

根据电势叠加原理,四个点电荷同时存在时,点 O 的电势为

$$U_0 = 4U_1 = \frac{4}{4\pi\varepsilon_0} \frac{q_1}{r} = 4 \times 8.99 \times 10^9 \times \frac{4.0 \times 10^{-9}}{5.0 \times 10^{-2}} \text{ V}$$

$$= 2.9 \times 10^3 \text{ V}$$

(2) 根据电势差的定义式,我们有

$$A_{\infty 0} = q_0 (U_\infty - U_0)$$

因为在计算 U_0 时,我们已将无穷远处取作电势零点,所以

$$A_{\infty 0} = q_0 (U_\infty - U_0) = 1.0 \times 10^{-9} \times (0 - 2.9 \times 10^3) \text{ J}$$

$$= -2.9 \times 10^{-6} \text{ J}$$

电场力做负功,说明实际上需外力克服电场力做功。

例 7-8

求均匀带电圆环轴线上任一点的电势。已知环的半径为 R,所带电荷总量为 Q。

解 圆环上的电荷是连续分布的,所以首先把圆环无限分割,把每一小段视为点电荷,求出每一小段的场在轴线上任一点 P 处的电势后,再根据电势叠加原理求整个带电圆环的场在点 P 的电势。

在圆环上取长度为 dl 的一小段,如图 7-18 所示,它所带电荷量为

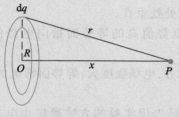

图 7-18 例 7-8 图

$$dq = \frac{Q}{2\pi R} dl$$

它到点 P 的距离为

$$r = \sqrt{R^2 + x^2}$$

因此,与它单独联系的电场在点 P 的电势为

$$dU = \frac{1}{4\pi\varepsilon_0} \frac{1}{(R^2 + x^2)^{1/2}} \frac{Q}{2\pi R} dl$$

以上结果对圆环上任一小段都成立,因而整个圆环的电势为

$$U = \oint dU = \frac{1}{4\pi\varepsilon_0} \frac{1}{(R^2 + x^2)^{1/2}} \frac{Q}{2\pi R} \int_0^{2\pi R} dl$$

$$= \frac{1}{4\pi\varepsilon_0} \frac{Q}{(R^2 + x^2)^{1/2}}$$

若点 P 与环心点 O 相距极远，即 $x \gg R$，则

$$U = \frac{1}{4\pi\varepsilon_0} \frac{Q}{x}$$

这说明，此时带电圆环可看成点电荷，当

点 P 位于环心 O 处时，$x = 0$，则

$$U = \frac{1}{4\pi\varepsilon_0} \frac{Q}{R}$$

七、等势面

一般来说，静电场中每一点都有各自的电势值，但总有一些点的电势值彼此相等。电场中电势值相等的点所构成的面，称为等势面。

由点电荷的电势公式

$$U = \frac{1}{4\pi\varepsilon_0} \frac{q}{r}$$

可知，在点电荷的电场中等势面就是一个个以场源为中心的球面（图7-19），不同的球面对应于不同的电势值。由上式可见，若 $q > 0$，则半径越小的等势面，电势值越高。

图7-20给出了一对等量同、异号电荷电场的等势面及电场线图（虚线表示电场线）。

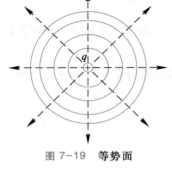

图7-19 等势面

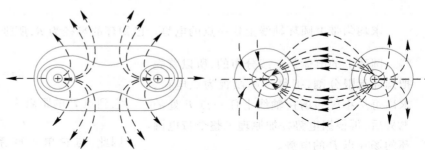

图7-20 等量同、异号电荷的等势面及电场线

等势面具有下列基本性质：

（1）电场线与等势面处处垂直。

（2）电场线总是由电势值高的等势面指向电势值低的等势面。

（3）等势面密集的地方，电场强度大；等势面稀疏的地方，电场强度小。

在实际工作中，常常是先用实验的方法确定出电场的等势面，再根据等势面与电场线的关系画出电场线。

第四节　静电场中的电介质

电介质(dielectric)是由大量电中性的分子组成的绝缘体。在这些分子中,尽管带负电的电子(或负离子)与带正电的原子核(或正离子)由于相互作用而束缚得很紧,不能自由运动,但是电介质分子中的电荷分布会受到外电场的作用而发生变化。为了研究这种变化,可以认为每一分子中的正电荷 q 集中于一点,称为正电荷的"重心";而负电荷 $-q$ 集中于一点,称为负电荷的"重心"。若正电荷重心与负电荷重心不重合,它们将形成电偶极矩为 $\boldsymbol{p} = q\boldsymbol{l}$ 的电偶极子(electric dipole),式中 $\boldsymbol{l}$ 为从负电荷重心指向正电荷重心的径矢。

电介质

一、　电介质的分类

依据分子内部的电结构,可以把电介质分为两大类:有极分子和无极分子。一类分子(如 H_2O 和 CO 等),在没有外电场作用的情况下,分子内部的电荷分布是不对称的,因而它们的正负电荷的重心是不重合的。换言之,这种分子具有固有电偶极矩,称为有极分子。另一类分子(如 He、H_2、N_2 和 CO_2 等),在没有外电场作用的情况下,分子内部的电荷分布是对称的,因而它们的正负电荷的重心是重合的。换言之,这种分子没有固有电偶极矩,称为无极分子。

有极分子

无极分子

有极分子的电偶极矩虽然不为零,但由于所有分子都处于无规则的热运动中,其分子电偶极矩的方向杂乱无章,因此从电介质整体或从其中任一宏观区域看,其内部分子电偶极矩的总矢量和为零。

二、　电介质的极化(dielectric polarization)

为简单起见,考察一块长方形的均匀电介质放置在均匀外场中的情形。可以发现,在电介质与外电场垂直的两个表面上会出现电荷,在电场线进入电介质的一端出现负电荷;在电场线穿出的一端出现正电荷(图7-21)。这种在外电场作用下电介质上

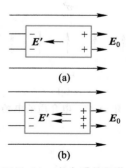

图7-21　电介质的极化

电介质的极化

极化电荷

出现电荷的现象称为电介质的极化,因极化而出现的电荷称为极化电荷,对于均匀的电介质,极化电荷只出现在电介质的表面。如果电介质是不均匀的,那么它的内部也会出现极化电荷。

虽然两类电介质在外电场作用下都会出现极化现象,但导致内部变化的微观机制不同。对于无极分子,外电场的作用使其正负电荷的重心不再重合而错开,分子电偶极矩不再是零,且与外电场方向一致,这种极化称为位移极化。对于有极分子,在外电场力矩的作用下,每个分子的固有极矩都要在一定程度上转向外电场的方向,结果在垂直于外电场方向的介质端面上也出现电荷,这种极化称为取向极化。

在高频电场作用下,取向极化跟不上外电场的变化。所以,在高频电场中,无论哪一种电介质,都只有位移极化。因极化而在电介质表面上出现的电荷,称为极化电荷或束缚电荷。为了定量描述电介质的极化程度,我们把单位体积内分子电偶极矩的矢量和定义为极化强度,即

极化强度

$$p = \frac{\sum_i p_i}{\Delta V} \qquad (7-22)$$

在国际单位制中极化强度 p 的单位是 $C \cdot m^{-2}$。

三、 电介质内的电场

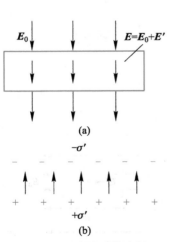

(a)

(b)

图 7-22 电介质的电场

如图 7-22(a)所示,在均匀外电场中放置一片均匀电介质,电介质的表面与外电场场强 E_0 垂直。在电介质的两个表面上由于极化而出现极化电荷,显然这部分电荷也会产生电场。如图 7-22(b)所示,设电介质两个表面上极化电荷的电荷面密度分别为 $-\sigma'$ 和 $+\sigma'$,如果把它们近似视为两个平行的均匀无限大带电面,则它们在电介质内任一点产生的电场强度 E' 的大小为

$$E' = \frac{\sigma'}{\varepsilon_0}$$

E' 的方向由正电荷指向负电荷。

这样,电介质内任一点的总电场强度为

$$E = E_0 + E'$$

由于 E' 和 E_0 的方向相反,所以 E' 的作用是使电介质内的电场削弱,使总电场强度的大小由 E_0 减为 E。

在我们所考虑的情形中,可以定义电介质内电场减弱的因数 E_0/E 为电介质的相对介电常量,用 ε_r 表示,即

$$\varepsilon_r = \frac{E_0}{E}$$

ε_r 是反映材料属性的一个量纲为 1 的量,可用来描述电介质对电场的影响程度。电介质的相对介电常量与真空介电常量的乘积称为电介质的介电常量,以 ε 表示,即

$$\varepsilon = \varepsilon_r \varepsilon_0$$

电介质的介电常量

四、电位移　有电介质时的高斯定理

当电介质存在时,由于极化强度与极化电荷分布之间的相互依赖关系,往往使得所求解的问题变得相对复杂。此时我们可以通过引入适当的物理量,使求解变得相对简单。

高斯定理是在库仑定律和电场强度叠加原理的基础上建立的,在有电介质存在时它也成立,只不过在计算总电场的电场强度通量时,应计入高斯定理内所包含的自由电荷 q_0 和极化电荷 q'。利用已有的关系式,并引入辅助矢量 D:

$$D = \varepsilon_0 E + p \tag{7-23}$$

式中 D 称为电位移(electric displacement)。可以证明,通过任意闭合曲面的电位移通量(electric displacement flux)等于该闭合曲面内所包含自由电荷的代数和,即

$$\oint_{(S)} D \cdot dS = \sum_{(S)} q_0 \tag{7-24}$$

电位移

这是高斯定理的一般形式,是电磁学的基本规律之一。在各向同性线性电介质中,D 与 E 之间的关系可简化为

$$D = \varepsilon_0 \varepsilon_r E = \varepsilon E \tag{7-25}$$

电位移通量只与自由电荷 q_0 有关,与极化电荷 q' 无关。通常自由电荷 q_0 的分布已知,这样可先求解电介质中的 D,再求解 E。

 阅读材料:静电学的数学研究

第五节　心电知识

临床所测得的心电图其实就是体表电势的记录,体表电势如何反映心脏的活动? 本节就介绍心电的基本知识。

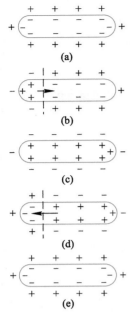

图 7-23 心肌细胞电学模型

心电场

瞬时综合心电向量

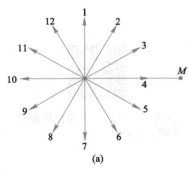

(a)

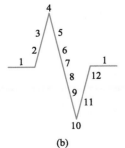

(b)

图 7-24 心电图的形成

一、 心肌细胞电变化

心脏的跳动是由心壁肌肉有规律的收缩产生的,而这种有规律的收缩又是电信号在心肌纤维传播的结果。心肌纤维是由大量心肌细胞组成的,心肌细胞处于静息状态时,其膜的内、外两侧分别均匀聚集着等量的负、正离子,形成一均匀的闭合曲面电偶层。因此,在无刺激时心肌细胞是一个中性的带电体系,对外不显电性,即外部空间各点的电势为零。这一状态在医学上称为极化,如图 7-23(a)所示。当心肌细胞受到某种刺激时,由于细胞膜对离子通透性的改变,跨膜离子发生流动,致使膜两侧局部电荷的电性改变,膜外带负电,膜内带正电。于是细胞整体的电荷分布不再均匀而对外显示出电性。此时整个心肌细胞可看成一个电偶极子,形成一个电偶极矩(electric dipole moment)。膜通透性的变化会从一点向周围传播,所以这个电偶极矩是变化的,这个过程称为除极,如图 7-23(b)所示。当除极结束时,整个细胞的电荷分布又是均匀的,对外不显电性,如图 7-23(c)所示。当除极出现之后,细胞膜对离子的通透性几乎立即恢复原状,即紧接着除极将出现一个使细胞恢复到极化状态的过程,这一过程称为复极,复极的顺序与除极相同,先除极的部位先复极。显然,这一过程中形成一个与除极时方向相反的变化电偶极矩,如图 7-23(d)所示,心肌细胞对外也显示出电性。当复极结束时,整个细胞恢复到极化状态,如图 7-23(e)所示,这时又可以接受另一次刺激。可见在心肌细胞受到刺激以及其后恢复原状的过程中,将形成一个变化的电偶极矩,在其周围产生一变化电场,并引起空间电势的变化,这个电场就叫心电场(cardio electric field)。

二、 心电图的形成

心脏是由大量心肌细胞组成的,一块心肌,乃至整个心脏的除极与复极都是许多心肌细胞的除极与复极的结果,就其电性质而言,可将心脏等效为一个处在导体容器中大小和方向都随时间变化的电偶极子,简称心电偶(cardio electric dipole)。心电偶在某一时刻的电偶极矩就是所有心肌细胞在该时刻的电偶极矩的矢量和,称为瞬时综合心电向量,简称心电向量。心电图是怎样形成的呢?如图 7-24(a)所示,当大小不变的电偶极矩 p 沿顺时针方向转动时,空间某点 M 的电势将随之变化,根据电偶极子电场中任意点的电势公式可知,点 M 的电势变化如图 7-24(b)所示。同理,人体内大小和方向不断改变的心电偶极矩在体表各点均形成随时间变化的电势,这种变化的电势就是心电。

任一瞬时,我们在人体表面不同的两点,例如左臂和右臂,可以测出电势差,显然,这一测量值是随时间周期性变化的。于是我们可以根据人体表面两点间的电势差描绘出一条曲线,这种曲线就称为心电图(electrocardiogram,ECG)。

通过电极将体表与心电图机相连接的电路称为心电图导联。直接对体表两点间电势差加以显示的导联称为标准导联或双极导联。由于电压曲线取决于两点的电势变化,由其所显示的心电曲线不能确定是哪一个电极的电势变化,而临床医生常需观察体表一点电势的变化,为此需使一个电极处的电势不变或变化很小,这样测得的电压曲线就只反映另一个电极处电势的变化,这种导联叫单极导联。心电图的波形可以反映心脏传导功能是否正常,广泛用于心脏疾病的诊断。

心电图

思考题

7-1　两个点电荷 q 和 $4q$ 相距 l,试问在何处放置怎样的电荷,可使这三个电荷达到受力平衡?

7-2　如果相距 5.0×10^{-10} cm 的两个正离子间的静电力为 3.7×10^{-9} N,那么每个离子所带电荷量是多少?

7-3　电场线能否在无电荷处中断?为什么?

7-4　能否认为电场线代表点电荷的运动轨迹?

7-5　以下说法是否正确?为什么?

(1)如果高斯面上 E 处处为零,则该面内必无电荷;

(2)如果高斯面内无电荷,则该面上 E 处处为零;

(3)如果高斯面上 E 处处不为零,则该面内必有电荷;

(4)如果高斯面内有电荷,则该面上 E 处处不为零。

以上所说的高斯面指空间中任一闭合曲面。

7-6　以下说法是否正确?为什么?

(1)电场强度为零的地方,电势一定为零;电势为零的地方,电场强度一定为零。

(2)电势较高的地方,电场强度一定较大;电场强度较小的地方,电势一定较低。

(3)电场强度大小相等的地方,电势相等;电势相等的地方,电场强度也都相等。

(4)带正电的物体,电势一定为正;带负电的物体,电势一定为负。

(5)不带电的物体,电势一定等于零;电势为零的物体一定不带电。

习题

7-1　电荷 q 均匀分布在长为 l 的细绝缘棒上,求位于棒的垂直平分线上,与棒距离为 R 处的点 P 的电场强度大小。

$$\left[\frac{1}{2\pi\varepsilon_0 R} \cdot \frac{q}{\sqrt{l^2 + 4R^2}} \right]$$

7-2 假设一半无限长细棒均匀带电,电荷线密度为 λ,证明过端点的垂直平面上任意一点的电场强度与棒成45°角,并说明此结果与该点到棒的距离无关。

7-3 一均匀带电直导线长为 L,电荷线密度为 λ。求直线的延长线上与 L 中点距离为 $r(r>L/2)$ 处的电场强度大小。

$$\left[\frac{1}{4\pi\varepsilon_0}\cdot\frac{\lambda L}{r^2-L^2/4}\right]$$

7-4 一细绝缘棒被弯成半径为 R 的半圆形,假设左半部均匀分布有电荷 $-Q$,右半部均匀分布有电荷 $+Q$,求半圆中心 O 的电场强度。

$$\left[-\frac{Q}{\varepsilon_0\pi^2R^2},\text{由右向左}\right]$$

7-5 试求无限长均匀带电圆柱面内、外的电场强度。圆柱的直径为 d,电荷的面密度为 $\sigma>0$。

$$\left[E_{内}=0;E_{外}=\frac{d\sigma}{2\varepsilon_0 r},\text{沿 } r \text{ 方向向外}\right]$$

7-6 点电荷 q_1、q_2、q_3、q_4 电荷量均为 4.0×10^{-9} C,置于一正方形的四个顶点上,各点与正方形中心点 O 的距离均为 5.0 cm。

(1)求点 O 的电势;

(2)将试验电荷 $q_0=1.0\times10^{-9}$ C 从无穷远处移到点 O,在此过程中电势能的改变量是多少?

$$[(1)\ 2.88\times10^3\ \text{V};(2)\ 2.88\times10^{-6}\ \text{J}]$$

7-7 如图 7-25 所示,$AB=2l$,OCD 是以 B 为中心,l 为半径的半圆。点 A 有正点电荷 $+q$,点 B 有负点电荷 $-q$。问:

(1)把单位正电荷从点 O 沿 OCD 移到点 D,电场力对它做了多少功?

(2)把单位负电荷从点 D 沿 AB 的延长线移到无穷远处,电场力对它做了多少功?

$$\left[(1)\ \frac{q}{6\pi\varepsilon_0 l};(2)\ \frac{q}{6\pi\varepsilon_0 l}\right]$$

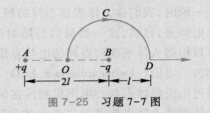

图 7-25 习题 7-7 图

7-8 如图 7-26 所示,一个均匀带电的球壳,其电荷体密度为 ρ,球层内表面半径为 R_1,外表面半径为 R_2,电荷均匀分布在半径为 R_1 和 R_2 的球壳之间。设无穷远处为电势零点,求空腔内任一点的电势。

$$\left[\frac{\rho}{2\varepsilon_0}(R_2^2-R_1^2)\right]$$

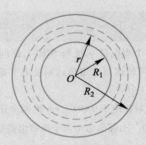

图 7-26 习题 7-8 图

7-9 神经细胞膜内、外侧的液体都是导电的电解液,细胞膜本身是很好的绝缘体,相对介电常量约等于7,在静息状态下,膜内、外侧各分布着一层负、正离子。今测得膜内、外两侧的电势差为 -70 mV,膜的厚度为 60 nm。求:

(1)细胞膜中的电场强度;

(2)膜两侧的自由电荷面密度。

$$[(1)\ 1.2\times10^6\ \text{V}\cdot\text{m}^{-1},\text{方向由膜外向膜内};$$
$$(2)\ 7.4\times10^{-5}\ \text{C}\cdot\text{m}^{-2}]$$

第八章　直　流　电

教学要求：

1. 掌握恒定电路中电流和电压的概念及求解方法，掌握欧姆定律的微分形式。

2. 熟悉基尔霍夫定律。

3. 理解 RC 电路的充放电规律。

4. 了解能斯特方程和静息电势，了解电泳技术的物理原理。

　　电荷在电场力的作用下定向移动形成电流。电流既可以传输能量，又能传递信息。它与我们的日常生活、生产实践及科学研究有密切的关系。本章在静电学理论的基础上，进一步从电流的基本概念入手，主要阐述了闭合电路所遵循的物理规律，重点讲述了电流密度、欧姆定律的微分形式、基尔霍夫定律和电容器充放电规律等知识，最后对生物医学上的膜电势、静息电势及电泳的基础知识进行了简要介绍。本章内容对于我们理解生命活动中的各种电现象、了解医疗电子仪器和军事电子设备的工作原理都有十分重要的作用。

本章课件

第一节　电流密度

一、电流与电流密度

　　金属中的自由电子，电解质中的正、负离子，半导体中的空穴和自由电子都是带电粒子，它们做定向移动，就能形成电流（electric current）。形成电流的带电粒子统称为载流子（carrier），载流子定向移动的平均速度称为漂移速度（drift velocity）。我们用单位时间内通过导体某一横截面的电荷量来量度电流的大小，用电流表示，符号为 I。如果在 Δt 时间内通过某一横截面的电荷量为 ΔQ，则电流 I 为

电流

载流子

$$I = \frac{\Delta Q}{\Delta t} \tag{8-1}$$

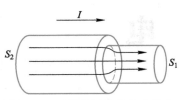

图 8-1 不同截面处的电流分布

电流为标量,但规定方向。通常所说的电流方向为导体内正电荷定向移动的方向。电流的单位是安培,符号为 A,1 A = 1 C·s^{-1}。常用的单位还有毫安(mA)和微安(μA)。

$$1 \text{ A} = 10^3 \text{ mA}$$
$$1 \text{ A} = 10^6 \text{ μA}$$

产生电流必须具备两个条件:①存在可以自由移动的电荷;②存在电场,或者说导体两端存在电势差。通常情况下,电流只能描述通过导体中某一截面电流的整体情况,不能准确描述电流的分布及其所产生的效果。当电流在大块导体中流动时,同一截面不同部位电流的大小和流向都可能不同。如图 8-1 所示,箭头表示电流的流向。流经截面 S_1 和 S_2 的电流虽然相同,但是不同截面单位面积内电流的大小并不相同,即电流分布不同,电流产生的效应也不同。

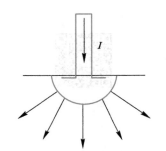

图 8-2 半球形接地电极附近的电流分布

图 8-2 表示半球形接地电极附近的电流分布,显然,越靠近电极,电流分布越密。为了精确、细致地描述电流在导体中的空间分布情况,我们引入新的物理量——电流密度(current density)。

电流密度是一个矢量,其方向为该点电场强度的方向或该点正电荷运动的方向,其大小等于垂直于该点电流方向单位面积内通过的电流。如图 8-3 所示,在导体中点 P 处取垂直于电流方向的面元 ΔS,并使 ΔS 的法线方向 e_n 与此处电场强度 E 的方向相同。若通过 ΔS 的电流为 ΔI,则通过 ΔS 的平均电流密度 J 的定义为

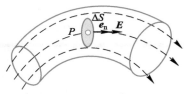

图 8-3 电流密度矢量

$$J = \frac{\Delta I}{\Delta S} \tag{8-2}$$

点 P 处的电流密度为

$$J = \lim_{\Delta S \to 0} \frac{\Delta I}{\Delta S} = \frac{\mathrm{d}I}{\mathrm{d}S} \tag{8-3}$$

电流密度的单位是安培每平方米,符号为 A·m^{-2}。

假设导体中只存在一种正电荷载流子,载流子的价数为 Z,元电荷为 e,单位体积内载流子的数目为 n,载流子的漂移速度为 v,如图 8-4 所示,则在 Δt 时间内通过截面 ΔS 的电荷量 ΔQ 等于以 ΔS 为底、$v\Delta t$ 为高的圆柱内包含的全部载流子的电荷量,即

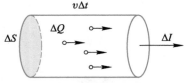

图 8-4 正电荷载流子的漂移与电流密度

$$\Delta Q = Zne \cdot v\Delta t \cdot \Delta S$$

流经 ΔS 的电流

$$\Delta I = \frac{\Delta Q}{\Delta t} = Znev\Delta S$$

根据电流密度的定义,得

$$J = \lim_{\Delta S \to 0} \frac{\Delta I}{\Delta S} = Znev = \rho_e v$$

写成矢量式为

$$\boldsymbol{J} = \rho_e \boldsymbol{v} \tag{8-4}$$

式中 $\rho_e = Zne$ 表示导体中自由电荷的电荷体密度,即单位体积内载流子的总电荷量。(8-4)式表明:导体中的电流不仅取决于导体中载流子的多少,还与载流子的漂移速度有关。

二、 金属与电解质的导电性

当金属导体两端无电压,即金属内部没有电场时,自由电子做无规则的热运动,在任意方向上的平均速度都等于零,此时金属中没有电流。给金属两端施加电压形成电场,这时每个自由电子都将受到电场力的作用,产生与电场方向相反的定向运动。所以金属中有电场存在时,自由电子除了无规则的热运动外,还多了一个定向运动,正是这个定向运动形成了金属导体中的传导电流。需要指出的是,自由电子热运动的速度、自由电子定向运动的速度、电流传导速度是完全不同的。在常温下,电子热运动的速度大约是 $10^5\ \mathrm{m \cdot s^{-1}}$;在一般铜导线中,自由电子定向运动的速度不超过 $10^{-3}\ \mathrm{m \cdot s^{-1}}$;而电流的传导速度是指电场的传播速度,接近光速,与电子定向运动的速度毫不相干。

金属中的电流密度表达式与(8-4)式类似。由于金属中自由移动的是电子,设单位体积内自由电子的数目为 n,每个电子电荷量的绝对值为 e,Z 为 -1,自由电子的漂移速度为 $\boldsymbol{v}$,则该点的电流密度

$$\boldsymbol{J} = -ne\boldsymbol{v} \tag{8-5}$$

负号表示其方向与负电荷的平均漂移速度方向相反。

人体内的电解质广泛分布在细胞内外,参与体内许多重要的功能和代谢活动,对维持正常生命活动起着非常重要的作用。人体内部的导电过程与电解质溶液的导电性质密不可分,因此,研究电解质溶液的导电过程十分重要。电解质溶液的载流子是正、负离子。无电场作用时,所有离子做无规则的热运动,溶液中没有电流。当有外电场时,正、负离子在电场力作用下分别沿电场方向和逆电场方向移动,形成电流。

正、负离子在溶液中做定向移动时,会受到电场力和周围介质阻力的共同作用。实验表明,当带电离子速度较小时,阻力与

定向移动速度的大小成正比,即 $F' = kv$。随着离子定向运动的速度不断增大,所受阻力也随之增大,当阻力等于电场力时,正、负离子定向运动的速度不再改变,此时离子定向运动的速度称为**迁移速度**(migration velocity)。正、负离子的迁移速度分别用 v_+ 和 v_- 表示。由于正、负离子的质量可能不同,因此,v_+ 和 v_- 可能也不同。如果用 Z 表示离子价数,k_+ 和 k_- 分别表示正、负离子的比例系数。当阻力等于电场力时,有

迁移速度

$$ZeE = k_+v_+, \quad -ZeE = k_-v_-$$

此时,正、负离子的迁移速度分别为

$$v_+ = \frac{ZeE}{k_+} = \mu_+E, \quad v_- = \frac{ZeE}{k_-} = -\mu_-E \tag{8-6}$$

迁移率

μ_+ 和 μ_- 称为正、负离子的**迁移率**(mobility)。由上式可知,离子的迁移速率与电场强度大小成正比。

考虑到电解质内部的电流是由正、负离子的迁移共同形成的,设溶液中单位体积内的正、负离子数均为 n,则电流密度

$$\begin{aligned}
\boldsymbol{J} &= \boldsymbol{J}_+ + \boldsymbol{J}_- = Zne\boldsymbol{v}_+ + Zne\boldsymbol{v}_- \\
&= Zne\mu_+\boldsymbol{E} + (-Z)ne(-\mu_-\boldsymbol{E}) \\
&= Zne(\mu_+ + \mu_-)\boldsymbol{E}
\end{aligned} \tag{8-7}$$

一定温度下,相同电解质中的 Z、n、μ_+、μ_-、e 都为常量,故令 $\sigma = Zne(\mu_+ + \mu_-)$,则

$$\boldsymbol{J} = \sigma\boldsymbol{E} \tag{8-8}$$

上式表明,电解质中任意一点的电流密度由该点的电场强度和电解质性质共同决定,电流密度与电场强度方向相同。

三、 欧姆定律的微分形式

实验证明,对于横截面均匀的导体,电阻 R 与其长度 L 成正比,与横截面积 S 成反比,且与材料的性质有关。它们之间的关系可用下式表示:

$$R = \rho\frac{L}{S} \tag{8-9}$$

电阻率

式中的比例系数 ρ 称为该种导体的**电阻率**(resistivity),单位是欧姆米,符号为 $\Omega \cdot m$。

电阻的倒数称为电导,用 G 表示:

$$G = \frac{1}{R} \tag{8-10}$$

电导的单位是西门子,符号为 S。

电阻率的倒数称为电导率（conductivity），用 γ 表示：

$$\gamma = \frac{1}{\rho} \qquad (8-11)$$

电导率的单位为西门子每米，符号为 $S \cdot m^{-1}$。电导率反映了导体的导电能力，与导体材料的性质及温度有关。

对于截面不均匀的导体，如图 8-5 所示，沿电流方向取长为 dl、横截面积为 dS 的圆柱体微元，两端电势分别为 V 和 $V+dV$，根据欧姆定律，通过圆柱体微元的电流为

$$dI = \frac{V-(V+dV)}{dR} = -\frac{dV}{dR}$$

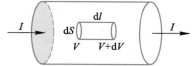

图 8-5　欧姆定律的微分形式

把圆柱体微元电阻 $R = \rho \dfrac{dl}{dS}$ 代入上式，得

$$dI = -\frac{dV}{\rho \dfrac{dl}{dS}} = -\frac{1}{\rho} \cdot \frac{dV}{dl} \cdot dS$$

又根据 $dI = JdS$，$E = -\dfrac{dV}{dl}$，得到

$$J = \frac{E}{\rho} = \gamma E \qquad (8-12)$$

写成矢量式

$$\boldsymbol{J} = \frac{\boldsymbol{E}}{\rho} = \gamma \boldsymbol{E} \qquad (8-13)$$

（8-13）式称为欧姆定律的微分形式。它表明导体中任一点的电流密度的大小与该点电场强度成正比，其方向与该点电场强度方向一致。电流密度只与导体材料的性质以及给定点的电场强度有关，而与导体形状和大小无关。欧姆定律的微分形式是宏观导体中的电场和电流分布之间的逐点细致描述，具有更深刻的意义。

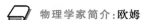

物理学家简介：欧姆

四、触电与人体安全

触电是指电流通过人体引起的病理、生理效应。触电分为电伤和电击两种伤害形式。电伤是指电流对人体表面的伤害，它往往不会危及生命安全；而电击是指电流通过人体内部，直接对内部组织造成伤害。电击对人体的危害程度，取决于通过人体的电流的大小和通电时间的长短。一般来说，流经人体的电流会使流经部位的皮肤发热、出汗，进一步降低皮肤阻抗，增大电流，从而增加了危险性。触电对人体的危害取决于流经路径。电流通过头部会使人昏迷；通过脊髓会使人截瘫；通过中枢神经会引起中

枢神经系统严重失调甚至导致死亡。由胸部到左手的电流路径是最危险的，而从脚到脚则是危险性较小的路径。表 8-1 是 50 Hz 交流电通过人体的反应情况。

能引起人感觉的最小电流值称为感知电流，交流为 1 mA，直流为 5 mA；人触电后能自己摆脱的最大电流值称为摆脱电流，交流为 10 mA，直流为 50 mA。

表 8-1	50 Hz 交流电通过人体的反应情况
交流电的强度/mA	人体对电流的反应
8~10	手指关节有剧痛感，手摆脱电极已感到困难
20~25	手迅速麻痹，不能自主摆脱电极，呼吸困难
50~80	呼吸困难，心房开始震颤
90~100	呼吸麻痹，心脏开始麻痹，维持一段时间后甚至停止跳动

人体阻抗分为人体内阻抗和皮肤阻抗。人体内阻抗是指与人体接触的两电极之间的阻抗。若忽略频率对人体内阻的容性、感性分量的影响，那么人体内阻抗一般在 500 Ω 左右，这对整个人体阻抗（约为 100 kΩ）来说是相当小的。皮肤阻抗是指皮肤表皮与皮下导电组织两电极之间的阻抗，由半绝缘层和微导电组织（毛孔）组成电阻和电容的网络，它对于限制低压触电事故的电流起着非常重要的作用，是人体阻抗的重要部分。

第二节　基尔霍夫定律

一、电源电动势

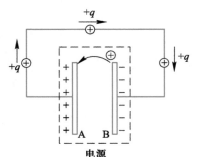

图 8-6　电源原理图

若通过导体的电流大小和方向均不随时间变化，我们则称这种电流为恒定电流，也称直流电。根据欧姆定律，通过一段导体的电流与其两端的电势差成正比。为了产生恒定电流，需要在导体两端保持恒定的电势差。那么，如何在导体两端保持恒定的电势差呢？

如图 8-6 所示，假设 A 板带正电，B 板带负电，则 $U_A > U_B$，A 板上的正电荷在静电力的作用下沿导线流向 B 板，与 B 板上的负电荷中和，使 B 板上的负电荷数量减少，电势升高；同时，A 板上的正电荷减少，电势降低。两板间的电势差逐渐减小，最终趋于零，导线中的电流也逐渐减弱至零。如果我们能够把正电荷沿其他路径从 B 板拉回到 A 板,并维持两板上的正、负电荷数量不变,就可以保持 A、B 板间恒定的电势差了。可见,仅靠静电力无法完成这样的过程,必须有其他形式的力。我们把这种能够不断分离正、负电荷以补充极板上减少的电荷的力统称为非静电力。能够提供非静电力的装置称为电源。电源的本质就是把其他形式的能量转化为电能,它既不创造电荷,也不创造能量。

为了描述不同电源的转化能力,我们把单位正电荷通过电源内部从负极移到正极时,非静电力所做的功,称为电源电动势,以 $\mathscr{E}$ 表示。在国际单位制中,电动势的单位是伏特(V)。虽然电动势是标量,但为了说明电源提供电流的方向,通常把电源内部从负极到正极的方向规定为电动势的方向。在电路中,电源以外的电路称为外电路,电源内的电路称为内电路,内、外电路形成闭合电路。电源电动势的大小只由电源本身的性质决定,与外电路的状态无关。

二、含源电路的欧姆定律

对于一段包含电源的电路,应该如何计算两个端点的电势差?

如图 8-7 所示,A、B 两点的电势分别为 V_A 和 V_B,研究从点 A 经过点 C 到点 B 这段电路的电势。如果我们规定:电阻消耗能量使电势降落,则反方向观察电势增加;电源电动势提供能量使电势上升,则反方向观察电势降落。依据这个约定,点 A 到点 B 这一段电路的电势差为

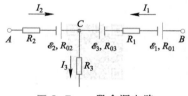

图 8-7 一段含源电路

$$U_{AB} = V_A - V_B = I_2 R_2 - \mathscr{E}_2 + I_2 R_{02} + \mathscr{E}_3 - I_1 R_{03} - I_1 R_1 - \mathscr{E}_1 - I_1 R_{01}$$
$$= (-\mathscr{E}_1 - \mathscr{E}_2 + \mathscr{E}_3) + (-I_1 R_{01} - I_1 R_{03} - I_1 R_1 + I_2 R_2 + I_2 R_{02})$$
$$= \sum \mathscr{E}_i + \sum I_i R_i \qquad (8-14)$$

上式称为一段含源电路的欧姆定律。它表明,电路中的任意两端 A、B 之间的电势差等于从点 A 到点 B 所有电源电动势电势降落代数和加上所有电阻上电势降落的代数和。应用上式时,点 A 为起点、点 B 为终点,按照起点到终点的方向选取绕行方向。计算电势降低时进行如下约定:若电动势方向(由负极经电源内部到正极)与绕行方向相同,则经过该电源后电势升高,电动势取负号;反之,若电动势方向与绕行方向相反,则经过该电源后电势降低,电动势取正号。当假设的电流方向与绕行方向一致时,经过电阻后电势降低,IR 取正值;反之,当假设的电流方向与绕行方向相反时,经过电阻后电势升高,IR 取负值。当 $U_{AB} = V_A - V_B > 0$

时,说明点 A 电势高于点 B 电势;当 $U_{AB} = V_A - V_B < 0$ 时,说明点 A 电势低于点 B 电势。若 $U_{AB} = V_A - V_B = 0$,则 A、B 两点电势相等。即沿闭合回路绕行一周,(8-14)式变为

$$\sum I_i R_i + \sum \mathscr{E}_i = 0 \tag{8-15}$$

三、 基尔霍夫定律

对于简单电路的分析,欧姆定律就足以解决问题。但是,在实际电路中,多数复杂电路是由多个电源和多个电阻连接而成的,且不能利用串、并联简化为单回路电路。人们针对这类电路总结出一些有效的方法,这些方法都源于基尔霍夫定律(Kirchhoff's law)。

下面介绍基尔霍夫定律中的一些基本概念。一个复杂电路中的电源和(或)电阻串联而成的通路称为支路。支路的特点是同一支路各处的电流相等。如图 8-8 所示,AB、ACB 和 ADB 是三条支路。三条或三条以上的支路的汇合点称为节点(nodal point)。图中 A、B 都是节点。电路中任一闭合路径称为回路(loop)。图中 $ACBA$、$ADBA$ 和 $ACBDA$ 都是回路。

1. 基尔霍夫第一定律

基尔霍夫第一定律又被称为节点电流定律。根据电流连续性原理,任一时刻流入某一节点的电流之和,等于流出该节点的电流之和。数学表达式为

$$\sum I_i = 0$$

上式称为基尔霍夫第一定律。对于图 8-8 中的节点 A 有

$$I_1 = I_2 + I_3$$

一般规定流入节点的电流为负,流出节点的电流为正,所以上式又可写为

$$-I_1 + I_2 + I_3 = 0$$

实际应用时,如果不能预先确定支路的电流方向,可先假设一个电流方向,若计算结果为正,表示实际的电流方向与假设的电流方向相同;若计算结果为负,表示实际的电流方向与假设的方向相反。应当指出,基尔霍夫第一定律对于电路中的每个节点都适用。对于图 8-8 中的 A、B 两个节点,虽然可以列出两个节点方程,但是只有一个是独立的。一般来说,包含 n 个节点的电路只有 $(n-1)$ 个电流方程是独立的。

2. 基尔霍夫第二定律

基尔霍夫第二定律也称为回路电压定律,即沿任一闭合回路绕行一周电势降低的代数和为零,即

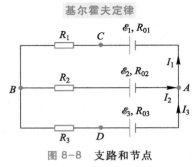

图 8-8 支路和节点

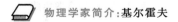

物理学家简介:基尔霍夫

$$\sum I_i R_i + \sum \mathscr{E}_i = 0 \qquad (8-16)$$

在具体应用时,回路的绕行方向任意选取,如果电动势方向(由负极经电源内部到正极)与绕行方向相同,经过该电源后电势升高,电动势取负号;反之,电动势取正号。当假设的电流方向与绕行方向一致时,经过电阻后电势降低,IR 取正值;反之 IR 取负值。

如图 8-8 所示,在回路 $ACBA$ 中,从点 A 出发,沿逆时针方向绕行一周,电压方程为

$$I_1 R_{01} - \mathscr{E}_1 + I_1 R_1 + I_2 R_2 + \mathscr{E}_2 + I_2 R_{02} = 0$$

在回路 $ADBA$ 中,沿顺时针方向绕行一周,回路电压方程为

$$-\mathscr{E}_3 - I_3 R_{03} - I_3 R_3 + I_2 R_2 + \mathscr{E}_2 + I_2 R_{02} = 0$$

任意回路都可以写出一个回路电压方程,但是它们并非都是独立的。在选取回路列电压方程时,至少有一段电路是未曾使用过的,才能保证所列回路电压方程的独立性。

例 8-1

如图 8-9 所示,$\mathscr{E}_1 = 6$ V,$\mathscr{E}_2 = 6$ V,$R_{01} = 0.5$ Ω,$R_{02} = 1$ Ω,$R_1 = 10$ Ω,$R_2 = 5$ Ω,$R_3 = 4.5$ Ω,$R_4 = 19$ Ω,求各支路的电流。

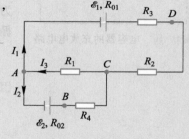

图 8-9 例 8-1 图

解 先假设各支路的电流 I_1、I_2、I_3 的方向如图 8-9 所示。电路中有两个节点 A、C,因此只能列出一个节点方程。

对于点 A,根据基尔霍夫第一定律,$I_1 + I_2 - I_3 = 0$,即

$$I_3 = I_1 + I_2$$

对于回路 $ABCDA$,从点 A 开始,选择逆时针方向为绕行方向,有

$$-\mathscr{E}_2 + I_2 R_{02} + I_2 R_4 - I_1 R_2 - I_1 R_3 + \mathscr{E}_1 - I_1 R_{01} = 0$$

对于回路 $ADCA$,从点 A 开始,选择顺时针方向为绕行方向,有

$$-\mathscr{E}_1 + I_1 R_{01} + I_1 R_3 + I_1 R_2 + I_3 R_1 = 0$$

整理,得到

$$-I_1(R_2 + R_3 + R_{01}) + I_2(R_{02} + R_4) = -\mathscr{E}_1 + \mathscr{E}_2 \qquad (1)$$

$$I_1(R_{01} + R_1 + R_2 + R_3) + I_2 R_1 = \mathscr{E}_1 \qquad (2)$$

两式相加,有

$$I_1 R_1 + I_2(R_{02} + R_1 + R_4) = \mathscr{E}_2 \qquad (3)$$

由(1)式、(2)式,代入数据得

$$(0.5 + 10 + 5 + 4.5)\,\Omega \cdot I_1 + 10\,\Omega \cdot I_2 = 6\text{ V}$$

$$10\,\Omega \cdot I_1 + I_2(1 + 19)\,\Omega + I_2 10\,\Omega = 6\text{ V}$$

$$I_1 = \frac{6}{25}\text{ A}$$

$$I_2 = \frac{3}{25}\text{ A}$$

$$I_3 = I_1 + I_2 = \frac{9}{25}\text{ A}$$

I_1、I_2、I_3 均为正值,表明各电流的实际方向均与假设方向相同。

第三节 电容器的充放电规律

电路在稳定状态下工作时,各部分的电压和电流不随时间变化。当电路由一个稳定状态过渡到另一个稳定状态时,电路中的电压和电流都会随时间变化,这个过程称为过渡过程,电容器的充放电就属于过渡过程。RC 电路在电子技术、医疗仪器和军事装备中有着广泛的应用,本节主要通过解微分方程的方法来研究 RC 电路中电容器的充放电规律。

一、电容器的充电规律

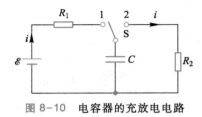

图 8-10 电容器的充放电电路

如图 8-10 所示,当开关 S 置于位置 1 时,电源 $\mathscr{E}$ 通过电阻 R_1 向电容器 C 充电。因为电容器 C 储能不能突变,所以 RC 电路处于过渡过程。设某一时刻 t,充电电流为 i,电容器 C 两端的电压为 u_C。根据基尔霍夫第二定律,在 RC 电路的充电过程中应该遵循下面的电路方程:

$$iR_1 + u_C - \mathscr{E} = 0$$

因为 $i = \dfrac{\mathrm{d}q}{\mathrm{d}t} = C\dfrac{\mathrm{d}u_C}{\mathrm{d}t}$,上式变为

$$R_1 C \frac{\mathrm{d}u_C}{\mathrm{d}t} + u_C - \mathscr{E} = 0$$

分离变量,得

$$\frac{\mathrm{d}u_C}{\mathscr{E} - u_C} = \frac{\mathrm{d}t}{R_1 C}$$

两边同时积分,得

$$\int_0^{u_C} \frac{\mathrm{d}u_C}{\mathscr{E} - u_C} = \int_0^t \frac{\mathrm{d}t}{R_1 C}$$

$$\ln\left(\frac{\mathscr{E}}{\mathscr{E} - u_C}\right) = \frac{t}{R_1 C}$$

$$u_C = \mathscr{E}\left(1 - \mathrm{e}^{-\frac{t}{R_1 C}}\right) \tag{8-17}$$

充电电流为

$$i = C\frac{\mathrm{d}u_C}{\mathrm{d}t} = \frac{\mathscr{E}}{R}\mathrm{e}^{-\frac{t}{R_1 C}} \tag{8-18}$$

电容器上的电荷量为

$$q_c = Cu_c = C\mathscr{E}(1-e^{-\frac{t}{R_1C}}) \qquad (8-19)$$

从(8-20)式、(8-21)式和(8-22)式可以看出,电容器的电压 u_c、充电电流 i 和电容器上的电荷量 q_c 均按指数规律变化,u_c 和 q_c 以指数形式上升,i 以指数形式下降。图 8-11(a)、图 8-11(b)和图 8-11(c)分别为 RC 电路充电时 u_c、i 和 q_c 随时间 t 的变化曲线。

u_c、i 和 q_c 随时间变化的快慢都与电阻 R_1 和电容 C 的乘积 R_1C 有关。通过量纲分析,R_1C 的量纲为时间,因此将 R_1C 称为**时间常量**(time constant),用 τ 表示。在国际单位制中,τ 的单位为 s。τ 的意义为当经过时间 τ 时,电压 u_c(或电荷量 q_c)将增大到最大值的 $\left(1-\dfrac{1}{e}\right)$(约 63%),而电流 i 将减小到最大值的 $1/e$(约 37%)。τ 越大,电荷量 q_c 和电压 u_c 增大得越慢,电流 i 也减小得越慢。

由图 8-11(a)至(c)可知,只有当 $t\to\infty$ 时,q_c 和 u_c 无限趋于最大值,i 才能无限趋于零。实际上当 $t=3\tau$ 时,$u_c=0.95\mathscr{E}$,$q_c=0.95Q_c$,$Q_c=C\mathscr{E}$,即最大的电荷量;当 $t=5\tau$ 时,$U_c=0.99\mathscr{E}$,$q_c=0.99Q_c$。由此可见,一般经过 3τ 至 5τ 的时间,可认为充电过程基本结束,电压、电流和电荷量基本上都达到它们的最终值。

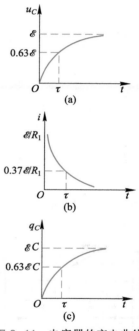

时间常量

图 8-11 电容器的充电曲线

二、电容器的放电规律

在图 8-10 中,当电容器 C 充电结束后,将开关 S 从位置 1 转向位置 2,这时电容器 C 将通过电阻 R_2 放电,放电电流方向与充电电流方向相反,有

$$iR_2 - u_c = 0$$

因为

$$i = -\frac{\mathrm{d}q}{\mathrm{d}t} = -C\frac{\mathrm{d}u_c}{\mathrm{d}t}$$

$\mathrm{d}q$ 是电容器极板上 $\mathrm{d}t$ 时间内的电荷增量,而在放电过程中,电容器上电荷量随时间减少,此时应添加负号,则有

$$R_2C\frac{\mathrm{d}u_c}{\mathrm{d}t} + u_c = 0$$

分离变量后对两边同时积分,得

$$\int_{\mathscr{E}}^{u_c}\frac{\mathrm{d}u_c}{u_c} = \int_0^t -\frac{\mathrm{d}t}{R_2C}$$

电容器上的电压为

$$u_C = \mathscr{E}e^{-\frac{t}{R_2 C}} \tag{8-20}$$

放电电流为

$$i = \frac{\mathscr{E}}{R}e^{-\frac{t}{R_2 C}} \tag{8-21}$$

电容器上的电荷量为

$$q_C = \mathscr{E}Ce^{-\frac{t}{R_2 C}} \tag{8-22}$$

在 RC 电路放电过程中，电容器两端的电压 u_C、所带电荷量 q_C 和放电电流 i 将从最大值按指数规律衰减至零，电路变化的快慢仍用时间常量 τ 表示。一般经过 3τ 至 5τ 的时间，可认为放电过程基本结束。

第四节　直流电的医学应用

一、生物膜电势

人体的神经和肌肉细胞在无外界影响时，细胞膜内外存在电势差。生物膜电势的形成必须具备两个条件：其一，膜内外存在离子浓度差；其二，细胞膜对离子的通透性具有选择性。

为了更直观地描述生物膜的电势，我们讨论一种简单的情况。如图 8-12(a) 所示，一层半透膜将两种不同浓度的 KCl 溶液隔开，膜两侧溶液的浓度分别用 c_1 和 c_2 表示，$c_1 > c_2$。未扩散时，两边正负离子的数目分别相等，整个溶液不带电。若 K^+ 能通过半透膜，而 Cl^- 无法通过，由于膜左侧的 K^+ 浓度高于右侧，因此，从左扩散到右的 K^+ 离子数目大于由右向左扩散的 K^+ 离子数目，结果使膜右侧出现过剩的正电荷，左侧出现过剩的负电荷。这些电荷聚集在膜的两侧，从而产生一个阻碍 K^+ 离子继续扩散的电场，如图 8-12(b) 所示，随着电荷量的增多，电场强度不断增大。当由浓度差产生的扩散力与阻碍扩散的静电力平衡时，膜两侧将形成一个稳定的电势差 $\mathscr{E}$，称为能斯特电势（Nernst's electric potential）。

计算能斯特电势时，电解质溶液中的离子分布遵循玻耳兹曼能量分布定律。在热平衡条件下，玻耳兹曼能量分布定律表明：单位体积的粒子数 n 与粒子的势能 E_p 之间有如下关系：

$$n = n_0 e^{-\frac{E_p}{kT}}$$

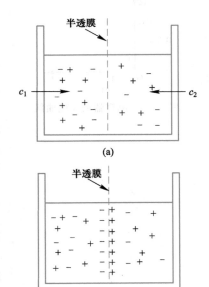

图 8-12　能斯特电势的形成

式中，E_p 表示粒子的势能，n_0 为势能为零处的粒子数密度。设在平衡态时，膜两侧 K^+ 离子数密度分别为 n_1 和 n_2，电势分别为 V_1 和 V_2，离子价数为 Z，电子电荷量绝对值为 e，则膜两侧 K^+ 的电势能分别为 ZeV_1 和 ZeV_2。代入上式，得

$$n_1 = n_0 e^{-ZeV_1/kT}, \quad n_2 = n_0 e^{-ZeV_2/kT}$$

则

$$\frac{n_2}{n_1} = e^{Ze(V_1-V_2)/kT}$$

两边取对数，得

$$\ln \frac{n_2}{n_1} = \frac{Ze}{kT}(V_1 - V_2)$$

由于离子数密度和浓度成正比，即 $\dfrac{n_2}{n_1} = \dfrac{c_2}{c_1}$，于是

$$V_1 - V_2 = \frac{kT}{Ze} \ln \frac{c_2}{c_1} \tag{8-23}$$

将上式的自然对数改为常用对数，则

$$\mathscr{E} = V_1 - V_2 = -2.3 \frac{kT}{Ze} \lg \frac{c_1}{c_2} \tag{8-24}$$

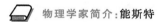
物理学家简介：能斯特

（8-24）式称为正离子通透时的能斯特方程（Nernst's equation）。能斯特方程给出了热平衡条件下，离子经膜扩散达到平衡时，膜两侧的电势差 $\mathscr{E}$ 与两侧离子浓度 c_1、c_2 及温度 T 之间的关系。如果参与扩散的离子是负离子，则 Z 取负值。

二、神经细胞的静息电势

在研究生物膜两侧的电势差时，通常取膜外电势作为零电势。大多数的动植物细胞处于静息状态时，细胞膜内的电势低于膜外电势，在生理学中，通常把此时的膜内电势称为静息电势（resting potential）。当细胞受到外来刺激时，细胞膜内外的电势差会产生突变，这一改变将产生动作电势（action potential）。下面我们以人体神经细胞为例，计算平衡状态下的静息电势。

如图 8-13 所示，左侧为细胞内液，右侧为细胞外液。虚箭头表示浓度差引起的流向，实箭头表示膜电势差引起的流向，双线箭头则表示 Na^+ 泵和 K^+ 泵引起的迁移。如果细胞处于静息状态，规定细胞膜外电势为零，c_i 和 c_o 分别为膜内外离子浓度，玻耳兹曼常量 $k = 1.38 \times 10^{-23}$ J·K^{-1}，电子电荷量绝对值为 $e = 1.60 \times$

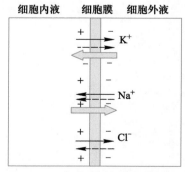
图 8-13 静息状态下膜内外的离子浓度

10^{-19} C，Na^+、K^+、Cl^-离子的价数 Z 分别为+1、+1、-1，根据能斯特方程(8-24)式，分别计算 310 K 时 Na^+、K^+ 和 Cl^- 平衡后的静息电势。表 8-2 为细胞内外离子浓度。

离子	细胞内浓度 $c_i/(mol \cdot m^{-3})$	细胞外浓度 $c_o/(mol \cdot m^{-3})$	c_i/c_o
Na^+	10	142	0.07
K^+	141	5	28.2
Cl^-	4	100	0.04
其他	147	47	

表 8-2 细胞内外离子浓度

内侧合计 151、151；外侧合计 147、147

$$\mathscr{E}_{Na^+} = -61.5 \ \lg \frac{10}{142} \ mV = +71 \ mV$$

$$\mathscr{E}_{K^+} = -61.5 \ \lg \frac{141}{5} \ mV = -89 \ mV$$

$$\mathscr{E}_{Cl^-} = -61.5 \ \lg \frac{4}{100} mV = -86 \ mV$$

神经细胞静息电势实际测量值为 -86 mV。由此看出，细胞的静息电势与 Cl^- 平衡时的电势相等，表明 Cl^- 通过膜的净流量为零。理论上 K^+ 平衡时的电势应为 -89 mV，而现在只有 -86 mV，表明仍然有少量 K^+ 可从膜内向膜外扩散。Na^+ 的电势是 +71 mV，与静息电势值 -86 mV 相距很远，但细胞膜对 Na^+ 通透性很弱，只有少量 Na^+ 在高浓度差的驱使下由膜外流入膜内。

从理论上说，细胞处于静息状态时存在 Na^+ 和 K^+ 的净扩散，但实际情况却是膜内外的离子浓度保持不变。如何解决这一矛盾呢？设想有一机制使扩散到膜外的 K^+ 和扩散到膜内的 Na^+ 不断地被输运回膜内和膜外，从而维持细胞内外恒定的离子浓度。这种需要消耗能量的转运机制称为钠泵和钾泵，目前认为是通过细胞的代谢可向钠泵和钾泵提供能量。

三、 电泳

在生物化学研究、制药以及临床检验中，经常需要将一些带电微粒分离出来，最常用的技术是电泳技术。悬浮或溶解在电解质溶液中的带电微粒在外加电场作用下，向着与其电性相反的电极移动的现象称为电泳(electrophoresis)。这些微粒可以是病毒、细胞、核酸、酶、球蛋白分子等。悬浮或溶解在电解质溶液中的带电微粒在直流电场作用下，带负电荷的微粒向正极运动，而带正电荷的微粒向负极运动，迁移过程中同时受到周围介质的阻力，当二力平衡时，粒子将向电极匀速运动。设一电荷量为 q、半径为 r 的球形分子，半径为 r，在电场强度为 E 的电场中所受的力为 F，则

$$F = qE$$

据斯托克斯定律，球形分子在液体中运动时受到的阻力为

$$F' = 6\pi\eta rv$$

式中，η 是液体的黏度，v 是球形分子的运动速度。

当 $F = F'$ 时，即

$$6\pi\eta rv = qE$$

$$v = \frac{qE}{6\pi\eta r} \tag{8-25}$$

球形分子将以此速度匀速迁移。由(8-25)式可知，粒子的迁移速度与电场强度、粒子的电荷量与大小、溶液的黏度有关。为测量的方便，将单位电场强度下，带电粒子的迁移速度定义为迁移率 μ，即

$$\mu = \frac{v}{E} = \frac{q}{6\pi\eta r} \tag{8-26}$$

(8-26)式表明：当粒子的体积和电荷量不同时，其迁移率也不相同。在实际测量中，设支持物两端的电压和长度分别为 U 和 L，带电粒子在测量时间 t 内迁移的距离为 D，则(8-26)式可改写为

$$\mu = \frac{v}{E} = \frac{D/t}{U/L} = \frac{DL}{Ut} \tag{8-27}$$

由(8-27)式可知：在一定电压 U 驱动下，不同粒子在相同时间内漂移的距离 D 不同，即可实现样品各组分的分离。目前电泳可用于分离各种有机物(如蛋白质、酶、核酸等)、分析某种物质的纯度及相对分子质量，还可将其与层析法结合，用于分析物质的结构等。

实际上带电粒子迁移速度不仅取决于电场强度、粒子的电荷量和大小、溶液的黏度，还受外界因素的影响，如溶液的 pH 值、缓冲液的离子强度、电渗现象等。若需进一步学习，可参考相关资料。

思考题

8-1 两根截面积不等 $(S_A > S_B)$,而长度相等的铜棒 A 和 B 串联在一起,两端的总电压为 U,则两棒中的电子漂移速度 v_A 和 v_B 之间、两棒中电流密度之间、两棒中电场强度之间具有怎样的关系?

8-2 欧姆定律微分形式的物理含义是什么?

8-3 试叙述触电对人体的危害。

8-4 电源本身创造电荷吗?为什么?电源电动势是如何定义的?

8-5 充电快慢与电路哪些参量有关?充电电压越高充电就越快吗?

8-6 电容器在充放电过程中,为什么电路中会出现电流?电容器的隔直流作用怎样解释?

8-7 能斯特方程的物理含义是什么?什么是静息电势?

8-8 电泳的基本原理是什么?影响电泳的因素有哪些?

习题

8-1 一根导线通有 10 A 直流电,在 20 s 内有多少个电子流过它的横截面?

$$[1.25 \times 10^{21} \text{ 个}]$$

8-2 每立方厘米内有 2.0×10^8 个二价正离子,都以 $1.0 \times 10^7 \text{ cm} \cdot \text{s}^{-1}$ 的速度向北运动。问电流密度的大小和方向如何?

$$[6.4 \text{ A} \cdot \text{m}^{-2}, \text{方向与速度的方向相同}]$$

8-3 10 A 的电流流过直径为 1 mm 的细铜棒,铜棒电阻率为 $3.14 \times 10^{-8} \ \Omega \cdot \text{m}$,求棒中某点的电场强度。

$$[0.4 \text{ V} \cdot \text{m}^{-1}]$$

8-4 如图 8-2 所示,把大地看成是电导率为 γ 的导电介质,将半径为 r 的球形电极的一半埋于地下,求其接地电阻 R。

$$\left[\frac{1}{2\pi\gamma r} \right]$$

8-5 灵敏电流计能测出的最小电流约为 10^{-10} A,如果导线的截面积是 1 mm^2,导线中自由电子的数密度为 $8.5 \times 10^{28} \text{ m}^{-3}$。这时导线中自由电子的平均漂移速度是多少?电子在导线中漂移 1 cm 需要多

长时间?这与电源开关一旦合上,电灯立即亮起的现象矛盾吗?为什么?

$$[7.4 \times 10^{-15} \text{ m} \cdot \text{s}^{-1}, 1.4 \times 10^{12} \text{ s}]$$

8-6 在直流电疗时,通过人体的电流为2.0 mA,如果电疗电极的面积为 8 cm^2,求通过电极的电流密度。

$$[0.25 \text{ mA} \cdot \text{cm}^{-2}]$$

8-7 电路如图 8-14 所示,已知 $\mathscr{E}_1 = 4.0$ V,$\mathscr{E}_2 = 8.0$ V,$R_1 = 1.0 \ \Omega$,$R_2 = 20 \ \Omega$,$R_3 = 0.8 \ \Omega$,$R_4 = 1.2 \ \Omega$,$R_5 = 20 \ \Omega$。求电路中各支路的电流以及 U_{ab}。

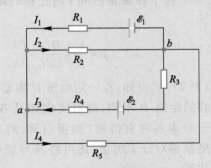

图 8-14 习题 8-7 图

$$\left[I_1 = -1 \text{ A}, I_2 = \frac{1}{4} \text{ A}, I_3 = \frac{3}{2} \text{ A}, I_4 = \frac{1}{4} \text{ A}, U_{ab} = 5 \text{ V} \right]$$

8-8 如图 8-15 所示，$\mathscr{E}_1 = 3.0$ V，$R_{01} = 0.5$ Ω，$\mathscr{E}_2 = 6.0$ V，$R_{02} = 1.0$ Ω，$R_1 = 2.0$ Ω，$R_2 = 4.0$ Ω，求通过 R_1 和 R_2 的电流。

$$\left[I_1 = \frac{4}{3} \text{ A}, I_2 = \frac{2}{3} \text{ A} \right]$$

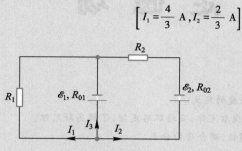

图 8-15 习题 8-8 图

8-9 如图 8-16 所示，$\mathscr{E}_1 = 12$ V，$\mathscr{E}_2 = 9$ V，$\mathscr{E}_3 = 8$ V，$R_1 = R_2 = R_3 = R_4 = 2$ Ω，$R_5 = 3$ Ω，$R_{01} = R_{02} = R_{03} = 1.0$ Ω。

(1) 求 a、b 两点间的电势差；

(2) 求 c、d 两点间的电势差；

(3) c、d 短路时，通过 R_5 的电流是多少？

$$\left[(1) \ 10 \text{ V}; (2) \ 1 \text{ V}; (3) \ I_1 = \frac{2}{13} \text{ A} \right]$$

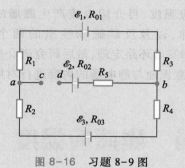

图 8-16 习题 8-9 图

8-10 图 8-17 是常用的电桥电路，G 是灵敏电流计，求当流过电流计的电流 $I_g = 0$ 时，R_1、R_2、R_3、R_4 之间的关系。

$$\left[\frac{R_1}{R_3} = \frac{R_2}{R_4} \right]$$

8-11 某闪光灯上电容器的电容为 100 μF，充电到电势差为 1 000 V。

(1) 电容器极板上的电荷为多少？

(2) 电容器放电经 0.001 s 后，电容器上的电荷

量是开始时的 37%，求放电电阻值。

$$[(1) 0.1 \text{ C}; (2) 10 \text{ Ω}]$$

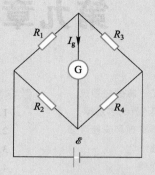

图 8-17 习题 8-10 图

8-12 将 1 000 Ω 的电阻器和 1 μF 的电容器串联到 100 V 的电源上，问：

(1) 电容器上最后的电荷量是多少？

(2) 电路接通 2.3 ms 后电容器上的电荷量是多少？

$$[(1) \ 10^{-4} \text{ C}; (2) \ 9 \times 10^{-5} \text{ C}]$$

8-13 两个电容器的电容分别为 $C_1 = 3$ μF，$C_2 = 6$ μF，电阻 $R = 5$ Ω，将这三者串联后接在 12 V 的直流电源上，电源内阻 $R_0 = 1$ Ω。求充电时间常量及时间为无限大时 C_2 上的电压降。若电源电压变为 24 V，上述结果有何变化？

$$[12 \ \mu\text{s}, 4 \text{ V}, 8 \text{ V}]$$

8-14 在如图 8-10 所示的电容器充放电电路中，当开关 S 指向 1 时，电容器充电。已知 $R = 2$ kΩ，$C = 100$ μF，$\mathscr{E} = 100$ V。

(1) 求充电开始时的电流；

(2) 求充电结束时电容器两极板的最大电势差；

(3) 当 $t = 0.2$ s 时电容器的电势差和电路中的电流是多少？

$$[(1) \ 0.05 \text{ A}; (2) \ 100 \text{ V}; (3) \ 63.2 \text{ V}, 18.4 \text{ mA}]$$

8-15 如果每个离子带的电荷量为 1.6×10^{-19} C，在轴突外这种离子的浓度为 160 mol·m^{-3}。在轴突内部的浓度为 10 mol·m^{-3}，求在 310 K 时离子的平衡电势。

$$[74 \text{ mV}]$$

第九章　恒定磁场

本章课件

教学要求：

1. 掌握磁感应强度的定义。

2. 掌握毕奥-萨伐尔定律、安培环路定理，了解高斯定理。

3. 了解物质的磁性，磁介质的分类。

4. 理解磁场强度的定义。

　　在人体的物理参量图像中除了心电图、脑电图外，还有心磁图、脑磁图，那么磁场是如何产生的？它的本质和基本规律又是什么？我们在这一章中将给大家介绍有关恒定磁场的内容。在运动电荷周围的空间，不仅伴随着电场，同时还伴随着磁场，恒定磁场是不随时间变化的磁场。电磁场在潜艇、舰船导航、导弹以及远程武器的制导中具有广泛的应用。本章首先引入描述磁场的基本物理量——磁感应强度，再介绍电流产生磁场的基本规律——毕奥-萨伐尔定律，以及反映磁场性质的两个基本定理——磁场的高斯定理和安培环路定理，最后研究磁介质。在学习这一章的内容时，应有意识地与静电场的内容进行对照。

第一节　磁场　磁感应强度

物理学家简介:奥斯特

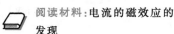

阅读材料:电流的磁效应的
发现

一、磁场（magnetic field）

　　一切电磁现象都起因于电荷及其运动。我们知道，电荷在其周围产生电场，电场给场中电荷以作用力，而运动的电荷在其周围产生磁场，磁场给场中的运动电荷以作用力。这是磁现象的本因。从本质上来讲，磁现象与电现象是紧密地联系在一起的，但由于生产能力所给予人类的认识水平的限制，在历史上很长一段时间内，电与磁被认为互不联系，因而彼此独立地发展着。直到1820 年丹麦科学家奥斯特发现电流的磁效应，第一次揭示了磁与电存在着联系,从而把电学和磁学联系起来,使电磁学的研究进入一个新的阶段,其后几年内,人们就发现了恒定电流的磁相互作用的所有定律。

在前面静电场的学习中我们知道,静止电荷的周围空间存在着电场,静止电荷间的相互作用正是通过电场来传递的。同样的,运动电荷(或电流)与运动电荷(或电流)之间、磁铁与磁铁之间、运动电荷(或电流)与磁铁之间的相互作用也是通过场来传递,这种场被称为磁场,如图 9-1 所示。在磁铁和运动电荷(或电流)的周围空间存在着磁场,磁场是物质存在的一种形式,它和电场一样具有能量、动量等物理属性。

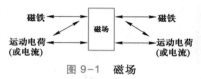

图 9-1　磁场

二、磁感应强度 (magnetic induction)

在研究静电场的时候,我们从电场对电荷有作用力这一事实出发,在电场中引入试验电荷,从而建立电场强度矢量 $E = \dfrac{F}{q_0}$ 来描述电场。与它相似,由于磁场对位于其中的运动电荷(或电流)有作用力,我们可以在磁场中引入运动试验电荷,并由此建立磁感应强度 B 来定量地描述磁场。

我们在磁场中引入一个带正电的试验电荷 q,它以速度 v 通过磁场中某定点 P,根据该运动电荷在磁场中的受力情况来定义磁感应强度 B 的大小和方向。实验指出:

(1)当运动电荷通过场点 P 时,一般要受到磁场的作用力。但平行(同向或反向)于磁场方向通过点 P 时,运动电荷不受力,即 $F = 0$。

(2)当运动电荷沿着其他方向通过点 P 时,它所受的磁场力 F 总是既垂直于点 P 的磁场,又垂直于运动电荷的速度方向[图 9-2(a)]。

(3)如果运动电荷垂直于磁场方向通过点 P 时,则它受到的磁场力最大,用 F_m 表示[图 9-2(b)]。运动电荷以相同的速率沿其他方向通过点 P 时,它所受到的磁场力 F 都小于 F_m。

进一步的实验指出:运动电荷所受的最大磁场力 F_m 与电荷 q 以及速率 v 成正比,对于一个确定的场点,比值 F_m/qv 是一定的;对于不同的场点,这个比值一般不同。由于比值 F_m/qv 与运动电荷 q 无关,所以它反映了磁场在某一点的性质。

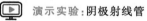

📺　演示实验:阴极射线管

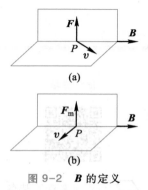

图 9-2　B 的定义

根据上述实验结果,我们引入磁感应强度矢量 B 来定量地描述磁场。它的数值反映该点磁场的强弱,B 的方向为该点的小磁针 N 极所指的方向。我们定义磁场中某点的比值 F_m/qv 为该点磁感应强度的大小,即

$$B = \frac{F_m}{qv} \tag{9-1}$$

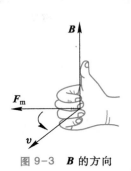

图 9-3 B 的方向

我们除了可以用小磁针 N 极的指向表示磁场中某点磁感应强度 B 的方向外,还可以根据右手螺旋定则确定 B 的方向。如图 9-3 所示,右手拇指伸直,四指指向 F_m,然后沿小于 180° 的方向转向 v,此时拇指的指向即为磁感应强度 B 的方向。

在国际单位制中,B 的单位是 $N \cdot s \cdot C^{-1} \cdot m^{-1}$,这个单位又称为特斯拉,简称特,用 T 表示。在磁学中还常使用另一种单位制,即高斯制。在高斯制中 B 的单位是高斯,用 Gs 表示。特斯拉和高斯之间的换算关系是

$$1\ T = 10^4\ Gs$$

产生磁场的磁铁、运动电荷或电流可称为磁场源。实验指出,在空间同时存在若干个磁场源的情况下,它们产生的磁场服从叠加原理。以 B_i 表示第 i 个磁场源在某处产生的磁场,则在该处的总磁场为

$$B = \sum_i B_i \tag{9-2}$$

在地球近地空间内任意一点都具有磁场,称为地磁场,其强度和方向随着经度、纬度和高度的不同而改变。地磁导航就是通过地磁传感器测得实时的地磁数据,并与存储在计算机中的地磁基准图进行匹配来定位,这一原理已在潜艇、舰船、车辆等载体的自主导航以及导弹等远程武器的制导中获得广泛的应用。

第二节 毕奥-萨伐尔定律

恒定磁场

物理学家简介:毕奥

恒定电流所激发的磁场,称为恒定磁场,也称静磁场。电流在导线中流动,导线的空间形状可以是多种多样的。为求任意电流的磁场,我们要先将电流分为许许多多的电流元,若能得知电流元与其所激发的场的磁感应强度之间的关系,再通过磁感应强度叠加原理,就可以求出任意电流分布的场的磁感应强度。

电流元激发磁场的规律是法国科学家毕奥(1774—1862)和

萨伐尔(1791—1874)在研究长直导线中电流的磁场对磁极作用力的基础上提出的,我们把这个规律称为**毕奥-萨伐尔定律**(Biot-Savart law)。

从一根任意形状的通电导线中取一段 $\mathrm{d}l$,我们定义 I 与 $\mathrm{d}l$ 的乘积 $I\mathrm{d}l$ 为电流元,如图 9-4 所示。毕奥和萨伐尔认为这段电流元在相距为 r 的场点 P 处所激发磁场的磁感应强度矢量为

$$\mathrm{d}\boldsymbol{B} = \frac{\mu_0}{4\pi} \frac{I\mathrm{d}l \times \boldsymbol{e}_r}{r^2} \qquad (9\text{-}3)$$

式中 μ_0 称为真空中的磁导率(magnetic permeability),$\boldsymbol{e}_r$ 为 $\boldsymbol{r}$ 的单位矢量,在国际单位制中,$\mu_0 = 4\pi \times 10^{-7}\ \mathrm{N} \cdot \mathrm{A}^{-2}$。

$\mathrm{d}\boldsymbol{B}$ 的方向由右手螺旋定则确定,四指由 $I\mathrm{d}l$ 的方向经小于 π 的角度转向 $\boldsymbol{r}$ 时拇指的方向即为 $\mathrm{d}\boldsymbol{B}$ 的方向(图 9-5)。

对于毕奥-萨伐尔定律,要注意电流元并不是独立存在的,因而毕奥-萨伐尔定律不可能直接用实验来验证。然而由该定律出发得到的所有结论都与实验相符,使它的正确性得到间接的验证。

下面通过例题来说明用毕奥-萨伐尔定律求解电流的磁场分布的思路和方法。

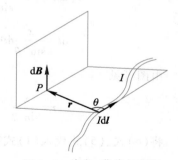

毕奥-萨伐尔定律

图 9-4　毕奥-萨伐尔定律

磁导率

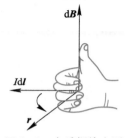

图 9-5　右手螺旋定则

例 9-1

如图 9-6 所示,真空中有一无限长载流直导线 MN,长度为 l,通有电流 I,试求此直线电流在距导线为 x 处点 P 的磁感应强度 $\boldsymbol{B}$。

解 在长直导线上取任意电流元 $I\mathrm{d}l$,由毕奥-萨伐尔定律可知,$I\mathrm{d}l$ 在点 P 产生的磁感应强度的大小为

$$\mathrm{d}B = \frac{\mu_0}{4\pi} \frac{I\mathrm{d}l\sin\theta}{r^2}$$

$\mathrm{d}\boldsymbol{B}$ 的方向经右手螺旋定则确定为垂直纸面向里。由于直导线上所有电流元产生的 $\mathrm{d}\boldsymbol{B}$ 方向都相同,因此总磁感应强度的大小可以通过对上式的积分得到,即

$$B = \int \mathrm{d}B = \frac{\mu_0}{4\pi} \int \frac{I\mathrm{d}l\sin\theta}{r^2} \qquad (1)$$

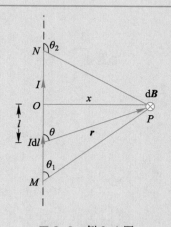

图 9-6　例 9-1 图

积分遍及整个直导线,先把被积函数中的 l、r 化为 θ 的函数。由

$$l = -x \cot\theta \qquad (2)$$

对 θ 求微分，得

$$\mathrm{d}(\cot\theta) = -\frac{\mathrm{d}\theta}{\sin^2\theta} \qquad (3)$$

$$\mathrm{d}l = \frac{x}{\sin^2\theta}\mathrm{d}\theta \qquad (4)$$

由图可见

$$r = \frac{x}{\sin\theta} \qquad (5)$$

将（4）式、（5）式代入（1）式得

$$B = \frac{\mu_0 I}{4\pi x}\int_{\theta_1}^{\theta_2}\sin\theta\,\mathrm{d}\theta = \frac{\mu_0 I}{4\pi x}(\cos\theta_1 - \cos\theta_2)$$

若导线为无限长，即 $\theta_1 = 0$，$\theta_2 = \pi$，上式变为

$$B = \frac{\mu_0 I}{2\pi x}$$

上式表明，无限长载流直导线周围任意点的磁感应强度的大小与导线中的电流成正比，而与该点到导线的距离成反比。方向沿着以直导线为中心的圆周的切线，与电流方向组成右手螺旋关系。

第三节　高斯定理和安培环路定理

一、磁场中的高斯定理

1. 磁通量（magnetic flux）

在前面电场的学习中，我们曾引入电场的通量，即电场强度通量。与之类似，我们在磁场的学习中可引入磁通量的概念。通过磁场中某一面积的磁感应线（magnetic induction line）条数为通过该面积的磁通量，简称磁通，用 Φ 表示。由于磁感应强度表征单位面积内通过的磁感应线条数，所以在磁场中面元 $\mathrm{d}S$ 处（磁感应强度为 $\boldsymbol{B}$），磁通量定义为

磁通量

$$\mathrm{d}\Phi = \boldsymbol{B}\cdot\mathrm{d}\boldsymbol{S} = B\cos\theta\,\mathrm{d}S \qquad (9\text{-}4)$$

上式中 θ 为 $\boldsymbol{B}$ 与 $\mathrm{d}\boldsymbol{S}$ 的法线方向之间的夹角。

对任意有限曲面 S，磁通量为

$$\Phi = \int_S \mathrm{d}\Phi = \int_S B\cos\theta\,\mathrm{d}S \qquad (9\text{-}5)$$

在国际单位制中，磁通量 Φ 的单位是 $\mathrm{T}\cdot\mathrm{m}^2$，这个单位称为韦伯（Wb）。

2. 高斯定理

对于闭合曲面来讲，通常规定指向曲面外的方向为法线的正

方向。按此规定,穿出曲面的磁通量为正,穿入曲面的磁通量为负。由于磁感应线是闭合的,因此穿入任意闭合曲面的磁感应线全部穿出该曲面,即通过磁场中任意闭合曲面的磁通量恒等于零,表示为

$$\Phi = \oint_S \boldsymbol{B} \cdot \mathrm{d}\boldsymbol{S} = 0 \qquad (9\text{-}6)$$

这称为磁场的高斯定理,它是描述磁场的基本定律之一,揭示出磁场是无源场的本质。

磁场的高斯定理

二、磁场中的安培环路定理

1. 安培环路定理(Ampère circuital theorem)

由毕奥-萨伐尔定律可以导出表示恒定磁场性质的另一个基本规律,即安培环路定理。

在无限长载流直导线周围与电流垂直的平面上取一包围导线的闭合曲线 L,其绕行方向与电流方向符合右手螺旋关系。根据毕奥-萨伐尔定律导出与无限长载流直导线相距为 r 处的磁感应强度大小 $B = \dfrac{\mu_0 I}{2\pi r}$。在路径上任一点 P,此处 $\mathrm{d}\boldsymbol{l}$ 与 $\boldsymbol{B}$ 的夹角为 θ,它对电流通过点所张的角为 $\mathrm{d}\varphi$。由于 $\boldsymbol{B}$ 的方向垂直于 r 的方向,由图9-7(a)可见

$$\mathrm{d}l\cos\theta = r\mathrm{d}\varphi$$

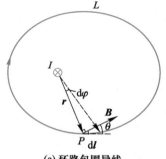

(a) 环路包围导线

$\boldsymbol{B}$ 沿环路的线积分为

$$\oint_L \boldsymbol{B} \cdot \mathrm{d}\boldsymbol{l} = \oint_L B\cos\theta\,\mathrm{d}l = \oint_L \frac{\mu_0 I}{2\pi r}r\mathrm{d}\varphi = \frac{\mu_0 I}{2\pi}\oint_L \mathrm{d}\varphi$$

沿整个路径一周进行积分,有

$$\oint_L \mathrm{d}\varphi = 2\pi$$

所以

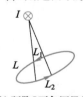

(b) 环路L不包围导线

图 9-7 安培环路定理

$$\oint_L \boldsymbol{B} \cdot \mathrm{d}\boldsymbol{l} = \mu_0 I \qquad (9\text{-}7)$$

当电流的方向相反时,有

$$\oint_L \boldsymbol{B} \cdot \mathrm{d}\boldsymbol{l} = -\mu_0 I$$

可见积分的结果与电流方向有关。电流方向与绕行方向符合右手螺旋关系时，电流为正，否则为负。

上式说明当闭合路径 L 包围电流 I 时，这个电流对该环路上 B 的环路积分的贡献为 $\mu_0 I$。B 的环路积分只与环路包围的电流有关，与所选环路的形状及导线上闭合路径的位置无关。

若闭合路径 L 不包围电流，则由于 L 对导线所张的角度为零，所以环绕 L 的环量也为零，即 $\oint_L B \cdot dl = 0$，说明闭合路径 L 不包围电流时，该电流对沿这一闭合路径的 B 的环路积分无贡献。如果同时存在若干个闭合恒定电流，那么 B 的环路积分与电流是什么关系呢？根据磁场的叠加原理我们可以得出

$$\oint_L B \cdot dl = \mu_0 \sum I \tag{9-8}$$

安培环路定理

(9-8)式就是恒定磁场中的安培环路定理，其表述为：由恒定电流产生的磁场中，磁感应强度 B 沿任意闭合环路 L 的环路积分等于穿过以闭合环路 L 为周界的任意曲面的所有电流代数和的 μ_0 倍。$\sum I$ 是闭合环路 L 内所包围的电流的代数和，(9-8)式左边的 B 是空间中所有电流产生的磁感应强度的矢量和，当然也包括那些不被 L 所包围的电流产生的磁场，只不过这些电流的磁感应强度沿 L 的环路积分为零而已。

磁场的环路积分不等于零，说明它与静电场不同，不是保守场而是涡旋场（非保守场）。

高斯定理和安培环路定理是磁场的两个基本定理，它们全面又准确地描述了磁场作为一个矢量场的基本性质：无源、有旋（非保守场）性。对比静电场的有源、无旋（保守场）性，我们可以清楚地看到恒定磁场与静电场在性质方面的不同。

2. 安培环路定理的应用

正如在静电场中利用高斯定理可以方便地计算具有对称性的带电体的电场分布一样，利用安培环路定理也可以方便地计算出具有一定对称性的载流导体的磁场分布。在利用安培环路定理求磁场分布时要选取合适的闭合路径 L，以便使积分 $\oint_L B \cdot dl$ 中的 B 能以标量的形式从积分号中提出来。

下面我们通过几道例题来学习如何用安培环路定理求磁感应强度。

例 9-2

半径为 R 的均匀无限长圆柱载流直导线,其电流为 I,计算与轴线距离为 r 处的磁感应强度 B。

解　如图 9-8 所示,P 为与圆柱轴线距离为 r 处的一点,由于圆柱无限长,根据电流沿轴线分布的平移对称性,通过 P 而且平行于轴线的直线上各点的磁感应强度 B 应该相同。至于 B 的方向,可由以下分析得出。将圆柱体分为许多细窄柱,每一窄柱可看成无限长直线电流,如图所示,两个窄柱 $d\tau_1$ 和 $d\tau_2$ 在点 P 处的磁感应强度分别为 dB_1 和 dB_2,它们的合成磁场为 $dB = dB_1 + dB_2$,方向垂直于半径 r,由于整个柱面可以这样成对地分割为许多对称的窄柱,每对窄柱的合成磁

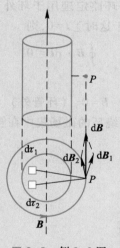

图 9-8　例 9-2 图

感应强度均垂直于半径 r,因而总电流 I 产生的 B 的方向必垂直于 r,即在圆周的切线方向。

将安培环路定理用于此圆周上有

$$\oint_L \boldsymbol{B} \cdot d\boldsymbol{l} = B \cdot 2\pi r = \mu_0 I$$

对上式进行积分,得到

$$B = \frac{\mu_0 I}{2\pi r} \qquad (r > R)$$

即柱外一点的 B 与全部电流集中于柱轴时的线电流产生的 B 相同。

用上述方法同样可求得柱内一点的 B。将安培环路定理用于此圆周,但此时圆周所围电流为

$$\frac{\pi r^2}{\pi R^2} I = \frac{r^2}{R^2} I$$

所以

$$\oint_L \boldsymbol{B} \cdot d\boldsymbol{l} = B \cdot 2\pi r = \mu_0 \frac{r^2}{R^2} I$$

积分得到

$$B = \frac{\mu_0 r}{2\pi R^2} I \qquad (r < R)$$

可见,柱内 B 的大小正比于该点到轴线的距离 r。

例 9-3

如图 9-9(a)所示,有一螺绕环,环管的轴线半径为 R,环上均匀密绕 N 匝线圈。如图 9-9(b)所示,线圈中通有电流 I,求通电螺绕环的磁场分布。

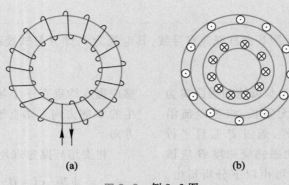

图 9-9 例 9-3 图

解 根据电流分布的对称性,仿照上题对称性的分析方法可得与螺绕环共轴的圆周上各点 B 的大小相等,方向沿圆周的切线方向。若以在环管内、顺着环管、半径为 r 的圆周为环路 L,则

$$\oint_L \boldsymbol{B} \cdot \mathrm{d}\boldsymbol{l} = B \cdot 2\pi r$$

该环路所包围的电流为 NI,故由安培环路定理得

$$B \cdot 2\pi r = \mu_0 NI$$

由此得

$$B = \frac{\mu_0 NI}{2\pi r} \quad (\text{环管内})$$

在环管横截面半径比环半径 R 小很多时,取 $r = R$,这样得到

$$B = \frac{\mu_0 NI}{2\pi R} = \mu_0 nI$$

式中 n 为螺绕环的匝密度。

将安培环路定理用于环外与环同心的闭合圆,由于这时 $\sum I = 0$,则

$$\oint_L \boldsymbol{B} \cdot \mathrm{d}\boldsymbol{l} = 0$$

得到

$$B = 0 \quad (\text{环管外})$$

密绕螺绕环的磁场集中在管内,外部无磁场。

第四节 磁介质

在磁场作用下会发生变化,并能反过来影响磁场的物质,称为磁介质(magnetic medium)。磁介质在磁场作用下所发生的这种变化,称为磁化(magnetization)。

磁介质

磁化

一、磁介质的分类

观测磁介质对磁场影响的简单方法是做一个长直螺线管,先让管内无磁介质,测出管内的磁感应强度 B_0,然后使管内充满某种磁介质,电流 I 保持不变,再测出管内磁介质内的磁感应强度 B。实验结果表明二者的数值不同,它们的关系可以表示为

$$B = \mu_r B_0 \tag{9-9}$$

由上式得

$$\mu_r = \frac{B}{B_0} \tag{9-10}$$

式中 μ_r 称为磁介质的相对磁导率,它能衡量磁介质的磁化程度,并随磁介质的种类及磁介质磁化状态的不同而不同(表 9-1)。

相对磁导率

根据 μ_r 的大小可对磁介质进行分类。μ_r 略大于 1 的为顺磁质(paramagnetic substance);μ_r 略小于 1 的为抗磁质(diamagnetic substance);若 μ_r 比 1 大得多,而且随 B_0 的改变而改变,则这种磁介质为铁磁质(ferromagnetic substance)。

顺磁质
抗磁质

铁磁质

表 9-1 磁介质的种类

磁介质种类		相对磁导率
顺磁质 $\mu_r > 1$	氧(液体,90 K)	$1 + 769.9 \times 10^{-5}$
	氧(气体,293 K)	$1 + 344.9 \times 10^{-5}$
	铂(293 K)	$1 + 26 \times 10^{-5}$
	铝(293 K)	$1 + 1.65 \times 10^{-5}$
抗磁质 $\mu_r < 1$	铜(293 K)	$1 - 1.0 \times 10^{-5}$
	汞(293 K)	$1 - 2.9 \times 10^{-5}$
	铋(293 K)	$1 - 16.6 \times 10^{-5}$
	氢(气体)	$1 - 3.98 \times 10^{-5}$
铁磁质 $\mu_r \gg 1$	纯铁	5×10^3(最大值)
	硅钢	7×10^2(最大值)
	坡莫合金	1×10^5(最大值)

二、 磁介质的磁化

任何物质都是由分子或原子所组成的,原子中的电子都同时参与两种运动,即电子的自旋和电子绕原子核的轨道运动。这两种运动都产生相应的磁矩(magnetic moment),分别称为自旋磁矩和轨道磁矩,分子磁矩(分子固有磁矩)是它包含的所有轨道磁矩和自旋磁矩的矢量和。

自旋磁矩
轨道磁矩　分子磁矩

一个小闭合电流受磁场的力矩作用都可表示为

$$T = B \times m \tag{9-11}$$

闭合电流的磁矩　　　式中 m 为闭合电流的磁矩,其定义为:若以 I 表示电流,S 表示闭合电流所围的面积,则磁矩为

$$m = ISe_n \qquad (9-12)$$

式中 e_n 为该面的法向单位矢量,法线方向与电流满足右手螺旋关系。

　　若组成物质的分子磁矩为零,则该物质是抗磁质。若组成物质的分子磁矩不为零,则该物质是顺磁质。铁磁质既具有顺磁质的一些特性,又具有明显不同于顺磁质的特点。当顺磁质放入磁场中时,分子磁矩受到磁场力矩的作用,使分子磁矩的方向转向外磁场方向。由于分子的热运动,各个分子磁矩的取向不可能完全一致。外磁场越强,分子磁矩排列得越整齐,这种排列使它对原磁场起到加强作用。抗磁质的分子没有固有磁矩(在正常情况下其磁矩的矢量和具有一定的值),但为什么也能受磁场的影响

附加磁矩　　　并进而影响磁场呢?这是因为抗磁质的分子在外磁场中将产生一个附加磁矩 Δm。附加磁矩的方向总是和外磁场的方向相反,抗磁质就是通过这一附加磁矩而使原磁场减弱。铁磁质与一般顺磁质不同的是,在铁磁晶体中,电子之间存在一种交换作用,使相邻原子的磁矩自发地规则取向,抵制了分子热运动的破坏作

磁畴　　　用,形成一个个小的自发磁化区,称为磁畴,从而使铁磁质具有不同于顺磁质的性质。

　　由于顺磁质分子的固有磁矩在磁场中定向排列,抗磁质分子在磁场中产生了感生磁矩。考虑和这些磁矩相对应的小圆电流,可以发现在磁介质内部各处总是有方向相反的电流流过,它们的磁作用就相互抵消了。在磁介质表面上,这些小圆电流的外面部分未被抵消,都沿着同一方向流动,也就相当于在介质表面上有

磁化电流　　　一层电流流过,这种电流称为磁化电流,磁介质的表面出现一层电流的现象称为磁介质的磁化。磁介质磁化后,在一个小体积内的各个分子的磁矩的矢量和将不再是零。顺磁质分子的固有磁矩排列得越整齐,它们的矢量和也就越大。因此用单位体积内分子磁矩的矢量和表示磁介质磁化的程度,称为磁介质的磁化强

磁化强度　　　度。用 $\sum m_i$ 表示宏观体积元 ΔV 内的磁介质的所有分子的磁矩矢量和,用 M 表示磁化强度,从而有

$$M = \frac{\sum m_i}{\Delta V} \qquad (9-13)$$

上式中 m_i 为在体积为 ΔV 的磁介质中的第 i 个分子的磁矩。

　　在国际单位制中磁化强度 M 的单位为安每米($A \cdot m^{-1}$)。

　　顺磁质和抗磁质的磁化强度都是随外磁场强度的增大而增

大,一般实验条件下,各向同性的顺磁质和抗磁质的磁化强度 M 与磁场 B 的关系为

$$M = \frac{\mu_r - 1}{\mu_0 \mu_r} B \qquad (9-14)$$

式中 μ_r 为相对磁导率。

舰艇绝大多数是用钢质材料制成的,属于铁磁质。在铁磁质内存在许多体积约为 10^{-12} m^3 的小磁畴,在无磁场作用时,磁介质的总磁矩为零,宏观上不显磁性。但是舰艇在建造和使用过程中,船身钢板会因碰撞等使磁畴获得能量转向地磁场方向,成为一块巨大的磁铁。没有经过消磁的舰艇驶入布有磁性水雷的水域时,磁性水雷上的小磁针会受到舰艇磁场的作用而发生旋转,从而接通电路引爆水雷。因此,为了免遭磁性水雷攻击和减小被磁性异常探测系统发现的概率,必须定期对舰艇进行消磁处理。

三、 磁场强度(magnetic field strength)

当磁介质放在磁感应强度为 B_0 的磁场中时,磁介质将被磁化而产生附加磁场 B',附加磁场又会反过来影响磁场的分布。这时任一点的磁感应强度为原磁场的磁感应强度和附加磁场的磁感应强度之和,即

附加磁场

$$B = B_0 + B' \qquad (9-15)$$

由于附加磁场和磁介质磁化的程度有关,而介质磁化的程度又依赖于磁感应强度 B,即磁介质与磁场是相互关联的。所以,在有磁介质时,直接求解磁感应强度 B 是不方便的。与处理电介质中电场问题的方法相似,我们引入一个新的物理量 H(磁场强度),其定义为

磁场强度

$$H = \frac{B}{\mu_0} - M \qquad (9-16)$$

将(9-14)式代入上式,可得

$$H = \frac{B}{\mu_0 \mu_r} \qquad (9-17)$$

由于磁介质中的磁导率 $\mu = \mu_0 \mu_r$,又可将上式改写为

$$H = \frac{B}{\mu} \qquad (9-18)$$

有磁介质时的安培环路定理

因此,有磁介质时的安培环路定理的形式为

$$\oint_L \boldsymbol{H} \cdot \mathrm{d}\boldsymbol{l} = \sum_i I_i \tag{9-19}$$

即磁场强度 $\boldsymbol{H}$ 沿任一闭合路径的环路积分等于穿过以该闭合路径为边界的任一曲面的传导电流的代数和,这被称为 $\boldsymbol{H}$ 的安培环路定理。

磁场中有磁介质时,任一点的磁场是由传导电流 I_0 和磁化电流 I' 共同产生的,从(9-19)式可以看出,$\boldsymbol{H}$ 的环路积分只与传导电流 I_0 有关,与磁化电流 I' 无关。通常传导电流 I_0 已知,这样便可先求解磁介质中的 $\boldsymbol{H}$,再求解 $\boldsymbol{B}$。

需要注意的是,真正具有直接物理意义的是磁感应强度 $\boldsymbol{B}$,而不是磁场强度 $\boldsymbol{H}$。矢量 $\boldsymbol{H}$ 仅是一个辅助矢量,它与电场中的电位移 $\boldsymbol{D}$ 的作用相当,由于历史的原因,才把它称为磁场强度。

在国际单位制中 $\boldsymbol{H}$ 的单位是 $\text{A} \cdot \text{m}^{-1}$,在高斯制中,$\boldsymbol{H}$ 的单位是奥斯特(Oe),它们之间的关系为

$$1 \text{ A} \cdot \text{m}^{-1} = 4\pi \times 10^{-3} \text{ Oe}$$

思考题

9-1　电流元在空间任意点产生的磁感应强度是由哪些因素决定的?

9-2　利用安培环路定理能求任意电流产生的磁场吗?

9-3　磁场强度与磁感应强度的物理意义有何区别?

9-4　讨论库仑定律与毕奥-萨伐尔定律的相似之处与不同之处。

习题

9-1　一个半径为 0.2 m、阻值为 200 Ω 的圆形电流回路,连接着 12 V 电源,设电源的内阻为零,求回路中心的磁感应强度。

$$[1.9 \times 10^{-7} \text{ T}]$$

9-2　一个半径为 R 的圆形载流导线,若通入的电流为 I,求圆形载流导线中心的磁感应强度大小,并讨论部分圆弧载流线圈所对应的磁场。

$$\left[\frac{\mu_0 I}{2R}, \frac{\mu_0 I\theta}{4\pi R}\right]$$

9-3　如图 9-10 所示,计算半圆中心 O 处的磁感应强度大小。

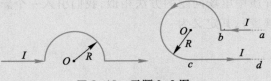

图 9-10　习题 9-3 图

$$\left[\frac{\mu_0 I}{4R} \cdot \frac{3}{4}, \frac{\mu_0 I}{2R} + \frac{\mu_0 I}{4\pi R}\right]$$

9-4　对潜艇进行消磁处理时可采用固定绕组消磁法,绕组电流大小由潜艇的磁场决定。将通有电流 I 的导线弯成如图 9-11 所示的形状,组成半径为 a 的 3/4 圆和边长为 b 的 3/4 正方形,求圆心 O 处的磁感

应强度。

$$\left[\frac{\mu_0 I}{4\pi}\left(\frac{3\pi}{2a}+\frac{\sqrt{2}}{b}\right),方向垂直纸面向外\right]$$

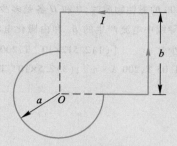

图 9-11　习题 9-4 图

9-5　四条互相平行的载流长直导线的电流均为 I，按如图 9-12 所示的位置放置，正方形边长为 a，求正方形中心 O 处的磁感应强度大小。

$$\left[\frac{\sqrt{2}\mu_0 I}{\pi a}\right]$$

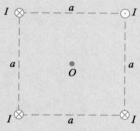

图 9-12　习题 9-5 图

9-6　三根平行长直导线在一平面内，1 和 2、2 和 3 之间距离都是 3 cm，其上电流 $I_1 = I_2$ 及 $I_3 = -(I_1 + I_2)$，方向如图 9-13 所示，试求一直线的位置，在此直线上 $B = 0$。

[在 1、2 间，距 1 导线 2 cm 处]

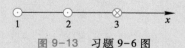

图 9-13　习题 9-6 图

9-7　如图 9-14 所示，半径为 R 的圆柱形长导线，电流 I 在其横截面上均匀分布。试导出与导线中

心距离为 $r(r<R)$ 处的 B 的表达式。

$$\left[\frac{\mu_0 r}{2\pi R^2}I\right]$$

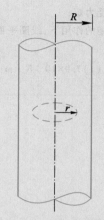

图 9-14　习题 9-7 图

9-8　粒子束武器中，动能为 10 eV 的一个电子，在垂直于均匀磁场的平面上做圆周运动，磁感应强度为 1.0×10^{-4} T。问：

（1）电子运动轨道为半径多大？

（2）电子的回旋频率为多大？

（3）顺着磁场看，电子在圆周上运动方向如何？

[（1）0.11 m；（2）2.7×10^6 Hz；（3）顺时针旋转]

9-9　如图 9-15 所示，在半径 R 为 5 m 的无限长金属圆柱内部挖去一半径为 $r = 1.5$ m 的无限长圆柱。两柱体轴线平行，轴间距离为 $a = 2.5$ m。今在此空心导体上通以电流 5 A，电流沿截面均匀分布。求此导体空心部分轴线上任一点的 B 的大小。

[1.1×10^{-7} T]

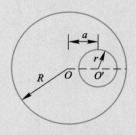

图 9-15　习题 9-9 图

9-10 半径 $R = 0.1$ m 的半圆形闭合线圈，载有电流 $I = 10$ A，放在 $B = 0.5$ T 的均匀外磁场中，磁场方向与线圈平面平行。求：

（1）线圈所受力矩；

（2）在该力矩的作用下，线圈平面转到与 B 垂直时力矩所做的功。

$[(1)7.9×10^{-2}$ N·m；$(2)7.9×10^{-2}$ J$]$

9-11 环形螺线管中心周长 $L = 10$ cm，匝数 $N = 200$，电流 $I = 0.1$ A，求：

（1）管内的磁感应强度和磁场强度；（2）管内充满 $\mu_r = 4\,200$ 的磁性物质时，B 和 H 各是多少？（3）磁介质内由导线中电流产生的 B_0 和由磁化电流产生的 B' 各是多少？

$[(1)2.512×10^{-4}$ T，200 A·m^{-1}；

$(2)1.05$ T，200 A·m^{-1}；$(3)2.5×10^{-4}$ T，1.05 T$]$

第十章　电磁感应与电磁波

教学要求：

1. 掌握法拉第电磁感应定律。

2. 理解动生电动势的机理,能计算简单情况下的感生电动势及涡旋电场。

3. 理解位移电流的概念,理解麦克斯韦电磁场理论的基本概念及物理思想。

4. 理解电磁波的产生及基本性质。

5. 了解信息化联合作战背景下复杂电磁环境的产生及电磁频谱管理的基本要求。

6. 了解电磁场的生物效应。

本章课件

在 1820 年奥斯特发现电流的磁效应之后,人们便开始思考,既然电流可以产生磁场,那么磁场是否也可以产生电流呢? 在这一想法的引导下,法拉第进行了大量的电磁学实验,并最终于 1831 年发现了电磁感应现象。之后,麦克斯韦从理论上解释了电磁感应,从而使人们更加深刻地认识了"场"这种物质。电磁感应现象是电磁学中最重大的发现之一,它揭示了电与磁相互联系和转化的重要内容,为电磁场理论的建立奠定了坚实的基础,开启了新的技术革命和电气化工业革命。本章重点讲述了电磁感应定律的基本内容、麦克斯韦电磁理论的基本思想以及电磁波的基本性质,最后对电磁波在联合作战背景下的应用和在生物学领域中的应用进行了简要介绍。

第一节　电磁感应

一、电磁感应现象

延续前面已学章节中有关电场与磁场的知识,我们对什么是电磁感应现象进行一个简单的概括。实验表明,当穿过导体回路

 阅读材料:电磁感应现象的发现

（金属框、线圈等）的磁通量发生变化时，回路中就有电流产生，这种现象称为电磁感应现象（electromagnetic induction phenomenon），所产生的电流称为感应电流（induction current）。

感应电流的出现说明回路中有电动势存在，这种由于回路中的磁通量变化而产生的电动势被称为感应电动势（induction electromotive force）。根据实验知道，感应电流的大小随回路中电阻的大小而改变，但感应电动势的大小与回路中电阻的大小无关，且在回路不闭合时，依然有感应电动势存在。所以，感应电动势比感应电流更能反映电磁感应现象的本质。

二、 法拉第电磁感应定律

从有关电磁感应的实验结果知道，穿过导体回路的磁通量变化得越快，回路中的感应电动势就越大。磁通量变化的快慢可以用磁通量的时间变化率来表示。

法拉第研究了感应电动势与磁通量变化率之间的关系，发现导体回路中感应电动势的大小与穿过回路的磁通量的时间变化率成正比，用公式表示就是

$$\mathscr{E} \propto \frac{\mathrm{d}\Phi}{\mathrm{d}t}$$

写成等式，则有

$$\mathscr{E} = k\frac{\mathrm{d}\Phi}{\mathrm{d}t}$$

在国际单位制中，$\mathscr{E}$ 的单位是伏特（V），Φ 的单位是韦伯（Wb），时间 t 的单位是秒（s），上式中的比例系数为 $k=1$。实际上，在国际单位制中，正是令 $k=1$，才由上式导出 Φ 的单位是韦伯。因此，上式可写成

$$\mathscr{E} = \frac{\mathrm{d}\Phi}{\mathrm{d}t} \tag{10-1}$$

楞次（Lenz）研究了感应电动势的方向问题，其结论是电磁感应规律的重要组成部分。实际上，感应电动势的方向总是抵抗磁通量的变化，在上式右端 $\frac{\mathrm{d}\Phi}{\mathrm{d}t}$ 前加一负号，改写成

$$\mathscr{E} = -\frac{\mathrm{d}\Phi}{\mathrm{d}t} \tag{10-2}$$

并相应地对 $\mathscr{E}$ 和 Φ 确定合适的符号法则，那么上式就既能反映 $\mathscr{E}$ 的大小又能反映 $\mathscr{E}$ 的方向了。

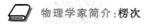
物理学家简介：楞次

（10-2）式中 $\mathscr{E}$ 和 Φ 的符号法则是这样规定的：

（1）先为导体回路假定一个绕行方向（如逆时针）。当感应电流或感应电动势与假定的绕行方向一致时，$\mathscr{E}>0$；反之，$\mathscr{E}<0$。

（2）根据假定的回路绕行方向，按右手螺旋定则确定回路所包围面积的法向单位矢量 $\boldsymbol{e}_\mathrm{n}$。当磁感应线顺着 $\boldsymbol{e}_\mathrm{n}$ 的方向穿过回路所包围的面积时，$\Phi>0$；反之，$\Phi<0$。

应该注意，（10-2）式只适用于单匝导线组成的回路。对于多匝线圈，整个线圈中的感应电动势应是每匝中产生的感应电动势之和。当穿过各匝的磁通量分别为 $\Phi_1, \Phi_2, \cdots, \Phi_N$ 时，总电动势应是

$$\mathscr{E} = -\left(\frac{\mathrm{d}\Phi_1}{\mathrm{d}t} + \frac{\mathrm{d}\Phi_2}{\mathrm{d}t} + \cdots + \frac{\Phi_N}{\mathrm{d}t}\right) = \frac{\mathrm{d}}{\mathrm{d}t}\sum_{i=1}^{N}\Phi_i = \frac{\mathrm{d}\Psi}{\mathrm{d}t} \quad (10\text{-}3)$$

其中 $\Psi = \sum\limits_{i=1}^{N}\Phi_i$ 是穿过各匝的磁通量的总和，称为穿过线圈的磁通匝链数，简称磁链（magnetic flux linkage）。

当穿过每一匝线圈的磁通量都相等时，N 匝线圈的磁链为 $\Psi = N\Phi$，此时

$$\mathscr{E} = -\frac{\mathrm{d}\Psi}{\mathrm{d}t} = -N\frac{\mathrm{d}\Phi}{\mathrm{d}t} \quad\quad\quad (10\text{-}4)$$

（10-4）式称为法拉第电磁感应定律（Faraday law of electromagnetic induction）。

例 10-1

如图 10-1 所示，均匀磁场垂直于纸面向里，在纸面内放置一根导体杆 ab 和一个 U 形导体 $fcde$，ab 可以沿 de 和 cf 边滑动，均匀磁场的磁感应强度为 $B=0.1$ T，ab 杆的长度为 $l=10.0$ cm，ab 杆向右滑动的速率为 $v=1.0$ m·s^{-1}。求感应电动势。

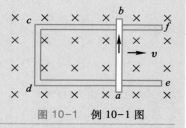

图 10-1　例 10-1 图

解　假设顺时针方向为闭合回路的绕行方向，则回路所包围面积的法线 $\boldsymbol{e}_\mathrm{n}$ 的方向为垂直于纸面向里。均匀磁场的磁感应线顺着 $\boldsymbol{e}_\mathrm{n}$ 的方向穿过回路，所以 $\Phi>0$。ab 杆向右滑动，使向里的磁通量增加，即 $\dfrac{\mathrm{d}\Phi}{\mathrm{d}t}>0$，所以由（10-2）式得

$$\mathscr{E} = -\frac{\mathrm{d}\Phi}{\mathrm{d}t} < 0$$

这表明，感应电动势的方向与我们标定的回路绕行方向相反，即电动势沿逆时针的方向。

设任一瞬时 ab 杆与 cd 边的距离为 s，此时穿过闭合回路 $abcd$ 的磁通量为

$$\Phi = Bls$$

由法拉第电磁感应定律有

$$\mathscr{E} = -\frac{\mathrm{d}\Phi}{\mathrm{d}t} = -\frac{\mathrm{d}(Bls)}{\mathrm{d}t} = -Bl\frac{\mathrm{d}s}{\mathrm{d}t} = -Blv$$

将各已知量化为国际单位制单位：$B =$ 1 000 Gs = 1 000 × 10^{-4} Wb · m^{-2} = 1.00 × 10^{-1} Wb · m^{-2}, $l = 10.0$ cm = 1.00 × 10^{-1} m, $v = 1.0$ m · s^{-1}，代入上式得

$$\mathcal{E} = -Blv = -1.0 \times 10^{-2} \text{ V}$$

负号表示感应电动势的方向与设定方向相反。

三、 感应电动势（induction electromotive force）

根据引起磁通量变化的不同原因，感应电动势分为两种：一种是由于导体在磁场中运动，而使导体内产生的感应电动势，称为**动生电动势**（motional electromotive force）；另一种是导体不动，因导体所处的磁场发生变化而在导体内产生的感应电动势，称为**感生电动势**（induced electromotive force）。

电动势的定义为：将单位正电荷从负极通过电源内部移动到正极的过程中，非静电力所做的功。如果用 $F_{非}$ 表示作用在单位正电荷上的非静电力，则 $F_{非} \cdot dl$ 就是非静电力在元位移 dl 上对单位正电荷所做的元功，移动全过程所做的总功就是电动势：

$$\mathcal{E} = \int_{-}^{+} F_{非} \cdot dl \tag{10-5}$$

不同于化学电池有确定的正负极性，在电磁感应现象中，特别是下面将讨论的感生电动势中，电动势的出现并不限定在一段路径上，而是分布在整个电路中，这时已无法像普通电源那样区分"内部"和"外部"了，因此感应电动势被定义为 $F_{非}$ 沿整个回路的积分：

$$\mathcal{E} = \oint F_{非} \cdot dl \tag{10-6}$$

即电动势等于使单位正电荷绕回路一周的过程中非静电力所做的功。

1. 动生电动势

动生电动势的产生可以用洛伦兹力来解释（图 10-2）。如图 10-1 所示，磁场方向垂直于纸面向里，当导线 ab 在纸面内以速度 v 向右运动时，导线内每个电子受到大小为 $F = evB$ 的洛伦兹力的作用，使电子沿导线由 b 端向 a 端移动，移动的结果就是在导体内部产生一个静电场 E；而在均匀磁场中运动的导体内，每个电子将同时受到洛伦兹力 evB 和静电力 eE 这样两个方向相反

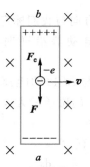

图 10-2 动生电动势的形成

的力的作用,当达到平衡时,这两个力相等,即

$$eE = evB$$

或

$$E = vB$$

上式说明,在平衡时,导体内部存在着一个静电场 E 和一个非静电场 vB,两者大小相等而方向相反,在这两个相互平衡的电场的作用下,导体内的自由电子就不再向 a 端移动,此时,导体 ab 可以看成一个电源,b 端为电源的正极,a 端为负极。根据(10-5)式,动生电动势的大小等于

$$\mathscr{E}_m = \int_0^l vB\,dl = vBl$$

此式不仅揭示了产生动生电动势的根本原因是洛伦兹力,也提供了计算动生电动势的一种方法。这里,动生电动势由做切割磁感应线运动的导体产生,如果将导体与外电路相连接,电流将从 b 端流出,通过外电路而流回 a 端。在例 10-1 中,运动的导体 ab 产生动生电动势,不动的 U 形导体 $fcde$ 段上没有产生电动势,它只是提供了电流流动的通路。

2. 感生电动势

如果说产生动生电动势的非静电力是作用于运动电荷上的洛伦兹力,那么当导体不动,只是空间的磁场变化时,形成感生电动势的非静电力又是什么力?显然,该空间既无库仑力,又无洛伦兹力,究竟是什么非静电力使导体回路上的电子运动起来的呢?

如图 10-3 所示,水平面放置的圆环型导体,均匀磁场 $\boldsymbol{B}$ 垂直向上穿过。当圆环所包围面积处的磁场随时间发生变化,即 $\dfrac{dB}{dt} \neq 0$ 时,圆环内就会产生感生电动势;设 $\dfrac{dB}{dt} > 0$,则根据法拉第电磁感应定律,感生电动势 $\mathscr{E}$ 的方向从上往下看去是顺时针的。

从实验结果看,当变化率 $\dfrac{dB}{dt}$ 一定时,测到的感生电动势 $\mathscr{E}$ 与导体的性质无关,这说明,感生电动势是由变化磁场引起的。

英国物理学家麦克斯韦注意到这些实验,提出假设:变化的磁场会在其周围空间激发一种电场,该电场称为感生电场或涡旋电场(curl electric field),如图 10-4 所示,用 $\boldsymbol{E}_i$ 来表示。这样,即使导体回路不存在,随时间变化的磁场所激发的涡旋电场也是客观存在的,因此,空间就存在两种形式的电场:由电荷激发的静电场和由变化磁场激发的涡旋电场。涡旋电场和静电场的共同之处是它们对电荷都有力的作用,因而它们都可以采用电场强度这

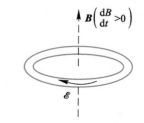

图 10-3 圆环导体中的感生电动势

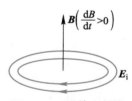

图 10-4 涡旋电场线

一物理量来描述。两者不同之处在于：①涡旋电场是随时间变化的磁场所激发的，而不是由电荷所激发的；②涡旋电场的电场线是无头无尾的闭合曲线，而不是起于正电荷、止于负电荷的静电场中的电场线。

感生电动势的产生揭示了磁场与电场之间相互联系的一个重要方面的内容，简单来说就是，在回路内做定向运动的自由电荷所受的非静电力正是由变化磁场激发的涡旋电场力。按照 (10-6) 式，回路的感生电动势就是涡旋电场力移动单位正电荷所做的功，即

$$\mathscr{E}_i = \oint_L \boldsymbol{F}_{非} \cdot \mathrm{d}\boldsymbol{l} = \oint_L \boldsymbol{E}_i \cdot \mathrm{d}\boldsymbol{l} \tag{10-7}$$

由法拉第电磁感应定律将左端改写成

$$\mathscr{E}_i = -\frac{\mathrm{d}\boldsymbol{\Phi}}{\mathrm{d}t} = \oint_L \boldsymbol{E}_i \cdot \mathrm{d}\boldsymbol{l} \tag{10-8}$$

式中，$\dfrac{\mathrm{d}\boldsymbol{\Phi}}{\mathrm{d}t}$ 是穿过闭合回路 L 所包围面积 S 的磁通量变化率，而穿过 S 的磁通量为

$$\boldsymbol{\Phi} = \int_S \boldsymbol{B} \cdot \mathrm{d}\boldsymbol{S}$$

代入 (10-8) 式中，可以确定感生电场与变化磁场之间的定量关系为

$$\oint_L \boldsymbol{E}_i \cdot \mathrm{d}\boldsymbol{l} = -\frac{\mathrm{d}}{\mathrm{d}t} \int_S \boldsymbol{B} \cdot \mathrm{d}\boldsymbol{S}$$

由于回路 L 是固定的，面积 S 不随时间变化，上式右边对时间求导和对面积积分的次序可以互换，得到

$$\oint_L \boldsymbol{E}_i \cdot \mathrm{d}\boldsymbol{l} = -\int_S \frac{\partial \boldsymbol{B}}{\partial t} \cdot \mathrm{d}\boldsymbol{S} \tag{10-9}$$

这是电磁学的基本方程之一，它表明变化的磁场能够激发电场。这也就是说，不仅电荷是电场的源，随时间变化的磁场也是电场的源。

(10-9) 式积分号内用偏微分 $\dfrac{\partial \boldsymbol{B}}{\partial t}$ 而不是 $\dfrac{\mathrm{d}\boldsymbol{B}}{\mathrm{d}t}$，这是因为磁感应强度 $\boldsymbol{B}$ 一般不仅是时间 t 的函数，这是空间坐标的函数，$\dfrac{\partial \boldsymbol{B}}{\partial t}$ 表示某一给定点的 $\boldsymbol{B}$ 随时间 t 的变化率。在恒定情形下，有 $\dfrac{\partial \boldsymbol{B}}{\partial t} = 0$，(10-9) 式变为 $\oint_L \boldsymbol{E} \cdot \mathrm{d}\boldsymbol{l} = 0$，这就是静电场的环路定理。(10-9) 式也表明，静电场是保守场，涡旋电场不是保守场。

第二节　麦克斯韦方程组

一、位移电流

在恒定电路中,导体内由载流子做定向运动而形成的传导电流是处处连续的。如果在只有一个回路的电路中接入电容器,在电容器充放电过程中,整个电路的传导电流是不连续的。只考虑电容器的充电过程,如图 10-5 所示,设想在电容器的一个极板附近围绕着导线取一闭合路径 L。按照第九章所述,安培环路定理的右边应等于穿过以 L 为边界的任一面积的电流。现在设想以 L 为边界取两个曲面 S_1 和 S_2,S_1 与导线相交,S_2 通过电容器的两个极板之间,与导线没有交点。显然,穿过 S_1 的传导电流为 I,而穿过 S_2 的传导电流为零。两个曲面以同一闭合路径为边界,而穿过它们的传导电流却不同。这说明,在这种情形中,安培环路定理不再适用,需要加以修正。

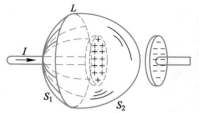

图 10-5　电容器的充电过程

问题产生的原因是电容器的存在使传导电流中断,但同时电容器中建立了电场,这提供了修正的思路。依据电流的连续性原理,在极板上积累的自由电荷 q_0 与电流 I 的关系为

$$I = \frac{dq_0}{dt} \tag{10-10}$$

取上述曲面 S_1 和 S_2 构成的闭合曲面 S 为高斯面,则由电场的高斯定理,通过闭合曲面 S 的电位移通量为

$$\varPsi = \oint_S \boldsymbol{D} \cdot d\boldsymbol{S} = q_0 \tag{10-11}$$

联立(10-10)式和(10-11)式,得

$$I = \frac{dq_0}{dt} = \frac{d}{dt}\varPsi = \frac{d}{dt}\int_S \boldsymbol{D} \cdot d\boldsymbol{S} \tag{10-12}$$

上式表明:导线中的电流引起电容器极板上电荷的改变,而电荷的变化又引起了电容器两极板内电场的变化。麦克斯韦把这种电场的变化也视为一种电流,称为位移电流(displacement current),即

$$I_d = \frac{d\varPsi}{dt}$$

这样一来,在电容器极板处中断的传导电流 I 可以被位移电流 I_d 接替下去,二者合在一起便保持了电路中电流的连续性。我们把传导电流和位移电流之和称为全电流。当我们用全电流替代传

导电流时就可以得到在恒定电流和非恒定电流的情况下都成立的安培环路定理：

$$\oint_L \boldsymbol{H} \cdot \mathrm{d}\boldsymbol{l} = \sum I = I_0 + I_d = I_0 + \int_s \frac{\partial \boldsymbol{D}}{\partial t} \cdot \mathrm{d}\boldsymbol{S} \qquad (10-13)$$

式中 I_0 为穿过以闭合环路 L 为边界的任意曲面的传导电流的代数和。麦克斯韦在位移电流假说中指出：除传导电流能够激发磁场之外，位移电流也能够在它周围的空间激发磁场。

需要指出的是，传导电流和位移电流唯一的共同点是它们在激发磁场方面是等效的，但这两种电流存在着本质的不同：① 传导电流是由自由电荷的定向移动形成的，而位移电流意味着电场的变化，即电位移通量对时间的变化率；② 传导电流通过导体时会产生焦耳热，而位移电流不存在自由电荷的定向移动，通过真空或电介质时，并不放出焦耳热。

二、 麦克斯韦方程组

阅读材料：麦克斯韦电磁场理论的提出

前面我们先后学习了静电场和恒定磁场所遵从的规律，其中最基本的有静电场的高斯定理、静电场的环路定理、磁场的高斯定理、安培环路定理、法拉第电磁感应定律。麦克斯韦在这个基础上以假说的形式提出了两个基本概念——涡旋电场和位移电流，建立了系统完整而对称的电磁场理论。这个理论的基本内容是电场和磁场的互相影响，即：① 变化的电场和变化的磁场彼此不是孤立的，它们永远密切地联系在一起，相互激发，组成一个统一的电磁场的整体；② 变化的磁场可以在空间激发变化的涡旋电场，而变化的电场也可以在空间激发变化的涡旋磁场，于是，电磁场可以在没有自由电荷和传导电流的空间单独存在。因此，我们可以归纳总结出真空中的电磁场的基本规律，它们的积分形式是

$$\oint_s \boldsymbol{D} \cdot \mathrm{d}\boldsymbol{S} = \sum q_0 \qquad (10-14)$$

$$\oint_s \boldsymbol{B} \cdot \mathrm{d}\boldsymbol{S} = 0 \qquad (10-15)$$

$$\oint_L \boldsymbol{E} \cdot \mathrm{d}\boldsymbol{l} = -\frac{\mathrm{d}\boldsymbol{\Phi}}{\mathrm{d}t} = -\int_s \frac{\partial \boldsymbol{B}}{\partial t} \cdot \mathrm{d}\boldsymbol{S} \qquad (10-16)$$

$$\oint_L \boldsymbol{H} \cdot \mathrm{d}\boldsymbol{l} = I_0 + \int_s \frac{\partial \boldsymbol{D}}{\partial t} \cdot \mathrm{d}\boldsymbol{S} \qquad (10-17)$$

上述四个方程式称为麦克斯韦方程组（Maxwell equations），它以数学形式概括了电磁场的基本性质和规律。

（10-14）式是电场的高斯定理。它说明通过电场中任意闭合面 S 的电位移通量等于闭合面所包围的自由电荷的代数和。它反映了静电场是有源场，电场线起于正电荷，终于负电荷。尽管电场还可以由变化磁场产生，但总电场仍遵从高斯定理。

（10-15）式称为磁场的高斯定理，也称磁通连续定理，它指出磁感应线不可能起于或终于空间任一点；也就是说不存在孤立的磁极。

（10-16）式是法拉第电磁感应定律，也是电场的环路定理。它说明了变化的磁场和电场的联系。电场强度沿任意闭合路径 L 积分是电动势，电动势等于穿过以 L 为边界的任一面积 S 的磁通量的时间变化率的负值。尽管电场也可能由电荷激发，但总电场与磁场总是遵循这一定律的。

（10-17）式是推广后的全电流安培环路定理，它说明磁场强度 H 沿任意闭合路径的线积分等于穿过以 L 为边界的任一面积 S 的传导电流加上穿过 S 的电位移通量的时间变化率。它揭示出磁场与电流以及变化电场之间的联系。

从麦克斯韦方程组出发，通过数学运算，可以推测出电磁场的各种性质。在已知电荷和电流分布的条件下，由这组方程可以确定电磁场的唯一分布，特别是当初始条件给定后，由这组方程还可推断出电磁场在以后的变化情况。正像牛顿运动方程能完全描述质点的动力学过程一样，麦克斯韦方程组也能完全描述电磁场的运动及变化过程，电场和磁场已经成为一个不可分割的整体，并预言了电磁波的存在。

第三节　电磁波

根据麦克斯韦电磁场理论，变化的电场、磁场可以互相激发，那是如何产生变化的电磁场呢？

一、电磁振荡（electromagnetic vibration）

我们以由一个无电阻的线圈 L 和一个电容器 C 串联组成的 LC 振荡电路为例来阐述。当已充电的电容器 C 和线圈 L 接通瞬时，电容器上的电荷为最大值，即电场能量为最大值，而线圈中磁场能量为零。在静电场力作用下,极板上的电荷将通过线圈 L 放电,由于线圈具有的感抗,电路中的电流不能立即达到最大,而是随极板上的电荷的减少而逐渐增大;当电容器两极板上的电荷减为零时,电路中电流达到最大。与此同时,线圈 L 上因有电流流过而建立起磁场,磁场能量随电流的增加而增加,直到电容器放电完毕,电容器中电场能量为零,线圈中磁场能量达到最大值,电场能全部转化为自感线圈的磁场能。此时,虽然电容器两极板上的电荷为零,但电流并不立即消失,由于线圈的自感作用,感应电流的方向和原电流方向一致,从而对电容器反向充电,在两极板间建立了与先前方向相反的电场;当电容器两极板上的电荷量达到最大值时,反向充电结束,电路中的电流减小到零,此时线圈中的磁场也相应消失,即线圈中的磁场能量又全部转化为电容器极板间的电场能量。这个过程如图 10-6 所示。

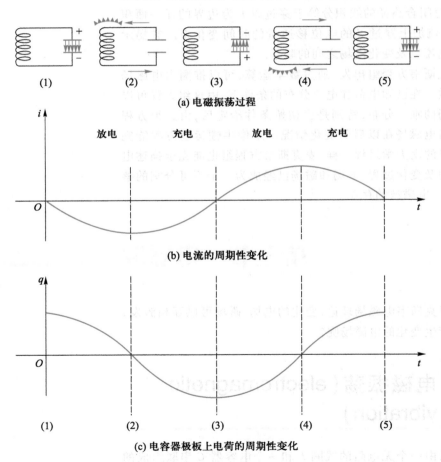

(a) 电磁振荡过程

(b) 电流的周期性变化

(c) 电容器极板上电荷的周期性变化

图 10-6

在这之后,电容器又通过线圈放电,重复与上述相反的过程。如此周而复始,电路中就产生了周期性变化的电流,电场能量和磁场能量也都随时间作周期性变化,而且不断地相互转化,这种电荷和电流、电场和磁场随时间做周期性变化的现象称为 电磁振荡。

类似于简谐振动方程的求解,LC 振荡电路中电容器上的电荷量、回路中的电流以及电磁振荡的固有频率分别为

$$q = q_0 \cos(\omega t + \varphi) \tag{10-18}$$

$$I = \frac{\mathrm{d}q}{\mathrm{d}t} = -q_0 \omega \sin(\omega t + \varphi) = -I_0 \sin(\omega t + \varphi) \tag{10-19}$$

$$\nu = \frac{1}{2\pi\sqrt{LC}} \tag{10-20}$$

二、 电磁波(electromagnetic wave)

需要指出的是,上面分析的只是一种纯电感、电容电路的理想情形。实际上,电路中总是有电阻存在的,电流通过电阻时会产生焦耳热,即把一部分电磁场能量转化为热能而耗散掉。所以,如果没有持续的能量补充,振荡是逐渐衰减的,要产生持续的电磁振荡,必须把 LC 电路与电子管或晶体管相接组成振荡器,由外电源不断地补充能量。

运用麦克斯韦电磁场理论,可以说明变化的电磁场在空间的传播过程:若空间中某一区域存在着一个变化的电场,它必将在邻近的区域内激起一个变化的磁场,这个变化的磁场又将在它的邻近的区域内激起新的变化的电场,这个新的变化的电场又会在它的邻近的区域内激起变化的磁场。这种从空间某给定区域出发,由近及远,交替地激发起变化的电场和变化的磁场,以有限的速度在空间传播的波,称为 电磁波。因此,LC 振荡电路可以作为发射电磁波的波源。

要想使电磁振荡有效地从振荡电路发射出去,除了必须有持续的能量补充外,电路还必须满足以下条件:

(1)振荡频率要足够高。理论已证明,振荡电路在单位时间内辐射的能量与振荡频率的四次方成正比。所以,振荡电路的固有频率越高,越能有效地把能量发射出去,要提高固有频率,必须减小电路中的电感 L 和电容 C。

(2)电路必须开放。前面所给的 LC 振荡电路是集中参量元件电路,即电场和电能都集中在电容元件中,磁场和磁场能量都

演示实验:电磁波

集中在电感元件中,为了把电磁场能量有效地发射出去,必须把电路加以改造,以使电磁场能够充分分布在空间中。

为此,把 LC 振荡电路按图 10-7(a)、(b)、(c)、(d)中的顺序进行变形,结果将是使电容器的极板面积越来越小、两极板的间距越来越大、而线圈的匝数越来越小。这样,一方面可以使 *L* 和 *C* 减小,以加大固有频率;另一方面是使电路越来越开放,使电场和磁场分布到更大范围的空间中去。最后,振荡电路演化为一根直导线[图 10-7(d)],电流在其中往复振荡,两端交替出现等量异号电荷,这种开放型的 *LC* 电路就称为振荡偶极子或偶极振子。广播电台或电视台的天线都可看成这类振荡偶极子。

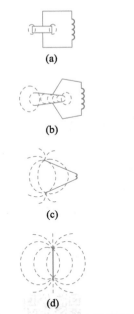

图 10-7 *LC* 电磁振荡电路的演化

三、 电磁波的基本性质

只要在直线形的电路上引起电磁振荡,电荷就在天线内往返运动,在天线周围的空间就激发出电场和磁场;变化的电场产生变化的磁场;变化的磁场又反过来产生变化的电场。这样,电磁波就从天线发射出去了。

在天线附近,电场和磁场的分布较复杂。在距偶极振子很远处,电磁波可视为平面波,任意点的波函数形式与第三章所给平面简谐波的波函数一致,但电磁波有电场、磁场两个分量:

$$E = E_0 \cos \omega\left(t - \frac{x}{u}\right) \tag{10-21}$$

$$B = B_0 \cos \omega\left(t - \frac{x}{u}\right) \tag{10-22}$$

式中,E_0、B_0 分别是电场强度、磁感应强度的幅值,x 是与波源的距离。根据以上分析,可将电磁波的特性归纳如下:

(1)电磁波的频率与波源的振荡频率相同。

(2)电磁波是横波,它的电场强度矢量 *E* 和磁感应强度矢量 *B* 相互垂直,且都垂直于传播方向,如图 10-8 所示。

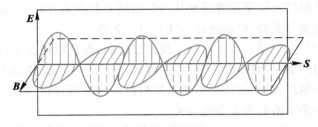

图 10-8 平面电磁波性质

（3）电场强度矢量 **E** 和磁感应强度矢量 **B** 的振动同相位。这可以在（10-21）式、（10-22）式中清楚地看出，在任何时刻、任何空间位置，两个矢量都是同步变化的。

（4）电场强度矢量 **E** 和磁感应强度矢量 **B** 的振幅有确定的比值：

$$\sqrt{\varepsilon}\,E_0 = \frac{1}{\sqrt{\mu}}B_0$$

（5）电磁波的传播速度为

$$u = \frac{1}{\sqrt{\varepsilon\mu}} \qquad\qquad (10-23)$$

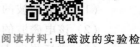

在真空中,有

$$u = c = \frac{1}{\sqrt{\varepsilon_0\mu_0}} \qquad\qquad (10-24)$$

阅读材料:电磁波的实验检验

即在真空中电磁波以光速传播。

1864 年,麦克斯韦由电磁场理论预测到电磁波的存在。1887 年,德国物理学家赫兹（H. Hertz）用与上述振荡偶极子类似的装置产生并接收了电磁波,在历史上第一次用实验直接验证了电磁波的存在,而且通过多次实验证明了电磁波与光波一样能够发生反射、折射、干涉、衍射和偏振,验证了麦克斯韦的预言,揭示了光的电磁本质,从而将光学与电磁学统一起来。可以说,麦克斯韦经典电磁场理论是对电磁规律的历史性总结,是 19 世纪物理学发展的最辉煌成就,是物理学发展史上的一个重要的里程碑。

物理学家简介:赫兹

四、电磁波的能量

电场和磁场都具有能量,电磁波传播时,能量也随着传播出去。按照定义并区别于机械波,单位时间内通过与传播方向垂直的单位面积的能量,称为电磁波的能流密度或电磁波的强度,又称为坡印廷矢量（Poynting vector）,用 **S** 表示。

由于 **E**、**H** 与电磁波传播方向（即辐射能量的传播方向）三者相互垂直,并成右手螺旋关系（见图 10-9）,能流密度矢量可表示为（推导过程略）

$$\boldsymbol{S} = \boldsymbol{E} \times \boldsymbol{H} \qquad\qquad (10-25)$$

电磁波中的 **E** 和 **H** 都随时间迅速变化,通常,我们关心的是 **S** 在一个周期内的平均值,即平均能流密度。不难证明,对于简谐平面电磁波,平均能流密度为

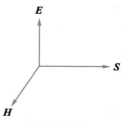

图 10-9 坡印廷矢量

$$\overline{S} = \frac{1}{2}E_0 H_0 \qquad (10-26)$$

因 E_0 和 H_0 之间存在着比例关系,所以平均能流密度正比于电场强度或磁场强度振幅的平方。

例 10-2

真空中一平面电磁波的电场表达式为 $E_x = 0$,$E_y = 0.60\cos\left[2\pi\times10^8\left(t-\dfrac{x}{c}\right)\right]$(SI 单位),$E_z = 0$。试计算:

(1) 该电磁波的波长、频率;

(2) 该电磁波的传播方向;

(3) 磁场强度 H 的大小和方向;

(4) 坡印廷矢量 S。

解 (1) 由电场表达式可知,角频率 $\omega = 2\pi\times10^8\ \text{s}^{-1}$,波速 u 等于光速 c,则电磁波的波长和频率分别为

$$\lambda = cT = 2\pi c/\omega = 3\ \text{m}, \quad \nu = 10^8\ \text{Hz}$$

(2) 由电场表达式看出,电磁波沿 x 轴正方向传播,电场强度 E 在 Oxy 平面上。

(3) 因为传播方向、E、H 三者相互垂直,故磁场强度 H 就在 Oxz 平面上,大小为

$$H_x = 0, \quad H_y = 0$$

$$H_z = \sqrt{\varepsilon_0/\mu_0}\,E_y$$

$$= 1.60\times10^{-3}\cos\left[2\pi\times10^8\left(t-\frac{x}{c}\right)\right] \quad (\text{A}\cdot\text{m}^{-1})$$

(4) 坡印廷矢量 S 的方向即是电磁波的传播方向,即沿 x 轴正方向,单位矢量用 e_x 表示。

$$S = E\times H$$

$$= 9.60\times10^{-4}\cos^2\left[2\pi\times10^8\left(t-\frac{x}{c}\right)\right]e_x$$

五、 电磁波谱(electromagnetic wavespectrum)

实验表明,电磁波波长范围很广,从无线电波、红外线、可见光、紫外线、X 射线到 γ 射线等都是电磁波。它们的本质完全相同,只是波长(或频率)有很大的差异;由于波长不同,它们就有不同的特性,而且产生的方式也各不相同。

电磁波可以用频率和传播速率(在真空中等于 c)来描述。电磁波的频率是其电矢量或磁矢量每秒所做完全变化的次数,其单位是 Hz。电磁波的波长是电矢量的相邻两个极大值之间的距

离,其单位是 m。对于真空中具有周期性的电磁波,其频率 ν、波长 λ 与传播速度 c 满足以下关系:

$$c = \nu\lambda$$

按照频率或波长的顺序把各种电磁波排列起来,就构成了电磁波谱,如图 10-10 所示。

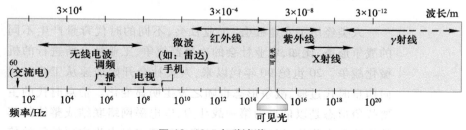

图 10-10 电磁波谱

电磁波谱中频率最低(因而波长最长)的是无线电波,它又因波长的不同(从几千米到几毫米)而分为长波、中波、短波等。长波在介质中传播的损耗很小,常用于远距离通信和导航;中波多用于航海和航空定向及无线电广播;短波多用于无线电广播、电报、通信等,电视的频率通常略高。

电磁波谱中,频率在 $10^8 \sim 10^{12}$ Hz 范围内的是微波。微波在雷达、通信、导弹制导、微波医学等领域都有广泛应用。例如,在军用预警探测的雷达系统中,由天线发出的波长为几厘米的电磁波,遇到来袭导弹或飞行器等目标后被反射回来,再由天线接收,通过电磁波发射到接收的时间差可以测出到目标的距离,因为电磁波的传播速度是常量(在空气中接近于 c)。微波用在医学领域中可以制成微波辐射器、微波诊断仪、微波透视仪和微波治疗仪等。

电磁波谱中波长在 $400 \sim 760$ nm 之间的波,可被人眼所感知,叫可见光;波长在 760 nm $\sim 1\ 000$ μm 之间的波,由于谱线处在可见红光的外侧,故叫红外线。因为红外线有着显著的热效应,可用来取暖,也可用于红外照相、夜视仪和弹道导弹红外预警雷达,它是由炽热物体,如加热器或太阳发射的。频率超过或大于紫光的电磁波叫紫外线,它能引起化学反应和荧光效应,医学上广泛用于杀菌灯。X 射线的特点是能穿透软组织并使照相底片感光,是用医疗透视、摄影等检查内部器官、组织损伤的有力工具。γ 射线由原子核的结构变化而引起,其能量和穿透能力比 X 射线还大,在电磁波谱中频率高的一端。

第四节 电磁频谱管理

一、现代信息化联合作战概述

人类经历了农业社会、工业社会,不同的时代背景产生不同的战争形态,比如,农业社会的冷兵器战争、工业社会所进行的机械化战争。20世纪90年代以来,人类社会开始加速从工业时代向信息时代过渡,战争形态也随之发生明显变化。信息时代的主要战争形态是以信息为第一战斗力,以电磁网络联结成整体的部队实施联合作战,以精确制导弹药实施精确打击为主要特征的信息化战争。

1. 信息化是新军事体系、武器装备划时代创新的核心和灵魂

目前,机械化武器装备的物理、化学性能以及作战效能等指标已经接近极限,通过传统的技术手段已难以获得显著的提高,但是利用信息化可实现武器的智能化、精确化,使作战效能呈指数级的提高;不仅如此,信息化还能将各种武器装备连接、融合成装备体系,从而实现体系对抗,如果装备体系整体能力不强,即使单项武器装备很先进,也难以在战争中有所作为。

信息的获取是实现信息化的前提。人类社会赖以生存和发展的三大要素是物质、能源和信息。当物质和能源发展到一定程度时,信息便成为最重要的因素。例如在工业时代,进行战争的手段主要是飞机、舰艇、坦克、火炮、导弹等硬杀伤武器装备,虽然它们也含有电子信息技术的成分,但其含量并不高。而信息时代的战争手段,则在此基础上发生了质的飞跃,战争不再仅仅依靠钢铁庞然大物,还可以依靠精巧的智能化武器和装备。作为战斗过程的第一个环节,战场的感知——侦察、预警、情报信息的获取离不开电磁波,比如雷达探测、光电探测和电子侦察是现代战争中人们探测战场目标的三种基本电磁手段,构成了军用情报信息探测的主体,这显然离不开对电磁波的依赖。而作战过程中,侦察预警、通信指挥和精确打击的运行、实现这三者融合的载体或"路径",正是在各个战场空间无处不在,却又无影无形的密集电磁波信号。

2. 联合作战成为主要的作战形式

现代战争中,雷达与各种侦测装备快速发展,三维空间战场

态势瞬息万变,作战节奏加快,军事信息中非语音性的内容显著增加,要求信息传输、交换速度更快,因此,就诞生了数据链(data link)。数据链又称为 C4ISR,是作战过程各环节——指挥(command)、控制(control)、通信(communication)、计算机(computer)、情报(intelligence)、监视(surveillance)、侦察(reconnaissance)——的简写。它实际上是一个运用电磁波进行沟通、联结的作战指挥网,其功能是实现各类指挥控制平台(舰基、空基、陆基)、武器平台(舰艇、飞机、导弹等)和传感平台(雷达等)之间的监测、指挥、控制信息的实时交换,其目的是赢得信息优势。作为"黏合剂"的电磁波信号在侦察预警、通信指挥和精确打击过程中不断传输、交换、应用,数据链把不同类型、军种、地域的武器装备和作战系统连接为一体,把原本分散配置的兵力、兵器融合在一起,随时随地"握紧拳头、形成力量",在陆、海、空、天、电的全维战场实施体系对抗和整体作战。

一体化联合作战不同于传统的以某一军种为主体的初级、协同性联合作战,信息化联合作战在对抗形式上与以往战争最大的不同就是,它是体系与体系之间的对抗,而不是个别战场、个别兵器之间的较量。以往战争中,各级指挥机构、武器装备的信息获取,只是"个体化"的信息探测、传输和处理使用;各部队之间、上下级之间只有简单的信息沟通,并存在着很大的"信息时间差";武器系统与雷达、侦察卫星等传感器之间,不能广泛地实现信息的同步与共享。作为新战争形态的信息化联合作战,依托数据链等综合电子信息系统,不仅实现情报侦察、指挥控制、信息对抗、火力打击、综合保障等的一体化,把一个空间领域、一个军种、一个部门的作战指挥、武器装备、作战行动等纳入一个严密的系统,而且使整个战争机器构成一个更加严密的大系统。这样,传统的陆、海、空战场连成一个陆、海、空军都可以驰骋的统一作战空间,保障所有参战部队和参战人员能够在统一的作战意图下实施多军种联合作战,从而极大地促进了军队的纵向和横向联系。因此,作战力量主要取决于整个系统的构成和功能。

二、 复杂电磁环境

不同的时代背景产生不同的战争形态,不同的战争形态有着不同的战场环境构成,信息化联合作战的战场环境对应的就是复杂电磁环境。从物理学上讲,所谓的电磁环境,是指存在于给定场所的,包括人为电磁辐射、自然电磁辐射在内的各种电磁现象的总和。人类应用电磁波的生产、生活活动以及科学实验与研究是电磁环境形成的基础。所谓复杂电磁环境,是指在一定的时域、空域和频域范围内,多种电磁信号密集、交叠,强度动态变化,对抗性特征突出,对电子信息系统、信息化装备和信息化联合作战产生显著影响的电磁环境。

1. 联合作战直接产生复杂电磁环境

机械化作战,强调的是火力和机动,依据的是武器装备的动力和能量,追求的是歼灭和摧毁的程度和效果,即最好地实现"保存自己,消灭敌人"的战争目的。

首先,在联合作战中,作为信息最大载体的电磁波是联系战场各个要素的纽带,是一切战争资源都要依赖的重要资源。信息的价值,在战场上直接表现为情报的获取力、部队的攻击力、快速反应的指挥力、神速的机动力、武器装备的精确打击力和战场上部队的防护力等。随着电磁技术在军事领域的广泛应用,军用电磁装备的种类将更加繁多,电磁波信号将更加密集,作战空间的电磁环境将更加复杂。因此,信息化作战,强调的是信息攻击、信息摧毁和信息制胜,依据的是信息化的指挥系统和武器装备,追求的是"保存自己,控制敌人"的战争目的。

其次,电子对抗活动促使战场电磁环境向复杂演变。信息化战争中,谁在信息的获取、传输、处理上占据优势,谁就能掌握战争的主动权。为准确掌握敌方的作战行动,交战双方将加强对电磁设备的侦察监视,并对指挥、通信、雷达等系统实施软硬打击,侦察与反侦察、干扰与反干扰、压制与反压制、摧毁与反摧毁的斗争将十分激烈,利用电磁能破坏敌方武器装备对电磁频谱、电磁信息的利用或对敌方武器装备和人员进行攻击、杀伤,同时保障己方武器装备效能的正常发挥和人员的安全等这些雷达对抗、光电对抗和通信对抗等电子对抗手段,将使电磁环境呈复杂多变的状态。各种电子对抗行动,都要通过电磁环境为媒介来实施和达成,必然促使电磁环境更加复杂。

2. 复杂电磁环境对信息化联合作战的影响

联合作战背景下,信息化武器装备和作战行动既依赖于电磁信号,又不可避免地受到复杂电磁环境的影响。

(1)影响战场感知的真实性

观测与感知战场的过程实质上就是从复杂的电磁环境中筛选出有用的电磁信号的过程。一旦由于己方管控措施不力,或者敌方电子干扰强烈,战场上出现电磁环境混乱不堪的现象,则将极有可能陷入传感器迷茫、战场感知失真的被动境地,进而全面影响各级指挥员和作战人员判断决策的准确性。

军事应用:电磁脉冲弹

（2）直接影响着指挥、决策的效能和稳定性

信息化战争的重要特征是以信息优势谋求决策优势，以决策优势谋求行动优势。在信息化的战场上，各作战平台之间、作战平台与指挥机构之间、指挥中心与数据处理中心之间，通过有线、无线信息传输连成一个整体，作战效能得到指数级增长，但整个体系作战效能的发挥更加依赖各类电磁活动，并在更大的地理空间和频谱范围内受到复杂电磁环境的多重影响。相互之间无缝的信息链接一旦受到干扰，指令不能及时下达，数据出现错误，协同出现偏差，将直接影响到指挥决策的准确性、稳定性和时效性而错失战机。

（3）影响作战行动的实效性，可能降低信息化武器的作战效能

从电磁环境效应可以看出，武器装备的信息化程度越高，其作战效能的发挥受复杂电磁环境的影响也就越大。一方面，有意的电子干扰极大地限制了信息化武器装备效能的发挥。另一方面，无意的相互干扰也成为影响武器装备效能发挥的重要因素。此外，电磁设备向空间的电磁泄漏已经成为安全保密的重大隐患。

三、 电磁频谱管理（electromagnetic frequency spectrum management，EFSM）

从本章第三节的分析中可以知道，电磁频谱是有限的、不可再生的战略资源；电磁波既是战场信息的主要载体，又是侦察敌情的重要手段，还是联合作战中各作战单元有效联合的关键环节。基于信息化体系的联合作战离不开复杂电磁环境，而电磁环境越复杂，电磁空间就越拥挤，如果不加强频谱管理，势必会造成通信干扰、指挥联络不畅、精确打击效能低等问题。因此，电磁频谱必然成为交战双方争夺的制高点，电磁频谱管理已成为影响联合作战行动胜负的重要因素。

1. 电磁频谱管理的概念

电磁频谱管理是军队领导机关和电磁频谱管理机构制定电磁频谱管理政策、制度、划分、规划、分配、指配频率和航天器轨道资源，以及对频率和轨道资源使用情况进行监督、检查、协调、处理等活动的统称。

2. 电磁频谱管理方法

频谱作为国家的公共资源,除有一部分划分给军队专用外,大部分都是军民共用,有效管理控制好这种重要作战资源,对夺取"制电磁权"、打赢信息化战争至关重要,所以必须充分重视、珍惜并加以利用。

面对复杂电磁环境,从频谱管理的角度来看,首先要实现电磁兼容(electromagnetic compatibility)。即在技术上,要按照相关电磁兼容标准,在信息化武器装备的设计阶段采用电磁兼容预测技术,生产阶段采用各种电磁干扰抑制和保护措施,安装使用之后进行电磁兼容性实验与测量,保证单台乃至单个系统在预定的电磁环境中能够不受干扰地工作,也不会给环境或其他装备带来不可接受的干扰。其次,在组织上,战场条件下的电磁频率管理主要包括以下内容:① 整体规划、分配和使用战场区域的频谱资源,以满足作战指挥、情报侦察、预警探测、通信联络、武器测控等系统对电磁波频率的使用要求。② 对战场电磁环境进行实时预测和分析,能够直观地实时显示战场环境电磁频谱态势图,为战场指挥员提供决策依据;加强重点频率的跟踪、监视,防止己方非法用频,综合采取空域控制、时域控制、频域控制、能域控制等方法,努力营建和维持有利于己方的战场电磁环境。③ 监视敌方频谱使用情况,掌握敌方电磁动态,配合电子对抗系统,采取有效的对抗措施。

总之,只有像熟悉地理环境一样熟悉电磁环境,像筹划兵力火力一样筹划电磁频谱,像夺取有形空间作战主动权一样赢得电磁对抗优势,才能打赢未来复杂电磁环境下的信息化联合作战。

第五节   生物电磁学

电磁场是物质的一种运动形式,具有能量和动量,能与实体物质包括生物体发生相互作用,进行能量和动量的交换。生物电磁学以研究电磁场与生物体的相互作用为中心,主要内容包括生物组织的电磁特性、电场、磁场等物理因素的生物效应及其作用机理和对生物体、生命过程的影响,生物电磁剂量等。由于心电、生物膜电势已在本书相关章节介绍,本节简要介绍生物电现象、生物磁现象、电磁场的生物效应以及作用机理。生物电磁现象普遍存在,生物效应比较复杂,应用也很广泛,电磁学是研究生物电磁学的理论基础,但是关于磁学、电磁场传播规律的知识需要深化。

一、 生物电现象概述

生物电是生命体所呈现的电现象,既是一种生理现象,与生物体的新陈代谢有着紧密的联系,又是生物体所发生的物理现象,是生命过程中某些物理或化学变化的表现。一旦生命活动停止,生物电现象也就消失了,因此,又可以把生物电现象称为"生命的火花"。

生物电的主要基础是细胞膜内外存在电势差,即膜电势。生物电现象是生物系统内一种普遍的共有现象,对于某些生物电活动,可以进行宏观测量,如脑电、心电和肌电等,对于植物生长和某些动物器官、骨骼发育过程中的生物电流也能测量,利用微电极技术还可以测量单个细胞的电活动。

正常的生物电活动是生物体保持生命功能必不可少的条件。但在生物体内部或外界条件改变,造成生物电活动障碍的情况下,比如神经中毒、心电传导阻滞等,则与生命状态密切相关的有规律的电信号特征发生变化,会引起机体疾病甚至死亡。所以,研究生物电不仅是生命科学的重要内容,还与临床医学诊断和治疗有密切的关系。

二、 生物磁现象

从电与磁的关系来看,有电荷的运动就有磁场的存在。我们通常见到的磁场是由电流、电磁铁或永磁体产生的,生物体的磁场主要来自三个方面:

(1)生物电流是生物磁场的主要源泉。各种生命活动中经常发生的电子传递、离子转移、神经电活动等,均属于生物电过程,会产生频率、强度、波形各异的生物电流和相伴随的生物磁场。如人体的心磁、脑磁、肌磁等都是由心电、脑电、肌电所引起的磁场。

(2)由生物磁性材料产生的感应磁场,或者某些外界因素刺激下,生物体的某些部位可产生一定的诱发电势,同时产生一定的诱发磁场,也是生物磁场的来源之一。活体组织、器官等的组成物质有一定的磁性,称为生物磁性材料,它们在地磁场及其他外界磁场的作用下产生感应场,例如人的脾脏所呈现的磁性就属于这一类。10 μV 的诱发脑电势可引起 10^{-13} T 的诱发脑磁场。

（3）某些铁磁性物质被吸入肺脏或随食物进入胃肠器官并沉积在里面,当这些磁性物质被地磁场或外界磁场磁化后,它们就成为小磁石残留在体内,从而也在体外产生一定的生物磁场。如在含有铁磁性物质粉尘中作业的工人,呼吸道、肺部、食道和肠胃系统往往被污染。

生物磁学是研究生命物质磁性、生物磁场与生命活动之间相互关系和影响的医学物理学学科分支。由于生物磁场强度非常微小,为 $10^{-13} \sim 10^{-10}$ T,而地球表面的地磁场强度约为 0.5×10^{-4} T,在进行生物磁场测量时既要有良好的磁屏蔽环境,又要有灵敏度极高的测试仪器。近年来,使用约瑟夫森效应制成的超导量子干涉仪(superconducting quantum interference device,SQUID)能够测量出人体中由生物电产生的磁信号,绘制出表现人体磁场随时间变化关系的曲线——人体磁图,不仅促进有关人体生理学的基础研究,还是临床医疗应用中某些疾病诊断的依据。

三、电磁波生物效应与作用机理

有关电磁场生物效应的研究,可以追溯到 20 世纪以前,到目前为止,已积累了相当多的成果与资料。19 世纪中叶,人们发现甚低频电磁波可使细胞兴奋;第二次世界大战后,研究的频段主要集中在高频和极高频,目的是利用、开发这一频段的热效应;此后,在探讨雷达和微波炉等设备的广泛使用对人的健康有何影响方面人们也取得了不少成果。近 20 年来,人们开始重视极低频电磁场生物学效应的研究。通过这些研究,人类开拓、发展和利用电磁场对生物体有利的作用,防止其有害的影响。总体看来,电磁场与生物体相互作用的研究,具有多学科交叉的特点,生物电磁学作为一门新兴学科已经形成,且作为辅助治疗方法已在临床康复理疗中得到了广泛应用。

1. 生物效应

不同频段的电磁场作用,引起的生物效应一般不同。光辐照引起的生物效应以非热效应为主;微波和射频辐照引起的生物效应以热效应为主;低频和极低频辐照引起的生物效应以刺激效应为主;恒定电磁场辐照引起的生物效应以电极化和磁矩取向为主。根据电磁场对束缚电荷的作用结果,可分为电离辐照和非电离辐照。电离辐照使处于束缚状态的带电粒子电离而成为自由粒子;非电离辐照不能使处于束缚状态的带电粒子电离。这里只介绍一些极低频至甚高频电磁场对神经系统、内分泌系统、免疫系统、心血管系统的影响和致癌问题研究的部分结果。

（1）神经系统

神经系统对电磁场作用非常灵敏，无论从功能、代谢或形态方面人们都有一些研究。经颅刺激神经细胞测定中枢运动传导，最早是用短时限高压电流刺激实现的，此种方法会使病人感到疼痛不适，因而使用有一定限制。巴克首次记录了用磁刺激大脑运动皮层所获得的运动反应，使用该方法，病人几乎没有什么感觉，更无疼痛不适。射频辐照可致脑中三磷酸腺苷（ATP）含量改变，C 蛋白对射频辐照敏感，射频辐照可能阻碍细胞线粒体中电子的传递功能，使脑中能量代谢下降。电磁波对脑组织的影响不仅有频率窗，而且有功率窗。

（2）内分泌系统

弗里德曼将猴放在 0.02 T 的恒定磁场中，每天辐照 4 h，结果尿中类皮质激素上升，停止辐照 6 天后恢复正常。小鼠在 60 Hz、25～50 kV·m^{-1}电场作用下，皮质酮上升；但当继续辐照时，皮质酮又下降至基线，肾上腺中的类皮质激素对电磁波的反应有时相性。将强度为 0.15～0.25 T 的永磁体置于家兔两侧甲状腺部位，作用 28 天与 39 天后，检查甲状腺功能，结果表明磁场对甲状腺功能无明显影响。

（3）免疫系统

脉冲电磁场可激活培养中的淋巴细胞，电磁波所引起的免疫改变有时相性，往往先出现刺激反应，而后才出现免疫抑制反应。磁场作用机体后，可以提高机体的免疫力。以 0.04～0.12 T 的恒定磁场及 0.6 T 的脉冲磁场，分别作用于胸腺及脾脏的相应体表部位，观察家兔的免疫功能，结果除 0.04 T 的恒定磁场对家兔免疫功能无影响外，0.12 T 恒定磁场组家兔白细胞数及中性白细胞均有增高，0.6 T 脉冲磁场组的细胞免疫功能的变化比较明显，淋巴细胞转化率、白细胞总数及中性白细胞比例均有增高。应用同位素方法研究不同强度的交变磁场对体外人血淋巴细胞转化的影响，结果表明一定强度的磁场作用能促进机体免疫能力。

（4）心血管系统

功率密度为数百 μW·cm^{-2}至数 mW·cm^{-2}的电磁场作用下，机体表现出迷走神经兴奋性增高；在功率密度接近或小于 100 μW·cm^{-2}的电磁场作用下，可出现交感神经兴奋现象。电磁场辐照除可引起血压变化之外，还可出现血管痉挛、脉搏波传导速度加快等现象。电磁场局部辐照可使血管扩张，管径增大，血流速度加快，物质交换加强。低频脉冲磁场对小鼠白细胞数有影响，但白细胞分类无差异,辐照后两周左右白细胞数可恢复到辐照前的水平。高强度的低频脉冲电场、磁场辐照离体人血,高切与低切全血表观黏度降低,刚性指数变小,电泳率变快,卡森屈服应力减小。

（5）电磁场与致癌

包括我国在内的许多国家近些年连续发表了不少有关电磁场能否致癌的研究报告。居民在长期受到强电磁场作用后,患白血病及脑癌的可能性增加。Szmigielski 报道的资料更为具体,他通过大样本调查得出以下结论:① 在射频电磁场的影响下,人群中患癌率比对照组高 3 倍,主要危险器官为血－淋巴系统（发病率可比其他器官高 7 倍）,其次为消化系统癌、皮肤癌（包括黑色素瘤）;② 在发病年龄方面,最高危险度为 40~49 岁（受照 5~15 年者）;③ 癌发生率与受辐照时间密切相关;④ 同样部位、同位癌肿种类,受照射组比对照组在癌肿发生时间上,可提早十几年。史蒂文斯提出超低频电磁场的致癌机理在于它可减少松果体内褪黑激素的形成,从而导致体内雌激素及泌乳素的升高,后者可引起癌细胞生长与增殖。Merickle 用 50 Hz、0.05 T 的交变磁场处理离体的癌细胞和外周淋巴细胞,并未发现在磁场中培养的癌细胞与对照组有差异。

2. 作用机理

认识电磁场对生物体的作用机理时,首先必须区分是恒定电磁场还是周期性交变电磁场。静电场的作用主要是使生物组织的分子极化。如果组织中自由电荷很多,在附加电场的作用下内部电场很弱或为零;若组织内部没有足够的自由电荷,在附加电场的作用下,内部电场虽被减弱,但还有电场存在。静磁场的作用主要是使分子磁矩向该点的磁场方向转动和对运动电荷施以洛伦兹力。若为周期性交变电磁场,则机体内的电学性质便显得尤为重要。本章所讨论的交变电磁场,频率仍比较低,相应的能量子 $h\nu$ 不足以使处于束缚状态的电子发生电离,故这样的电磁场属于非电离辐射。根据生物体内的产热多少,其生物效应又可分为热效应和非热效应。

（1）热效应

电磁场的热效应是指由电磁场引起的生物组织或系统受热而对生物体产生的生物影响。电磁场的热效应和用其他方式加热所导致的效应没有本质区别。生热的方式有生物体内的有极分子在高频电场作用下反复快速取向转动而摩擦生热、传导电流生热、介质损耗生热。下面我们对后两种生热方式进行讨论。

① 传导电流生热

生物体在电场作用下能产生电流是由于生物体中存在能自

由迁移的带电粒子,这些粒子称为载流子。载流子在电场的作用下,宏观结果是获得平均定向漂移速度,生物体中的热功率密度为 $w = \gamma E^2$。根据载流子的种类,分为电子电导(包括空穴电导)、离子电导(离子可带正电荷也可带负电荷)和胶粒电导(载流子是带电的分子团)。

②介质损耗生热

无极分子在外电场作用下,分子的正负电荷重心将发生相对位移而形成等效电偶极子。外电场越强,正负电荷重心间的相对位移越大,等效的电偶极矩越大,电场撤去后正负电荷重心又重合在一起,所以无极分子类似于一个"弹性电偶极子"。有极分子在外电场作用下,将受到一个外力矩的作用,此力矩使分子的电偶极矩取向电场的方向。但由于分子的热运动,不可能所有分子的电偶极矩都按电场的方向排列起来。

分子的位移和取向极化都不能瞬间完成,而必须经过一定的时间。位移极化的建立最快,为 $10^{-15} \sim 10^{-14}$ s。根据极性分子被束缚的强弱,取向极化可分为两类:①热取向极化——极性分子偶极矩的相互联系较弱,偶极矩可以视为处于可以自由运动的状态,此时阻止极性分子偶极矩定向在电场方向的因素是热运动。这种情况在极性气体、液体和固体中都可能存在,这也是生物体中极为广泛的一种极化方式。②弹性联系取向极化——极性分子偶极矩的相互联系很强,分子间的强束缚力是阻止极性分子偶极矩定向在电场方向的主要原因。这种情况在极性固体中,特别是在极性高分子介质中经常出现。取向极化的建立较慢,因此,当生物组织被加以超高频电场时,只有位移极化跟得上电场的频率变化,故生物组织的介电常量比在直流和工频电场下的值低。介质的介电常量不仅与温度有关,而且与加在介质上的电场频率有关,即 $\varepsilon = \varepsilon(\omega T)$。因为取向极化的建立滞后于电场的变化,所以,将有一部分电能转化为热,此现象称为介质损耗。在电气工程中常以正弦电压作用下通过介质的有功电流(I_a)与无功电流(I_c)之比,即介质损耗角的正切($\tan \delta = I_a / I_c$)来作为介质损耗的特性参量。在高频电场下则以复介电常量的虚部来表征介质损耗,反映介质损耗的这些特性参量都与极化的本质和极化建立过程有密切关系。

电磁场的热效应机理已比较清楚,但生物体内各点的热能密度计算很困难,主要问题在于体内电磁场分布的计算和复杂变化的电学参量。计算电磁场分布有不同的方法,单元堆积法就是其中一种。该方法是将人体分成若干个空间单元,每个单元对应于不同的电学参量,先计算每个单元的热损耗,再求和。若将单元分得越小、对生物体的电学参量了解得越清楚,则计算的结果与实际情况越吻合。

（2）非热效应

电磁场的非热效应是指生物系统吸收电磁能量后,产生不由温度变化引起的生物学变化,该效应也称为场的特异性效应,这种影响常常发生在细胞与大分子水平上。即使在电磁场的热效应中,也存在着场的特异性效应。生物体与电磁场之间的相互作用不仅仅是电磁能在生物体内的简单转化,理论和实验表明,电磁场作用于生物体使生物体产生了许多复杂的生物物理效应。下面介绍一些主要的生物物理效应。

① 回旋加速器共振效应

大量生物效应涉及 Ca^{2+} 的结合和流动,在解释极低频电磁场频率窗口的效应时,认为相互作用的机制是一种离子回旋加速共振。速度为 v、所带电荷量为 q、质量为 m 的离子,在静磁场 B_s 中做圆周运动（角速度 $\omega = qB_s/m$）。当叠加 $B = B_0 e^{i\omega t}$ 的交变磁场（和原静磁场平行）后,离子角速度和它的轨道半径增加。若满足一定的频率要求,带电离子达到回旋加速共振状态,如 Ca^{2+} 在 50 μT 的静磁场中,回旋加速频率为 38.4 Hz。

② 参量共振效应

参量共振效应有许多与回旋共振效应相同的特征,如静磁场和交变磁场的相互作用。在静磁场（地磁场）中的热诱发离子振动遵从塞曼效应,分裂成频率为 ω_1 和 ω_2 的振动,塞曼频率间的差值是回旋加速器的共振频率 $\omega_1 - \omega_2 = \omega_c$。与静磁场平行的交变磁场调制塞曼频率的跃迁概率 P（离子从 ω_1 和 ω_2 跃迁到基态频率 ω_0）。参量共振模型预见了回旋加速频率 ω_c 的共振和它的次谐共振,除了次谐共振外,还预示了 $2f_c$、$3f_c$ 等共振。

③ 核磁共振效应

固有磁矩为 m 的核子,通过能量与静磁场或交变磁场耦合。在地磁场中,生命系统中能够发生核磁共振的许多核子的频率都在极低频范围内,适当频率的交变磁场能把能量耦合给生物系统中的核子而导致功能改变。

目前的实际情况是:非热效应是一个内涵很广的概念,非热形式的能量不止一种,生物靶目标的结构和功能各异,因而作用方式也会不同。这就意味着不可能用统一的模式来概括非热生物效应的全部内容。因此,对很多问题的进一步探讨和研究不仅需要正确可靠的理论背景,而且还需要实验技术的提高以及学科间的合作。

思考题

10-1 静电场与感生电场的区别与联系是什么?

10-2 相同变化的磁通量在尺寸相同的铜环和铝环中产生的感应电流和感应电场是怎样的?

10-3 如何理解法拉第电磁感应定律中的负号?

10-4 日常生活中哪些场是涡旋电场?哪些是静电场?

10-5 什么是位移电流和传导电流?比较两者之间的共同点和区别。

10-6 你对电磁场的生物效应是怎么理解的?有什么想法?

10-7 信息化联合作战具有哪些基本特征?

10-8 不同频段的电磁场作用,引起的生物效应有哪些?

10-9 电磁场的热效应机理是什么?

习题

10-1 将半径为 r_0、电阻为 R 的圆线圈置于载有变化电流的长直螺线管的中部,如图 10-11 所示。若螺线管的横截面积为 S,圆线圈回路中稳定的感应电流为 I,试计算长直螺线管内磁感应强度随时间的变化率大小。

$$\left[\ \left|\frac{\mathrm{d}B}{\mathrm{d}t}\right| = \frac{IR}{S}\ \right]$$

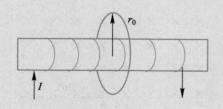

图 10-11　习题 10-1 图

10-2 如图 10-12 所示,一矩形线框长为 a 宽为 b,置于均匀磁场中,线框绕 OO' 轴以均匀的角速度 ω 旋转。设 $t=0$ 时,线框平面与磁场方向平行,求任一时刻感应电动势的大小。

$$[\ Bab\omega\cos\omega t\ ]$$

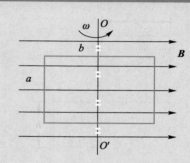

图 10-12　习题 10-2 图

10-3 一无限长直导线载有电流 I,长度为 b 的金属杆 CD 与导线共面且垂直,相对位置如图 10-13 所示。CD 杆以速度 v 沿平行于导线的方向运动,求 CD 杆中的感应电动势,并判断 C、D 两端哪端电势较高。

$$\left[\ \frac{\mu_0 Iv}{2\pi}\ln\left(\frac{a+b}{a}\right),\ C\ \text{端电势高}\ \right]$$

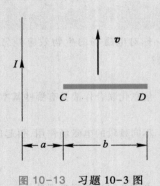

图 10-13 习题 10-3 图

10-4 如图 10-14 所示为由两个正方形线圈构成的平面线圈,已知 $a = 20$ cm,$b = 10$ cm,今有按 $B = B_0 \sin \omega t$(SI 单位)规律变化的磁场垂直通过线圈平面,$B_0 = 1 \times 10^{-2}$ T,$\omega = 100$ rad/s。线圈单位长度的电阻为 5×10^{-2} Ω/m,求线圈中感应电流的最大值。

[0.5 A]

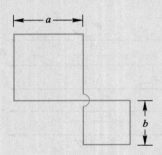

图 10-14 习题 10-14 图

10-5 如图 10-15 所示,一长直导线载有 $I = 5.0$ A 的电流,旁边有一与其共面的矩形线圈,长 $l_1 = 0.2$ m,宽 $l_2 = 0.1$ m,长边与长直导线平行,AD 边与导线相距 $a = 0.1$ m,线圈共 1 000 匝,若线圈以速度 $v = 3.0$ m·s^{-1} 垂直于长导线向右运动,求线圈中的感应电动势。

[3×10^{-3} V]

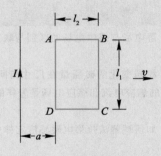

图 10-15 习题 10-5 图

10-6 一个线圈回路置于磁场中,且磁场方向与线圈平面垂直。设线圈的磁通量随时间变化的情况为

$$\Phi = -(6t^2 + 7t + 1) \times 10^{-3}(\text{SI 单位})$$

求:

(1)当 $t = 2$ s 时,回路中的感应电动势;

(2)当回路的电阻 $R = 10$ Ω 时,流过回路的电流大小。

[(1)31 mV;(2)3.1 mA]

10-7 两段导线 $|ab| = |bc| = 10$ cm,在 b 处相接而成 $30°$ 角,若使导线在均匀磁场中以速率 $v = 1.5$ m·s^{-1} 运动,方向如图 10-16 所示,磁场方向垂直纸面向内,磁感应强度 $B = 2.5 \times 10^{-2}$ T,求 a、c 间的电势差并指出哪一端电势高.

[7.0×10^{-3} V,a 端]

![图 10-16，在垂直纸面向内的均匀磁场（用×符号表示）中，两段导线 ab 和 bc，b 处成 30° 角，速度 v 方向如图所示]

图 10-16 习题 10-7 图

10-8 试分析:电磁波传播过程中,当电磁波到达单根振荡偶极子天线时,什么情况下在天线回路中产生的感生电流最大?

[当电磁波中电场强度矢量的方向与天线方向一致时]

第十一章　波　动　光　学

教学要求：

1. 掌握杨氏双缝干涉、薄膜干涉、夫琅禾费单缝衍射和光栅衍射的基本原理和公式。

2. 理解光程、光程差、半波损失等概念。

3. 理解偏振的有关概念、双折射现象，掌握马吕斯定律和布儒斯特定律。

4. 理解物质的旋光性。

本章课件

光是一定波长范围内的电磁波，其中可见光是指能够引起人眼视觉的电磁波，波长范围（在真空或空气中）为 400 ~760 nm，相应的频率范围为 $3.9×10^{14}$~$7.5×10^{14}$ Hz。可见光中不同波长的光能引起不同的颜色感觉，其中人眼对 550 nm 的黄绿光最为敏感。本章通过对光的干涉、衍射和偏振等现象的讨论，阐明其波动性质和基本规律。这些性质和规律不仅在理论上具有重要意义，而且在基础医学、临床医学和军事装备中有着众多的应用。

第一节　光的干涉

干涉现象是波动过程的基本特征之一。无线电波、水波、声波等都能产生干涉现象。满足一定条件的两列或多列相干光波相遇时，在叠加区域内某些点的光振动始终加强，某些点的光振动始终减弱，呈现稳定的明暗相间光强分布，这种现象称为光的干涉（interference of light）。只有波动的叠加才可能产生干涉现象，光的波动性质也正是从光的干涉现象中首先获得证实的。

光的干涉

一、光矢量和光强

光电磁场是以一定速度在空间传播的电磁波，其能量也伴随

坡印廷矢量

着向外传播。通常用能流密度——坡印廷矢量 $\boldsymbol{S}$ 来描述光电磁场能量的传播，其定义为

$$\boldsymbol{S} = \boldsymbol{E} \times \boldsymbol{H} \tag{11-1}$$

表示单位时间内，通过垂直于传播方向上的单位面积的能量。对于一列沿 z 方向传播的平面光波，光场表达式为

$$\boldsymbol{E} = E_0 \cos(\omega t - kz) \boldsymbol{e}_x$$
$$\boldsymbol{H} = H_0 \cos(\omega t - kz) \boldsymbol{e}_y$$

式中，$\boldsymbol{e}_x$、$\boldsymbol{e}_y$ 分别是电场、磁场振动方向上的单位矢量，$k = \dfrac{2\pi}{\lambda}$ 称为

波数

波数(wave number)。在光电磁场中，产生感光作用和生理作用的主要是电场强度 $\boldsymbol{E}$。因此，通常把 $\boldsymbol{E}$ 称为光矢量，把光矢量的振动称为光振动。由(11-1)式和光场表达式，能流密度 $\boldsymbol{S}$ 可写成

$$\boldsymbol{S} = E_0 H_0 \cos^2(\omega t - kz) \boldsymbol{e}_z$$

式中 $\boldsymbol{e}_z$ 是能流密度方向上的单位矢量。因为 $\sqrt{\varepsilon}\, E_0 = \sqrt{\mu_0}\, H_0$，所以 $\boldsymbol{S}$ 可以写成

$$\boldsymbol{S} = \frac{n}{\mu_0 c} E_0^2 \cos^2(\omega t - kz) \boldsymbol{e}_z$$

上式表明平面光波的能量沿 z 方向以波动形式传播。由于可见光的频率很高，所以 $\boldsymbol{S}$ 的大小随时间的变化很快，约 10^{14} 数量级，而目前光探测器的响应时间都还远远跟不上光能量的瞬时变化，只能给出其平均值。所以，在实际应用中人们利用能流密度的时间平均值表征光电磁场的能量传播，并称其为光强(intensity of

光强

light)，以 I 表示。假设光探测器的响应时间为 T，则

$$\bar{S} = \frac{1}{T} \int_0^T S \, \mathrm{d}t = \frac{1}{T} \int_0^T \frac{n}{\mu_0 c} E_0^2 \cos^2(\omega t - kz) \, \mathrm{d}t = \frac{1}{2} \frac{n}{\mu_0 c} E_0^2 = \frac{1}{2} \sqrt{\frac{\varepsilon}{\mu_0}} E_0^2$$

光强与光矢量的关系

$$I = \bar{S} = \frac{1}{2} \sqrt{\frac{\varepsilon}{\mu_0}} E_0^2 = \alpha E_0^2 \tag{11-2}$$

式中 $\alpha = n/(2\mu_0 c) = \sqrt{\varepsilon/\mu_0}\,/2$ 是比例系数。由此可见，在同一种介质中，光强与电场强度振幅的平方成正比。在有些应用场合，因为只考虑某一种介质中的光强，只关心光强的相对值，所以往往省略比例系数，把光强写成 $I = E_0^2$，如果考虑的是不同介质中的光强，则比例系数不能省略。

二、 光波干涉的基本条件

如图 11-1 所示的两列平面单色光波

$$E_1 = E_{01}\cos(\omega t - k_1 \cdot r_1 + \varphi_{01})$$
$$E_2 = E_{02}\cos(\omega t - k_2 \cdot r_2 + \varphi_{02})$$

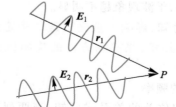

图 11-1　两列光波在空间的重叠

在点 P 相遇，E_1 与 E_2 振动方向的夹角为 θ，则在点 P 处的总光强为

$$I = I_1 + I_2 + 2\sqrt{I_1 I_2}\cos\theta \cdot \cos\Delta\varphi = I_1 + I_2 + 2I_{12} \quad (11-3)$$

<small>光强叠加公式</small>

式中，I_1、I_2 是两光波的光强；$\Delta\varphi = k_2 \cdot r_2 - k_1 \cdot r_1 + \varphi_{01} - \varphi_{02} + (\omega_1 - \omega_2)t$ 是两光波的相位差；两光束叠加后的总强度并不等于这两列波的强度和，而是多了一项称为交叉项的 I_{12}，其表达式为

$I_{12} = \sqrt{I_1 I_2}\cos\theta \cdot \cos\Delta\varphi$，它决定了这两束光是否能够产生可观测的干涉现象，故又称为干涉项。

<small>干涉项</small>

显然，若干涉项 I_{12} 远小于两光束中任何一列的光强，就不易观察到干涉现象；若两束光的相位差随时间变化，使光强条纹图样产生变化，且条纹变化的时间小于目视或仪器的响应时间，则观测不到干涉现象。

在能观测到稳定光强分布的情况下，相位差满足

$$\Delta\varphi = 2m\pi \quad (m = 0, \pm 1, \pm 2, \pm 3, \cdots)$$

的空间位置为光强极大值，且光强极大值 I_M 为

$$I_M = I_1 + I_2 + 2\sqrt{I_1 I_2}\cos\theta \quad (11-4)$$

相位差满足

$$\Delta\varphi = (2m+1)\pi \quad (m = 0, \pm 1, \pm 2, \pm 3, \cdots)$$

的空间位置为光强极小值，且光强极小值 I_m 为

$$I_m = I_1 + I_2 - 2\sqrt{I_1 I_2}\cos\theta \quad (11-5)$$

当两束光强相等时，$I_1 = I_2 = I_0$，相应光强极大值和极小值分别为

$$I_M = 2I_0(1 + \cos\theta) \quad (11-6)$$
$$I_m = 2I_0(1 - \cos\theta) \quad (11-7)$$

干涉条纹可见度 为表征干涉效应的程度,引入干涉条纹可见度(对比度),其定义为

$$V = \frac{I_M - I_m}{I_M + I_m} \qquad (11-8)$$

显然,干涉光强极大值和极小值相差越大,即 V 值越大,条纹越清晰;反之,V 值越小,干涉现象越不明显。

由以上讨论可知,影响干涉光强条纹稳定分布的主要因素包括:两列光波的频率、光振动方向的夹角以及两列光波的相位差。

1. 干涉光波的频率

由干涉光波相位差的关系式可知,当两列光波的频率相等时,干涉项中不含参量 t,由此可以得到稳定的干涉条纹。当两列光波的频率不相等时,干涉项随时间变化,相应干涉条纹将随时间产生移动,且两频率相差越大,条纹移动速度越快,当频率差大到一定值时,人眼或探测器就观察不到干涉条纹。因此,为了产干涉频率条件 生稳定的干涉条纹,两列光波的频率必须相同。

2. 两列光波的振动方向

由(11-6)式和(11-7)式可知,在两束相干光的光强相等的情况下,干涉条纹可见度为

$$V = \frac{I_M - I_m}{I_M + I_m} = \frac{2I_0(1+\cos\theta) - 2I_0(1-\cos\theta)}{2I_0(1+\cos\theta) + 2I_0(1-\cos\theta)} = \cos\theta$$

因此,若两束相干光的振动方向相同,$\theta = 0$,$V = 1$,干涉条纹最清晰;若两束相干光的振动方向垂直,$\theta = \pi/2$,$V = 0$,不发生干涉;当干涉振动方向条件 $0 < \theta < \pi/2$ 时,$0 < V < 1$,干涉清晰度介于上述两种情况之间。为产生清晰的干涉现象,要求两束相干光的振动方向相同。

3. 两列光波的相位差

一般来说,满足以上两个条件就足以产生干涉了,对于宏观波源发出的波,例如无线电波、声波,这样便能实现两波重叠区域波强的稳定分布。然而,对于微观物体发射的光波而言,由相位干涉相位差条件 差的关系式 $\Delta\varphi = \mathbf{k}_2 \cdot \mathbf{r}_2 - \mathbf{k}_1 \cdot \mathbf{r} + \varphi_{01} - \varphi_{02} + (\omega_1 - \omega_2)t$ 可知,频率相同时使 $\Delta\varphi$ 不显含参量 t,这是任何波发生干涉的必要条件,除此以外,稳定性问题还与初相位($\varphi_{01} - \varphi_{02}$)有关,它也是光波相干的一个关键条件,既涉及原子发光特点,又和探测器的响应时间有关。

三、 光的相干性

    光源发光是光源中大量分子、原子或离子等微观粒子能级跃迁的结果。光源中众多微观粒子在通常情况下都处于能量较低的状态,从外界吸收能量后可以跃迁到能量较高的状态,高能态的微观粒子是不稳定的,即使不受外界的影响也会自发地向低能态跃迁,在跃迁过程中粒子会发出一列光波,称为波列。由于原子或分子发光持续时间都很短,一般都小于 10^{-8} s,所以波列长度有限。

    因为微观粒子的这种自发辐射是彼此独立、自发进行的,所以不同原子产生的各个波列之间、同一个原子先后产生的各个波列之间,都没有固定的振动方向和初相位,导致在一极短的时间内,其叠加的结果可能是加强,而在另一极短的时间内,其叠加的结果可能是减弱,于是在一有限的观察时间内 $\cos \Delta\varphi$ 的平均值为零,即(11-3)式中的干涉项为零,两光束叠加的平均光强,恒等于两光波的光强之和,不产生干涉。

    由此看出,不仅两个普通光源发出的光波不会产生干涉,就是同一普通光源上不同地方发出的光波也是不相干的。所以普通光源是一种非相干光源。不能直接将其用于干涉实验,需应用一些特殊技术从普通光源中获取相干光。

四、 获得相干光的方法

    由于普通光源发出的光波是非相干光,所以,不能直接使用普通光源做干涉实验,而应利用一些特殊技术从普通光源中获取相干光。理论上讲,如果能将一个微观粒子在同一次跃迁过程中发出的光波分成两束或几束,在空间经不同路径后再让其会合,则会产生稳定的相干叠加。因为尽管这个光源上各点发出的光,其相位随时在变化,但从这个光源上同一处发出的光,都来自同一发光原子同一次发出的波列,由它所分成的两束光的相位的变化是同步的,从而使两束相干光的初相位保持恒定,即($\varphi_{01}-\varphi_{02}$)不随时间变化。

    利用同一光源获得相干光一般有两种方法,一种是分割波阵面的方法,另一种是分割振幅的方法,下面具体讲述几个重要且应用较多的干涉实验。

五、 杨氏双缝实验

1. 实验装置

19 世纪初,杨(T. Young)首先用实验方法呈现了光的干涉现象。其实验原理如图 11-2 所示,在单色平行光的前方放有一狭缝 S,又放有两条平行狭缝 S_1 和 S_2,均与 S 平行且等距。根据惠更斯原理,缝光源 S 将向狭缝右方发出子波,子波到达 S_1 和 S_2 处,S_1 和 S_2 形成两个相干光源,它们发出的光在空间相遇后,产生干涉现象。如果在 S_1 和 S_2 前放一屏幕,屏幕上将出现一系列稳定的明暗相间的干涉条纹(interference fringe)。这种使同一波面分成两束相干光的方法称为分割波阵面法。

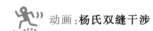

动画:杨氏双缝干涉

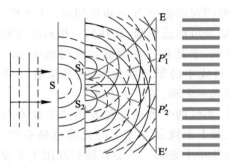

图 11-2 杨氏双缝实验

2. 干涉明、暗条纹条件

下面根据两相干波加强和减弱的条件,讨论相干光源 S_1 和 S_2 在屏 E 上产生的干涉条纹的分布情况。如图 11-3 所示,设相干光源 S_1 和 S_2 之间的距离为 d,其中点为 M,从 M 到屏幕 E 的距离为 D,且 $D \gg d$。在屏幕上任取一点 P,其到达屏幕中心 $O(M$ 在屏幕上的投影)的距离为 x,且 $x \ll D$,S_1 和 S_2 到 P 的距离分别为 r_1 和 r_2。则从 S_1 和 S_2 发出的光波到达点 P 处的波程差为

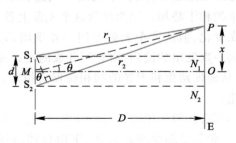

图 11-3 双缝干涉条纹计算

$$\delta = r_2 - r_1 \approx d\sin\theta \approx d\tan\theta \approx d\frac{x}{D}$$

根据波动理论,若入射光的波长为 λ ,则当

$$\delta = d\frac{x}{D} = \pm k\lambda \quad (k = 0, 1, 2, \cdots) \qquad (11-9)$$

时,两光波在点 P 处相互加强而出现明条纹,明条纹中心位置 $x = \pm kD\lambda/d$,式中 k 称为条纹级数。当 $k = 0$ 时, $x = 0$,即在点 O 处出现明条纹,称为零级明条纹或中央明条纹; $k = 1, 2, 3, \cdots$ 分别对应于第一级、第二级、第三级……明条纹。式中的正、负号表示条纹在中央明条纹两侧对称分布。而当

$$\delta = d\frac{x}{D} = \pm(2k-1)\frac{\lambda}{2} \quad (k = 1, 2, 3, \cdots) \qquad (11-10)$$

时,两光波在点 P 处相互削弱而出现暗条纹。暗条纹中心位置 $x = \pm(2k-1)D\lambda/2d$ 。对应于 $k = 1, 2, 3, \cdots$ 的条纹,分别称为第一级、第二级、第三级……暗条纹。

由(11-9)式或(11-10)式可以算出两相邻明条纹或暗条纹中心间的距离,即条纹间距:

$$\Delta x = D\frac{\lambda}{d} \qquad (11-11)$$

相邻条纹间距

此结果表示 Δx 与级数 k 无关,因此,双缝干涉条纹是等间距分布的。用不同波长的单色光源做实验时,条纹间距不同, D 和 d 值一定时, Δx 与 λ 成正比,所以,波长短的单色光(如紫光)干涉条纹间距小,波长长的单色光(如红光)干涉条纹间距大。用白光做实验时,只有中央明条纹是白色的,其他各级明条纹则形成由紫到红按波长展开的彩色条纹。另外,当 D 、 d 一定时,测得 Δx 可算出单色光的波长。杨当时测得空气中红光波长为 1/36 000 in,紫光波长为 1/60 000 in(1 in 为 25.4 mm),这些结果与近代的精确值近似相等。

六、 劳埃德镜实验

劳埃德镜(Lloyd mirror)是另一种观察光干涉现象的实验装置,如图 11-4 所示, S_1 是一狭缝光源,一部分光直接射到屏 E 上,另一部分几乎与镜面平行地 $\left(\text{入射角接近}\dfrac{\pi}{2}\right)$ 射向平面镜 ML,被平面镜反射后也射到屏上。设 S_2 为 S_1 在镜中的虚像, S_1 和 S_2

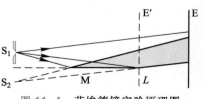

图 11-4　劳埃德镜实验原理图

构成一对相干光源。图中画有阴影的部分就表示相干光在空间重叠的区域。把屏放在这个区域内,屏上也会出现明暗相间的干涉条纹。实验还发现,当将屏幕移至图 11-4 中的虚线 $E'L$ 位置处时,在平面镜与屏接触的点 L,按杨氏双缝干涉公式应该是形成中央明条纹,但实验观察结果却是暗条纹。由于直接射到屏幕上的光不可能有这个变化,所以只能认为光从空气射向玻璃发生反射,即光由光疏介质入射到光密介质时,反射光发生 π 大小的相位突变。相位差 π 对应着光波多走(或少走)了半个波长的波程,这个现象称为半波损失(half-wave loss)。

半波损失

七、 光程和光程差

以上对光的干涉讨论,都是假设光在真空(或空气)中传播,此时,两相干光在相遇点的波程差就决定了它们的相位差。当两束光分别通过不同介质时,由于同一频率的光在不同介质中的传播速度不同,因此不同介质中的光波波长不同,此时就不能只根据波程差来计算相位差,分析如下:

设光波频率为 ν,在真空中的波长为 λ,在介质中的波长为 λ',则

$$\lambda' = \frac{v}{\nu} = \frac{c}{n} \cdot \frac{\lambda}{c} = \frac{\lambda}{n}$$

如果两束光分别在折射率为 n_1 和 n_2 的介质中传播,则

$$\Delta\varphi = \frac{2\pi}{\lambda_2'} \cdot r_2 - \frac{2\pi}{\lambda_1'} \cdot r_1 + \varphi_{01} - \varphi_{02} = \frac{2\pi}{\lambda}(n_2 r_2 - n_1 r_1) + \varphi_{01} - \varphi_{02}$$

假设 $\varphi_{01} - \varphi_{02} = 0$,则

$$\Delta\varphi = \frac{2\pi}{\lambda}(n_2 r_2 - n_1 r_1) \tag{11-12}$$

(11-12)式表明:光波在介质中传播时,其相位的变化不仅与光波传播的几何路程和真空中的波长有关,而且还与介质的折射率有关。所以真正与相位改变量对应的不是几何路程 r,而是乘积 nr,只要 nr 相同,相位改变量就相同。

为此,我们将光波在某种介质中所经历的几何路程 r 与这种介质的折射率 n 的乘积定义为光程(optical path),由此定义可知:

(1) 均匀介质中,光程 $L = nr$

（2）分段均匀介质中，光程 $L = n_1 r_1 + n_2 r_2 + \cdots = \sum_i n_i r_i$

光程的物理意义是：就相位变化而言，单色光在折射率为 n 的介质中所通过的几何路程 r，相当于在真空中通过 nr 的几何路程（即光在介质中的光程即为相同时间内光在真空中传播的距离）。引入光程这个概念的目的就是把介质中的问题折算到真空中来处理，这样只需知道真空中的波长即可求得相位差。

两束光的光程之差称为光程差（optical path difference），用字母 δ 表示，$\delta = \Delta L$。显然，光程差与相位差的关系式（11–12）式可简写为

$$\Delta \varphi = \frac{2\pi}{\lambda} \delta \qquad\qquad (11\text{–}13)$$

光程差与相位差的关系式

（3）薄透镜的等光程性

观察干涉或衍射条纹时，通常要用到显微镜一类的光学仪器，显微镜中有许多透镜，透镜会不会额外产生光程差？下面我们对透镜成像进行简单说明。

以平行光的会聚为例，如图 11–5 所示，平行光的所有光线通过透镜 L 后会聚在透镜焦平面上。从波动光学的角度看，焦平面上出现亮点 F，说明会聚于该处的光波具有相同的相位。由此推知，aF、bF、cF 等各列光波光程相同，透镜虽改变了光的传播方向，但并未产生额外的光程差，这一现象称为透镜的等光程性。

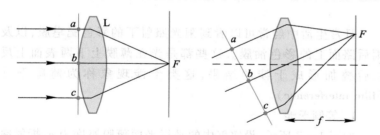

图 11–5　薄透镜的等光程性

aF、bF、cF 等光波的几何路程不同，但几何路程短的在透镜中走过较长的距离，而几何路程长的在透镜中走过的距离较短，几何路程与光在透镜中走过的光程互补，使得在点 F 会聚的所有光波都走过相同的光程，因而具有相同的相位，即透镜可以改变光的传播方向，但不会引起额外的光程差。

例 11-1

在杨氏双缝实验中,已知双缝间的距离为 0.60 mm,缝和屏幕相距1.50 m,若测得相邻明条纹间的距离为 1.50 mm。

(1) 求入射光的波长;

(2) 若用折射率为 1.30、厚度为 0.01 mm 的透明薄片遮盖其中一条狭缝,则原来的中央明条纹处,将变为第几级明条纹?

解　(1) 由条纹间距公式 $\Delta x = D\dfrac{\lambda}{d}$,得

$$\lambda = \frac{\Delta x \cdot d}{D} = \frac{1.5\times10^{-3}\times0.6\times10^{-3}}{1.5}\ \text{m}$$

$$= 6.0\times10^{-7}\ \text{m} = 600\ \text{nm}$$

(2) 如图 11-6 所示,未遮薄片时,中央明条纹处的光程差为 $\delta = r_1 - r_2 = 0$;遮上薄片后,光程差为 $\delta = (r_1 - l + ln) - r_2 = (n-1)l$,设此处变为第 k 级明条纹,则 $(n-1)l = k\lambda$,故

$$k = \frac{(n-1)l}{\lambda} = \frac{(1.3-1)\times0.01\times10^{-3}}{6.0\times10^{-7}} = 5$$

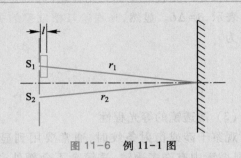

图 11-6　例 11-1 图

原来的中央明条纹处将变为第 5 级明条纹。

八、薄膜干涉

日常生活中经常可以看到阳光照射下的彩色肥皂膜,以及雨后路面上的彩色油膜。这些都是光在薄膜上下两表面上反射后叠加形成干涉的结果,这类干涉现象称为**薄膜干涉**(film interference)。

1. 等倾干涉

如图 11-7 所示,设空气中的平行平面薄膜厚度为 e,折射率为 n,光源发出的光线以入射角 i 射到膜上点 A 后,一部分被反射,另一部分进入薄膜。进入薄膜中的光线在膜下表面 B 处又被反射至 C 处再折射到空气中。这样形成的 a、b 光均来自同一入射光线,只是经过了不同的路径而又有恒定的相位差,因此它们是相干光,经透镜 L 会聚后而发生干涉。因为 a、b 各占入射光的一部分,即为由入射光的振幅“分割”的部分,这样获得相干光的方法称为分振幅法。

为讨论干涉明条纹和暗条纹情况,现在来计算两条光线 a、b

薄膜干涉

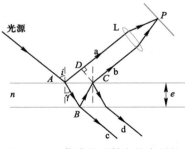

图 11-7　薄膜的反射光的光程差计算

在焦平面上点 P 相交时的光程差。从点 C 作光线 a 的垂线 CD，从 D 和 C 到 P 的光程相等，所以两相干光线 a、b 之间的光程差为

$$\delta = n(\,|AB|+|BC|\,)-|AD|+\frac{\lambda}{2}$$

式中 $\lambda/2$ 是光束 a 在上表面反射时发生半波损失而产生的附加光程差。

$$|AB|=|BC|=\frac{e}{\cos\gamma},\qquad |AD|=|AC|\cdot\sin i=2e\tan\gamma\cdot\sin i$$

根据折射定律 $n_1\sin i=n_2\sin\gamma$，则有

$$\delta=2e\sqrt{n^2-\sin^2 i}+\frac{\lambda}{2}$$

于是，平行平面薄膜反射光干涉的明、暗条纹条件为

$$\delta=2e\sqrt{n^2-\sin^2 i}+\frac{\lambda}{2}=\begin{cases}k\lambda & (k=1,2,3,\cdots)\quad 形成明条纹\\ (2k-1)\dfrac{\lambda}{2} & (k=1,2,3\cdots)\quad 形成暗条纹\end{cases}$$

薄膜相长干涉条件

薄膜相消干涉条件

$$(11-14)$$

上式表明，光程差 δ 随入射光线的倾角 i 的改变而改变，具有相同入射角 i 的入射光有相同的光程差，因而它们干涉加强或削弱的情形是一样的，这种干涉称为 等倾干涉 (equal inclination interference)。

若光波垂直入射，其结果为上述讨论在 $i=0$ 时的特殊情形。

此外，透射光也会产生干涉现象。由于不存在半波损失，两条透射相干光 c、d 之间的光程差为

$$\delta=2e\sqrt{n^2-\sin^2 i}\qquad (11-15)$$

比较(11-14)式和(11-15)式可知，对于某一入射光而言，反射光的光程与透射光的光程正好相差 $\lambda/2$，即当反射光加强时，透射光干涉减弱，这正是能量守恒的体现。

利用薄膜干涉的原理，能制成增透膜和高反射膜。例如，在光学元件的透光表面上，用真空镀膜等方法敷上一薄层透明胶。如果我们选择的透明胶薄膜折射率介于空气和光学元件之间，光线垂直入射或接近垂直入射时薄膜上下表面反射的两束光相干，由(11-14)式得两反射光干涉相消时应满足关系

$$2ne=(2k-1)\frac{\lambda}{2}\quad (k=1,2,3,\cdots)$$

于是在膜层的光学厚度为 $\lambda/4n, 3\lambda/4n, \cdots$ 时,干涉的结果为暗场,这就使光学元件因反射而造成的光能损失大为减少,从而增加了光的透射,这种薄膜称为 增透膜(antireflection coating)。每种增透膜只对特定波长的光才有最佳的增透作用。对于助视光学仪器或照相机,一般选择可见光的中部波长 550 nm 来消除黄绿色反射光。因此增透膜的反射光呈现出与它互补的蓝紫色,这就是我们平常所看到的照相机镜头的颜色。增透膜常见于光学仪器和军用望远镜中,通过干涉相消来增加透射光的强度,以避免杂乱反射造成的像不清晰。

同理,在光学元件的透光表面镀上一层或多层薄膜。适当选择薄膜材料及其厚度,也可以使反射率大大增加,使透射率相应减小。这种薄膜称为高反射膜(high-reflecting film)。例如,激光器中的高反射镜对特定波长的光的反射率可达 99% 以上,宇航员头盔和面甲上都镀有对红外线具有高反射率的多层膜,以屏蔽宇宙空间中极强的红外线照射。

例 11-2

空气中有一厚度为 $e = 4 \times 10^{-7}$ m 的薄膜,其折射率为 1.5,问:白光垂直照射到该膜上时,可以观察到哪些波长的反射光加强?

解 因薄膜处于空气中,故其上、下表面反射光有附加光程差,所以加强条件为

$$2n_2 e + \frac{\lambda}{2} = k\lambda \quad (k = 1, 2, 3, \cdots)$$

因而可得

$$\lambda = \frac{2n_2 e}{k - \frac{1}{2}} = \frac{4en_2}{2k-1} = \frac{4 \times 1.5 \times 4 \times 10^{-7}}{2k-1} \text{ m}$$

由式可知

$k = 1$ 时,$\lambda = 2.4 \times 10^{-6}$ m(不在可见光范围内,舍去)。

$k = 2$ 时,$\lambda = 8 \times 10^{-7}$ m(不在可见光范围内,舍去)。

$k = 3$ 时,$\lambda = 4.8 \times 10^{-7}$ m(可见光)。

$k = 4$ 时,$\lambda = 3.43 \times 10^{-7}$ m(不在可见光范围内,舍去)。

因此可看到 $\lambda = 4.8 \times 10^{-7}$ m 的光加强(即反射光为青色)。

---

2. 等厚干涉

当平行光线垂直照射到厚度很薄但不均匀的薄膜上时,从薄膜前、后表面反射的光的光程差仅与薄膜的厚度有关,厚度相同的地方,光程差相同,干涉条纹的级数也相同,这种干涉条纹称为等厚条纹(equal thickness fringe),相应的干涉现象称为等厚干涉(equal thickness interference)。劈尖干涉就是这一类干涉。

薄膜的形状为劈尖形的,称为劈尖膜或劈形膜。常见的劈形

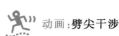
动画:劈尖干涉

膜如图 11-8(a)所示,两块平面玻璃片,一端互相重合,另一端夹一薄纸片(为了便于说明问题和易于作图,图中纸片的厚度放大了很多)。因此,在两玻璃片之间形成了一劈形空气薄膜,也称为空气劈尖。两玻璃片的交线称为棱边,在平行于棱边的线上劈形膜的厚度是相等的。

设有一个折射率为 n 的劈尖位于折射率为 n' 的介质中,如图 11-8(b)所示。当平行单色光垂直入射于劈尖时,若 $n<n'$,那么在劈形膜的上表面反射光不产生半波损失,而在下表面的反射光产生半波损失;若 $n>n'$,半波损失就发生在上表面。因此,无论在哪种情况下均发生半波损失。若劈形膜在点 C 处的厚度为 e,光线在劈形膜上下表面反射,形成两束相干光,这两束光的光程差为

$$\delta = 2ne + \frac{\lambda}{2}$$

因为各处劈尖的厚度 e 不同,所以光程差也不同,所以,反射光的干涉加强与减弱的条件为

$$\delta = 2n_2 e + \frac{\lambda}{2} = \begin{cases} k\lambda & (k=1,2,3,\cdots) \quad 明条纹 \\ (2k+1)\frac{\lambda}{2} & (k=0,1,2,\cdots) \quad 暗条纹 \end{cases}$$

每一明、暗条纹都与一定的 k 值相对应,也就是与劈形膜的一定厚度 e 相对应,因此这些干涉条纹称为等厚干涉条纹。

由于劈形膜的等厚线是一系列平行于棱边的直线,所以其干涉条纹为一系列平行于棱边的明暗相间的直条纹。同一厚度处对应同一条纹。离棱边越远,厚度 e 越大,光程差 δ 越大,干涉级数越高。棱边处厚度为零,有附加光程差时为零级暗条纹,无附加光程差时为零级明条纹。如图 11-8(c)所示,任何两个相邻的明条纹或暗条纹之间所对应的劈形膜厚度之差为

$$e_{k+1} - e_k = \lambda/2n$$

任意两个相邻的明条纹或暗条纹之间的距离 l 由下式决定:

$$l = \frac{\lambda}{2n\sin\theta}$$

通常 θ 角很小,此时 $\sin\theta \approx \theta$,所以

$$l = \frac{\lambda}{2n\theta}$$

上式表明,劈尖干涉形成的干涉条纹是等间距的。显然 θ 越小,干涉条纹越疏;θ 越大,干涉条纹越密。如果 θ 大到一定程度,可使干涉条纹密集得无法分辨。因此,干涉条纹只有在劈尖角度很小的情况下才能观察到。

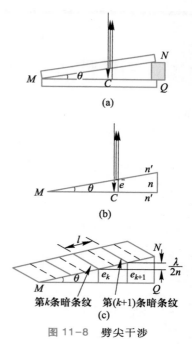

图 11-8 劈尖干涉

劈尖干涉条纹间距

第二节　光的衍射

　　光绕过障碍物传播,并形成明暗相间条纹的现象,称为光的衍射(diffraction of light)。衍射是波的共性。波长较长的波较容易被观察到衍射,如无线电波和声波。光波的衍射最早由格利马尔迪(Grimaldi)观察到,1818 年由菲涅耳(Fresnel)解释。衍射是波动性的重要依据。1924 年德布罗意关于物质波的假设,也是由电子衍射实验所证实。

　　根据观察方式的不同,一般将光的衍射分为两类:一类衍射中,光源和观察屏(或两者之一)与障碍物之间的距离是有限的,这一类称为菲涅耳衍射(Fresnel diffraction);另一类衍射中,光源和观察屏与障碍物之间的距离都是无限的或等效于无限远,这一类称为夫琅禾费衍射(Fraunhofer diffraction)。光的衍射现象与光的干涉现象就其实质来讲,都是相干光波叠加引起的光强的重新分布,不同之处在于,干涉现象是有限相干光波的叠加,而衍射现象则是无限多个相干光波叠加的结果。因此,对衍射现象的理论处理,从本质上来说与干涉相同,但是由于衍射现象的特殊性,人们在数学上遇到了很大的困难,因此,实际的衍射理论都是一些近似解法。本节仅介绍夫琅禾费衍射。

一、惠更斯-菲涅耳原理

　　惠更斯原理可以定性说明波为什么可以绕过障碍物传播,但它不能解释绕过障碍物之后,波的能量或强度的重新分布。物理学家们注意到干涉可导致波的能量出现重新分布,在杨氏双缝实验的启发下,法国物理学家菲涅耳提出:同一波阵面上发出的子波是彼此相干的,它们在空间相遇以后发生相干叠加,使得波的强度出现重新分布,由此形成屏上观察到的衍射图样。这一经"子波相干叠加"思想补充发展后的惠更斯原理,称为惠更斯-菲涅耳原理。这个原理不仅能圆满解释光的衍射现象,也是定量处理一般衍射问题的理论基础。

　　惠更斯-菲涅耳原理的内容表述如下:如图 11-9 所示,波阵面 S 上每个面元 dS 都可以看成新的波源,它们均发出子波。波阵面前方空间某一点 P 的振动可以用 S 面上所有面元所发出的子波在该点的合振幅来表示。

面元 dS 所发出的各子波的振幅和相位符合下列四个假设：

（1）波动理论中，波阵面是一个等相位面。因而可以认为 dS 面上各点所发出的所有子波都有相同的初相位（可令 $\varphi_0 = 0$）。

（2）子波在点 P 处引起的振动的振幅与 r 成反比。这相当于表明子波是球面波。

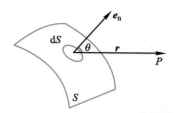

图 11-9　惠更斯-菲涅耳原理图

（3）从面元 dS 所发出的子波在 P 处的振幅正比于 dS 的面积，且与倾角 θ 有关，θ 为 dS 的法线与 dS 到点 P 的连线 r 之间的夹角，即从 dS 发出的子波到达点 P 时的振幅随 θ 的增大而减小。当 $\theta = 0$ 时，振幅最大；当 $\theta > \pi/2$ 时，振幅为零，即子波不会向后退。

（4）子波在点 P 处的相位，由光程 $\Delta = nr$ 决定（$\varphi = 2\pi\Delta/\lambda$）。

根据以上的假设，可知面元发出的子波在点 P 的合振动可表示为

$$dE = C \frac{dS \cdot K(\theta)}{r} \cos(kr - \omega t)$$

式中，$K(\theta)$ 为随着角增大而缓慢减小的函数，称为倾斜因子，C 为比例系数。

如果波阵面上各点的振幅有一定的分布，则面元 dS 发出的子波到达点 P 的振幅与面元上的振幅成正比，若分布函数为 $A(Q)$，则波面在点 P 所产生的振动为

$$dE = C \frac{dS \cdot K(\theta) A(Q)}{r} \cos(kr - \omega t)$$

如果将波面 S 上所有面元对点 P 的作用加起来，可求得波阵面 S 在点 P 所产生的合振动，即

$$E = \int_S dE = C \int_S \frac{K(\theta) A(Q)}{r} \cos(kr - \omega t) \cdot dS$$

上式称为菲涅耳衍射积分。一般来说，计算此积分是相当复杂的，但在波阵面关于通过点 P 的波面法线具有旋转对称性的情况下，这个积分就比较简单，并可用代数加法或矢量加法来代替积分。下面将以惠更斯-菲涅耳原理为依据，主要采用由菲涅耳提出的半波带作图法，来处理几种典型的光的夫琅禾费衍射问题。这样既可得出衍射强度分布的主要特征，又能避免复杂的积分计算，突出有关概念和基本思想，使无穷多个子波干涉结果的计算变得非常直观和简单。

二、 夫琅禾费单缝衍射 (single-slit diffraction)

　　观察夫琅禾费单缝衍射的实验装置如图 11-10 所示。光源 S 置于透镜 L_1 的焦点上,射出的平行光束垂直照射在开有狭缝(宽度为 a)的遮光板 K 上,通过单缝的光线经透镜 L_2 会聚在屏幕 P 上。根据惠更斯-菲涅耳原理,如图 11-11 所示,当平行光垂直入射时,单缝所在平面 AB 上各点的子波源都具有同一相位。从单缝上各点发出、到达点 O 的光线虽然经过的几何路程不同,但由于透镜 L 不产生附加的光程差,所以这些平行光线具有相同的光程,因此,单缝上各子波源发出的子波到达点 O 后仍具有相同的相位,从而互相干涉加强,使正对单缝中心的 O 处出现一条与单缝平行的明条纹,称为中央明条纹。

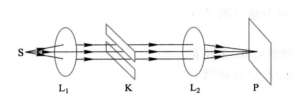

图 11-10　夫琅禾费单缝衍射实验装置示意图

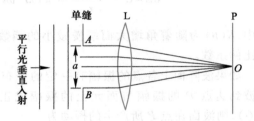

图 11-11　夫琅禾费单缝衍射

　　接下来,我们来考察狭缝内各子波源发出的与入射方向成 θ 角(θ 称为衍射角)的光线,如图 11-12 所示。具有衍射角 θ 的平行光线经透镜 L 被聚焦在点 F 上,这时由单缝内 AB 间各子波源发出的、到达点 F 的光线将有不同的光程。过单缝上的点 A 作 BD 的垂线相交于点 C。因透镜 L 不产生附加光程差,所以从 AC 面上各点发出的子波经透镜到达点 F 时具有相同的光程。因此,从单缝内 AB 间各子波源发出的光线在点 F 产生的振动的相位

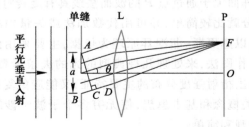

图 11-12　具有衍射角 θ 的条纹计算

差就取决于它们到 AC 面上的相位差,这个相位差只发生在面 AB 转向面 AC 的过程中。

由图 11-13 可见,$|BC| = a\sin\theta$。$|BC|$ 是平行光的最大光程差,点 F 的明暗程度取决于光程差 $|BC|$ 的量值。若 $|BC|$ 等于入射光波长的整数倍,则可作一些平行于 AC 的平面,显然,相邻两半波带上的所有子波在屏幕上点 F 的干涉叠加后是相互抵消的。若 $|BC|$ 恰好满足

$$|BC| = a\sin\theta = \pm 2k \cdot \frac{\lambda}{2} \quad (k=1,2,3,\cdots) \quad (11\text{-}16)$$

相消干涉条件

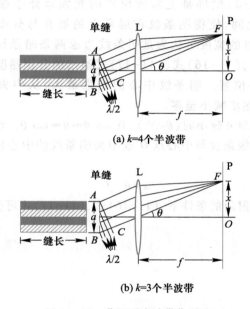

(a) $k=4$ 个半波带

(b) $k=3$ 个半波带

图 11-13　菲涅耳半波带作图法

即 $|BC|$ 等于入射光半波长的偶数倍(这就意味着单缝被分割成偶数个半波带),根据相邻半波带干涉相消的原则,对于衍射角 θ 满足(11-16)式的光线,在屏幕上干涉叠加的结果必然为零。因此,(11-16)式即夫琅禾费单缝衍射的暗条纹位置的计算公式。对应于 $k=1,2,3,\cdots$ 的条纹分别称为第一级暗条纹、第二级暗条纹、第三级暗条纹……式中正、负号表示各级暗条纹对称分布在中央明条纹的两侧。

如果 $|BC|$ 恰好满足

$$|BC| = a\sin\theta = \pm(2k+1) \cdot \frac{\lambda}{2} \quad (k=1,2,3,\cdots) \quad (11\text{-}17)$$

相长干涉条件

即$|BC|$等于入射光半波长的奇数倍,单缝将被分割为奇数个半波带。根据相邻半波带干涉相消的原则,对于衍射角θ满足(11-17)式的光线,在屏幕上的干涉叠加总会有一个半波带上的子波发出的光线不能被抵消,总的叠加结果就不会为零。因此,(11-17)式就是夫琅禾费单缝衍射明条纹位置的计算公式,对应于$k=1,2,3,\cdots$的条纹分别叫第一级明条纹、第二级明条纹、第三级明条纹……式中正、负号表示条纹是关于中央明条纹对称分布的。

若θ既不满足(11-16)式,又不满足(11-17)式,即在这些方向上,单缝既不能被分割成偶数个半波带,又不能被分割成奇数个半波带,则屏幕上对应位置的光强将介于极大和极小(暗条纹)之间,使得明条纹在屏幕上的展开与分布有一定宽度,即明条纹的宽度可认为是明条纹边缘两条暗条纹之间的距离。实际上,(11-16)式、(11-17)式给出的分别是明条纹和暗条纹的中心位置。明条纹中心的光强最大,从中央往两边伸展,光强度逐步减小至零。

当衍射角θ较小时($\theta<5°$),有$\sin\theta\approx\theta\approx\tan\theta$。设透镜 L 的焦距为$f$,某级条纹与中心点$O$或中央明条纹的中心位置的距离为$x$,则有

$$x=\theta\cdot f$$

在上述小衍射角的条件下,(11-16)式、(11-17)式可分别化为

暗条纹中心位置

$$x=\pm\frac{f}{a}2k\frac{\lambda}{2}=\pm\frac{f}{a}k\lambda \quad (k=1,2,3,\cdots) \quad 暗条纹$$

$$(11-18)$$

明条纹中心位置

$$x=\pm\frac{f}{a}(2k+1)\frac{\lambda}{2} \quad (k=1,2,3,\cdots) \quad 明条纹 \quad (11-19)$$

由此求得中央明条纹的宽度(中央明条纹两侧第一级暗条纹之间的距离被定义为中央明条纹的宽度,需注意:$|BC|=a\sin\theta=0$只表示中央明条纹的中心位置)为

中央明条纹宽度

$$\Delta x_0=\left(+\frac{f}{a}\lambda\right)-\left(-\frac{f}{a}\lambda\right)=\frac{2f\lambda}{a} \quad (11-20)$$

中央明条纹半角宽度

对应的中央明条纹角宽度:$2\theta=\dfrac{2\lambda}{a}$,半角宽度:$\theta=\dfrac{\lambda}{a}$。

如果把相邻[$(k+1)$级和第k级]暗条纹中心之间的距离定义为一条明条纹的宽度,即

$$\Delta y = \frac{f}{a}(k+1)\lambda - \frac{f}{a}k\lambda = \frac{f\lambda}{a} \tag{11-21}$$

明条纹宽度

由此可见,在衍射角 $\theta < 5°$ 的条件下,所有其他明条纹均有同样的宽度,它们的宽度恰好为中央明条纹宽度的一半。

在杨氏双缝实验中,各级明条纹强度相同。但在单缝衍射中,θ 越大,光程差 $|BC| = a\sin\theta$ 也越大,能够被切割出的小段的数目就越多(每小段长度为 $\lambda/2$),相应地,单缝被分割出的半波带个数(与 $|BC|$ 能够被切割出的小段数目相同)也越多,每个半波带的面积越小,一个半波带单独存在时在屏上引起的光振动越弱。而明条纹又是一个半波带产生的,因而,θ 越大,对应的明条纹的强度越弱。而 θ 越大时,k 越大[参见(11-16)式],衍射级数越高,对应的明条纹强度越弱。

从(11-21)式可以看出,当单缝宽度 a 很小时,条纹间距较大,光的衍射效果明显。当 a 变大时,条纹变得狭窄而密集,当缝宽 $a \gg \lambda$ 时,各级衍射条纹都密集分布于中央明条纹两侧而难以分辨,只能观察到一条明条纹,它就是透镜所形成的单缝的像。由此可见,光的直线传播现象是光的波长较障碍物的线度小很多时,衍射现象不显著的情形。所以,几何光学是波动光学在 $\lambda/a \to 0$ 时的极限情形。

另外还可看到:当缝宽 a 一定时,入射光的波长 λ 越大,对应于同一级条纹的衍射角也越大。如果入射光为白色光,中央明条纹仍为白色,而其两侧的条纹从中心向两边呈现出一系列由紫到红的彩色条纹。

例 11-3

在夫琅禾费单缝衍射实验中,已知单缝宽度为 0.60 mm,会聚透镜的焦距为 40 cm,在观察屏幕上测得一明条纹中心至中央明条纹中心的距离为 1.40 mm。求该明条纹的级数和入射光波长。

解 根据明条纹中心位置公式(11-19)式有

$$y = \pm\frac{f}{a}(2k+1)\frac{\lambda}{2} \quad (k=1,2,3,\cdots)$$

取正侧条纹计算。将 $a = 0.60$ mm,$f = 40$ cm,$y = 1.40$ mm 代入上式,得到

$$\lambda = \frac{2ay}{f(2k+1)} = \frac{2\times0.6\times10^{-3}\times1.40\times10^{-3}}{40\times10^{-2}\times(2k+1)} \text{ m}$$

$$= \frac{4\,200}{2k+1} \text{ nm}$$

由于 λ 和 k 均属未知数,不能直接求出,但可见光的波长范围是已知的,而 k 也只能取不连续的整数值。所以我们可把一系列的 k 值代入上式,以求得符合题意的解。

令 $k=1$,求得 $\lambda = 1\ 400$ nm,是红外线,不符合题意。

令 $k=2$,求得 $\lambda = 840$ nm,是红外线,不符合题意。

令 $k=3$,求得 $\lambda = 600$ nm,是可见橘黄色光,符合题意。

令 $k=4$,求得 $\lambda = 466.7$ nm,是可见青蓝色光,符合题意。

令 $k=5$,求得 $\lambda = 380$ nm,是紫外线,不符合题意。

因此,本题有两个解:波长为 600 nm 的第三级明条纹和波长为 466.7 nm 的第四级明条纹。其实根据实验中入射光的颜色,很快就能确定两解中的一解。最后指出的是,在使用(11-19)式时要注意衍射角 $\theta = \arctan(y/f) < 5°$ 的条件。

三、 夫琅禾费圆孔衍射

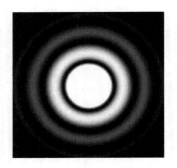

图 11-14 圆孔衍射图样

艾里斑半角宽

在图 11-10 所示的单缝衍射装置中,如果用直径为 D 的小圆孔代替狭缝,那么在光屏上就可得到如图 11-14 所示的圆孔衍射图样。图样的中央是一明亮的圆斑,其集中了光屏上的大部分光能(80%以上),周围是一组明暗相间的同心圆环。以第一暗环为界包围的中央亮斑称为艾里斑(Airy disk)。若艾里斑的直径为 d,透镜的焦距为 f,单色光波长为 λ,由理论计算可得艾里斑对透镜中心的张角 2θ 与 d、D、f、λ 有如下关系:

$$2\theta = \frac{d}{f} = 2.44\frac{\lambda}{D}$$

或

$$\theta = \frac{d}{2f} = 1.22\frac{\lambda}{D} \tag{11-22}$$

θ 称为半角宽度。显然,D 越小或 λ 越大,衍射现象越明显。反之,当 $D \gg \lambda$ 时,衍射现象则可以忽略不计。圆孔衍射现象在光学仪器成像中不可避免。物点经过光学系统的光阑或透镜后形成衍射斑,两个相邻物点形成的衍射斑的重叠导致两个物点的像不能被分辨,它直接影响到了光学仪器的分辨本领。关于光学仪器的分辨本领详见第十二章的相关内容。

四、 光栅及其衍射

在关于夫琅禾费单缝衍射的讨论中我们知道,如果单缝较宽,明条纹亮度将增强,但由于相邻明条纹的间隔很小而不易分辨；如果单缝很窄，相邻明条纹的间隔较大，但由于光强极大值的减小而不易看清条纹。在这两种情况下，都很难精确地测量条纹宽度，从而无法准确观测波长、缝宽等物理量。

受杨氏双缝实验的启发，人们在原有单缝的基础上，又制作了一条相同的单缝，使两缝平行排列。当平行光垂直入射到这样的双缝上时，每条缝都将发生衍射，由于缝后透镜的作用，两单缝的夫琅禾费衍射图样将彼此完全重叠。因为两缝所发出的光波是相干光，故这种重叠将不是光强的简单相加，而是干涉。在光强重新分布的同时，明条纹亮度显著增加。另外，由于受单缝衍射的制约，杨氏双缝实验中所获得的干涉条纹实际上应该是受衍射调制的，只要合理调节双缝实验的各项参量，便能在衍射亮区获得较为明晰的干涉条纹，使衍射条纹变得明锐、清晰而便于观测。

采用由多条平行排列的等距离、等宽度的单缝构成的多缝器件做衍射实验，可以取得比双缝更好的效果。这样的多缝器件称为平面透射光栅（grating）。实际中人们是在平板玻璃片上刻出许多距离相等、宽度相等的平行直线，刻痕处为不透光的毛玻璃，而两刻痕间可以透光，相当于一条单缝。如图 11-15(a) 所示，设透光部分的宽度为 a，不透光部分的宽度为 b，则 $d = (a+b)$ 称为光栅常量（grating constant）。通常使用的光栅，其光栅常量为 $10^{-6} \sim 10^{-5}$ m 的数量级，也就是说在 1 mm 内可刻出 $10^2 \sim 10^3$ 条平行等距的透光单缝，单缝宽度为 10^3 nm 左右，它恰好与可见光波波长的数量级相当，这样的衍射光栅是用镀膜光刻技术制造出来的。

图 11-15(b) 是光栅衍射原理图，当一束平行单色光垂直入射到光栅 G 上时，光栅上每一条单缝都要产生夫琅禾费衍射，而缝与缝之间透过的光又要发生干涉。用透镜把平行光束聚焦到屏幕 E 上，就会呈现光栅衍射条纹。

基于"光栅衍射条纹是由各单缝衍射光束间的干涉形成"这一机制，我们可将单缝衍射产生的光振动作为多个振动叠加的分振动（这一过程即单缝衍射），在考虑它们的相位差后，将全部分振动叠加起来（这一过程对应于多缝间的干涉），得到总的光振动，即可看出光栅衍射的总效果。

由于各单缝衍射图样在接收屏上完全重叠，所以，在接收屏上某点 P 参与相干叠加的分振动的振幅相同，其叠加结果是加强还是减弱取决于这些分振动的相位差。如图 11-15(c) 所示，当光栅上相邻两缝沿衍射角 θ 方向发出的光波的光程差 $d\sin\theta$ 恰好等于入射光波长 λ 的整数倍时，各缝衍射光在接收屏上会聚点

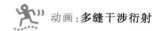
动画：多缝干涉衍射

光栅常量

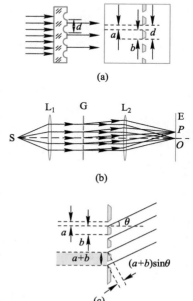
(a)

(b)

(c)

图 11-15 光栅衍射原理图

产生的分振动相位相同,其干涉叠加的结果是互相加强而出现明条纹。

　　因此,光栅衍射的明条纹位置应满足的条件为

$$d\sin\theta = \pm k\lambda \quad (k=0,1,2,3,\cdots) \tag{11-23}$$

即在光栅常量 d 一定的条件下,衍射角满足上式的各单缝衍射光在屏幕上相互干涉而得到加强,(11-23)式称为**光栅方程**(grating equation)。$k=0$ 的明条纹称为中央明条纹,$k=\pm1,\pm2,\cdots$ 的明条纹分别称为第一级明条纹、第二级明条纹……正、负号表示各级明条纹在中央明条纹两侧呈对称分布。

光栅方程

　　由光栅方程可知,两个相邻明条纹的衍射角满足 $\sin\theta_k = k\lambda/d$ 和 $\sin\theta_{k+1} = (k+1)\lambda/d$,由此可得 $\sin\theta_{k+1} - \sin\theta_k = \lambda/d$,即波长 λ 一定的单色平行光垂直照射光栅时,光栅常量越小,衍射角差 $(\theta_{k+1} - \theta_k)$ 就越大,相邻明条纹在屏幕上的间隔也越大,分辨就越容易。若入射光是白光(或复色光),则除中央明条纹外,不同波长成分的同一级衍射明条纹将按波长顺序排列,波长 λ 越大,衍射角越大,形成所谓的光栅光谱(grating spectrum),其中的衍射明条纹称为谱线。光栅光谱在研究原子和分子结构以及物质的元素组成、含量等方面得到了广泛应用。

　　如前所述,光栅衍射条纹是单缝衍射和缝间干涉综合作用的结果,光栅方程只是从相位的角度给出了缝间干涉加强的条件(仅为出现明条纹的必要条件),而最终能否形成明条纹,还要看各狭缝在同一方向的衍射情况。这就是说在某些衍射角方向上即使(11-23)式成立,应出现明条纹,但若这些衍射角方向上恰好也同时满足单缝衍射暗条纹条件,则光栅衍射在这些方向上也必然出现暗条纹。这种缝间干涉本该出现明条纹却因单缝衍射的影响而观察不到相应条纹的现象称为光栅衍射条纹的缺级(missing order)现象。在缺级处有

$$d\sin\theta = \pm k\lambda \quad (k=0,1,2,\cdots)$$
$$a\sin\theta = \pm k'\lambda \quad (k'=1,2,3,\cdots)$$

由此解得缺级条件为

$$k = \pm\frac{d}{a}k' \quad (k'=1,2,3,\cdots) \tag{11-24}$$

例如,当 $d/a=4$ 时,缺级的级数为 $\pm4,\pm8,\cdots$。

　　如果入射光不是垂直照射光栅,而是以可连续变化的倾角 i 入射到光栅上,则光栅方程(11-23)式变为 $d\sin\theta \pm d\sin i = \pm k\lambda$,对比(11-23)式可知,由于入射角 i 的变化,满足(11-23)式的各级明条纹位置就要发生变化。因此,改变入射角 i,即改变相邻衍

射单元的相位差,就可改变各级衍射明条纹在空间的方向,"相控阵雷达"正是根据这一原理研制的,通过改变相邻辐射单元波束的相位差,实现雷达波束在空间的扫描而不需要转动天线。

第三节　光的偏振

　　干涉和衍射现象证实了光的波动性,而光的偏振现象则进一步证实了光是横波,即光矢量(E矢量)和光的传播方向垂直。在垂直于传播方向的平面内,光矢量有各种不同的振动状态,这些振动状态称为光的偏振态(polarization state)。对于每种偏振态,其光矢量的振动方向对于传播方向有某种不对称性,它是横波区别于纵波的最明显标志之一。光的偏振态可分为自然光、线偏振光和部分偏振光等几类。

一、自然光和偏振光

　　由普通光源的发光机制可知,由大量原子构成的普通光源所发出的光由振动方向不同的大量波列组成,它包含各种可能方向的光矢量。从统计平均的角度来看,在垂直于光波传播方向的平面内,没有哪一个方向的光振动占有优势,即在所有可能的方向上,E矢量的振幅都相等,这样的光称为自然光(natural light)(图11-16)。需注意的是,图中画出的均匀分布是一段"足够长"时间间隔(如10^{-6} s)内光矢量的平均结果,不同光矢量之间不存在相位差关系,不能叠加或互相抵消;如果考虑某一确定时刻,光矢量未必是这样一种均匀分布。

　　任意时刻和任一方向的光矢量E都可分解成两个相互垂直的分矢量,这样分解的结果,可简洁地把自然光用两个独立的(无确定相位关系)、相互垂直而振幅相等的光振动来表示,如图11-17(a)所示。图11-17(b)和(c)中用短线和黑点分别表示振动方向平行和垂直于纸面的两个相互垂直的光振动,且画成均匀分布以表示两者振幅相等,表示能量各占自然光总能量的一半。

　　如果在垂直于光波传播方向的平面内,光振动始终沿着固定方向进行,这种偏振光称为线偏振光(linear polarized light),简称偏振光。一个原子或一个分子在某一瞬间发出的波列便是线偏振光。通常我们把线偏振光的光振动方向和传播方向所组成的平面

自然光

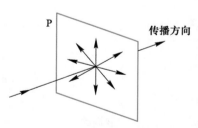

图 11-16　自然光中E振动的对称分布

偏振光

称为振动面,而 **E** 矢量的振动始终处于这一平面内,因此线偏

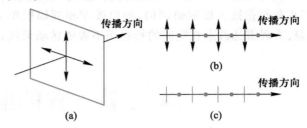

图 11-17 自然光的表示方法

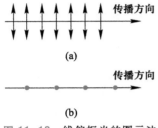

图 11-18 线偏振光的图示法

振光又称为平面偏振光。线偏振光用图 11-18 表示,水平向右的箭头表示光传播方向,图(a)表示振动方向在纸面内,图(b)中表示振动方向垂直于纸面。

如果在垂直于光传播方向的平面内,光矢量分布不均匀,则称为部分偏振光(partial polarized light),它是介于自然光与线偏振光之间的偏振光。部分偏振光通常可用如图 11-19 所示的图形来表示,其中(a)表示纸面内的光振动较强的部分偏振光;(b)表示垂直于纸面的光振动较强的部分偏振光;(c)表示在光的传播方向上,任意一个场点光振动矢量的分布。设 I_{max} 为某一部分偏振光在某一方向上所具有的光强最大值,I_{min} 为在其垂直方向上所具有的光强最小值,则通常用

$$P = \frac{I_{max} - I_{min}}{I_{max} + I_{min}} \qquad (11-25)$$

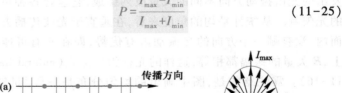

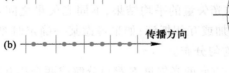

图 11-19 部分偏振光的图示法

偏振度

来量度偏振的程度,并称 P 为偏振化程度,简称偏振度。在 $I_{max} = I_{min}$ 的特殊情况下,$P = 0$,这就是自然光,即自然光是偏振度等于 0 的光,也称为非偏振光。在 $I_{min} = 0$ 的特殊情况下,$P = 1$,此时的光为线偏振光,所以线偏振光是偏振度最大的光。与自然光相类似,部分偏振光可分解为两束振动方向相互垂直的、不等幅的、不相干的线偏振光。

在垂直于光的传播方向的平面内,光矢量按一定的角速度旋

转（左旋或右旋），若光矢量大小不变，光矢量的端点轨迹是一个圆，这样的光称为**圆偏振光**（circularly polarized light）；若光矢量旋转时，其大小不断改变，光矢量的端点轨迹是个椭圆，则这样的光称为**椭圆偏振光**（elliptically polarized light）。

除某些激光器本身能够产生线偏振光外，人们一般是将自然光进行分解和选择来获得偏振光，这一过程称为起偏。能将自然光转变为线偏振光的元件称为起偏器（polarizer）。用于检验入射光是否为偏振光的元件称为检偏器（analyzer）。人们常利用物质的二向色性、双折射特性以及玻璃片反射等是获得偏振光。

二、 二向色性

二向色性（dichroism）指的是有些晶体对不同方向振动的光矢量选择性吸收的性质。例如，电气石便是一种天然产生二向色性的晶体，当光矢量与晶体光轴垂直时，被强烈吸收，而它与光轴平行时则被吸收得很少。广泛使用二向色性的是一种透明的聚乙烯醇薄片，人们通过一定的工艺，制成特定方向上平行排列的、具有高传导性的长链聚合物分子薄片——偏振片，当一束自然光射到偏振片上时，相互平行地排列起来的长链分子吸收平行于长链方向的电场分量，而与它垂直的电场分量则几乎不受影响，结果透射光成为线偏振光，其强度为入射自然光的一半。我们把偏振片上能透过电矢量振动的方向称为透光轴或偏振化方向，用记号↔表示，如图 11-20 所示。

偏振片的制造工艺较为简单，而且面积可以做得很大，重量轻，成本较低。因此，相较于利用双折射现象制成的尼科耳棱镜，偏振片有更广泛的应用。在通常的偏振光检测实验中，常用偏振片作为起偏器和检偏器。在实际应用中，常用偏振片作为陈列文物及艺术品的橱窗材料，以避免一些不必要的光线。同样，还可用偏振片制成眼镜，以避免某些反射光的刺激或用于观看立体电影等。需要指出的是，尽管偏振片在使用中有很多优点，但通过偏振片产生的线偏振光没有尼科耳棱镜产生的理想，这是二向色性不能使偏振片完全吸收某一方向某种波长的光振动的缘故。

二向色性

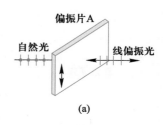

(a)

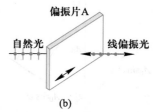

(b)

图 11-20　偏振片用作起偏器

三、 马吕斯定律

偏振片也可作为检偏器。如图 11-21 所示，一束线偏振光射到偏振片 B 上,旋转偏振片 B,当 B 转到某一位置时,透过 B 的光强最大,视场最亮,表明此时 B 的偏振化方向与线偏振光的振动方向相同;当 B 旋转到另一位置时,透过 B 的光强最小,视场最暗,即出现消光现象,表明此时 B 的偏振化方向与线偏振光的振动方向互相垂直。继续旋转 B,则视场由最暗变回到最亮。如果入射光是自然光,上述现象就不会发生。因此偏振片 B 就是一个检偏器,用来检验入射光是否为线偏振光。线偏振光透过检偏器后,其光强的变化是遵循马吕斯定律的。

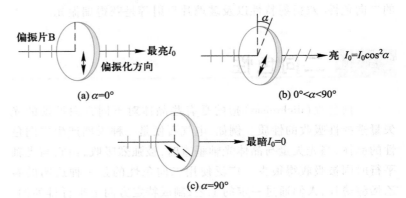

图 11-21 线偏振光通过检偏器后光强的变化

1808 年,法国物理学家马吕斯(E. L. Malus)指出:强度为 I_0 的线偏振光透过检偏器后,若不考虑吸收,透射光的强度为

$$I = I_0 \cos^2 \alpha \qquad (11-26)$$

式中 α 是线偏振光的振动方向与检偏器偏振化方向的夹角,此关系称为马吕斯定律。下面进行证明。

如图 11-22 所示,OM 表示入射线偏振光的振动方向,ON 表示检偏器的偏振化方向,两者的夹角为 α。设 A_0 为入射线偏振光的振幅,将 A_0 分解成与检偏器偏振化方向平行和垂直的两个分量 $A_0 \cos \alpha$ 和 $A_0 \sin \alpha$,其中只有平行于检偏器偏振化方向 ON 的分量 $A_0 \cos \alpha$ 可通过检偏器,因此透射光的振幅为 $A_0 \cos \alpha$。又由于光强与振幅的平方成正比,故透射光强 I 与入射光强 I_0 之比等于各自振幅的平方之比,即

$$\frac{I}{I_0} = \frac{A^2}{A_0^2} = \frac{A_0^2 \cos^2 \alpha}{A_0^2} = \cos^2 \alpha$$

于是有

$$I = I_0 \cos^2 \alpha$$

由马吕斯定律可知,当 α 为 0° 或 180° 时,$I = I_0$,透射光强最大;当 $\alpha = 90°$ 时,$I = 0$,透射光强最小,即此时没有光从检偏器透

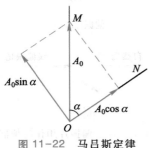

图 11-22 马吕斯定律

出。若 α 介于 0°和 90°之间,则光强在最大值和零之间。

例 11-4

　　从起偏器获得的线偏振光强度为 I_0,入射至检偏器后透射光的强度是入射光的四分之一,问:检偏器与起偏器两者偏振化方向的夹角是多少?

解　由马吕斯定律
$$I = I_0 \cos^2 \alpha$$
因为已知 $I = \dfrac{1}{4} I_0$,所以 $\cos^2 \alpha = \dfrac{I}{I_0} = \dfrac{1}{4}$,即

$\cos \alpha = \pm \dfrac{1}{2}$,得

$$\alpha = \pm 60°, \quad \alpha = \pm 120°$$

例 11-5

　　有两个偏振片,它们的偏振化方向的夹角为 30°,强度为 I_0 的自然光垂直入射。

　　(1) 求透过第一个偏振片的光强;

　　(2) 求透过第二个偏振片的光强;

　　(3) 若每一个偏振片都吸收 20% 的能量,问:最后从第二个偏振片透射出的光强是多少?

解　(1) 自然光通过第一个偏振片后变成线偏振光,强度是原来的 $\dfrac{1}{2}$,即 $I_1 = \dfrac{1}{2} I_0$。

　　(2) 由马吕斯定律
$$I_2 = I_1 \cos^2 \alpha = \dfrac{1}{2} I_0 \cos^2 30°$$
故

$$I_2 = \dfrac{3}{8} I_0 = 0.375 I_0$$

　　(3) 因为偏振片吸收 20% 的能量,那么将有 80% 的能量透过偏振片,即
$$I_3 = \dfrac{1}{2} I_0 \cos^2 30° \times (80\%)^2 = 0.24 I_0$$

四、布儒斯特定律

　　自然光在两种各向同性介质的分界面上反射和折射时,反射光与折射光一般都是部分偏振光。在反射光中,垂直于入射面的光振动占优势,而折射光线中平行于入射面的光振动占优势,如图 11-23 所示。

　　反射光与和折射光的偏振化程度与入射角有关。实验发现,当自然光以特定入射角 i_0 入射时,反射光就成为线偏振光,其光振动垂直于入射面,而折射光仍为部分偏振光,如图 11-24 所示。这个特定的入射角 i_0 满足

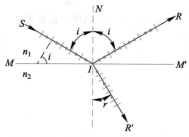

图 11-23　反射光和折射光的偏振

布儒斯特定律

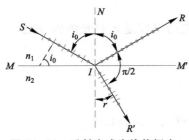

图 11-24 反射光成为线偏振光
的条件

$$\tan i_0 = \frac{n_2}{n_1} \qquad (11-27)$$

式中 n_1 和 n_2 分别为两种介质的折射率,这一关系是布儒斯特 (D. Brewster)于 1812 年在实验中发现的,称为**布儒斯特定律**。此时的入射角 i_0 称为**起偏角**(polarizing angle)或**布儒斯特角**。

当入射角为起偏角时,有

$$\tan i_0 = \frac{\sin i_0}{\cos i_0} = \frac{n_2}{n_1}$$

根据折射定律 $n_1 \sin i_0 = n_2 \sin r$,即 $\dfrac{\sin i_0}{\sin r} = \dfrac{n_2}{n_1}$,有 $\cos i_0 = \sin r$,即

$$i_0 + r = \frac{\pi}{2}$$

这说明,当入射角为布儒斯特角 i_0 时,反射光线与折射光线相互垂直。

自然光以布儒斯角入射到两种各向同性介质的分界面上时,反射光中只有垂直于入射面的光振动,但它仅占入射光中垂直于入射面的光振动的极小部分,即垂直于入射面的光振动大部分被折射,而入射光中平行于入射面的光振动则全部被折射。

折射光则相对较强,但它又是部分偏振光,如果能将折射光中垂直于入射面方向的光振动剔除掉,则折射光中只剩下与入射面平行的光振动,折射光也变成了线偏振光,且强度较大,约为入射光总光强的一半。

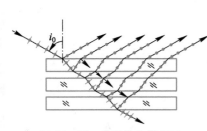

图 11-25 玻璃堆和偏振光

将折射光中垂直于入射面的光振动剔除的实验装置是玻璃堆,它是由若干个彼此平行放置的玻璃片堆叠而成,如图 11-25 所示。自然光以布儒斯特角入射到玻璃堆上,由于这些玻璃片彼此平行放置,每一次入射和反射都满足布儒斯特定律,每一次反射都将折射光中垂直于入射面的光振动剔除一部分,从而最后出射的折射光是强度较大且偏振性很好的线偏振光。

传统伪装物料的使用使得目标与背景之间近似实现"同色同谱",利用传统的光强探测手段难以有效识别和检测纷杂背景中的伪装目标。由于自然界中的物质都具有一定的起偏作用,如太阳光入射到大气层时会产生散射,散射光具有一定程度的偏振辐射;太阳光或经过大气层的天空光照射到地物,被地物反射、折射或散射的电磁辐射也都会变成具有一定偏振态的光波。因此,光波偏振态的变化可以反映被探测目标的纹理结构、表面状态和材料类型等,作为光强探测的有益补充,用于

发现和探测伪装目标。

五、 光的双折射

当一束光射到各向同性介质（如玻璃、水等）的表面时，它将按折射定律沿某一方向折射。如果光射入各向异性介质（如方解石、石英晶体等），折射光将分成两束，并各自沿着略微不同的方向传播。从晶体透射出来时，由于方解石相对的两个表面互相平行，这两束光的传播方向仍旧不变。如果入射光足够细，同时晶体足够厚，则透射出来的两束光可以完全分开（图 11-26）。通过这种晶体用眼睛观察一个发光点时，可以同时看到两个像点。例如，在白纸上涂上一黑点，通过方解石来观察它，可以看到两个黑点。同一束入射光折射后分成两束的现象称为双折射（birefrin-gence）。

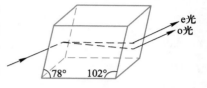

图 11-26　方解石的双折射

双折射光线中，遵守折射定律的一条称为寻常光（ordinary light），简称 o 光；另一条不遵守折射定律的称为非寻常光（extraordinary light），简称 e 光。这里"寻常"和"非寻常"仅仅是指光在折射时是否符合折射定律，它反映了光在晶体内沿各个方向的传播速度不同，因此它们只有在双折射晶体的内部才有意义。射出晶体以后，就没有 o 光和 e 光之分了。此外，当入射光改变时，o 光的入射角正弦与折射角正弦之比保持不变，且入射面和折射面始终保持在同一平面内；e 光的入射角正弦与折射角正弦之比不是一个常量，且在一般情况下，e 光不在入射面内，它的折射角以及入射面和折射面之间的夹角，不仅和原来光线的入射角有关，而且还和晶体的取向有关。

晶体内存在一些特殊的方向，沿着这些方向传播的光并不发生双折射，即 o 光和 e 光的传播速度以及传播方向都一样。在晶体内平行于这些特殊方向的任何直线称为晶体的光轴。光轴标志一定的方向，并不限于某一条特殊的直线。

只有一个光轴的晶体称为单轴晶体，有两个光轴的晶体称为双轴晶体。方解石、石英红宝石等是最常见的单轴晶体，云母、硫黄等都是双轴晶体。光通过双轴晶体时，可以观察到比较复杂的现象。

在单轴晶体中，我们把包含晶体光轴和一条给定光线的平面称为与这条光线相对应的晶体的主截面。显然，通过 o 光和光轴所作的平面就是和 o 光对应的主截面，通过 e 光和光轴所作的平面就是和 e 光所对应的主截面。

双折射

寻常光
非寻常光

用检偏器来观察时,可以发现 o 光和 e 光都是线偏振光,但它们光矢量的振动方向不同,o 光的振动面垂直于自己的主截面,e 光的振动面平行于自己的主截面。一般来说,对于给定的入射光束,o 光和 e 光的主截面并不重合,仅当光轴位于入射面内时,这两个主截面才严格地重合。但在大多数情况下,这两个主截面之间的夹角很小,因而 o 光线和 e 光线的振动面几乎互相垂直。

尼科耳(W. Nicol)棱镜是一种应用较广泛的偏振棱镜。它利用双折射现象,将自然光分成 o 光和 e 光,然后利用全反射把 o 光反射到棱镜侧壁上,只让 e 光通过棱镜,从而获得一束振动方向固定的平面偏振光。

尼科耳棱镜的结构如图 11-27(a)所示,取一块长度约为宽度三倍的方解石晶体,将两端面磨去一部分,使其主截面上的锐角由 71°减到 68°,再将晶体沿着短对角线切开并将切开面磨平抛光,最后用加拿大树脂黏合在一起,即得到尼科耳棱镜。图 11-27(b)所示的 AMNC 是尼科耳棱镜的主截面,AN 是加拿大树胶黏合处。在尼科耳棱镜中,光轴与端面 AC 成 48°角。当自然光射入第一块棱镜的 AC 端面后,分成 o 光和 e 光,其中 o 光约以 76°的入射角射向加拿大树胶层。已知 $n_o = 1.658, n_e = 1.486$,加拿大树胶的折射率 $n = 1.550$,介于 n_o 与 n_e 之间。因此 o 光射向加拿大树胶层的入射角 $i_0 = 76°$ 已超过临界角(约为 69°15′),o 光将发生全反射而不能穿过树胶层。全反射的光线被涂黑的棱镜面 CN 所吸收。对 e 光而言,因为 n_e 小于加拿大树胶的折射率,所以 e 光不会发生全反射,而能穿出第二块棱镜。出射的线偏振光的振动方向在棱镜的主截面内。

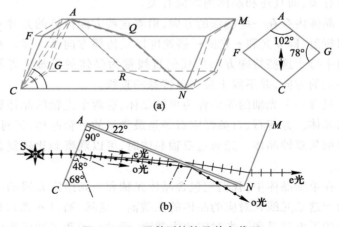

图 11-27 尼科耳棱镜及其主截面

六、 旋光现象

　　当偏振光沿光轴方向通过某些物质时,偏振光的振动面将旋转一定的角度,这种现象称为旋光现象,这是法国物理学家阿拉果(D. F. J. Arago)在1811年首先发现的。能够产生旋光现象的物质称为旋光物质。石英等晶体以及糖、酒石酸等的溶液都是旋光性较强的物质,一些药品如维生素C、青霉素、红霉素等也具有旋光性。

　　物质的旋光性,可用如图11-28所示的装置来观察。图中M、N是两个相互正交的偏振片,F是滤光器,用来获得单色光。C是旋光物质,例如光轴与晶面垂直的石英晶片。当把旋光物质C放在两个相互正交的偏振片M与N之间时,将会看到视场由原来的黑暗变为明亮。将偏振片N旋转某一角度后,视场又将由亮变暗。由于晶体中沿光轴方向传播的光不会产生双折射,这说明线偏振光通过旋光物质后仍然是线偏振光,但其振动面旋转了一个角度,这个旋转角度就等于偏振片N旋转的角度。观察物质的旋光现象并测量振动面旋转角度的仪器——旋光计就是根据这一原理制成的。

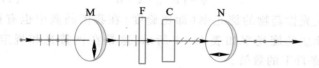

图 11-28　观测偏振光振动面旋转的实验原理图

　　实验发现,不同波长的光通过同一旋光物质时,振动面旋转的角度不同。例如1 mm厚度的石英晶片所产生的旋转角对红光、钠黄光和紫光分别为15°、21.7°和51°。这种现象称为旋光色散。

　　实验指出,对于晶体而言,其振动面旋转的角度 φ 与物质的厚度 d 成正比,即

$$\varphi = \alpha_0 \cdot d \qquad (11-28)$$

式中,比例系数 α_0 称为该物质的旋光率(specific rotation),单位是(°)/mm(度每毫米),它与物质的性质及入射光的波长有关。 旋光率

　　对于具有旋光性的溶液,其振动面旋转的角度 φ 还与溶液的浓度 c 成正比,即

$$\varphi = \alpha \cdot c \cdot d \qquad (11-29)$$

　　(11-29)式中比例系数 α 称为该溶液的旋光率,表示光线在

单位质量浓度溶液中经过单位长度后,振动面所旋转的角度。它与溶质的性质及入射光的波长和温度有关。(11-29)式中,旋光率 α 的单位是(°)·cm³/(g·dm)(度立方厘米每克分米)。振动面旋转角度 φ 的单位是(°)(度)。溶液质量浓度 c 的单位是 g/cm³(克每立方厘米);溶液厚度 d 的单位是 dm(分米)。

溶液的旋光性在制糖、制药和化工等方面有广泛的应用。对于已知旋光率的溶液,用旋光计测得旋转角,即可由(11-29)式得出旋光性溶液的浓度,这是在药物分析中常用的方法。在制糖工业中,测定糖溶液浓度的糖量计就是根据这一原理设计的(图 11-29)。

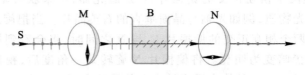

图 11-29 糖量计的原理图

溶液的旋光率一般用 $[\alpha]_D^t$ 来表示,t 指温度,D 是指入射光的波长为 589.3 nm 的钠黄光(波长相当于太阳光谱中的 D 线)。因此,(11-29)式可写成

$$\varphi = [\alpha]_D^t \cdot c \cdot d \qquad (11-30)$$

旋光性药物的旋光率(即比旋度)在我国药典中也有记载。一些物质的旋光率如表 11-1 所示,这是在钠黄光和规定温度 20 ℃ 条件下的数值。

表 11-1 一些物质的旋光率

物质	$[\alpha]_D^{20\ ℃} / [(°) \cdot cm^3 \cdot g^{-1} \cdot dm^{-1}]$	物质	$[\alpha]_D^{20\ ℃} / [(°) \cdot cm^3 \cdot g^{-1} \cdot dm^{-1}]$
乳糖	+52.2~+52.5	维生素 C	+21~+22
葡萄糖	+52.5~+53.0	樟脑 (乙醇溶液)	+41~+44
蔗糖	+66	薄荷油	−24~−17
右旋糖酐	+190~+200	薄荷脑 (乙醇溶液)	−50~−49

不同的旋光物质可以使线偏振光的振动面向不同的方向旋转。面对光源观测,使振动面向右(顺时针)旋转的称为右旋,用"+"表示;使振动面向左(逆时针)旋转的称为左旋,用"−"表示。有些物质(如石英晶体),由于结晶形态的不同,具有右旋和左旋两种类型,称为**旋光异构体**。

在药学上,有些药物也具有右旋和左旋的两种旋光异构体,而它们的药理作用截然不同。例如,从一种链丝菌培养液中提取的天然氯霉素是左旋的,而人工合成的"合霉素"则是左、右旋成分各半的混合物,其中只有左旋成分有疗效。直接生产出来的驱虫药四咪唑也是左、右旋成分的混合物,其中有效的也是左旋成分。又如自然界和人体中的葡萄糖是右旋的,而不同的氨基酸和 DNA 等也有左、右旋的不同等,这些都是药学和生物学研究的课题,在后续专业课的学习中我们将进一步接触到这些内容。

例 11-6

某药物的水溶液,在 20 ℃时对钠黄光的旋光率是 6.2(°)·cm³/(g·dm)。现将其装入 20 cm 长的玻璃管中,用旋光计测得旋转角为 9.3°,求溶液的浓度。

解 由(11-30)式 $\varphi = [\alpha]_D^t \cdot c \cdot d$,得

$$c = \frac{\varphi}{[\alpha]_D^t \cdot d} = \frac{9.3}{6.2 \times 2} \text{ g/cm}^3 = 0.75 \text{ g/cm}^3$$

思考题

11-1 能发生干涉的两束光波必须具备哪些条件?

11-2 为什么在通常情况下,观察不到光的干涉现象?

11-3 在杨氏双缝实验中,如果光源 S 到两缝 S_1 和 S_2 的距离不等,对实验结果有何影响?

11-4 什么叫光的衍射?它分为哪两类?这两类有何区别?

11-5 简述夫琅禾费单缝衍射图样和杨氏双缝干涉图样明、暗条纹的形成。

11-6 试解释为何在白光照射下,肥皂薄膜呈彩色,当膜上出现黑色斑纹时,就预示着膜即将破裂。

11-7 用衍射光栅测量某一波长的光,在一个较窄的光屏上只出现中央明条纹和第一级明条纹,要使屏幕上能出现高一级的明条纹,应换一个光栅常量较大还是较小的光栅?

11-8 光栅形成的光谱线随波长展开,它与棱镜的色散有什么不同?

11-9 什么叫偏振光?什么叫物质的旋光性?振动面在旋光物质中的左旋和右旋是怎样规定的?

11-10 怎样用一块偏振片(或一块尼科耳棱镜)来区分自然光、完全偏振光和部分偏振光?

习题

11-1 在杨氏双缝实验装置中,双缝间距为 0.23 mm,接收屏至双缝的距离为 1.0 m。用单色光源测得条纹间距为 2.56 mm,试求该单色光的波长 λ。

[589 nm]

11-2 在杨氏双缝实验中,双缝的间距为 0.30 mm,以波长为 600 nm 的单色光照射狭缝,求在离双缝 0.5 m 远的光屏上,位于中央明条纹同侧的第二级明条纹与第五级明条纹之间的距离。

[3 mm]

11-3 如图 11-30 所示,在杨氏双缝实验装置中,入射光的波长为 λ,若用厚度为 h,折射率为 n 的透明介质遮盖狭缝 S_2,试问原来的零级明条纹将如何移动?如果观测到零级明条纹移到了原来的第 k 级明条纹处,求该透明介质的厚度。

[$h = k\lambda/(n-1)$]

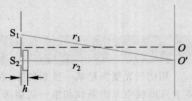

图 11-30 习题 11-3 图

11-4 设一条波长为 λ 的光线从 S 出发,经折射率为 n_2 的平行透明平板到达点 P,其光路 $SABCP$ 如图 11-31 所示,设介质的折射率 $n_1 < n_2 < n_3$,求光程。

[$n_1(\,|\,SA\,|\,+\,|\,CP\,|\,) + n_2(\,|\,AB\,|\,+\,|\,BC\,|\,) + \lambda/2$]

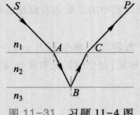

图 11-31 习题 11-4 图

11-5 白光在空气中垂直入射到折射率为 1.40

的薄膜上,若使其中的紫光(波长为 400 nm)成分被薄膜的两个表面反射而发生干涉加强,此薄膜厚度的最小值应为多大?

[71.4 nm]

11-6 单色平行光束垂直射到宽为 1.0 mm 的单缝上,在缝后放一焦距为 2.0 m 的凸透镜,已知焦平面上中央明条纹的宽度为 2.5 mm,问入射光的波长是多少?

[625 nm]

11-7 用波长为 546 nm 的绿色平行光垂直照射宽度为 0.45 mm 的单缝,单缝后放置一焦距为 0.8 m 的透镜,求接收屏上得到的中央明条纹的宽度。

[1.94 mm]

11-8 一束平行黄光垂直地射到每厘米内有 4 250 条刻痕的光栅上,所成的二级光谱与原入射方向成 30°角,求该黄光的波长。

[588.2 nm]

11-9 一束白光垂直照射到光栅上,若其中某一波长的光的第三级光谱恰好与波长为 600 mm 的橙色的第二级光谱重合,求未知光波的波长。

[400 nm]

11-10 用波长为 589.3 nm 的平行钠黄光垂直照射光栅,已知光栅上每毫米中有 500 条刻痕,且刻痕的宽度与其间距相等,试问:最多能观察到几条明条纹?并求第一级谱线(明条纹)和第三级谱线的衍射角。

[明条纹:$k = 0, \pm1, \pm3; \pm17°18', \pm62°8'$]

11-11 一束波长为 600 nm 的平行光垂直照射到光栅上,在与光栅法线成 45°角的方向上观察到该光的第二级谱线。问该光栅每毫米内有多少刻痕?

[589]

11-12 在夫琅禾费圆孔衍射中,用波长为 500 nm

的单色平行光照射半径为0.10 mm的圆孔,若透镜的焦距为0.50 m,求接收屏上艾里斑的半径。在其他条件都不变的情况下,只将圆孔的半径变为1.0 mm,问艾里斑的半径变为多大?

[1.525 mm,0.152 5 mm]

11-13 水的折射率为1.33,玻璃的折射率为1.50,当光由水中射向玻璃而被界面反射时,起偏角为多大? 当光由玻璃中射向水面而被界面反射时,起偏角又为多大?

[48°26′,41°34′]

11-14 光强为I_0的自然光连续通过两个偏振片后,光强变为$I_0/4$,求这两个偏振片的偏振化方向之间的夹角。

[45°]

11-15 两偏振片的偏振化方向成30°角,透射光

强度为I_1,若入射光不变而使两偏振片的偏振化方向之间的夹角变为45°角,求透射光的强度。

[$2I_1/3$]

11-16 两偏振片 A 和 B 放置在使光完全不能透过的相对位置上,现在 A、B 之间插入第三块偏振片 C,光就能部分地通过,当 C 旋转时,透射光的强度也随着变化,设透过偏振片 A 的光强度为I_0,求当 A、C 偏振化方向夹角为α时的透射光强度。

[$\frac{1}{4}I_0\sin^2 2\alpha$]

11-17 将石英晶片放置在偏振化方向互相平行的两偏振片之间,波长为435.8 nm 的蓝光正好不能通过,已知石英对此蓝光的旋光率为41.5 (°)/mm,求石英晶片的厚度。

[2.2 mm]

第十二章　几何光学

本章课件

教学要求：

1. 掌握单球面折射成像的原理和符号规则。
2. 掌握共轴球面系统、薄透镜成像的规律。
3. 掌握光学显微镜的分辨本领和放大率，了解人眼的屈光不正及其矫正。
4. 了解医学上常用的几种显微镜。

　　由波动光学中夫琅禾费单缝衍射的明条纹宽度公式可知，当光波波长远小于光学元件的线度时，波动现象不明显，可将光视为"能够传输能量的几何线"，这样的几何线称为光线。光线这一概念是人们从无数客观光现象中抽象出来的。光线的概念可以说明自然界中许多光的传播现象，例如光影的形成、日食、月食、小孔成像等。几何光学研究的是波动光学的极限问题，不考虑波长、相位、振幅等，以几何定理和某些基本实验定律作为其理论基础，研究光在透明介质中的传播规律。目前使用的光学仪器中，绝大多数是应用几何光学原理设计出来的。眼可以简化为单球面折射系统。光学在军事通信、侦察、成像、跟踪以及对抗等各方面也有非常广泛的应用。本章依据几何光学的基本实验定律，重点讨论单球面、薄透镜、共轴球面系统的近轴成像规律及其应用。

第一节　几何光学的实验定律和概念

　　在讨论单球面折射成像前，我们先回顾几何光学（geometrical optics）的基本实验定律和有关物、像等概念，这些内容既是几何光学的基础，也是各种光学仪器设计的理论根据。

一、几何光学的基本实验定律和原理

（1）**光的直线传播定律**：在均匀的介质中，光沿着直线传播。

直线传播定律

（2）**光的反射定律**：入射光线、反射光线和分界面法线在同一平面（入射面）内，入射光线和反射光线分别在该法线两侧，反射角等于入射角。

（3）**折射定律**：入射光线、折射光线和法线同在入射面内，并分别位于法线两侧，入射角和折射角正弦之比，对两种一定的介质来说，是一个和入射角无关的常量。

（4）**光的独立传播定律**：来自不同方向的光线同时通过空间某点时，各光线的传播不受其他光线的影响。

（5）**光路可逆原理**：当光线沿与原来相反的方向传播时，其路径不变。

二、光学系统成像的基本概念

（1）**光束**：几何光学中，用有向直线表示光能量的传播方向，这种有向直线称为光线，具有一定关系的光线的集合称为光束。

（2）**光学系统**：由不同材料做成的不同形状的反射面、折射面以及光阑组成的系统，其作用是变换光束。

（3）**同心（单心）光束**：光线本身或其延长线交于同一点的光束。在各向同性介质中，点光源发出的光束便是同心（单心）光束，如图 12-1 所示。

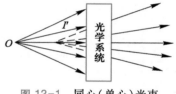

图 12-1　同心（单心）光束

（4）**物点和像点**：若一个以点 O 为中心的同心光束经光学系统的反射或折射后转化为另一以 I 点为中心的同心光束，我们便说系统使点 O 成像于点 I，O 称为物点，I 称为像点，如图 12-2 所示。

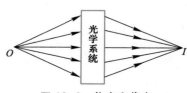

图 12-2　物点和像点

（5）**实物和实像**：对光学系统来说，若入射的是发散的同心光束，则相应的发散中心 O 称为实物；在光学系统界面上，若出射的同心光束是会聚的，则像点 I 为实像，如图 12-2 所示。

（6）**虚物和虚像**：对光学系统来说，若入射的是会聚的同心光束，则相应的会聚中心 O' 为虚物；在光学系统界面上，若出射的同心光束是发散的，则像点 I' 为虚像，如图 12-3 所示。

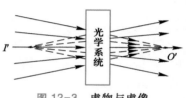

图 12-3　虚物与虚像

（7）**物方空间与像方空间**：入射光线所在空间称为物方空间；出射光线所在空间称为像方空间。显然，物方空间并不一定是物点所在空间，像方空间也并不一定是像点所在空间。

第二节 球面折射成像

大多数光学仪器是由球心在同一直线上的一系列折射球面组成的,这种光学系统称为共轴球面系统,各球心的连线称为它的主光轴。本节主要是在单球面物像公式的基础上,讨论共轴球面系统中求像的问题,即如何根据物的位置和大小求出像的位置和大小等。

一、单球面折射

如图 12-4 所示,两种均匀透明介质的折射率分别为 n_1 和 n_2(设 $n_1 < n_2$),分界面 MN 为球面(折射面、单球面),其曲率中心为 C,曲率半径为 r,通过曲率中心 C 的直线 OPI 为折射面的主光轴,球面与主光轴的交点为折射面的顶点 P。

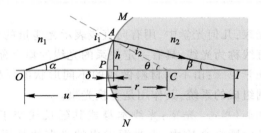

图 12-4 单球面折射

1. 单球面物像公式

主光轴上自点 O 发出的光线经 MN 折射后与主光轴交于点 I,I 即物点 O 的像。点 O 到顶点 P 的距离 |OP| 称为物距,用 u 表示,像点 I 到顶点 P 的距离 |IP| 称为像距,用 v 表示。入射线 OA、半径 CA 和折射线 AI 与主光轴的夹角分别为 α、θ、β;入射角为 i_1,折射角为 i_2。以下讨论任意入射线 OA 经 MN 折射后的折射线 AI,即 u 和 v 的关系。若光线 OA 与主光轴的夹角较小,即满足 $\alpha \approx \sin \alpha \approx \tan \alpha$,则称此光线为近轴光线(paraxial ray),否则称为远轴光线。以下的讨论仅限于近轴光线成像。

由折射定律 $n_1 \sin i_1 = n_2 \sin i_2$,因 OA 为近轴光线,$i_1$ 和 i_2 很小,故 $\sin i_1 \approx i_1$,$\sin i_2 \approx i_2$。折射定律可写为

$$n_1 \cdot i_1 = n_2 \cdot i_2$$

由图 12-4 中几何关系 $i_1 = \alpha + \theta$，$i_2 = \theta - \beta$，将 i_1 和 i_2 的表达式代入上式，整理得

$$n_1 \cdot \alpha + n_2 \cdot \beta = (n_2 - n_1)\theta$$

在近轴光线的条件下，α、θ、β 均很小，它们的正切值可以用其角度的弧度值代替，即

$$\alpha = h/(u+\delta) \approx h/u, \quad \theta \approx h/r, \quad \beta \approx h/v$$

代入上式并消去 h，则有

$$\frac{n_1}{u} + \frac{n_2}{v} = \frac{n_2 - n_1}{r} \qquad (12-1)$$

单球面物像公式

（12-1）式表明，对于给定的介质和折射面，任一物距 u 均有一个像距 v 与之对应，它与 θ（或 α、β）无关，即在近轴光线条件下轴上任意物点 O 都可成像于某个像点 I。（12-1）式称为单球面物像公式。在应用此公式时，须遵守如下符号法则（图 12-5）：

（1）若 O 在顶点 P 的左侧（实物），则 u 取正值；若 O 在顶点 P 的右侧（虚物），则 u 取负值。

（2）若 I 在顶点 P 的左侧（虚像），则 v 取负值；若 I 在顶点 P 的右侧（实像），则 v 取正值。

（3）若球心 C 在顶点 P 的左侧，则半径 r 取负值；C 在顶点 P 的右侧，则 r 取正值。

以上符号法则也可记为：实物、实像时物距 u、像距 v 均取正值，虚物、虚像时物距 u、像距 v 均取负值，即"实正虚负"；凸球面对着入射光线时，球面半径 r 取正值，凹球面对着入射光线时 r 取负值，即"凸正凹负"。

2. 光焦度

根据（12-1）式，对于给定的介质和折射球面，$(n_2 - n_1)/r$ 是常量，不随物点的变化而改变，是表征单球面光学特征的物理量，它决定了单球面的折射本领，称为折射面的光焦度（focal power），用 Φ 表示：

$$\Phi = \frac{n_2 - n_1}{r} \qquad (12-2)$$

光焦度

光焦度的物理意义为：光线进入光学系统后的折光程度。光焦度 Φ 大表示折光程度大，反之表示折光程度小。$\Phi > 0$ 时系统为会聚系统；$\Phi < 0$ 时系统为发散系统；$\Phi = 0$ 时系统为无焦系统。若 r 以 m 为单位，Φ 的单位为 m^{-1}，称为屈光度（diopter），用 D 表示。

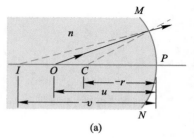

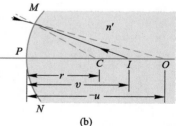

图 12-5　物距、像距和球面半径及符号

例如:$n_2 = 1.5, n_1 = 1.0, r = -0.1$ m 的单球面,其光焦度等于 -5 m^{-1},即 -5 D。

3. 焦点和焦距

当物点位于主光轴上某点 F_1 时,若由该点发出的光线经单球面折射后成为平行光线,则点 F_1 称为该折射面的物方焦点(第一焦点),从物方焦点 F_1 到折射面顶点 P 的距离称为物方焦距(第一焦距),以 f_1 表示。将 $v = \infty$ 代入(12-1)式,并令 $u = f_1$,可以求得

折射球面物方焦距

$$f_1 = \frac{n_1}{n_2 - n_1} \cdot r \qquad (12-3)$$

若平行于主光轴的近轴光线经单球面折射后成像于主光轴上点 F_2 处,则 F_2 称为该折射面的像方焦点(第二焦点),从像方焦点 F_2 到折射面顶点 P 的距离称为像方焦距(第二焦距),以 f_2 表示。将 $u = \infty$ 代入(12-1)式,并令 $v = f_2$,可以求得

折射球面像方焦距

$$f_2 = \frac{n_2}{n_2 - n_1} \cdot r \qquad (12-4)$$

可见,f_1 和 f_2 的正负取决于 n_1、n_2 的大小和 r 的正负。当 f_1 和 f_2 为正值时,F_1 和 F_2 是实焦点,折射面有会聚光线的作用;当 f_1 和 f_2 为负值时,F_1 和 F_2 是虚焦点,折射面有发散光线的作用。

折射面的两个焦距不相等,两个焦距之比等于折射面两侧介质折射率之比,即

$$\frac{f_1}{f_2} = \frac{n_1}{n_2} \qquad (12-5)$$

将(12-2)式代入(12-3)式和(12-4)式,可得到折射面光焦度与两个焦距之间的如下关系:

$$\Phi = \frac{n_1}{f_1} = \frac{n_2}{f_2} \qquad (12-6)$$

由此可见,对同一折射面,尽管其两侧的焦距不相等,但 n 与 f 的比值是相等的。这说明 Φ 是一个表征球面光学特性的物理量。

例 12-1

柱形玻璃棒(折射率为 1.5)的一端是半径为 2 cm 的凸球面。

(1) 棒置于空气中时,求棒的轴线上距离棒端 8 cm 的物点所成像的位置;

(2) 求此凸球面的焦距和光焦度;

(3) 若将此棒放入水(折射率为 1.33)中,物距不变,像距应是多少(设棒足够长)?

解 (1) 当棒置于空气中时,$n_1 = 1.0$,$n_2 = 1.5$,$r = 2$ cm,$u = 8$ cm,代入(12-1)式,有

$$\frac{1.0}{8\ \text{cm}} + \frac{1.5}{v} = \frac{1.5 - 1.0}{2\ \text{cm}}$$

解得 $v = 12$ cm,所成像在玻璃棒内轴线上,距棒端 12 cm 处,为实像。

(2) 将 $n_1 = 1.0$,$n_2 = 1.5$,$r = 2$ cm 分别代入(12-3)式和(12-4)式,有

$$f_1 = \frac{n_1}{n_2 - n_1} \cdot r = \frac{1.0 \times 2}{1.5 - 1.0}\ \text{cm} = 4\ \text{cm}$$

$$f_2 = \frac{n_2}{n_2 - n_1} \cdot r = \frac{1.5 \times 2}{1.5 - 1.0}\ \text{cm} = 6\ \text{cm}$$

由(12-2)式得

$$\Phi = \frac{n_2 - n_1}{r} = \frac{1.5 - 1.0}{2\ \text{cm}} = 25\ \text{D}$$

(3) 当棒置于水中时,$n_1 = 1.33$,$n_2 = 1.5$,$r = 2$ cm,$u = 8$ cm,代入(12-1)式,有

$$\frac{1.33}{8\ \text{cm}} + \frac{1.5}{v} = \frac{1.5 - 1.33}{2\ \text{cm}}$$

解得 $v = -18.5$ cm,说明所成像在棒外轴线上(与物点同侧),离棒端 18.5 cm 处,为虚像。

4. 单球面折射横向放大率

物像大小的关系可通过求近轴处物点 B 的像得出。如图 12-6 所示,通过物点作垂直于光轴的平面 AB。根据近轴光线条件和共轴理想光学系统的成像性质,垂直于光轴的物平面 AB 的像平面 $A'B'$ 也一定垂直于光轴;过点 B 和曲率中心 C 的直线称为辅助轴,辅助轴与过点 A' 垂直于光轴的像平面的交点 B' 就是 B 的像;像平面的位置可由(12-1)式确定。

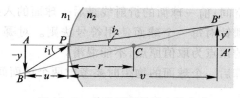

图 12-6　单球面折射横向放大率

分别用 y 和 y' 表示物点和像点到光轴的距离。它们的符号规则如下:位于光轴上方的 y 和 y' 为正,反之为负。y' 与 y 之比称为两共轭面间的横向(垂直)放大率,用 m 表示:

$$m = \frac{y'}{y} \tag{12-7}$$

横向放大率

由图 12-6 可知, $\tan i_1 = -y/u$, $\tan i_2 = y'/v$, 在近轴光线条件下, $\tan i_1 \approx \sin i_1$, $\tan i_2 \approx \sin i_2$, 故 $\sin i_1 = -y/u$, $\sin i_2 = y'/v$。代入 $n_1 \sin i_1 = n_2 \sin i_2$, 得 $-n_1 y/u = n_2 y'/v$, 即 $y'/y = -n_1 v/n_2 u$, 于是单球面折射横向放大率为

单球面横向放大率

$$m = -\frac{n_1 v}{n_2 u} \qquad (12-8)$$

显然, $m > 0$ 时, 像正立, $m < 0$ 时, 像倒立; $|m| > 1$ 时, 像放大, $|m| < 1$ 时, 像缩小。

二、 共轴球面系统

由两个或两个以上折射球面构成、曲率中心均处在同一条直线上的光学系统, 称为共轴球面系统(coaxial spherical system), 各曲率中心所在直线为共轴系统的主光轴。

1. 共轴球面系统的特点

(1) 光在连续折射时, 前一球面的像就是相邻的后一球面的物。

(2) 通过前一球面的光束必须能全部或部分通过后一个球面, 才能保证整个系统最后能够成像。

2. 逐次球面成像法

根据共轴球面系统的特点, 可用单球面物像公式, 采用逐次球面成像法, 直到求出最后一个折射面的像, 此像即光线通过共轴球面系统时所成的像。

在进行逐次球面成像时应注意以下几点:

(1) 必须在近轴光线条件下使用, 才能得到最后的像。

(2) 前一球面的像是后一球面的物; 前一球面的像空间是后一球面的物空间; 前一球面的折射线是后一球面的入射线。

(3) 必须针对每一个球面使用符号法则。对哪个球面成像就只能以它的顶点为取值原点, 不能混淆。

(4) 计算后一个球面的物距时要考虑两个球面间的距离。

例 12-2

玻璃球(折射率为 1.5)半径为 10 cm, 某点光源放在球前 40 cm 处。求近轴光线通过玻璃球后所成的像。

解 如图 12−7 所示，第一折射面成像时 $u_1 = 40 \text{ cm}, r_1 = 10 \text{ cm}, n_1 = 1, n_2 = 1.5$，代入 (12−1) 式，有

$$\frac{n_1}{u_1} + \frac{n_2}{v_1} = \frac{n_2 - n_1}{r}$$

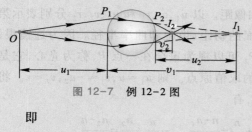

图 12−7　例 12−2 图

即

$$\frac{1}{40 \text{ cm}} + \frac{1.5}{v_1} = \frac{1.5 - 1}{10 \text{ cm}}$$

解得 $v_1 = 60 \text{ cm}$，如果没有第二折射面，所成像 I_1 在第一折射面 P_1 后 60 cm 处；因为有第二折射面，所以最后所成像 I_2 在 v_2 处。I_1 相对于第二折射面是虚物，故 $u_2 = -(v_1 - 2r) = -40 \text{ cm}, n_1 = 1.5, n_2 = 1, r_2 = -10 \text{ cm}$，代入 (12−1) 式，有

$$\frac{1.5}{-40 \text{ cm}} + \frac{1}{v_2} = \frac{1 - 1.5}{-10 \text{ cm}}$$

解得 $v_2 = 11.4 \text{ cm}$，即最后成像在玻璃球 P_2 后 11.4 cm 处。

第三节　透镜

由两个折射面所限定的透明体称为透镜 (lens)，它是构成光学系统的最基本的光学元件，能满足对物体成像的各种要求。因为球面是最容易加工和大量生产的曲面，所以在实际光学系统中应用得最广泛，而非球面透镜则用于改善成像质量和简化光学系统结构等。

透镜可分凸透镜和凹透镜两类，中心厚度大于边缘厚度的称为凸透镜，中心厚度小于边缘厚度的称为凹透镜。两折射球面曲率中心的连线称为透镜的主光轴，包含主轴的任一平面称为透镜的主截面，由于具有球对称性，各主截面内光线分布均相同。折射球面顶点之间的距离称为透镜的厚度，若厚度与其曲率半径相比可以忽略，这种透镜称为薄透镜 (thin lens)，反之则称为厚透镜 (thick lens)。

一、薄透镜成像

对于绝大部分的实用透镜，其厚度与球面半径相比很小，略

去厚度不会引起成像结果的实质性变化,却能因此给光学系统的设计、分析和计算带来方便。

1. 薄透镜物像公式

如图 12-8 所示,凸透镜由两个曲率半径分别为 r_1 和 r_2 的折射球面组成,折射率为 n,其左右两侧的介质的折射率分别为 n_1 和 n_2。从主光轴物点 O 发出的光经透镜折射后成像于 I 处。以 u、v 分别表示物距和像距。以 u_1、v_1、r_1 和 u_2、v_2、r_2 分别表示第一折射面和第二折射面的物距、像距和曲率半径。因为透镜很薄,所以两个顶点 P_1、P_2 可以视为重合在一点 P,称为光心,它是薄透镜中所有长度量的取值原点。则 $u_1 \approx u, v_1 \approx -u_2, v_2 \approx v$。将其分别代入(12-1)式,有

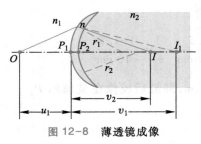

图 12-8 薄透镜成像

$$\frac{n_1}{u} + \frac{n}{v_1} = \frac{n-n_1}{r_1}, \qquad -\frac{n}{v_1} + \frac{n_2}{v} = \frac{n_2-n}{r_2}$$

两式相加后整理得到

薄透镜物像公式

$$\frac{n_1}{u} + \frac{n_2}{v} = \frac{n-n_1}{r_1} - \frac{n-n_2}{r_2} \tag{12-9}$$

(12-9)式称为薄透镜物像公式,公式中各个量的正、负号仍遵守前面所述符号的约定法则,它适用于各种形状的凸、凹球面薄透镜的成像计算。

类比(12-2)式,可以得到薄透镜的光焦度:

$$\Phi = \frac{n-n_1}{r_1} - \frac{n-n_2}{r_2}$$

按照焦距的定义和(12-9)式可得薄透镜的焦距:

$$f_1 = \left[\frac{1}{n_1} \left(\frac{n-n_1}{r_1} - \frac{n-n_2}{r_2} \right) \right]^{-1}$$

$$f_2 = \left[\frac{1}{n_2} \left(\frac{n-n_1}{r_1} - \frac{n-n_2}{r_2} \right) \right]^{-1}$$

显然有

$$\Phi = \frac{n_1}{f_1} = \frac{n_2}{f_2}$$

讨论:

(1)当薄透镜前后介质折射率相同,即 $n_1 = n_2 = n_0$ 时,(12-9)式可写为

$$\frac{1}{u} + \frac{1}{v} = \frac{n-n_0}{n_0} \left(\frac{1}{r_1} - \frac{1}{r_2} \right) \tag{12-9a}$$

(2)当薄透镜置于空气中时,$n_0 = 1$,(12-9)式可写为

$$\frac{1}{u}+\frac{1}{v}=(n-1)\left(\frac{1}{r_1}-\frac{1}{r_2}\right) \qquad (12-9b)$$

此时,薄透镜的光焦度为

$$\Phi=(n-1)\left(\frac{1}{r_1}-\frac{1}{r_2}\right)$$

而物方焦距与像方焦距相等,可用 f 表示:

$$f=f_1=f_2=\Phi^{-1}=\left[(n-1)\left(\frac{1}{r_1}-\frac{1}{r_2}\right)\right]^{-1} \qquad (12-10)$$

薄透镜焦距

上式给出了薄透镜焦距 f 与结构参量 r_1、r_2 和 n 的定量关系,这是设计和制造薄透镜的理论依据,因此,该式又称为透镜制造者方程。

比较(12-9b)式与(12-10)式,可得薄透镜成像的常用公式——高斯公式:

$$\frac{1}{u}+\frac{1}{v}=\frac{1}{f} \qquad (12-11)$$

薄透镜方程(高斯公式)

(3)对于放置在空气中的薄透镜,焦距的倒数 $1/f$ 即薄透镜的光焦度,当焦距以 m 为单位时,焦度单位仍为屈光度(D),配制眼镜时常令透镜的光焦度以°为单位,其换算关系为:1D=100°。

由薄透镜的焦距公式可见,凡凸透镜,$f>0$,具有正光焦度,对光束起会聚作用,像方焦点是对入射的平行光束会聚而成的实焦点;凡凹透镜,$f<0$,具有负光焦度,对光束起发散作用,像方焦点是虚焦点。因此,又称凸透镜为正透镜或会聚透镜,称凹透镜为负透镜或发散透镜。

2. 薄透镜作图求像法

作图求像法是利用透镜光心、焦点、焦平面的性质,通过作图来确定像的位置或光的传播方向,作图求像法在近轴条件下适用。

如图 12-9 所示,对于一个发光物点 O,可找到三条典型光线,其折射后的交点 I 即所求像点,图中(a)为凸透镜,(b)为凹透镜。

(1)平行于主光轴的入射光,其折射光线过像方焦点 F'(光线①)。

(2)过透镜光心 P 的入射光,其折射光线不发生偏折(光线②)。

(3)过物方焦点 F 的入射光,其折射光线平行于主光轴(光线③)。

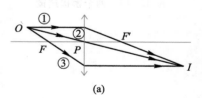

(a)

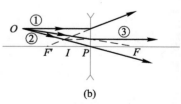

(b)

图 12-9　作图求像法中的三条典型光线

若入射的光线不是典型光线,则添加一条辅助光线,而辅助光线应是典型光线,且与入射光线有关。如图 12-10 所示,若入射的平行光线不平行于光轴,则经薄透镜后会聚于焦平面上一点 I;从焦平面上一点 O 发出的所有光线,经薄透镜后也出射平行光,但它们不平行于光轴,而平行于过焦平面上该点与光心的连线。

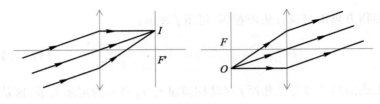

图 12-10

二、薄透镜组成像

两个或两个以上薄透镜组成的共轴系统,称为薄透镜组。物体通过透镜组所成的像可以利用薄透镜公式,采用逐次球面成像法求出,即先求第一透镜所成的像,将此作为第二透镜的物,求出第二个透镜所成的像,依次类推,直到求出最后一个透镜所成的像,此像便是物体经过透镜组后所成的像。

最简单的透镜组是由两个薄透镜紧密贴合在一起组成的。如图 12-11 所示,设两个薄透镜焦距分别为 f_1 和 f_2,透镜组物距为 u,像距为 v。物体经透镜 L_1 成像在 I_1 处,相应的物距和像距为 u_1 与 v_1,并且 $u_1 = u$,由(12-11)式得

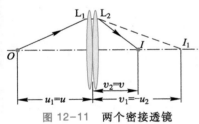

图 12-11　两个密接透镜

$$\frac{1}{u} + \frac{1}{v_1} = \frac{1}{f_1}$$

对第二个透镜 L_2,$u_2 = -v_1$,$v_2 = v$,则

$$-\frac{1}{v_1} + \frac{1}{v} = \frac{1}{f_2}$$

两式相加,有

$$\frac{1}{u} + \frac{1}{v} = \frac{1}{f_1} + \frac{1}{f_2} \tag{12-12}$$

密接透镜焦距为

密接透镜焦距

$$\frac{1}{f} = \frac{1}{f_1} + \frac{1}{f_2} \tag{12-13}$$

即密接透镜的等效焦距的倒数等于组成它的各透镜焦距的倒数之和。

若以 Φ_1、Φ_2、Φ 分别表示透镜和透镜组的光焦度,它们之间的关系为

$$\Phi = \Phi_1 + \Phi_2 \tag{12-14}$$

此关系常被用来测量透镜的光焦度。如测定某近视眼镜镜片(凹透镜)的光焦度,即用已知光焦度的凸透镜与它紧密接触,使组合后的光焦度为零,即光线通过透镜组后既不发散也不会聚,此时 $\Phi_1 + \Phi_2 = 0$,或 $\Phi_1 = -\Phi_2$,即两透镜的光焦度数值相等,符号相反。

三、厚透镜

若透镜的厚度(组成透镜的两个球面的顶点之间的距离)较大,即所谓的厚透镜,其成像问题可采用逐次球面成像法,引入三对基点,不仅可以简化厚透镜的成像过程,而且可简化任何复杂的共轴球面系统成像过程,还可帮助学员了解整个共轴系统的特征。三对基点包括:

1. 两焦点 F_1、F_2

将点光源放于主光轴上某点 F_1,若发出的光线经厚透镜后成为平行于主光轴的平行光线(图 12-12 中的光线①),则 F_1 称为厚透镜的物方焦点;若平行于主光轴的光线(图 12-12 中的光线②)经厚透镜后交于主光轴上某点 F_2,则点 F_2 称为厚透镜的像方焦点。

2. 两主点 H_1、H_2

通过 F_1 的入射光线①的延长线与经过整个系统折射后的出射光线或反向延长线相交于点 B_1。过点 B_1 作垂直于主光轴的平面,交主光轴于点 H_1,点 H_1 称为折射系统的物方主点,该平面称为物方主平面。同理,平行于主光轴的入射光线②的延长线与经整个系统折射后的出射光线的反向延长线相交于点 A_2,过点 A_2 作垂直于主光轴的平面,交主光轴于点 H_2,点 H_2 称为系统的像方主点,该平面称为像方主平面。

在图 12-12 中,无论光线在折射系统中经过怎样的曲折路径,在效果上只等于在相应的主平面上发生一次折射。通常将物方焦点到物方主点的距离称为物方焦距 f_1,将物点到物方主平面的距离称为物距 u;像方焦点到像方主点的距离称为像方焦距 f_2,

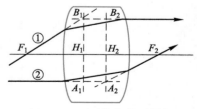

图 12-12　两焦点和两主点

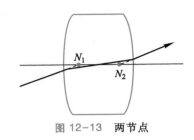

图 12-13　两节点

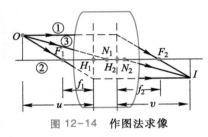

图 12-14　作图法求像

像到像方主平面的距离称为像距 v。

3. 两节点 N_1、N_2

如图 12-13 所示，在厚透镜的主光轴上可以找到两点 N_1、N_2，以任何角度向 N_1 入射的光线均以相同的角度从 N_2 射出，即通过 N_1 的入射光线不改变方向，仅发生平移，由 N_2 射出。N_1、N_2 分别称为厚透镜（折射系统）的物方节点和像方节点。

各基点的位置取决于折射系统的具体情况。对单球面而言，两主点重合在单球面顶点 P 上，两节点重合在单球面的曲率中心 C 上；而对薄透镜，则两主点和两节点均重合在薄透镜的光心上。

4. 作图法求像

若获知厚透镜三对基点在折射系统中的位置，就可以像薄透镜那样利用三条典型光线中的任意两条求出经系统折射后所成的像，这三条典型光线如图 12-14 所示：

（1）平行于主光轴的光线①，在像方主平面折射后通过像方焦点 F_2。

（2）通过物方焦点 F_1 的光线②，在物方主平面折射后，平行于主光轴射出。

（3）通过物方节点 N_1 的光线③，从像方节点 N_2 平行于入射光线射出。

5. 计算法求像

若折射系统前后介质的折射率相同（例如将折射系统置于空气中），则 $f=f_1=f_2$，在这种情况下，物距 u、像距 v 与焦距 f 之间的关系等同于薄透镜成像公式：

$$\frac{1}{u}+\frac{1}{v}=\frac{1}{f}$$

式中 u、v 与焦距 f 皆以相应的主平面为起点计算。

四、柱面透镜

若薄透镜的两个折射面不是球面，而是圆柱面的一部分，这种透镜称为柱面透镜（cylindrical lens），如图 12-15（a）所示。柱面透镜的两个折射面可以都是圆柱面，也可以一面为圆柱面，另一面为平面。它与球面透镜一样，有凸、凹两种形式，即凸柱面镜和凹柱面镜。

柱面透镜水平剖面（横截面）与球面透镜的剖面相同，在这个平面内，对光线有会聚或发散作用；而竖直剖面（纵截面）与平板玻璃剖面相同，在垂直平面内的光束经柱面透镜后不改变方向,即它对光线没有会聚或发散作用。

通常,将包含主光轴各个方向的平面称为子午面,子午面与折射面之间的交线称为子午线。如果折射面在各个方向上的子午线曲率半径相同,那么这种折射面称为对称折射面;如果折射面在各个方向上的子午线曲率半径不相同,则称其为非对称折射面,由非对称折射面组成的共轴系统称为非对称折射系统。非对称折射系统对通过各个子午面的光线的折射本领不同,因此,点光源发出的光束经此系统折射后不能形成一个清晰的点像,柱面透镜的成像就是如此。如图 12-15(b)所示,柱面透镜在水平方向光焦度最大且为正值,对光线起会聚作用;在竖直方向的光焦度为零,折射光线不改变方向,因此,在图 12-15(b)所示的情况下,点状物经此柱面透镜所成的像为一条竖直的直线。

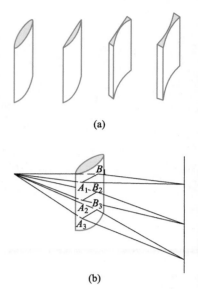

图 12-15 柱面透镜及柱面透镜成像

五、透镜的像差

理想情况下"点物会聚成点像",然而,实际上所成的像是一个"弥散斑"。所谓**像差**(aberration),是指实际像与理想像之间的偏离、差异。像差给人的直观感觉可能是图像模糊、变形等。产生像差的原因很多,这里仅简单介绍**球面像差**(spherical aberration)和**色像差**(chromatic aberration)的成因。

1. 球面像差

主光轴上点状物发出的远轴光线和近轴光线经透镜折射后不能会聚于主光轴上某一点,如图 12-16(a)所示,这种现象称为球面像差,简称球差。产生球差的原因是通过透镜边缘部分的远轴光线比通过透镜中央部分的近轴光线偏折得多一些,于是,通过透镜远、近轴的光线不能会聚于同一点,点状物或点光源不能形成点像,而形成圆斑。

减小球差最简单的方法是在透镜前加一个光阑,如图 12-16(b)所示,光阑只让近轴光线通过,因此可以形成一个清晰的点像。此外,可以采用正负透镜组合减小球差,即在会聚透镜之后放置发散透镜,因发散透镜对远轴光线的发散作用强于近轴光线。这样组成的透镜组虽然降低了光焦度,却减小了球差。

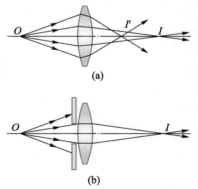

图 12-16 球面像差及其矫正

2. 色像差

一般情况下,物体都以复色光(例如白光)成像,白光包含了各种不同波长的单色光,光学材料对不同波长的谱线有不同的折射率,波长越短,折射率越大。由透镜的焦距公式可知,焦距取决于两表面的曲率半径和材料的折射率,当半径确定后,焦距随折射率而变化。当白光经过光学系统时,系统对不同波长有不同的焦距,各谱线将形成各自的像点,导致一个物点对应于许许多多不同波长的像点位置和放大率,这种成像的差异我们统称为色像差,透镜越厚,色像差越明显。

纠正色像差常用的方法是采用单色光源,或将不同的折射率的凸透镜和凹透镜适当组合,使一个透镜的色像差能被另一个透镜所抵消。例如,利用冕玻璃的色散能力比火石玻璃弱的特性,在冕玻璃的凸透镜上黏合一块匹配的火石玻璃凹透镜,使通过凸透镜产生的色散大部分被凹透镜所抵消,达到减小色像差的目的。

第四节　眼睛成像

眼是人体最重要的感觉器官之一。研究表明,能引起人眼视觉的电磁波波长处于 400 ~760 nm 范围。在这个可见光谱的范围内,人脑通过接收来自视网膜的传入信息,可以分辨出像的不同亮度和色泽,看清视野内发光物体或反光物体的轮廓、形状、颜色、大小、远近和表面细节等情况。据估计,在人脑获得的全部信息中,约有 80% 以上来自视觉系统。

本节主要学习眼的折光系统及其调节、眼的分辨本领和视力。

一、眼的光学结构

1. 眼的剖面结构

眼近似于球体,直径大约为 24 mm,其内部构造如图 12-17 所示。整个眼球被一层坚韧的膜所包围,前面约 1/6 的凸起透明部分称为角膜,其余部分称为巩膜。角膜的后面是虹膜,呈圆环形,中央有一圆孔,叫瞳孔,瞳孔的大小可以改变,以调节进入眼内的光能,因而具有光阑的作用。虹膜之后是晶状体,为透明而富有弹性的组织,形似双凸透镜,外围折射率约为 1.38,内部折射率约为 1.41;其表面曲率半径随睫状肌的收缩与舒张而变化。眼球的内层称为视网膜,其上布满了视觉神经,是光线成像的地方。视网膜正对瞳孔处的小块黄色区域称为黄斑,黄斑中央的凹陷称为中央凹,直径约为 0.25 mm,是对光线最为敏感的部位。

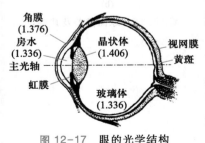

角膜
(1.376)
房水
(1.336)
主光轴
虹膜
晶状体
(1.406)
玻璃体
(1.336)
视网膜
黄斑

图 12-17　眼的光学结构

在角膜、虹膜和晶状体之间都充满了透明液体,称为房水;晶状体与视网膜之间充满了另一种透明液体,称为玻璃体。它们的折射率约为 1.336,和水的折射率相近。眼内各种介质的折射率、各部位在主光轴上的位置与界面的曲率半径见表 12-1(为眼睛完全放松时的古氏平均眼数据)。

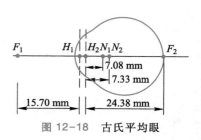

图 12-18 古氏平均眼

2. 眼的光学系统

从几何光学的角度来看,人眼是由多种介质组成的较复杂的共轴球面系统。瑞典眼科医生和生理光学家古尔斯特兰德(Gullstrand)计算了这一系统的光学参量(图 12-18),并提出了古氏平均眼模型(表 12-1)。从古氏平均眼模型可以看到,眼的三对基点中,H_1、H_2 靠得很近,N_1、N_2 也靠得很近,三对基点的位置和单球面接近,因此常常把眼睛进一步简化为单球面折射系统,称为**简约眼**(reduced eye),如图 12-19 所示。

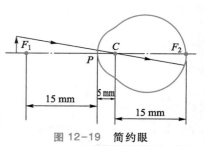

图 12-19 简约眼

表 12-1 **古氏平均眼常量**				
部位		折射率	在主光轴上的位置/mm	曲率半径/mm
角膜	前面	1.376	0	7.7
	后面		0.5	6.8
玻璃体		1.336		
房水		1.336		
晶状体	皮质 前面	1.386	3.6	10.0
	皮质 后面		7.2	-6.0
	核体 前面	1.406	4.15	7.9
	核体 后面		6.57	-5.8
三对基点	物方主点(H_1)		1.348	
	像方主点(H_2)		1.602	
	物方节点(N_1)		7.08	
	像方节点(N_2)		7.33	
	物方焦点(F_1)		-15.70	
	像方焦点(F_2)		24.38	

3. 简约眼

简约眼的折射面是一个凸球面,位置接近角膜(不是角膜)。眼睛在完全放松状态下的曲率半径为 5 mm,折射率取 1.33,由单球面折射的焦距公式[(12-3)式和(12-4)式],得出两个焦距分别为 15 mm 和 20 mm。因眼睛看近处、远处物体时像距不变,所以简约眼的半径 r 必须改变,并满足 $1/u + 1.33/v = (1.33-1)/r$。

二、眼的调节

　　眼的光焦度能在一定范围内改变,将远近不同的物体成像在视网膜上,它具有的这种改变自身光焦度的本领称为眼的(视度)调节。眼的调节主要通过收缩睫状肌、改变晶状体表面的曲率半径来实现。但是,这种调节是有一定限度的。当被观察物体在无限远处时,睫状肌完全放松,此时晶状体的曲率半径最大,光焦度最小,大约为 58.6 D;人观察近处物体时,睫状肌收缩,晶状体曲率半径变小,眼的光焦度变大,最大可达 70.6 D。

　　当睫状肌完全放松时,眼睛能看清的最远点称为远点(far point),其相应的距离称为远点距,以 r 表示。视力正常的人,其远点在无限远处,即自无限远处射来的平行光线,通过正视眼的屈光系统恰好会聚在视网膜上,正视眼屈光系统的像方焦点位置与视网膜的位置大致一致,如图 12-20 所示。根据光路可逆原理,由眼底视网膜反射回来的光线,离开眼球之后成平行光线,即眼底像成像于无限远处,因此,无限远处物点与正视眼视网膜上的焦点共轭。

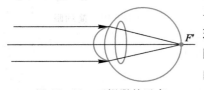

图 12-20　正视眼的远点

　　当肌肉收缩到最紧张状态时,眼睛所能看清的最近点称为近点(near point),其相应的距离称为近点距,以 p 表示。视力正常的人,其近点为 10 ~12 cm。青少年时期,近点离眼很近,调节范围很大。但 40 岁以后,近点逐渐移到明视距离以外,称为老年性远视或老花眼。而当年龄至 70 岁以上时,眼失去了调节能力。这里,明视距离(comfortable visual distance)是指正常眼在正常照明条件(约 50 lx)下不易引起视疲劳的最适宜的阅读距离,国际上规定为25 cm。

　　人眼的调节能力用远点距 r 的倒数 $R = 1/r$(远点视度)和近点距 p 的倒数 $P = 1/p$(近点视度)之差来描述,用 A 来表示,即 $A = 1/r - 1/p = R - P$,A 称为眼的调节范围或调节能力,其单位为 m^{-1},即屈光度,与光焦度的单位一致。

三、眼的分辨本领及视力

1. 视角和最小视角

　　视角(visual angle)是指从物体两端发出的两条光线射向眼节点时的夹角。视角决定了物体在视网膜成像的大小。视角越大,成像越大,眼睛越能看清物体的细节。视角不仅与物体的大小有关,同时也和物体与眼的距离有关。

研究表明,正常眼能分辨两物点的最小视角约为 1′,与最小视角对应,在明视距离处,眼睛能分辨两物点的最小距离约为 0.1 mm。

2. 眼的分辨本领

我们通常用眼能分辨的最小视角 α 的倒数来表示眼的分辨本领(resolving power),并称之为视力,即视力 = $1/\alpha$。视力又称为视敏度(visual acuity)。计算视力时,最小视角以分(′)为单位。

例如:若眼能分辨的最小视角分别为 0.67′、1′、2′和 10′,则视力相应为 1.5(′)$^{-1}$、1(′)$^{-1}$、0.5(′)$^{-1}$ 和 0.1(′)$^{-1}$。由这种视力记录法所绘制的视力表称为国际标准视力表。另一常用视力表称为国家标准对数视力表,即五分法视力表,对数视力用 L 表示,L 与最小视角的关系为 $L = 5 - \log_{10} \alpha/(′)$,例如,若最小视角为 10′,则相应对数视力为 4.0;若最小视角为 0.5′,则相应的对数视力为 5.3。

四、眼的屈光不正及其矫正

从光路角度分析,在肌肉完全放松的自然状态下,倘若远点不在无限远处($R = 0$),即屈光系统的像方焦点与视网膜位置不一致,就称此时的人眼为非正视眼或屈光不正眼。屈光不正主要有近视眼(short sight)、远视眼(far sight)和散光眼(astigmatism)三种。

1. 近视眼

若眼在不调节时,平行光进入人眼内会聚在视网膜前,即远点在眼前有限远处。近视产生的原因可能是角膜或晶状体的曲率半径太小,对光线的偏折作用太强,或者是眼轴(眼球的前后长度)偏长,只有眼前有限远的物体才能成像在视网膜上,如图 12-21(a)所示。

近视眼矫正的方法是戴一负光焦度(凹透镜)眼镜,如图 12-21(b)所示,使光线进入眼前经凹透镜适当发散,再经眼折射后在视网膜上成一清晰的像。

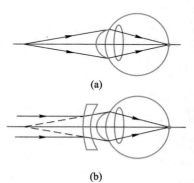

(a)

(b)

图 12-21　近视眼及其矫正

例 12-3

某近视眼的远点在眼前 50 cm 处,今欲使其看清无限远处的物体,则应戴多少度的眼镜?

解 近视眼所戴的凹透镜须使无限远处物体在近视眼前 50 cm 处成虚像,如图 12-22 所示。设眼镜的焦距为 f, $u = \infty$, $v = -f' = -0.5$ m,代入薄透镜成像公式,得

$$\frac{1}{\infty} + \frac{1}{-0.5\ \text{m}} = \frac{1}{f}$$

解得

$$\Phi = \frac{1}{f} = -\frac{1}{0.5\ \text{m}} = -2\ \text{D} = -200°$$

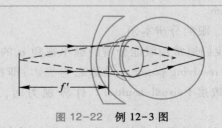

图 12-22 例 12-3 图

即近视者应戴光焦度为 200° 的凹透镜。

2. 远视眼

眼调节放松时,平行光线经眼的屈光系统后聚焦于视网膜之后,只有会聚光束才能在视网膜上成像。从远视眼的视网膜上反射出来的光线是发散光线,仿佛来自眼球后的某一点,即远视眼的远点位于眼后,是虚物点,如图 12-23(a)所示。远视的原因可能是角膜或晶状体折射面的曲率半径太大,光焦度太小(屈光较弱),或者眼球前后直径太短(眼轴较短)。

远视眼的矫正方法是戴一副适当光焦度的凸透镜,如图 12-23(b)所示,让平行光线进入眼之前先经凸透镜会聚,再经眼折射后在视网膜上成一清晰的像。由于远视眼的近点较正视眼的远一些,因此,远视眼在看眼前较近的物体时,所选择的凸透镜必须将此物体的虚像成在远视眼的近点处。

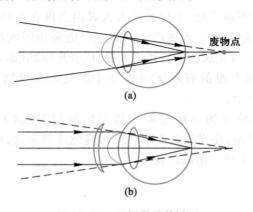

图 12-23 远视眼及其矫正

例 12-4

某远视眼的近点在眼前 1.2 m 处,其欲看清 12 cm 处的物体,则应戴多少度的眼镜?

解　所戴的眼镜应使眼前 12 cm 处的物体在眼前 1.2 m 处成一虚像,如图 12-24 所示。对透镜 $u = 0.12$ m,$v = -f' = -1.2$ m,代入薄透镜成像公式,得

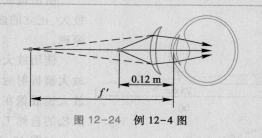

$$\Phi = \frac{1}{f} = \frac{1}{0.12 \text{ m}} - \frac{1}{f'} = \frac{1}{0.12 \text{ m}} - \frac{1}{1.2 \text{ m}} = 7.5 \text{ D}$$

即远视者应戴光焦度为 750° 的凸透镜。

图 12-24　例 12-4 图

3. 散光眼

近视和远视眼都属于球面屈光不正,其角膜是球面,在各个方向子午线的曲率半径均相等,属于对称折射系统。而散光眼属于非对称折射系统,其角膜在各个方向子午线的曲率半径都不相等,点物发出的光线经角膜折射后不能形成清晰的点像。图 12-25 表示散光眼的角膜及其成像,此散光眼的眼球纵向子午线半径最短,横向子午线的半径最长。其他方向的子午线半径介于两者之间。当来自远处物体的平行光线经角膜折射后纵向子午面内的光线会聚于 I_V 处,横向子午面内的光线会聚于 I_H 处时,其他方向的光线会聚于 I_V 和 I_H 之间,在 I_V 和 I_H 之间的不同位置处形成的像各有不同。

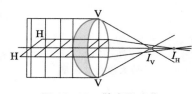

图 12-25　散光眼成像

散光眼的矫正方法是戴适当光焦度的柱面透镜,以矫正屈光不正子午线的光焦度。散光有近视散光和远视散光之分,佩戴的眼镜对应为凹柱面透镜和凸柱面透镜。

第五节　光学仪器

人眼观察微小物体或者物体的细节时,该微小物体或细节处对眼所张视角须大于眼的最小视角,一般不小于 $1'$。移近物体可增大视角,当物体移到眼的近点附近而其细节对眼所张视角仍小于 $1'$ 时,眼就无法辨别它,因此,常借助于光学仪器来增大物体对眼的视角,用于这一目的的光学仪器有放大镜、显微镜等。

一、 放大镜

由透镜成像原理可知,当物体放在凸透镜焦点以内时,将成放大、正立的虚像,像与物在透镜的同一侧,这就是放大镜的成像原理。

使用放大镜时,将物体置于焦点内侧附近,一方面使物体经放大镜折射后形成正立、放大虚像,以增大视角;另一方面是通过放大镜成像在无限远,即出射的光要求是平行光(满足眼睛完全放松的自然工作状态)。

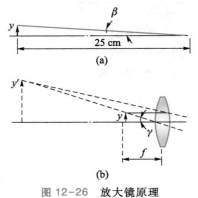

图 12-26 放大镜原理

角放大率

如图 12-26(a)所示,把物体放在明视距离 25 cm 处,用眼直接观察时的视角为 β,用放大镜观察同一物体时,视角增大为 γ,如图 12-26(b)所示。通常用这两个视角的比值衡量放大镜放大视角的能力,并称为**角放大率**(angular magnification),用 α 表示,即

$$\alpha = \frac{\gamma}{\beta} \tag{12-15}$$

一般利用放大镜观察的物体都很小,即物体线度 y 很小,则 $\tan\beta \approx \beta = y/(25 \text{ cm})$,$\tan\gamma \approx \gamma = y/f$,代入上式得

放大镜角放大率

$$\alpha = \frac{y}{f} \cdot \frac{25 \text{ cm}}{y} = \frac{25 \text{ cm}}{f} \tag{12-16}$$

式中 f 为放大镜的焦距,此式表明放大镜的角放大率 α 与它的焦距 f 成反比,即 f 越小,α 越大。但不能无限制地缩短透镜的焦距来提高放大镜的放大倍数,因焦距很短的透镜很难磨制,加之像差的限制,所以单一透镜的放大倍数一般不超过 3 倍,倍率较高(5~10 倍)且要求有良好成像品质的放大镜可用双胶透合镜组,高于 10 倍的放大镜一般用两块有一定间距的平凸透镜组成。

二、 光学显微镜

光学显微镜是生物和医学广泛使用的仪器,其放大倍数为 $10^2 \sim 10^3$ 倍。普通光学显微镜由两组会聚透镜——物镜(objective)和目镜(eyepiece)组成,图 12-27 为其光路示意图。实际的物镜和目镜分别由多个薄透镜组成,其目的在于减小各种像差、成像清晰和便于观察。

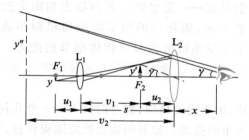

图 12-27 光学显微镜光路示意图

1. 显微镜的光学原理

被观察的物体 y 置于靠近物镜 L_1 第一焦点的外侧,经物镜折射后在目镜 L_2 第一焦点内侧形成一个放大的实像 y',实像 y' 再经目镜的放大后成正立的虚像 y'',虚像对人眼所张的视角为 γ。

根据光学仪器放大率的定义,显微镜的放大率 M 为

$$M = \frac{\tan \gamma}{\tan \beta}$$

由图知 $\tan \gamma = \dfrac{y''}{v_2 + x}$,因 v_2 远大于 x,一般取 x 为零,$\tan \gamma \approx \dfrac{y''}{v_2} = \dfrac{y'}{u_2}$,而 $\tan \beta \approx \beta = \dfrac{y}{25\text{ cm}}$,故有 $M = \dfrac{y'}{u_2} \cdot \dfrac{25\text{ cm}}{y} = \dfrac{y}{y'} \cdot \dfrac{25\text{ cm}}{u_2} = \dfrac{v_1}{u_1} \cdot \dfrac{25\text{ cm}}{u_2}$,其中 $y/y' = v_1/u_1$ 称为物镜的线放大率,用 m 表示;$\dfrac{25\text{ cm}}{u_2} \approx 25\text{ cm}/f_2$($f_2$ 为目镜的焦距)是目镜的角放大率,代入可得

$$M = \frac{v_1}{u_1} \cdot \frac{25\text{ cm}}{u_2} = m \cdot \alpha \qquad (12\text{-}17)$$

显微镜的放大率

即显微镜的放大率等于物镜的线放大率与目镜的角放大率的乘积。实际使用的显微镜配有各种放大率的物镜和目镜,适当组合可以获得所需的放大率。

由于被观察物体放置在物镜第一焦点的附近,$u_1 \approx f_1$,且物镜和目镜的焦距都很小,所以物镜的线放大率 $v_1/u_1 \approx s/f_1$,s 是显微镜镜筒的长度($s \approx v_1 + f_1 \approx v_1$),因此显微镜的放大率又可写成

$$M \approx \frac{25\text{ cm} \cdot s}{f_1 f_2} \qquad (12\text{-}18)$$

即显微镜的放大率与所用物镜和目镜的焦距乘积成反比。

2. 光学系统的分辨本领

理想情况下,由同一物点发出的光线,通过光学系统以后,应全部聚焦于一点(理想像点)。由于衍射现象的存在,即使是理想光学系统对一个几何点成像,也只能得到一个具有一定能

量分布的衍射光斑——艾里斑。若两物点相距太近,对应的艾里斑彼此重叠太多,则物像的细节将变得模糊不清。因此,衍射现象限制了光学系统放大分辨物体细节的能力。通常,将光学系统能分辨两物点间最短距离的倒数称为光学系统的分辨本领。

如上所述,由于光的衍射,物点的像不是一个几何点,而是一个具有一定大小的亮斑。如果两物点彼此隔得较远,对应亮斑分开或较少重叠,此时,可清晰地分辨出两个物点;若两个物点距离太近,以致对应的亮斑互相重叠得比较厉害,就不能分辨出两个物点的像。在能够分辨和不能分辨清楚之间,应存在一个恰能分辨的位置。判断光学仪器这一位置的方法由瑞利给出,称为瑞利判据。

如图 12-28 所示,远处有两个点光源 S_1 和 S_2,它们发出的光经透镜 L 聚焦后形成了两个艾里斑(直径为 d)。当 S_1 与 S_2 相距较远时,如图 12-28(a)所示,两个艾里斑的中心距离 d' 大于艾里斑的半径 $d/2$,这时,两光斑完全不重叠或极少部分重叠,重叠部分的光强比艾里斑中心处的光强小,使得两光斑能被分辨,对应两光源也能被分辨。当 S_1 与 S_2 相距很近时,如图 12-28(c)所示,两个艾里斑中心的距离 d' 小于艾里斑的半径 $d/2$,这时,两光斑绝大部分重叠或合二为一,则两光斑不能被分辨,其结果是两光源不能被分辨。如果两个艾里斑中心的距离 d' 恰好等于艾里斑的半径 $d/2$,如图 12-28(b)所示,即一个艾里斑的极大与另一艾里斑的近边缘重合,此时合成后的光强曲线中的两个最大光强之间的极小光强约为最大光强的 80%,人眼恰好能够从合成的衍射图样中判别出是两个物点的像。这一结论称为瑞利判据(Rayleigh criterion)。这时,两光源 S_1 和 S_2 对透镜光心的张角,即对应两艾里斑中心对光心的张角,称为透镜的最小分辨角 θ_0(也称

动画:瑞利判据

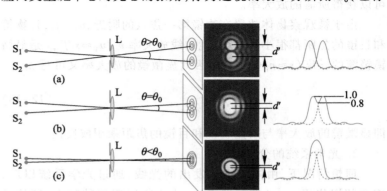

图 12-28 光学系统的分辨本领

为光学仪器的分辨极限),其倒数 $1/\theta_0$ 称为光学仪器的分辨率。由(11-22)式,得

$$\theta_0 = \frac{d'}{f} = \frac{d/2}{f} = 1.22\frac{\lambda}{D} \qquad (12-19)$$

透镜最小分辨率

由(12-19)式可以看出:θ_0 与 λ 成正比,或分辨率与波长成反比,光学仪器对短波长的光有较高的分辨能力;θ_0 与 D 成反比,即分辨率与光学仪器的通光孔径成正比。要提高光学仪器的分辨能力,可以增加光学仪器的通光孔径,如天文望远镜的通光孔径可达几米。

1990 年发射的哈勃空间望远镜的凹面镜直径为 2.4 m,最小分辨角为 0.1″,在大气层外 615 km 高空绕地运行,可观测 130 亿光年远的太空深处。2021 年发射的詹姆斯·韦伯空间望远镜,主反射镜口径达到 6.5 m,是哈勃空间望远镜的 3 倍,相比哈勃空间望远镜更大、更精密,能勘测到更远的太空。

例 12-5

侦察卫星上的照相机能清楚地识别地面上汽车牌照号码,如果需要识别的牌照上笔画间的距离为 5 cm,光波波长按 500 nm 计算,则在 160 km 高空运行的卫星上照相机镜头的孔径至少应为多少?

解 $d = 5$ cm $= 0.05$ m,$\lambda = 500$ nm $= 5.0 \times 10^{-7}$ m,$S = 160$ km $= 1.6 \times 10^5$ m

由 $\theta_0 = 1.22\dfrac{\lambda}{D}$ 及 $d \approx S\theta_0$,卫星上照相机的孔径(直径)至少应为

$$D = \frac{1.22\lambda \cdot S}{d}$$

$$= \frac{1.22 \times 5.0 \times 10^{-7} \times 1.6 \times 10^5}{0.05} = 1.952 \text{ m}$$

3. 显微镜的分辨本领

根据显微镜物镜焦距短的特点,其分辨本领不用最小分辨角表示。显微镜能分辨两点之间的最短距离称为最小分辨距离。最小分辨距离的倒数称为显微镜的分辨本领或分辨率。

根据显微镜的具体使用情况,阿贝(Abbe)指出,显微镜物镜能分辨的最小距离为

$$Z = \frac{1.22\lambda}{2n\sin u} \qquad (12-20)$$

显微镜可分辨最小距离

式中,λ 是所用光的波长,n 是物镜与标本之间介质的折射率,u 是物点发射到物镜边缘的光线与主光轴的夹角(物点发出的光线

与物镜边缘所成锥角的一半)。$n\sin u$ 称为物镜的数值孔径(numerical aperture),用 N. A. 表示,因此上式可以写成

$$Z = \frac{0.61\lambda}{\text{N. A.}} \qquad (12-21)$$

可见,数值孔径数越大,照射波长越短,显微镜能分辨的最短距离越小,分辨本领就越强。

由(12-21)式可知,要提高显微镜的分辨本领,一种方法就是增大物镜的数值孔径,如用油浸物镜替代干物镜,图 12-29(a)和(b)分别表示干物镜和油浸物镜,对于干物镜,由于点所发出的光束到达盖玻片与空气的界面时,部分被全反射,进入物镜的光束比较狭窄,角较小,数值孔径的最大值只能达到 0.95 左右。对于油浸物镜,因香柏油层的折射率近似地与盖玻片相等,可避免全反射(亮度增加)。由物点进入物镜的角增大,因 n 和 u 的值均增大,所以数值孔径也增大,油浸物镜的数值孔径最大可达1.5 左右。

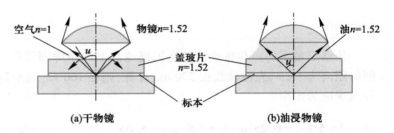

图 12-29　干物镜和油浸物镜

另一种方法是通过缩短所用光的波长提高显微镜的分辨本领。例如,用 N. A. 为 1.5 的高级油浸物镜,用可见光照明(平均波长为 550 nm),显微镜能分辨的最短距离为

$$Z = \frac{1.22 \times 550 \text{ nm}}{2 \times 1.5} = 223.7 \text{ nm}$$

如用 275 nm 的紫外线照明,可使分辨本领提高一倍,即可以看清楚112 nm 的细节。但由于紫外线不是可见光,不能用眼睛直接观察,只能用照相的方法拍下标本经显微镜放大的图像。

例 12-6

正常照明条件下,人眼瞳孔的直径约为 3 mm,而在可见光中,人眼最敏感的波长为550 nm。

(1) 问:人眼的最小分辨角有多大?

(2) 若视力表离人眼的距离为 5 m,则在视力表上人眼能分辨的最小距离为多少?

解　（1）已知 $D = 3$ mm，$\lambda = 550$ nm，由（12-19）式得到人眼的最小分辨角为

$$\theta_0 = \frac{d'}{f} = \frac{d/2}{f} = 1.22\frac{\lambda}{D} = \frac{1.22 \times 550 \times 10^{-9}}{3 \times 10^{-3}} \text{ rad}$$

$$= 2.24 \times 10^{-4} \text{ rad} = 0.77'$$

（2）设在视力表上人眼能分辨的最小距离为 h，它与人眼的距离 $l = 5$ m，则

$$h = l\theta = 5 \times 2.24 \times 10^{-4} \text{ m} = 1.12 \text{ mm}$$

视力表上标有 2.0 的正方形图标 E 的边长为 3.5 mm，能分辨的平均最小距离为 3.5 mm÷3 = 1.67 mm，也就是说人眼的本能是可以达到 2.0 的。

望远镜是用来观察无限远处目标的仪器，主要由物镜和目镜组成。远处的目标物发出或反射的光线被物镜接收，经物镜作用成一个倒立的物像，再通过上下直角棱镜倒像后，成正立的物像在目镜的焦平面上，通过目镜放大供人眼观察。军用望远镜（包括一些民用工程望远镜）不仅用来观察搜索，还用来瞄准和判测，为此在开普勒望远镜物镜像平面处设置一块分划板。分划板上刻有垂直分划、水平分划和视距分划，可对被观察的已知目标的方向、高低夹角及视距进行测量。

三、特殊显微镜

特殊显微镜是指在成像原理、结构和用途上与普通显微镜存在差异的显微镜，包括相差显微镜、微分干涉显微镜、荧光显微镜、偏光显微镜、倒置显微镜、实体显微镜、激光共聚焦显微镜等。

1. 相差显微镜（phase contrast microscope）

当光通过物体时，如波长和振幅发生变化，人眼才能观察到，这是普通显微镜下能够观察到染色标本的原理。而活细胞和未经染色的生物标本，因细胞各部微细结构的折射率和厚度略有不同，光波通过时，波长和振幅并不发生变化，仅相位有变化（相应发生的差异即相位差），而这种微小的变化人眼是无法加以鉴别的，故在普通显微镜下难以观察到。

如果能把相位之差转为振幅的差别，人眼便可以识别，相差显微镜便是利用光的衍射和干涉现象实现这一目的的特殊显微镜。其工作原理如图 12-30(a)所示。波长为 λ 的平行光射到标本上，如果标本中某处 O 的线度与波长可以比拟，则部分光波将被 O 衍射，衍射光波（虚线）经物镜后在其焦平面上会聚，然后又发散落在像平面上，形成一均匀照亮的背景。设 O 处的折射率为 n，厚度为 L，则直射光和衍射光之间有一光程差 $\delta = nL - L = L(n-1)$，δ 一般约为 $\lambda/4$。直射光与衍射光的振幅与相位关系如图 12-30(b)所示，它们将在像平面 O' 处产生干涉效果。在物镜的焦平面上加上一块相位板，在这块相位板中

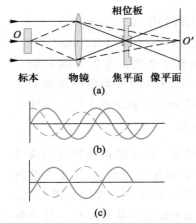

(a)

(b)

(c)

图 12-30 相差显微镜的工作原理

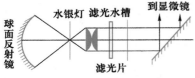

图 12-31 荧光显微镜的光源

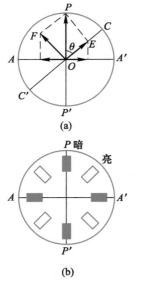

(a)

(b)

图 12-32 偏光显微镜中像的亮度变化

直射光和衍射光走过的光程不一样,目的是使它们的光程差由原来的 $\lambda/4$ 增加到 $\lambda/2$。同时,在直射光经过的部分(中心区)还镀上一层金属薄膜,使直射光通过金属薄膜后振幅减弱一半,图 12-30(c)中的虚线表示直射光和衍射光在 O 处相遇时的振幅和相位关系。它们相互干涉的结果得到一暗像。在标本的其他点,因为折射率不同,光程差不同,像的明暗程度也不同,所以可把相位差转变为振幅差。

2. 荧光显微镜(fluorescence microscope)

与普通显微镜所使用的光源不同,荧光显微镜是以紫外线作光源,激发标本中荧光物质产生荧光,用于观察细胞及组织内荧光物质的分布,因而荧光显微镜得到的是物体的荧光图像。研究发现,许多物质在紫外线的照射下可以发出荧光,一些不发荧光的物质,通过荧光物质染色后,在紫外线照射下也可以发出荧光。

荧光显微镜的光源部分如图 12-31 所示,在球面反射镜的焦点处有一水银灯,由水银灯发射的 365.0 nm 的紫外线,首先投射到聚光器上被聚光,经滤光水槽吸收其中可能含有的红外线,再经滤光片滤去可能的可见光,为荧光显微镜提供波长一定的紫外线。由于荧光显微镜所观察的是物体的荧光像,所以在物镜或目镜上有一块滤光片,滤去紫外线以保护眼睛。

荧光显微镜最大的特点是灵敏度高,用浓度很低的荧光物质对标本染色后,其对比度约为可见光的 100 倍。标本的细节在暗视野中显得明亮,好像它本身发光一样。荧光显微镜是生物、医学中的重要工具,它使荧光分析的敏感性与光学显微术的精细性有机地结合起来,借以研究生物的某些结构、形态和物性等。

3. 偏光显微镜(polarization microscope)

偏光显微镜主要用来观察某些具有双折射现象的物质和旋光物质,诸如骨骼、牙齿等生物体的某些组织。

与一般的生物显微镜相比,最主要的区别是偏光显微镜有两个偏光镜。其中,一个安装在载物台之下,为起偏器;另一个安装在载物台之上的镜筒中,为检偏器。在偏光显微镜中,检偏器的偏振化方向是固定的,而起偏器的偏振化方向是可以调节的。一般来说,两个偏光器的偏振化方向是相互垂直的,此时显微镜中的视场是黑暗的。

若将具有双折射现象的标本置于载物台上,暗视场的视野将变亮。旋转载物台上的标本,每转过 45°,标本的像将由最亮到最暗变化一次,其原理可用图 12-32(a)来说明。

设 PP' 为起偏器的透光轴,AA' 为检偏器的透光轴。当标本中的 o 光和 e 光的振动方向分别与 PP' 和 AA' 重合时,通过起偏器的平面偏振光将通过标本,但此偏振光不能通过检偏器(此偏振光的振动面垂直于检偏器的振动面 AA'),视场为黑暗的。当标本中的 o 光与 e 光的振动方向均与 PP' 和 AA' 不重合,如 o 光的振动方向 CC' 与 PP' 成一锐角 θ 时,来自起偏器的平面偏振光(振幅为 OP)通过标本后变为两束振动方向互相垂直的偏振光,其振幅分别用 OE 和 OF 表示。它们都能部分地通过检偏器,即在检偏器的偏振化方向上有偏振光的分量通过,因而视场内可看到标本的像,当夹角为 45° 时,像最亮,载物台每转动一周就会出现四明四暗的变化,如图 12-32(b)所示。

若设法增加标本中各向同性细节和各向异性细节之间的对比度,则更能突出标本的特性。例如在研究神经纤维的变形时,偏振光能显示出在自然光下观察不到的神经纤维结构。若神经纤维组织被切断 1.5 h 的时间,用偏光显微镜就能观察到变形过程,但用自然光则需 3 天,而此时神经纤维已完全变性。偏光显微镜还可以显示出在不同介质中活细胞的内含物和结构细节,而这些用普通显微镜无法观察到,若染色则内含物和结构细节等会受到破坏。

4. 电子显微镜(electron microscope)

光学显微镜的分辨本领受到照射光波长的限制,即使使用紫外线的显微镜,它能分辨的最短距离也仅为 112 nm,仍不能看清病毒和细胞内部的细节。电子的波动性被发现后,很快就被用于可提高显微镜分辨率的新光源。若用电子束代替光波,在 10 kV 的加速电压下,电子束的波长约为 0.12 nm,远小于光波波长。目前,电子显微镜能够分辨的最短距离小于 0.1 nm,放大倍数达到数百万倍。

电子显微镜(简称电镜)有透射电镜(transmission electron microscope,TEM)和扫描电镜(scanning electron microscope,SEM)两种类型。与光学显微镜相比,电镜用电子束代替了可见光,用电磁透镜代替了玻璃透镜。电磁透镜包括静电透镜、磁透镜等,其中静电透镜是利用静电场对电子的偏转达到会聚或发散电子的目的,而磁透镜是利用磁场对运动电子施加洛伦兹力使其会聚或发散。此外,电镜使用荧光屏使电子束成像。

图 12-33 是透射电镜与光学显微镜的基本结构对照图。在电镜中,由阴极 1 和阳极 2 组成电子源,相当于光学显微镜的光源。炽热的阴极发射的电子经阴极与阳极之间 30~100 kV 的电压加速,成为高速电子射线。电子会聚透镜 3 相当于光学聚光镜,使电子射线集中投射到标本 4 上。高速电子与标本中的原子相碰撞而产生散射,因为标本各部分的密度不同,散射强度也不

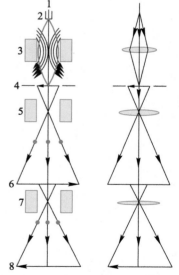

图 12-33 透射电镜与光学显微镜光路对照

同,所以,通过标本各部分的电子有疏密之别。疏密不同的电子束经过电子物镜 5 的第一次放大,在荧光屏 6 上形成标本的中间像。通过荧光屏 6 中央圆孔的电子束(相当于中间像的一部分)再经过电子投射镜 7 的放大后,在荧光屏 8 上形成最后的像。若用照相底片代替荧光屏 8,可把最后的像记录下来。在靠近荧光屏 6 和荧光屏 8 的侧面设有观察镜,以便观察荧光屏 6 和荧光屏 8 上的中间像和最后像。

扫描电镜的电子束不穿过样品,仅使电子束尽量聚焦在样本的一小块地方,然后逐行扫描样本。入射的电子导致样本表面被激发出次级电子。显微镜观察的是这些由每个点散射出来的电子,放在样品旁的闪烁晶体接收这些次级电子,通过放大后调制显像管的电子束强度,从而改变显像管荧光屏上的亮度。显像管的偏转线圈与样品表面上的电子束保持同步扫描,这样显像管的荧光屏就显示出样品表面的形貌图像,这与电视机的工作原理相类似。由于这样的显微镜中电子不必透射样本,因此其电子加速的电压不必非常高。

扫描电镜的分辨率主要取决于样品表面上电子束的直径。放大倍数是显像管上扫描幅度与样品上扫描幅度之比,可从几十倍连续地变化到几十万倍。扫描电镜不需要很薄的样品,图像有很强的立体感,能利用电子束与物质相互作用而产生的次级电子、吸收电子和 X 射线等信息分析物质成分。

电子显微镜在科学技术方面应用比较广泛,尤其对医学、生物学的发展起着极其重大的推动作用,电镜技术促使基础医学研究从细胞水平进入了分子水平,如脱氧核糖核酸(DNA)的详细结构、过滤性病毒、细菌内部结构等均可利用电镜进行观察。

5. 激光扫描共焦显微镜(laser scanning confocal microscope, LSCM)

从某种意义上讲,激光扫描共焦显微镜是一种现代化的光学显微镜,它对传统的光学显微镜从以下几方面进行了改进:

(1)采用激光作光源:由于激光的单色性非常好,光源的波长相同,根本上消除了色差。

(2)采用共轭聚焦技术:在物镜的焦平面上放置了一个中央带有小孔的挡板,将焦平面以外的杂散光挡住,消除了球差,并进一步消除了色差。

(3)采用点与面扫描技术:将样品分解成二维或三维空间上的无数点,用十分细小的激光束(点光源)在不同方向、不同深度的平面上逐点逐行扫描、成像,利用微机图像合成系统可得到一个整体平面的或三维立体的像。而传统的光学显微镜是在场光源下一次成像的,标本上每一点的图像都会受到相邻点的衍射光和散射光的干扰。这两种图像的清晰度和精密度是无法相比的。

(4) 图像信号及处理:采用光电倍增管放大信号,可以将很微弱的信号放大,灵敏度大大提高。用计算机采集和处理光信号,代替了人眼或照相机进行观察、摄像,得到的图像是数字化的,可以在计算机中进行处理,再一次提高图像的清晰度。

由于激光扫描共焦显微镜的扫描速度可达每秒 120 幅画面,因而能拍摄到细胞瞬间变化的图像。还可设定参量,按任意的时间间隔在任意区间扫描,并且在扫描过程中进行调整和记录时间标记,得到实时动态数据图像。可以说 LSCM 是显微镜制作技术、光电技术、计算机技术的完美结合,在细胞生物学、分子生物学、免疫学、遗传学、医学和神经生理学等各个研究领域得到了广泛应用。

思考题

12-1 单球面折射公式的适用条件是什么?在什么条件下单球面会起会聚作用?什么条件下起发散作用?

12-2 为什么人眼在水中时,角膜将失去其大部分聚焦本领?

12-3 薄透镜的焦距是否与所在处的介质有关?同样一个给定的透镜能否在一种介质中起会聚作用,而在另一种介质中起发散作用?

12-4 是否显微镜的放大倍数越大,其分辨本领越强?

12-5 电子显微镜与普通光学显微镜的主要区别是什么?

习题

12-1 直径为 20 cm、折射率为 1.53 的球内有两个气泡,看上去一个恰好在球心,另一个从最近的方向看去,好像在球面和中心的中间,求两气泡的实际位置。

[3.95 cm]

12-2 某透镜用 $n = 1.50$ 的玻璃制成,它在空气中的焦距为 10.0 cm,在水中的焦距为多少(水的折射率为 4/3)?

[40 cm]

12-3 折射率为 1.5 的平凸透镜,在空气中的焦距为 50 cm,求凸面的曲率半径。

[25 cm]

12-4 薄透镜的折射率为 1.50,光焦度为 5.00 D,将它浸入某液体,光焦度为 -1.00 D。求此液体的折射率。

[1.67]

12-5 使焦距为 20 cm 的凸透镜与焦距为 40 cm 的凹透镜紧密接触,求紧密接触后的光焦度。

[2.5 D]

12-6 一个焦距为 15 cm 的凸透镜与一个焦距

为 10 cm 的凹透镜相隔 5 cm。物体发出的光线先通过凸透镜,再通过凹透镜,最后成像于凸透镜前 15 cm 处,问该物体位于凸透镜前多远?

[37.5 cm]

12—7 一近视患者的远点在眼前 2 m 处,今欲使其能看清远物,问至少应戴什么样的眼镜?

[−50 度]

12—8 一远视眼戴 2 D 的眼镜看书时把书拿到眼前 40 cm 处,此人应戴何种眼镜读书、看报才合适?

[350 度]

12—9 查视力时,受检者在 5 m 处看清最上一行的"E"字时,视力应为 0.1,一人需站在 3 m 处才能看

清最上面一行的"E"字,则此人的视力为多少?

[0.06]

12—10 显微镜目镜的焦距为 2.5 cm,物镜的焦距为 1.6 cm,物镜和目镜相距 22.1 cm,最后成像于无穷远处,问:

(1)标本应放在物镜前什么地方?

(2)物镜的线放大率是多少?

(3)显微镜的总放大倍数是多少?

[1.74 cm;11;110]

12—11 人眼可分辨的最短距离为 0.1 mm,欲观察 0.25 μm 的细节,对显微镜有什么要求(所用光波的波长为 600 nm)?

[400 倍,N.A. = 1.46]

第十三章 量子力学基础

教学要求：

1. 熟悉黑体辐射、光电效应和康普顿散射的主要特点。
2. 熟悉氢原子光谱的特点和玻尔氢原子理论的基本内容。
3. 掌握波粒二象性和不确定关系。
4. 掌握波函数的概念与应用。
5. 熟悉用薛定谔方程处理问题的思路。
6. 理解描述电子状态的四个量子数的概念，熟悉电子排列应遵循的两个原理。

量子力学（quantum mechanics）是研究微观粒子运动的理论，它是在总结大量实验事实和旧量子论的基础上建立起来的，其突出的特点就是波粒二象性和量子性，它与相对论一起构成了现代物理学的两大理论支柱。量子力学的基本概念与理论的研究在原子物理、固体物理、粒子物理、激光物理、量子计算机、量子存储等方面的应用都取得了极大的成功，也用于军事与医学领域，如被称为"上帝之手"的扫描隧道显微镜已在医学、材料科学等领域的研究中获得了广泛应用。我国发射的"墨子号"量子通信卫星，解决了通信中的保密问题，可用于军事通信及国家安全。本章首先介绍量子力学的实验基础、玻尔的氢原子理论，之后重点介绍德布罗意波、波粒二象性、不确定关系与描述微观粒子的波函数，最后介绍描述微观的薛定谔方程与应用以及原子状态的量子力学描述问题。

本章课件

第一节　量子力学的实验基础

量子力学起源于对波粒二象性的认识，本节首先介绍普朗克在研究黑体辐射时提出的能量量子化的假设，然后介绍爱因斯坦在研究光电效应时提出的光量子的假设，最后介绍光量子理论对康普顿散射结果的圆满解释。

一、黑体辐射

1. 热辐射

在加热铁块时，随着温度的升高，铁块的颜色从暗红、赤红、橙色到黄白色，其他物体被加热时所发出的光也有类似的现象。实验研究表明，在任何温度下，物体都向外发射不同波长的电磁波，只是在不同的温度下，所发出电磁波的能量按波长有不同的分布，因而表现出不同的颜色。这种能量按波长的分布随温度的不同而不同的电磁辐射称为热辐射（thermal radiation）。下面介绍在热辐射研究中常用到的几个概念。

（1）单色辐出度 $M_\lambda(T)$

其定义是：单位时间内物体单位表面积上所发射的波长在 λ 附近单位波长区间的电磁波的能量。在国际单位制中，$M_\lambda(T)$ 的单位是 $W \cdot m^{-3}$。

（2）辐出度 $M(T)$

其定义是：单位时间内物体单位表面积上所发射的各种波长电磁波的能量和。在国际单位制中，$M(T)$ 的单位是 $W \cdot m^{-2}$。

$M(T)$ 与 $M_\lambda(T)$ 的关系是

$$M(T) = \int_0^\infty M_\lambda(T)\,d\lambda$$

（3）平衡热辐射

物体在辐射电磁波的同时也在吸收电磁波，如果在同一时间内辐射的能量等于吸收的能量，物体的温度保持不变，这样的热辐射称为平衡热辐射。

（4）光谱吸收比 $\alpha_\lambda(T)$

在温度 T 下，单位时间内物体单位表面积吸收的波长在 λ 附近单位波长区间的电磁波的能量与入射到同一表面该区间总辐射能量的比。

尽管各种材料的 $M_\lambda(T)$ 和 $\alpha_\lambda(T)$ 可以有很大的不同，但在同一温度下二者的比值 $M_\lambda(T)/\alpha_\lambda(T)$ 却与材料种类无关，是一个确定的值。

2. 黑体辐射

我们把 $\alpha_\lambda(T) = 1$ 的物体称为绝对黑体，简称黑体（black body）。事实上黑体是不存在的，但有些物体可以近似地视为黑体。如图 13-1 所示，用一不透光的材料做成一比较大的空腔，并在此空腔的壁上开个小孔。若一束光从该小孔射入空腔，则射入的光很难再从小孔出来，故可认为光被全部吸收，因此，这个小孔表面就可视为黑体。

加热这个空腔到不同温度,小孔就成了不同温度下的黑体。用分光技术测出由它发出的电磁波的能量按波长的分布,就可以得到黑体单色辐出度与波长的关系,如图 13-2 所示。下面是两个有关黑体辐射的重要定律。

阅读材料:黑体辐射规律的探索

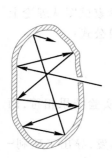

图 13-1 黑体模型

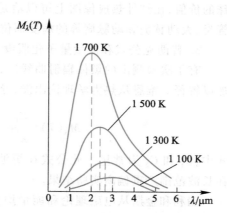

图 13-2 不同温度黑体的单色辐出度

(1)斯特藩-玻耳兹曼定律

$$M(T) = \sigma T^4 \qquad (13-1)$$

式中 $\sigma = 5.670\ 374\ 419\cdots \times 10^{-8}\ \text{W} \cdot \text{m}^{-2} \cdot \text{K}^{-4}$,称为斯特藩-玻耳兹曼常量。从(13-1)式可以看出,黑体的辐出度 $M(T)$ 与温度 T 的四次方成正比。

(2)维恩位移定律

$$\lambda_m T = b \qquad (13-2)$$

式中 $b = 2.897\ 771\ 955 \times 10^{-3}\ \text{m} \cdot \text{K}$,称为维恩常量。从(13-2)式可以看出,当温度升高时,最大单色辐出度 $M_\lambda(T)$ 所对应的波长向短波方向移动。

物理学家简介:维恩

根据斯特藩-玻耳兹曼定律,当温度有较小变化时,辐射总能量的变化很大,根据维恩位移定律,通过测定星体辐射的谱线分布,可以确定星体的温度。这两个红外辐射的基本定律是红外技术在军事和医学中应用的重要理论依据。红外技术在军事领域的应用主要有红外热成像技术和红外制导技术等。红外热成像技术是基于目标与背景的温度及辐射发射率的差异,利用辐射测温技术对目标逐点测定辐射强度,从而形成可见的目标热图像。该技术既克服了主动红外夜视仪容易自我暴露的缺点,又弥补了被动微光夜视仪完全依赖于环境自然光和无光不能成像的不足,可装备在战斗机、战舰和坦克等军用装备上,用于探测热源目标。红外制导技术是利用目标自身的红外辐射来引导导弹自动跟踪并接近目标,提高命中率。此外,人体也是一个天然红外辐射源,肢体温度主要由血液循环状态决定。当血管病变时,血液运输出现障碍,皮肤温度降低。红外热成像也对血管疾病的诊断具有特殊的价值,在红外热成像图上可以清楚显示动脉栓塞、闭塞性脉管炎、大动脉炎和动脉瘤等的病变部位及范围。

3. 普朗克公式和能量量子化假设

有了实验测出的黑体辐射曲线后,一些科学家试图从理论上加以解释。维恩从热力学理论出发,导出了维恩公式:

$$M_\lambda(T) = \frac{C_1}{\lambda^5} e^{-\frac{c_2}{\lambda T}}$$

式中,C_1 和 C_2 为常量。此公式在短波范围与实验结果相符,而在长波范围严重偏离实验结果。

瑞利和金斯从电磁理论和能量均分定理出发,导出了瑞利-金斯公式:

$$M_\lambda(T) = 2\pi c \frac{kT}{\lambda^4}$$

式中,c 为光速,k 为玻耳兹曼常量。此公式在长波范围与实验结果相符,而在短波范围严重偏离实验结果,特别是当波长 λ 趋于零时,$M_\lambda(T)$ 趋于无穷大,这与实验结果完全不符。这一现象,在当时被称为"紫外灾难"。

1900 年 12 月 14 日,普朗克给出了他的黑体辐射公式,即普朗克公式:

$$M_\lambda(T) = \frac{2\pi hc^2}{\lambda^5(e^{hc/\lambda kT}-1)} \tag{13-3}$$

通过这一公式计算的值在整个频率范围内都和实验结果相符。在推导这一公式时,他大胆地提出了**能量量子化**的假设,即谐振子的能量,只能取一些离散的值。频率为 ν 的谐振子,普朗克假定其能量为

$$E = nh\nu \quad (n=0,1,2,3,\cdots) \tag{13-4}$$

式中 $h = 6.626\ 070\ 15 \times 10^{-34}\ \text{J} \cdot \text{s}$,称为**普朗克常量**(Plank constant)。

能量量子化不但圆满地解释了黑体辐射现象,而且冲破了经典物理对人类思维的束缚,为人类认识微观世界开启了一扇门。

物理学家简介:瑞利

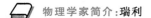

阅读材料:量子概念的提出

物理学家简介:普朗克

能量量子化

普朗克常量

二、光电效应

1. 光电效应

19 世纪末，人们发现当一束光照射到金属表面时，电子会从金属表面逸出，这种现象称为**光电效应**（photoelectric effect）。研究光电效应的实验装置如图 13-3 所示。

当频率一定的单色光经石英窗照射到真空玻璃管内的阴极 K 时，会有电子从阴极表面逸出，逸出的电子称为光电子。这些电子经过电压加速，形成电流，这一电流称为光电流。实验研究表明，光电效应具有以下实验规律：

（1）截止频率

光电子的产生与照射到金属表面的入射光的频率 ν 有关。对于某种金属，只有当入射光的频率 ν 大于某一特定频率 ν_0 时，才会产生光电效应，ν_0 称为该金属产生光电效应的**截止频率**（cutoff frequency）。

（2）饱和光电流

当入射光的频率和强度一定时，光电流的大小起初随着两极电压的增高而增大，但最终要达到饱和，这一电流称为**饱和光电流**（saturation photocurrent），如图 13-4 所示。饱和光电流的大小与入射光的强度成正比，也就是说，单位时间从阴极逸出的光电子数与入射光的强度成正比。

（3）截止电压

如图 13-4 所示，当加在两极的电压为零时，光电流并不为零，这是因为逸出的光电子具有初动能。要使光电流为零，必须在两极加反向电压，并且达到一定的值 U_c，U_c 称为**截止电压**（cutoff voltage）。光电子的最大初动能与截止电压的关系为

$$\frac{1}{2}mv_{\mathrm{m}}^2 = eU_c \tag{13-5}$$

对于特定的金属，光电子的最大初动能只与入射光的频率有关，而与入射光的强度无关。

（4）瞬时性

当入射光的频率大于截止频率时，即使入射光的强度非常微弱，也能立刻有电子逸出，延迟时间不超过 10^{-9} s。

用经典理论不能合理地解释光电效应的实验规律。经典理论认为金属内的自由电子从光波中吸收能量，做受迫振动，只要入射光足够强，电子就能逸出金属表面，而且光电子的初动能应随入射光强度的增加而增加；对于较弱的入射光，金属内的自由电子获取

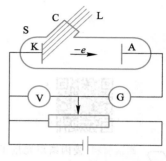

图 13-3　光电效应实验装置

光电效应

截止频率

饱和光电流

截止电压

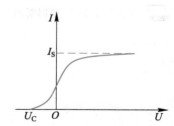

图 13-4　光电效应的伏安特性曲线

必要的能量要有一个积累过程,电子逸出需要较长的时间。

2. 爱因斯坦光电效应方程和光子假设

1905 年爱因斯坦在普朗克能量量子化假设的基础上,提出了光子的假设。他认为一束光是一束以光速 c 运动的粒子流,这些粒子称为光量子,即光子(photon)。光子的能量 E 与光的频率 ν 成正比,即

光子

阅读材料:爱因斯坦光量子假说的提出

$$E = h\nu \tag{13-6}$$

式中的 h 为普朗克常量。

光的频率越高,光子的能量越大。某光束的能量等于该光束中所有光子能量的总和。

当金属受到光照射时,金属中的电子将获得光子的能量。电子将所获能量的一部分用作逸出功,另一部分则转化为光电子的初动能。按照能量守恒定律,有

$$h\nu = \frac{1}{2}mv^2 + A \tag{13-7}$$

爱因斯坦光电效应方程

阅读材料:光电效应的研究

(13-7)式称为爱因斯坦光电效应方程。

爱因斯坦的光子假设和光电效应方程能够圆满解释光电效应。要使电子能够逸出金属表面,光子的能量 $h\nu$ 不能小于 A,换言之,能够产生光电效应的入射光的最低频率应满足的关系是

$$\nu_0 = \frac{A}{h} \tag{13-8}$$

式中的 ν_0 就是截止频率。只有入射光的频率 $\nu \geqslant \nu_0$ 时,电子才能够逸出金属表面。只要光子的能量大于金属的逸出功,吸收光子能量的电子立刻从金属表面逸出,所需时间很短。

物理学家简介:爱因斯坦

人要产生视觉,入射光子的数目必须达到一个最小值,称为视觉阈值。实验表明,要产生视觉至少需要 2~7 个光子(所需光子数的多少与频率有关),但实际入射到眼睛的光子数要远远大于对视细胞产生刺激的光子数。因为,到达眼睛的光子,大约有 90% 会被晶状体和玻璃体吸收或散射掉,到达视网膜的光子,又只有 40% 被视细胞吸收。

3. 光的波粒二象性

光既有波动性,又有粒子性,即光的本质为波粒二象性(wave-particle dualism)。下面再介绍一些与光子有关的概念。

波粒二象性

按照质能关系 $E = mc^2$,光子的质量为

$$m = \frac{E}{c^2} = \frac{h\nu}{c^2} \tag{13-9}$$

式中 c 为光速。

依照动质量和静质量间的关系

$$m = \frac{m_0}{\sqrt{1 - v^2/c^2}} \qquad (13-10)$$

可以看出,光子的静质量为零,因此,光子只有动质量。由于光子的能量很小,所以它的动质量也很小。

光子的动量为

$$p = mc = \frac{h\nu}{c} = \frac{h}{\lambda} \qquad (13-11)$$

通过(13-6)式和(13-11)式可以看出,普朗克常量 h 将描述粒子特点的能量 E 和动量 p 与描述波动特点的频率 ν 和波长 λ 联系了起来。

光电效应在军事方面有着非常广泛的应用,比如夜间作战必不可少的装备——微光夜视仪,其原理是光子进入夜视仪后打在金属板上,产生光电子,将这些光电子倍增后投射到荧光屏上成像,这样就将目标反射来的微弱夜天光(星、月、大气辉光等)放大到适合人眼观察的亮度水平。

三、康普顿散射

物理学家简介:康普顿

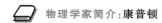

1. 康普顿散射

1922—1923 年康普顿在研究 X 射线散射的实验中发现,在散射的 X 射线中,除有波长与原来入射光波长相同的成分外,还有波长变长的成分,这种有波长改变的散射称为**康普顿散射**(Compton scattering)[或称**康普顿效应**(Compton effect)]。我国物理学家吴有训在这方面也作出了卓有成效的贡献。

观察康普顿散射的实验装置如图 13-5 所示。经过光阑的 X 射线被散射物质散射,通过晶体衍射和检测器,可以测量出不同散射角度下 X 射线的波长和强度。实验结果表明,散射的 X 射线中除与原来波长 λ_0 相同的 X 射线外,还有波长变长的 X 射线;波长的改变量 $\Delta\lambda$ 随散射角 θ 的增大而增大,与散射物质无关,也与入射光的波长 λ_0 无关。

阅读材料:康普顿效应的发现

康普顿散射也是不能用经典理论解释的。由经典理论,X 射线通过散射物质时,散射的 X 射线的频率应该与入射的 X 射线的频率相同,不存在波长变长的情况,波长更不应该与散射角有关。

2. 康普顿散射公式

根据光子理论,X 射线的散射是单个光子和单个电子发生弹性碰撞的结果。在固体和各种金属中,有许多受原子核束缚较弱

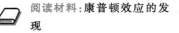
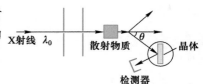

图 13-5　康普顿散射实验原理图

的电子可以视为自由电子。这些电子的热运动平均动能（约为百分之几 eV）和入射的 X 射线光子的能量（$10^4 \sim 10^5$ eV）相比，可以忽略不计，这些电子在碰撞前，可以视为静止。光子与静止电子的碰撞如图 13-6 所示。

碰撞前：频率为 ν_0 的入射光子的能量为 $h\nu_0$，动量为 $\dfrac{h\nu_0}{c}\boldsymbol{e}_0$，电子的静止能量为 m_0c^2，动量为 0。

碰撞后：散射光子的频率为 ν，能量为 $h\nu$，动量为 $\dfrac{h\nu}{c}\boldsymbol{e}$，电子的能量为 mc^2，动量为 $m\boldsymbol{v}$。

$\boldsymbol{e}_0$ 和 $\boldsymbol{e}$ 分别为碰撞前后光子运动方向上的单位矢量。

根据能量守恒和动量守恒，有

$$h\nu_0 + m_0c^2 = h\nu + mc^2$$

$$\frac{h\nu_0}{c}\boldsymbol{e}_0 = \frac{h\nu}{c}\boldsymbol{e} + m\boldsymbol{v}$$

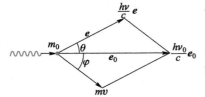

图 13-6　光子与静止电子的碰撞

联立以上两式求解，可得

$$\Delta\lambda = \lambda - \lambda_0 = \frac{h}{m_0 c}(1 - \cos\theta) = 2\lambda_C \sin^2\frac{\theta}{2} \qquad (13\text{-}12)$$

（13-12）式称为康普顿散射公式。式中 λ_C 称为电子的康普顿波长，它与散射物质无关，数值上等于 $2.426\ 310\ 238\ 67(73) \times 10^{-3}$ nm。从以上的推导可以看出，当光子与自由电子发生碰撞时，入射光子的能量部分转化为电子的动能，使得散射光子能量减小，即频率减小，波长变长。

散射光中波长不变的解释是：光子与被原子核束缚很紧的电子的碰撞，可视为光子与整个原子的碰撞，由于光子的质量远远小于原子的质量，类似于乒乓球与地面的碰撞，光子的能量几乎不损失，故这些光子的波长不变。

由康普顿散射理论推导的结论和实验结果的完全吻合，曾在量子论的发展中起过重要的作用，它不仅有力地证明了光子概念的正确性，而且还证明了光子和微观粒子的相互作用过程也严格遵守动量守恒和能量守恒。

1900 年普朗克的能量量子化假设，虽然成功解决了研究黑体辐射过程所遇到的问题，但在当时，物理学家们还很难接受这个与经典理论完全不同的新概念，所以并未引起太多人的关注。1905 年爱因斯坦提出了光量子假设，并成功解释了光电效应，但仍有很多物理学家怀疑这种假设的正确性。直到 1923 年利用光子的概念圆满解释康普顿散射后，量子的概念才得到了普遍的认可。

第二节　玻尔的氢原子理论

19世纪末,光谱学也得到了长足的进展。人们已经认识到,不同原子辐射不同的光谱,即原子辐射的光谱中含有反映原子结构的重要信息,原子光谱可作为探索原子结构的重要手段。氢原子结构最为简单,其光谱也最为简单。1913年玻尔在原子核式结构的基础上,把量子化概念应用到氢原子系统,提出了三个基本假设作为氢原子理论的基础,这一理论能够很好地解释氢原子的光谱规律。

一、氢原子光谱的规律

1885年,瑞士的中学教师巴耳末研究了氢原子在可见光区的4条光谱线,发现它们的波长可用一个数学公式表示,即

$$\lambda = B \frac{n^2}{n^2-2^2} \quad (n=3,4,5,\cdots) \tag{13-13}$$

式中 $B=364.56$ nm,(13-13)式称为巴耳末公式。不同 n 值对应不同波长的谱线,这组谱线称为巴耳末系,如图13-7所示。

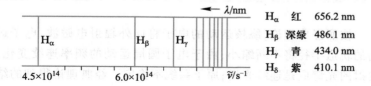

H_α	红	656.2 nm
H_β	深绿	486.1 nm
H_γ	青	434.0 nm
H_δ	紫	410.1 nm

图 13-7　氢原子光谱的巴耳末系

里德伯用波长的倒数给出巴耳末公式,其式为

$$\tilde{\nu} = \frac{1}{\lambda} = R_\infty \left(\frac{1}{2^2} - \frac{1}{n^2} \right) \quad (n=3,4,5,\cdots) \tag{13-14}$$

式中 $\tilde{\nu}$ 称为波数,即单位长度所包含的波长数目。式中 R_∞ 称为里德伯常量。R_∞ 的近代实验测定值为 $1.096\ 775\ 8 \times 10^7$ m^{-1}。

在巴耳末系后,其他谱线系也陆续被发现。这些谱线系也可用一个简单的公式表示。

莱曼系　$\tilde{\nu} = R_\infty \left(\dfrac{1}{1^2} - \dfrac{1}{n^2} \right)$　$(n = 2,3,4,\cdots)$

巴耳末系　$\tilde{\nu} = R_\infty \left(\dfrac{1}{2^2} - \dfrac{1}{n^2} \right)$　$(n = 3,4,5,\cdots)$

帕邢系　$\tilde{\nu} = R_\infty \left(\dfrac{1}{3^2} - \dfrac{1}{n^2} \right)$　$(n = 4,5,6,\cdots)$　$\qquad$ (13-15)

布拉开系　$\tilde{\nu} = R_\infty \left(\dfrac{1}{4^2} - \dfrac{1}{n^2} \right)$　$(n = 5,6,7,\cdots)$

普丰德系　$\tilde{\nu} = R_\infty \left(\dfrac{1}{5^2} - \dfrac{1}{n^2} \right)$　$(n = 6,7,8,\cdots)$

分析以上等式,氢原子光谱的规律为

$$\tilde{\nu} = R_\infty \left(\frac{1}{k^2} - \frac{1}{n^2} \right) \qquad (13-16)$$

(13-16)式称为广义巴耳末公式,式中的 k 和 n 都是正整数。

由(13-16)式可以看出,每一谱线的波数都等于两项之差。令 $T(k) = \dfrac{R_\infty}{k^2}$,$T(n) = \dfrac{R_\infty}{n^2}$,则

$$\tilde{\nu} = T(k) - T(n) \qquad (13-17)$$

式中 $T(k)$、$T(n)$ 称为光谱项。

二、玻尔的氢原子理论

物理学家简介:玻尔

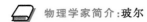

阅读材料:玻尔原子结构理论的提出

　　按照经典理论,绕核运动的电子将向外辐射电磁波,电子运动的轨道半径将不断缩小;由于电子圆周运动的频率连续变化,发射的光谱应是连续光谱;原子系统不稳定。经典理论得到的结果与客观事实明显不符。

　　1913 年玻尔在原子核式结构的基础上,把量子化概念应用到氢原子系统,提出了三个基本假设,作为氢原子理论的基础。该理论能够很好地解释氢原子的光谱规律。

　　(1) 定态假设:原子系统只具有一系列不连续的能量状态,在这些状态中,电子虽然做加速运动,但并不辐射电磁波。这些状态称为原子的稳定状态,简称定态,相应的能量为 E_1,E_2,E_3,$\cdots$。

　　(2) 跃迁假设:原子从高能量 E_n 的定态跃迁到低能量 E_k 的定态时,向外辐射一定频率的电磁波,其频率为

$$\nu = \frac{E_n - E_k}{h} \qquad (13-18)$$

（3）角动量量子化假设：电子绕核做圆周运动时，电子的角动量 L 只能为 $\frac{h}{2\pi}$ 的整数倍，即

$$L = mvr = n\frac{h}{2\pi} \quad (n = 1, 2, 3, \cdots) \qquad (13-19)$$

（13-19）式称为量子化条件，式中，h 为普朗克常量，n 称为主量子数。

根据量子化条件、牛顿第二定律、库仑定律和能量的定义，可以计算出电子的轨道半径 r_n 和氢原子能量 E_n 的可能值为

$$r_n = n^2 \frac{\varepsilon_0 h^2}{\pi m e^2} = n^2 a_0 \quad (n = 1, 2, 3, \cdots) \qquad (13-20)$$

$$E_n = -\frac{1}{n^2}\frac{me^4}{8\varepsilon_0^2 h^2} = \frac{1}{n^2}E_1 \quad (n = 1, 2, 3, \cdots) \qquad (13-21)$$

式中 $a_0 = 0.529 \times 10^{-10}$ m，称为玻尔半径（Bohr radius）。式中 $E_1 = -13.6$ eV，称为氢原子的基态能量。从（13-20）式和（13-21）式可以看出，电子的轨道和原子的能量都不连续，是量子化的。

量子化的能量值称为能级（energy level），对应不同的 n 值，可计算得到如图 13-8 所示的氢原子的能级图。

根据玻尔跃迁假设，原子从能量为 E_n 的能级跃迁到能量为 E_k 的能级时，所发光的波数为

$$\tilde{\nu} = \frac{me^4}{8\varepsilon_0^2 h^3 c}\left(\frac{1}{k^2} - \frac{1}{n^2}\right) = R_\infty\left(\frac{1}{k^2} - \frac{1}{n^2}\right)$$

由上式计算得到的里德伯常量 $R_\infty = 1.097\ 373\ 156\ 816\ 0(21) \times 10^7$ m^{-1}，与实验得到的里德伯常量非常接近。

不难看出，巴耳末系是氢原子中的电子从高能级轨道跃迁到第二轨道时所形成的谱线系，莱曼系是氢原子中的电子从高能级轨道跃迁到第一轨道时所形成的谱线系。若量子数 n 比较小，轨道半径、角动量和能量都是不连续的，量子化明显；但当量子数 n 很大时，量子化不明显，也就是说以上的量都可视为连续变化。

玻尔半径

能级

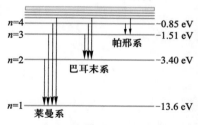

图 13-8　氢原子的能级图

第三节 实物粒子的波粒二象性

物理学家简介:德布罗意

阅读材料:德布罗意波的提出

阅读材料:物质波假设的实验检验

1924 年青年物理学家德布罗意提出,如光子和光波的关系一样,实物粒子也具有波动性。与实物粒子相联系的波称为物质波(matter wave)或德布罗意波(de Broglie wave),其波粒二象性的关系为

$$\lambda = \frac{h}{p} = \frac{h}{mv}, \quad \nu = \frac{E}{h} \qquad (13-22)$$

电子经电压 U(单位为 V)加速后,其对应的德布罗意波的波长为

$$\lambda = \frac{h}{\sqrt{2meU}} = \frac{h}{\sqrt{2me}} \cdot \frac{1}{\sqrt{U}} = \frac{1.23}{\sqrt{U}} \text{ nm} \qquad (13-23)$$

利用(13-23)式,可得到经不同电压加速后电子的德布罗意波长。用 $U = 10^2$ V 加速,电子的德布罗意波长为 0.123 nm;用 $U = 10^4$ V 加速,电子的德布罗意波长为 0.012 3 nm。

德布罗意关于粒子具有波动性的假设,必须要用实践来检验。鉴于电子的波长很短,已与 X 射线的波长相当,1927 年戴维孙和革末用一束高速电子投射在镍晶体上,记录经镍晶体衍射后的电子射线,发现其衍射特点与 X 射线经晶体的衍射一样,并且实验结果与理论推导结论吻合得很好。这表明,电子确实具有波动性,德布罗意关于实物粒子具有波动性的假设首次得到实验证实。在戴维孙和革末证实电子具有波动性的同一年,汤姆孙也独立地在实验中观察到电子透过多晶薄片时的衍射现象。不仅是电子,而且其他实物粒子,如质子、中子、氢原子和氢分子等也已被证实有衍射现象,也就是说,它们也具有波动性。

微观粒子的波动性已经在现代科学技术中得到广泛应用,一个常见的例子是电子显微镜,也称为电镜。与光学显微镜相比,电镜用电子束代替了可见光,用电磁透镜代替了光学透镜,并使用荧光屏观察电子束成像。常用的电镜有透射电镜和扫描电镜。透射电镜常用于观察细微物质结构,扫描电镜主要用于观察固体表面的形貌。由于电子束的波长远远小于可见光的波长,电镜的分辨率(约为 0.2 nm)远高于光学显微镜的分辨率(约为 200 nm)。

第四节　不确定关系

　　在经典物理中,质点的位置和动量可以同时准确测定。然而,对于不能忽略波粒二象性的微观粒子来说,是否还能同时具有确定的坐标和确定的动量？我们以电子的单缝衍射为例加以分析。

　　如图 13-9 所示,设单缝宽度为 Δx,动量相等的一束电子水平通过狭缝,在屏上形成衍射条纹,衍射条纹的特点与单色光经单缝衍射所形成条纹的特点一样。对一个电子来说,我们不能确切地说它是从缝中哪一点通过的,而只能说它是从宽度为 Δx 的缝中通过的。因此,电子在 x 方向上的位置不确定量就是 Δx。屏上的电子落点沿 x 方向展开,说明电子通过缝时已有了不为零的 p_x 值。

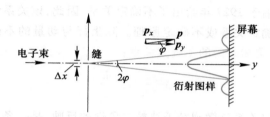

图 13-9　电子的单缝衍射实验

　　忽略次级极大,仅讨论落在中央明条纹内的电子。电子通过缝时,在 x 方向的动量 p_x 的大小为

$$0 \leqslant p_x \leqslant p\sin \varphi$$

在 x 方向,动量不确定量的最大值为

$$\Delta p_x = p\sin \varphi$$

若再考虑衍射条纹的次级极大:

$$\Delta p_x \geqslant p\sin \varphi \qquad\qquad (13-24)$$

　　由单缝衍射公式,第一级暗条纹中心的角位移 φ 满足下面的关系:

$$\Delta x\sin \varphi = \lambda$$

式中 λ 为电子的波长,因

$$\lambda = \frac{h}{p}$$

有

$$\sin \varphi = \frac{h}{p\Delta x}$$

将上式代入(13-24)式可得

$$\Delta x \Delta p_x \geqslant h$$

上面的结论是通过单缝衍射推导出来的,由更一般的理论可得

$$\Delta x \Delta p_x \geqslant \frac{h}{4\pi}$$

引入另一个常用的量 $\hbar = \dfrac{h}{2\pi}$,上式可写为

$$\Delta x \Delta p_x \geqslant \frac{\hbar}{2} \tag{13-25}$$

不确定关系

📖 物理学家简介:海森伯

(13-25)式称为坐标与动量的不确定关系(uncertainty relation)。它表明微观粒子不可能同时具有确定的位置和动量。在某方向上的坐标不确定量越小,则在该方向上的动量不确定量就越大,反之亦然。

海森伯于 1927 年给出了不确定关系,因此,该关系常被称为海森伯不确定关系或不确定原理。除坐标与动量的不确定关系外,还有能量和时间的不确定关系:

$$\Delta E \cdot \Delta t \geqslant \frac{\hbar}{2} \tag{13-26}$$

不确定关系是微观粒子波粒二象性的反映,是一条重要的基本规律。

例 13-1

电子沿 x 轴运动,速度为 $v_x = 100 \ \mathrm{m \cdot s^{-1}}$。若速度的不确定量为 0.01%。

(1)求电子位置 x 的最小不确定量;

(2)如果把电子换成质量为 10 g 的子弹,求子弹位置 x 的最小不确定量。

解 本题应依据不确定关系 $\Delta x \Delta p_x \geqslant \dfrac{\hbar}{2}$ 求解。

(1) $\Delta p_x = p_x \times 0.01\% = 9.11 \times 10^{-31} \times 100 \times 0.01\% \ \mathrm{kg \cdot m \cdot s^{-1}} = 9.11 \times 10^{-33} \ \mathrm{kg \cdot m \cdot s^{-1}}$

由此可得

$$\Delta x = \frac{\hbar}{2\Delta p_x} = \frac{6.63 \times 10^{-34}}{9.11 \times 10^{-33} \times 4 \times 3.14} \ \mathrm{m} = 5.8 \times 10^{-3} \ \mathrm{m}$$

(2) $\Delta p_x = p_x \times 0.01\% = 10 \times 10^{-3} \times 100 \times 0.01\% \ \mathrm{kg \cdot m \cdot s^{-1}} = 10^{-4} \ \mathrm{kg \cdot m \cdot s^{-1}}$

$$\Delta x = \frac{\hbar}{2\Delta p_x} = \frac{6.63 \times 10^{-34}}{10^{-4} \times 4 \times 3.14} \ \mathrm{m} = 5.3 \times 10^{-31} \ \mathrm{m}$$

由本例题可以看出,电子位置的不确定量至少比电子自身的线度大 7 个数量级,故说电子有准确的位置是无意义的;子弹位置的不确定量比子弹自身的线度小 32 个数量级,目前任何仪器都无法测出这一位置的偏差,故说子弹有准确的位置是正确的。

第五节　波函数与薛定谔方程

在经典力学中,质点的状态可用位置和速度描述。因为微观粒子的波粒二象性,即粒子的位置和动量不能同时有确定值,所以经典力学的描述方式不适用于微观粒子。本节介绍描述微观粒子状态的方法和微观粒子状态变化所遵循的规律。

一、波函数

电子和光具有相同的衍射规律,也可像光那样用波函数来描述微观粒子的状态,只不过波函数中的频率和能量的关系、波长和动量的关系,应遵从德布罗意关系式。

为了得到描述微观粒子状态的波函数,我们不妨先从机械波的波函数出发,这样得到的波函数的正确性,还需实验来检验。对于一个沿 x 轴运动的自由粒子,动量和能量不变,由德布罗意关系,与之联系的波长和频率不变,因此为平面波。平面波的波函数为

$$\psi(x,t)=\psi_0\cos 2\pi\left(\nu t-\frac{x}{\lambda}\right) \tag{13-27}$$

写成复数形式为

$$\psi(x,t)=\psi_0 e^{-2\pi i\left(\nu t-\frac{x}{\lambda}\right)} \tag{13-28}$$

(13-27)式是(13-28)式的实数部分。将 $\nu=\dfrac{E}{h}$ 和 $\lambda=\dfrac{h}{p}$ 代入(13-28)式中得

$$\psi(x,t)=\psi_0 e^{\frac{i}{\hbar}(px-Et)} \tag{13-29}$$

(13-29)式为描述自由粒子状态的波函数,ψ_0 称为波函数的振幅。

自由粒子的波函数是最基本和最简单的波函数。一般情况下,在力场作用下的微观粒子不能用以上平面波来描述,而必须用更复杂的波函数来表示。为了理解波函数的意义,我们再次研究电子通过单缝的衍射实验。如果入射的电子流强度很大,即单位时间内有许多电子通过单缝,则在屏上将立刻出现电子的衍射图样。如果电子是一个一个地通过单缝,这时屏上就会出现一个一个的点。虽然这些点的位置无规则,但随着时间的延长,点的

数目逐渐增多,最终在屏上的分布形成衍射图样,并且与电子流强度很大时所形成的衍射图样相同。

上述实验结果说明,从粒子的观点来看,衍射图样的出现,是电子落到各点的概率不同而引起的。电子密集的地方概率大,电子稀疏的地方概率小。从波动的观点来看,电子密集的地方表示波的强度大,电子稀疏的地方表示波的强度小。结合微观粒子的波粒二象性,某时刻空间某点波函数的强度反映了该时刻该点电子出现的概率。对于电子是如此,对于其他微观粒子也是如此。

1926 年玻恩提出了关于波函数的统计解释,即波函数在空间某一点的波函数的模方和在该点找到粒子的概率成正比。波函数亦被称为概率幅(probability amplitude),波函数的模方称为概率密度。概率波与经典物理中的波截然不同,如机械波是机械振动在空间的传播,而概率波则是对微观粒子状态的统计描述。

概率幅

概率密度

由于概率是正的实数,所以波函数振幅的模方应为波函数与其共轭复数 ψ^* 的乘积,即

$$|\psi|^2 = \psi\psi^* \tag{13-30}$$

t 时刻,微观粒子在空间某点附近小体积元 $dv = dxdydz$ 内出现的概率为 $|\psi(x,y,z,t)|^2 dv$。在整个空间发现粒子的概率必等于 1,即

$$\int |\psi(x,y,z,t)|^2 dv = 1 \tag{13-31}$$

归一化条件

(13-31)式称为归一化条件。

由于粒子在空间出现的概率应唯一、有限和连续,所以波函数必须单值、有限和连续。这些条件称为波函数的标准条件。

二、 薛定谔方程

在量子力学中,微观粒子的状态用波函数来描述,决定粒子状态变化的方程是薛定谔方程。薛定谔方程不是由任何原理推导出来的,它的正确性是由在各种具体情况下从方程得出的结论和实验结果相比较来验证的。1926 年薛定谔方程刚一提出,就被应用到原子和分子的许多领域中,并得到了与实验结果完全符合的结论。

1. 含时薛定谔方程

对薛定谔方程的建立,我们亦从自由粒子的平面波开始:

$$\psi(x,t) = \psi_0 e^{\frac{i}{\hbar}(px - Et)}$$

📖 阅读材料:波动力学的建立

将上式分别对 x 求二阶偏导和对 t 求一阶偏导,利用自由粒子的能量和动量的关系 $E = \dfrac{p^2}{2m}$,整理后得

$$i\hbar \frac{\partial \psi(x,t)}{\partial t} = -\frac{\hbar^2}{2m} \frac{\partial^2 \psi(x,t)}{\partial x^2}$$

设力场中的势能为 $U(x,t)$。在这种情况下,粒子的能量为 $E = \dfrac{p^2}{2m} + U(x,t)$,则上式为

$$i\hbar \frac{\partial \psi(x,t)}{\partial t} = -\frac{\hbar^2}{2m} \frac{\partial^2 \psi(x,t)}{\partial x^2} + U(x,t)\psi(x,t) \quad (13-32)$$

(13-32)式称为一维的含时薛定谔方程。如果扩展到三维,它的形式是

$$i\hbar \frac{\partial \psi(x,y,z,t)}{\partial t} = -\frac{\hbar^2}{2m} \left(\frac{\partial^2 \psi(x,y,z,t)}{\partial x^2} + \frac{\partial^2 \psi(x,y,z,t)}{\partial y^2} + \frac{\partial^2 \psi(x,y,z,t)}{\partial z^2} \right) + U(x,y,z,t)\psi(x,y,z,t)$$

2. 定态薛定谔方程

若势能函数不含时间,(13-32)式变为

$$i\hbar \frac{\partial \psi(x,t)}{\partial t} = -\frac{\hbar^2}{2m} \frac{\partial^2 \psi(x,t)}{\partial x^2} + U(x)\psi(x,t) \quad (13-33)$$

在解(13-33)式时,可采用分离变量的方法。设 $\psi(x,t) = \varphi(x)f(t)$,则有

$$i\hbar \frac{df(t)}{dt} = Ef(t) \quad (13-34)$$

$$-\frac{\hbar^2}{2m} \frac{d^2\varphi(x)}{dx^2} + U(x)\varphi(x) = E\varphi(x) \quad (13-35)$$

(13-35)式称为**定态薛定谔方程**。

(13-34)式的解为

$$f(t) = Ce^{-\frac{iE}{\hbar}t} \quad (13-36)$$

(13-36)式中的 C 为任意常数,把 C 放到 $\varphi(x)$ 中,这样就得到薛定谔方程(13-33)式的解:

$$\psi(x,t) = \varphi(x)e^{-\frac{iE}{\hbar}t} \quad (13-37)$$

这个波函数与时间的关系是正弦式的,E 就是体系处于这个波函数所描述的状态的能量。由此可见,体系处于(13-37)式所描述的状态时,能量具有确定值,所以这种状态称为定态。(13-37)式称为定态波函数,在定态中,概率密度与时间无关。由于定态波函数 $\psi(x,t)$ 和定态薛定谔方程的解 $\varphi(x)$ 以(13-37)式相联系,对于定态问题,其核心就归结为解定态薛定谔方程(13-35)式。

三、一维无限深势阱

一维无限深势阱是从实际问题中抽象出来的一种理想模型,对势阱中粒子运动的讨论,有助于帮助学员熟悉利用定态薛定谔方程处理问题的方法并加深他们对能量量子化的理解。

如图 13-10 所示,粒子的质量为 m,势能函数为

$$U(x)=\begin{cases} 0 & (0<x<a) \\ \infty & (x\leqslant 0, x\geqslant a) \end{cases}$$

区域 II 中,粒子的定态薛定谔方程是

$$\frac{d^2\varphi}{dx^2}+\frac{2mE}{\hbar^2}\varphi=0$$

令 $k^2=\dfrac{2mE}{\hbar^2}$,上式可简化成

$$\frac{d^2\varphi}{dx^2}+k^2\varphi=0$$

该微分方程的解为

$$\varphi=A\sin kx+B\cos kx$$

式中 A、B 为两个常数,可由相关条件求出。

由于势阱无限深,则粒子在 $x\leqslant 0$ 和 $x\geqslant a$ 区域内不可能出现,由边界条件可得

在 $x=0$ 处,$\varphi(0)=0$,故 $B=0$,$\varphi(x)=A\sin kx$。

在 $x=a$ 处,$\varphi(a)=0$,$\varphi(a)=A\sin kx=0$,此时不能取 A 为零,若取 A 为零,则粒子在区域 II 中不出现,这与事实不符,因此,取 $\sin kx=0$,即

$$ka=n\pi \quad (n=1,2,3,\cdots)$$

由于 n 只能为一些离散值,所以与此有关的能量也必定为一些离散值,即能量量子化:

$$E_n=\frac{h^2}{8ma^2}n^2 \quad (n=1,2,3,\cdots)$$

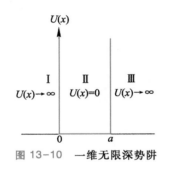

$U(x)$

　I　　II　　III

$U(x)\rightarrow\infty$　$U(x)=0$　$U(x)\rightarrow\infty$

0　　　　a

图 13-10　一维无限深势阱

能量量子化

$$\Delta E = E_{n+1} - E_n = (2n+1)\frac{h^2}{8ma^2}$$

当 m 和 a 值很小时，ΔE 值很大，能量量子化明显，这是微观世界的特点。对于经典力学中的问题，由于 m 和 a 值都很大，$\Delta E \to 0$，能量变化呈现连续性。

根据归一化条件

$$\int_0^a |\varphi(x)|^2 dx = \int_0^a A^2 \sin^2 kx dx = 1$$

解得

$$A = \sqrt{\frac{2}{a}}$$

对应每个能量值 E_n 的定态薛定谔方程的解 φ_n 为

$$\varphi_n = \sqrt{\frac{2}{a}} \sin\frac{n\pi}{a}x \quad (0 < x < a)$$

相应的定态波函数为

$$\psi_n = \sqrt{\frac{2}{a}} \sin\frac{n\pi}{a}x e^{-\frac{iE_n}{h}t} \quad (0 < x < a)$$

粒子在势阱中的概率密度分布函数为

$$P = |\psi_n(x)|^2 = \varphi_n^2(x) = \frac{2}{a}\sin^2\frac{n\pi}{a}x \quad (0 < x < a)$$

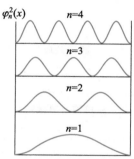

图 13-11 一维无限深势阱中粒子的概率密度

一维无限深势阱中粒子的概率密度分布如图 13-11 所示。当 $n=1$ 时，在势阱的中间，粒子出现的概率最大；当 $n=2$ 时，在势阱的中间，发现粒子的概率等于 0。随着 n 取值增大，概率极大值数目增多，间隔缩小，逐渐趋于连续分布。一般说来，处于束缚态的粒子，n 值小，量子效应显著；n 值大，量子效应消失。

例 13-2

粒子处于一维无限深势阱中，$n=4$，求在 $x=0$ 到 $x=a/2$ 区间内粒子出现的概率。

解 已知 $n=4$，则粒子的定态波函数为

$$\psi_4 = \sqrt{\frac{2}{a}} \sin\frac{4\pi}{a}x e^{-\frac{iE_4}{h}t}$$

$$P = \int_0^{a/2} |\psi_4|^2 dx = \int_0^{a/2} \frac{2}{a}\sin^2\frac{4\pi x}{a} dx = 0.5$$

四、一维方势垒

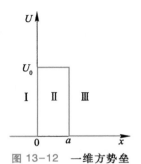

图 13-12　一维方势垒

如图 13-12 所示,一维方势垒的势能函数为

$$U(x)=\begin{cases} 0 & (x<0,x>a) \\ U_0 & (0 \leqslant x \leqslant a) \end{cases}$$

从经典物理看,粒子处在 $x<0$ 的 I 区,其势能 U 小于势垒的高度 U_0,粒子无法越过此势垒进入 $x>0$ 的区域,只能逗留在 I 区;更不能穿过宽度为 a 的势垒进入 $x>a$ 的 III 区。然而,量子力学的结果却与此截然不同。由于解题过程相对麻烦,我们略去具体的求解过程,直接给出重要的结论。虽然粒子能量 $E<E_0$,但粒子在 II 区和在 III 区的波函数也都不为零。这就是说,粒子有一定的概率处于势垒内,甚至还有一定的概率穿透(不是越过)势垒而进入 III 区。能量要守恒,粒子的能量虽不足以越过势垒,但在势垒中似乎有一个"隧道",能使少量粒子穿过而进入 III 区,人们将此现象称为隧道效应(tunnel effect)。

隧道效应

量子力学的隧道效应来源于微观粒子的波粒二象性,隧道效应已被许多实验所证实,并在现代技术中得到广泛使用。如图 13-13 所示,扫描隧穿显微镜(scanning tunneling microscopy, STM)作为一种扫描探针显微术工具,使人类第一次能够实时地观察单个原子在物质表面的排列状态和与表面电子行为有关的物化性质,它在表面科学、材料科学和生命科学等领域的研究中有着广泛的应用。

扫描隧穿显微镜

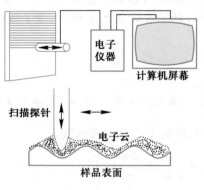

图 13-13　STM 原理图

第六节 原子状态的量子力学描述

薛定谔方程所取得的第一个突出成就就是它更合理地解决了当时有关氢原子的问题,但是,即使对于氢原子这样的体系,数学运算仍是十分复杂的。下面通过氢原子介绍四个量子化及描述电子状态的四个量子数,之后介绍原子中电子分布应服从的两个原理。

一、四个量子化

氢原子只有一个电子,因为电子的质量远小于核的质量,所以可以认为核是静止的。电子在库仑力的作用下运动,势能函数 $U=-\dfrac{e^2}{4\pi\varepsilon_0 r}$。由于势能函数具有球对称性,为了简化计算,采用球坐标。球坐标下氢原子中电子的定态薛定谔方程为

$$\frac{1}{r^2}\frac{\partial}{\partial r}\left(r^2\frac{\partial \psi}{\partial r}\right)+\frac{1}{r^2\sin\theta}\frac{\partial}{\partial\theta}\left(\sin\theta\frac{\partial\psi}{\partial\theta}\right)+\frac{1}{r^2\sin^2\theta}\frac{\partial^2\psi}{\partial\varphi^2}+$$
$$\frac{8\pi^2 m}{h^2}\left(E+\frac{e^2}{4\pi\varepsilon_0 r}\right)\psi=0$$

在求解过程中,由于数学运算较繁、较难,只介绍求解这些方程后所得出的重要结果。

1. 能量量子化

氢原子的能级是量子化的,其值为

$$E_n=-\frac{1}{n^2}\left(\frac{me^4}{8\varepsilon_0^2 h^2}\right)\quad(n=1,2,3,\cdots)\tag{13-38}$$

式中 n 称为**主量子数**(total quantum number)。由薛定谔方程解得的能量与通过玻尔理论得出的能量相同。

主量子数

2. 角动量量子化

氢原子中电子角动量 L 的量值为

$$L=\sqrt{l(l+1)}\,\hbar\quad(l=0,1,2,\cdots,n-1)\tag{13-39}$$

式中 l 称为轨道角动量量子数,简称**角量子数**(azimuthal quantum number),角量子数 l 的取值要受主量子数的限制。上式表明,氢原子中电子的角动量不能取任意值,角动量也是量子化的。

角量子数

3. 空间量子化

角动量 L 在空间某特定方向(如 z 轴)上的分量为

$$L_z = m_l \hbar \quad (m_l = 0, \pm 1, \pm 2, \cdots, \pm l) \qquad (13-40)$$

式中 m_l 称为轨道角动量磁量子数,简称磁量子数(magnetic quantum number)。磁量子数 m_l 的取值要受角量子数 l 的限制。上式表明,角动量在空间的方位不是任意的,它在某特定方向上的分量是量子化的,这称为空间量子化。

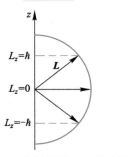

图 13-14 角量子数 $l=1$ 的空间
取向图

L_z 是角动量在空间某一特殊方向的投影,图 13-14 为角量子数 $l=1$ 的空间取向图。角动量的量值为 $L = \sqrt{2}\hbar$,$m_l = 0, \pm 1$,取向数目为 3。电子绕核运动的磁矩方向与其角动量的方向相反,角动量的空间量子化也就意味着磁矩的空间量子化。

4. 自旋量子化

原子中的电子不但具有轨道角动量,而且具有自旋角动量,用 S 表示,简称自旋。电子的自旋也是量子化的,自旋量子数(spin quantum number)用 s 表示,和轨道角动量量子数 l 不同,s 只能取 $\dfrac{1}{2}$ 这一个值。电子自旋角动量的值为

$$S = \sqrt{s(s+1)}\,\hbar = \frac{\sqrt{3}}{2}\hbar \qquad (13-41)$$

电子自旋角动量在空间某一方向的投影为

$$S_z = m_s \hbar \quad \left(m_s = -\frac{1}{2}, \frac{1}{2}\right) \qquad (13-42)$$

式中 m_s 称为电子的自旋磁量子数。

综上所述,原子中的电子运动状态,要由四个量子数来确定。当给定 n 时,l 的可能值为 $0, 1, 2, \cdots, n-1$,共有 n 个;当给定 l 时,m_l 的可能值为 $0, \pm 1, \pm 2, \cdots, \pm l$,共有 $(2l+1)$ 个。m_s 的可能值只有 2 个,即 $\dfrac{1}{2}$ 和 $-\dfrac{1}{2}$。因此,对于给定的主量子数 n,电子可能的运动状态数 Z_n 为

$$Z_n = \sum_{l=0}^{n-1} 2(2l+1) = 2n^2 \qquad (13-43)$$

二、原子中的电子分布

除氢原子以外,其他原子都有两个以上的电子,电子之间的

相互作用也要影响电子的运动状态。对多电子原子,用薛定谔方程求解是非常困难的,只能采用近似的方法来解决。计算的结果表明,n 值相同而 l 值不同的状态,能量略有不同,也就是说,原子的能量不但与 n 有关,还与 l 有关。

在多电子原子中,电子的分布是分层次的,这种分布的层次,称为电子壳层。由主量子数 n 决定的壳层,称为主壳层。常以 K,L,M,N,O,P,Q 分别代表 $n=1,2,3,4,5,6,7$ 的各主壳层。由角量子数 l 决定的壳层,称为次壳层。常以 s,p,d,f,g,h 分别代表 $l=0,1,2,3,4,5$ 的各次壳层。由于原子中的电子只能处于一系列特定的运动状态,所以每一壳层上只能容纳一定数量的电子。原子中的电子分布须服从以下两个原理。

1. 泡利不相容原理

在一个原子中,不可能有两个或两个以上的电子具有相同的电子态。也就是说,任何两个电子,不可能有完全相同的一组量子数 (n,l,m_l,m_s),这就是泡利不相容原理。

物理学家简介:泡利

前面已经讨论过,对于给定的主量子数 n,电子可能的状态有 $2n^2$ 个,对于 $n=1$,电子只有 2 个可能的状态,如果原子的原子序数 Z 大于 2,那么,根据泡利不相容原理,核外的 Z 个电子就不可能都处于 $n=1$ 的能级,而要分别处于 $n=2$ 和 $n=3$ 等较高的能级。

2. 能量最小原理

阅读材料:泡利不相容原理和电子自旋的提出

在原子中,每个电子都趋于占有最低的能级,电子的能量最小时,原子的能量最低,这时原子处于最稳定的状态,此即能量最小原理。根据能量最小原理,原子中的电子总是从最内层开始向外排列,由于能级主要取决于主量子数 n,一般来说,最靠近原子核的壳层,最容易被电子占据。

能级除了与主量子数 n 有关外,还与 l 有关。在 n 较小的壳层还未填满时,下一个壳层可能就开始有电子填入,如 3d 态还没有电子,但 4s 态已有电子,需要注意这样的情况。

思考题

13-1　回答下列问题:

(1)黑体的定义是什么?黑体辐射的基本规律是什么?

(2)光电效应和康普顿散射的主要特点是什么?

13-2　回答下列问题:

(1)玻尔氢原子理论的基本内容是什么?

(2)不确定关系反映了微观物体的什么特性?

13-3　回答下列问题:

(1)波函数的标准条件是什么?

(2)原子中的电子状态由几个量子数决定?各量子数间的关系是什么?

(3)多电子排列必须遵循的两个原理是什么?

习题

13-1 飞机飞行过程中尾喷管喷射火焰,人们认为这是对外辐射能量,几乎不吸收外部的能量,可近似视为黑体。若某飞机在某一温度下的辐出度为 $5.64 \ \text{W} \cdot \text{cm}^{-2}$,求该飞机的最大单色辐出度所对应的波长。

[$2.90 \times 10^{-6} \ \text{m}$]

13-2 若将人体辐射视为黑体辐射。假设某士兵的体表面积为 $1.73 \ \text{m}^2$,体表温度为 36 ℃。求此士兵辐射的总功率和当环境温度为 30 ℃时他的净辐射功率。

[860 W,65 W]

13-3 用波长为 400 nm 的紫光照射某金属表面,逸出电子的速率为 $5 \times 10^5 \ \text{m} \cdot \text{s}^{-1}$。求电子的动能及金属的截止频率。

[$0.71 \ \text{eV}, 5.8 \times 10^{14} \ \text{Hz}$]

13-4 证明氢原子的能量为 $E_n = -\dfrac{1}{n^2} \dfrac{me^4}{8\varepsilon_0^2 h^2}$ ($n = 1, 2, 3, \cdots$)。

13-5 光谱成像技术和光谱探测技术已广泛应用于军事侦察,光谱中氢原子光谱最为简单,试求氢原子谱线系中莱曼系的最短波长和最长波长。

[91.2 nm,122 nm]

13-6 氢原子的基态电子吸收一个光子的能量后被电离,电离后电子的动能为 4.2 eV。求该光子的能量。

[17.8 eV]

13-7 一质量为 40 g 的子弹以 $10^3 \ \text{m} \cdot \text{s}^{-1}$ 的速率飞行。

(1) 求该状态子弹的德布罗意波长;

(2) 当子弹位置的不确定量为 0.1 mm 时,求子弹速率的不确定量。

[$1.66 \times 10^{-35} \ \text{m}, 1.31 \times 10^{-29} \ \text{m} \cdot \text{s}^{-1}$]

13-8 一粒子被限制在间距为 L 的区间,该粒子的波函数为 $\psi(x,t) = cx(L-x) \mathrm{e}^{-\frac{\mathrm{i}E}{\hbar}t}$。求待定常数 c 和粒子在 $0 \sim \dfrac{L}{3}$ 区间出现的概率。

$\left[c = \dfrac{1}{L^2}\sqrt{\dfrac{30}{L}}, 21\% \right]$

13-9 氢原子中的电子处于 $n = 4, l = 3$ 的状态。求该电子的角动量 L 的值和角动量在 z 轴的分量值。

[$2\sqrt{3}\hbar, 0, \pm\hbar, \pm2\hbar, \pm3\hbar$]

第十四章 激光与 X 射线

教学要求：

1. 掌握 X 射线的产生原理、X 射线强度和硬度的概念、X 射线谱的产生机制、物质对 X 射线的吸收规律、激光的原理和基本特点。

2. 理解 X 射线的基本性质、X-CT 的成像原理、激光的生物效应。

3. 了解激光和 X 射线在医学和军事上的应用。

激光和 X 射线在药学、生物学、基础医学、临床医学及军事医学等领域的广泛应用推动了相关学科和产业的快速发展。本章在量子力学理论的基础上，分别介绍激光和 X 射线的产生原理、性质及它们在医学和军事上的应用。

本章课件

受激辐射光放大

第一节 激光的产生及其性质

激光（laser）是受激辐射光放大（light amplification by stimulated emission of radiation）的简称。激光与原子能、半导体和计算机并称为 20 世纪的四大发明。1917 年爱因斯坦提出了受激辐射的概念，预言了受激辐射的存在和光放大的可能，为激光器的研制奠定了理论基础。1954 年汤斯（C. H. Townes）研制出第一台微波激射器，为激光器的诞生提供了宝贵经验，并因此获得 1964 年诺贝尔物理学奖。1960 年梅曼（T. H. Maiman）博士等制成了世界上第一台红宝石激光器，获得了人类历史上第一束激光。1961 年我国第一台激光器随之诞生。1964 年 12 月经钱学森教授建议，"laser"被称为激光。激光因在光强度、方向性、单色性和相干性等方面的独特优势受到各国学术界和产业界的高度关注，成为研究型实验室的新奇光源，带动了全息光学、非线性光学、光通信、光储存与信息处理、激光医学等学科的快速发展，并在军事与国防、医学与生命科学、信息储存与通信、传感与测量、材料加工等领域得到广泛应用。本节将重点介绍激光的产生机理及其基本特性。

一、激光的产生原理

粒子数分布

1. 粒子数分布

物质由原子、分子或离子(统称微观粒子)组成。由量子力学理论可知,组成物质的微观粒子总处于一定的能级状态,能量最低的能级状态称为**基态**(ground state),其余称为**激发态**(excited state)。一般情况下,处于基态的微观粒子比较稳定,处于激发态的微观粒子不稳定。粒子在激发态停留的时间长短不一,我们定义大量粒子在某个激发态停留时间的平均值为该激发态的平均寿命。粒子处于激发态的平均寿命通常在 $10^{-11} \sim 10^{-3}$ s 之间。若激发态的平均寿命大于 10^{-3} s 则称为**亚稳态**(metastable state)。

亚稳态

在一个系统中由于大量粒子间的能量交换,使处于低能级上的粒子吸收能量从低能级跃迁到高能级,处于高能级的粒子释放能量从高能级返回到低能级。粒子在不同能级之间的跃迁是通过光辐射与物质的相互作用实现的。

2. 光与物质的相互作用

光辐射与微观粒子的相互作用主要有**受激吸收**(stimulated absorption)、**自发辐射**(spontaneous emission)和**受激辐射**(stimulated radiation)三个基本过程,如图 14-1 所示。对一个孤立的微观粒子而言,它既可以处于能量为 E_1 的低能级状态,也可以处于能级为 E_2 的高能级状态。当能量为 $h\nu = E_2 - E_1$ 的光子照射微观粒子,使处于低能级的粒子有可能吸收此光子能量,从低能级跃迁到高能级,这个过程称为受激吸收。受激吸收过程不是自发产生的,必须有频率满足 $\nu = \dfrac{E_2 - E_1}{h}$ 的光子"刺激"才能实现。

受激后处于高能级的粒子是不稳定的,它会在没有外界干扰的情况下自发地从高能级返回到低能级,并以辐射光子 $\left(\nu_{21} = \dfrac{E_2 - E_1}{h}\right)$ 或将能量转化为热能的方式释放能量,前者称为**自发辐射**,后者称为**无辐射跃迁**(radiationless transition)。普通光源是由大量互相独立的微观粒子随机产生自发辐射所形成。自发辐射产生光子的振动方向、传播方向、偏振方向和初相位等光学特性各不相同,因此普通光源不是相干光源。

如果处于高能级的微观粒子在自发辐射前,受到能量为 $h\nu = E_2 - E_1$ 的入射光子诱发,粒子从高能级向低能级跃迁,并发射与入射光子光特性相同的光子,这种辐射称为**受激辐射**,受激辐射发出光子的振动方向、传播方向、偏振方向、初相位和频率等光学

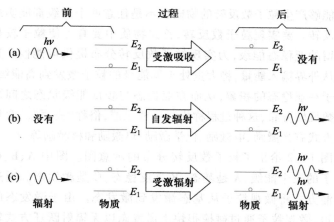

图 14-1 光与物质相互作用示意图

特性与入射光子完全一致,可以通过一个光子获得两个光特征完全相同的光子。如果研究对象包含大量同类微观粒子,由受激辐射获得的两个光子又可以作为激励光子产生受激辐射获得光特征完全相同的四个光子……依此类推,便实现了光放大。由此可见,受激辐射可得到放大的相干光。光与物质相互作用时,受激吸收、自发辐射和受激辐射三种过程同时存在。在热平衡状态下,由于物质中处于低能级的粒子数大于处于高能级的粒子数,因此自发辐射和受激吸收的概率大于受激辐射的概率。要产生激光,必须让受激辐射占据绝对优势。这应如何实现呢?

3. 激光的产生条件

现代激光研究表明:工作物质、泵浦源和光学谐振腔是产生激光的三大基本要素。

(1)工作物质和泵浦源

在热平衡状态下,微观粒子在各能级上的分布数目满足玻耳兹曼定律,即

$$\frac{n_2}{n_1} = \exp\left(-\frac{E_2 - E_1}{kT}\right) \tag{14-1}$$

式中 n_1 和 n_2 分别表示处于能级 E_1 和 E_2 上的粒子数,T 为热平衡时的热力学温度,k 为玻耳兹曼常量。上式显示,在热平衡条件下处于低能级的粒子数多于处于高能级的粒子数,这是粒子数的正常分布。要使物质的受激辐射占优势,必须使处于高能级的粒子数大于处在低能级的粒子数,形成粒子数反转分布(population inversion distribution)。能够形成粒子数反转分布的物质叫激光工作物质或激活物质(active medium)。激光工作物质可以是气体、固体或液体。需要指出的是并非所有物质都能实现粒子数反转,即

粒子数反转分布

便是能够产生粒子数反转的物质也不是任意两个能级都能实现粒子数反转。要实现粒子数反转,首先物质中要有可使粒子较长时间停留的亚稳态能级,为实现粒子数反转分布提供可能性。其次必须从外界输入能量,将大量处于低能级的粒子激发到高能级,实现粒子在亚稳态的积累,从而在亚稳态与较低能级状态之间形成粒子数反转分布,这种过程称为激励或泵浦,俗称"光泵"。常用的激励方式有光激励、电激励、化学激励、热激励和核激励等。

图 14-2 给出了粒子数反转分布的示意图。图中 A、B、C 表示粒子的三个能级,A 是基态,B 是亚稳态,C 是激发态。通过某种泵浦方式将微观粒子从基态激发到激发态。由于激发态的寿命很短,微观粒子通过碰撞很快由激发态以无辐射跃迁方式转移到亚稳态。由于亚稳态的寿命较长,微观粒子可以在这个能级上停留较长的时间而暂不过渡到基态。在这种情况下,亚稳态上的粒子数目将大量增加,从而实现了粒子数反转分布,为激光的产生提供了必要条件。

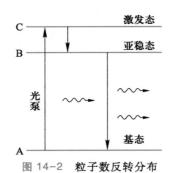

图 14-2 粒子数反转分布

(2)光学谐振腔

工作物质和泵浦源实现了粒子数反转分布,但在自发辐射诱导下产生的受激辐射总体上是随机的,要获得具有一定强度的激光,还需要有能使受激辐射不断得到加强的光振荡装置,这个装置称为光学谐振腔(optical resonant cavity)。光学谐振腔由置于工作物质两端的两块互相平行且垂直于工作物质主轴的反射镜构成,其中一块为全反射镜,另一块为反射率在 90% 以上的部分反射镜,如图 14-3 所示。处于粒子数反转分布的工作物质的初始光辐射源于自发辐射,那些偏离谐振腔轴线方向运动的光子很快从谐振腔侧面逸出[图 14-3(a)];只有沿轴线方向运动的光子可以在腔内往复地传播,通过工作物质,引起受激辐射产生光子,光子将依次引起连锁受激辐射效应,从而使光子数和受激辐射强度成倍地增加[图 14-3(b)、(c)],最终从部分反射镜中输出一束极强的相干光,这就是激光。

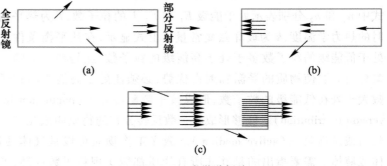

图 14-3 光学谐振腔

二、激光的特点

激光和普通光源同属于电磁波,它不仅具有干涉、衍射和偏振等基本性质,而且遵守反射定律和折射定律等基本规律。与普通光源发出的光相比,激光具有以下特性。

(1)**方向性好**。光束的方向性用发散角表示。普通光源发出的光射向四面八方,其发散角为 $360°$,一般只能短距离照射。由于光学谐振腔的作用,激光定向发射,其发散角为 $10^{-2} \sim 10^{-4}$ rad。一般情况下,一束激光在几千米之外的扩散直径仅为几厘米,从地球射到月球表面的激光光斑半径也仅为几米或几十米。因此它常被用于军事、航空、通信和遥感等方面。医学上人们利用激光方向性好的特点,将激光用于微型手术刀、细胞打孔、切割和对接 DNA 等生物大分子。

(2)**高强度**。高强(亮)度是激光最突出的优点之一。由于激光方向性好,光能量高度集中,所以激光的强度极高。一些高功率激光的亮度比太阳表面光的亮度高出 100 万亿倍,比普通光的亮度高出 $10^{12} \sim 10^{19}$ 倍。一台输出功率达 10^{18} W 的激光器可使氘核与氚核发生核聚变而释放出巨大能量。一台输出功率为 10^{14} W 的短脉冲激光,其输出功率比美国全国的发电容量大几百倍。此外,高强度激光在精密加工、测距、雷达通信、激光武器、热核反应、调制望远镜和临床医学等方面有着广泛应用。

(3)**单色性好**。光束的单色性用谱线宽度(line width)来衡量。谱线宽度越窄,单色性越好。普通光源中最好的单色光源是氪灯,其谱线宽度约为 $4.7×10^{-3}$ nm;而激光是从特定的正稳态能级向特定的低能级跃迁的,其中的频率只有一个,而受激辐射光具有很窄的谱线宽度。例如波长为 632.8 nm 的氦氖激光,其谱线宽度只有 10^{-9} nm。激光是当前世界上单色性最好的光源。激光的高单色特性在临床治疗、光谱技术、全息技术、信息处理和光学测量等方面得到广泛应用。

(4)**相干性好**。激光的相干性常用时间相干性和空间相干性来表示。从光源不同点发出的光在空间出现干涉现象的性质称为空间相干性。从光源同一点、不同时刻发出的光波在空间叠加出现干涉现象的性质称为时间相干性,出现时间干涉现象的最长时间间隔称为相干时间,在相干时间内激光传播的距离称为相干长度。普通光源的发光机制是自发辐射,光子之间没有恒定的相位联系而不具备相干光源条件。激光的发光机制是受激辐射,各发光中心间相互关联,发出的光可以在较长时间内保持相位差不变,所以激光的相干性很好。激光的相干长度可达数千米,而普通单色光的相干长度一般小于 1 m。

三、 医学上常用的激光器

用于产生激光的装置称为激光器,按其工作物质的不同,激光器可分为固体激光器、气体激光器、燃料激光器、半导体激光器和自由电子激光器等。按其工作方式的不同,激光器可分为单脉冲激光器、重复脉冲激光器、巨脉冲激光器、连续波激光器、波长可调激光器、Q 开关激光器和锁模激光器等。目前已发现可产生激光的物质有千余种,激光谱线有万余条,输出波长范围覆盖远红外线至 X 射线各波段。激光器的品种多达数百种,连续波激光器输出功率最高为几兆瓦,脉冲激光器的最大输出功率为几十兆瓦,医用激光器的功率范围为 $10^{-3} \sim 10^5$ W。砷化镓半导体激光器的工作寿命可达 100 万小时以上。表 14-1 给出了医学上常用激光器的特点及其主要用途。下面简略介绍其中的两种。

工作物质	工作方式	波长/nm	输出能量或功率	主要用途
红宝石	脉冲	694.3	$0.05 \sim 500$ J	眼科、临床实验、生物效应研究
钕玻璃	脉冲	1 060	$0.1 \sim 1\ 000$ J	低能量:眼科 高能量:肿瘤治疗、生物效应研究
Nd:YAG	脉冲、连续	1 060	$30 \sim 100$ W	外科手术、照射
CO_2	连续	1 060	$15 \sim 300$ W	皮肤科、妇产科、内科、骨科手术、肿瘤治疗、照射或烧灼
He-Ne	连续	632.8	$1 \sim 70$ mW	光针、外科、皮肤科、妇产科、照射或全息照相
He-Cd	连续	441.6	$9 \sim 12$ mW	体腔表面、肿瘤、荧光诊断
Ar	连续	488.0/514.5	$0.5 \sim 10$ W	眼科、外科手术刀、光针全息照相
N_2	脉冲	337.0	$0.4 \sim 1$ mJ	五官科、皮肤科、基础研究

表 14-1 医学上常用的激光器

1. 氦氖激光器

氦氖激光器是 1960 年制成的世界上最早的气体激光器,其工作物质是氦和氖的混合气体(两者具有十分接近的亚稳态能级),比例为 5:1 到 10:1,压强为 $250 \sim 400$ Pa。工作气体中产生受激辐射的是氖原子,而氦原子只起传递能量的作用。通常情况下氦原子和氖原子都处于基态,在外界气体的放电激励下,氦原子从基态被激发到两个亚稳态能级,然后处于亚稳态的氦原子与处于基态的氖原子发生碰撞,将能量传递给氖原子并无辐射地回到基态,从而使氖原子激发到相应的亚稳态,形成粒子数反转分布。当氖原子发生受激辐射而从亚稳态能级跃迁到较低能级时,发出波长为 3 391.2 nm 和 1 152.3 nm 的不可见激光及波长为 632.8 nm 的可见红色激光。氦氖激光器的工作方式为连续输出,输出功率一般为几十毫瓦,可用于临床浅表照射治疗。20 世纪中期我国研制出输出功率为 350 mW 的氦氖激光器,用于肿瘤光动力学治疗。氦氖激光器的优点是结构简单,成本较低,使用方便。

2. 红宝石激光器

红宝石激光器是世界上最早被发明的固体激光器。这种激光器的工作物质是一根掺有 0.035% 铬离子(Cr^{3+})的 Al_2O_3 晶体红宝石棒,棒的两端面经过精密加工而高度平行,一端面镀银成为全反射面,另一端面镀薄银制成透射率约为 10% 的部分反射面,激光由此面射出。棒置于螺旋管形的氙闪光灯内,闪光灯每次发出持续数毫秒的黄绿色和蓝紫色强光,使红宝石内处于基态 E_1 的 Cr^{+3} 离子吸收能量跃迁到激发态 E_3。Cr^{+3} 离子在 E_3 能级的平均停留时间很短,很快就过渡到亚稳态 E_2。只要激励光足够强,在闪光时间内就可在 Cr^{+3} 离子亚稳态与基态间形成粒子数反转分布,随后发射出波长为 694.3 nm 的红色激光。红宝石激光器只适用于脉冲工作方式。

四、军事上常用的激光器

自 1960 年世界上第一台激光器诞生后不久,美国国防部就试图将激光器用于军事各领域,经过半个世纪的研究与探索,激光器已在激光通信、激光测距、激光雷达、激光目标追踪、激光制导武器、激光对抗、战略和战术激光导弹防御系统、生物武器和化学武器监测、模拟核爆炸等军事领域中得到快速应用。

在激光通信领域常用的激光器有 CO_2 激光器、钇铝石榴石激光器(YAG)、掺铒光纤激光器和半导体激光器等。半导体激光器因具有效率高、寿命长、重量轻、体积小和易测试等特点而被广泛采用。

在激光测距、激光雷达、激光目标追踪、激光陀螺和激光夜视等常规武器的激光系统中,红宝石激光器、掺钕钇铝石榴石激光器(Nd:YAG)、掺铒钇铝石榴石激光器(Er:YAG)、CO_2 激光器、铝镓砷半导体激光器等是常用的激光器。

在陆基、舰基和机载等激光反导系统中,常用的激光器包括 CO_2 激光器、氟化氘激光器、准分子激光器、氧碘激光器、MIRACL

红外化学激光器等。

用于激光武器的激光器主要有固体激光器、气体激光器、化学激光器、准分子激光器、自由电子激光器、X射线激光器和γ射线激光器等,其平均输出功率从几十瓦到上百兆瓦。

此外,Nd:YAG激光器、LED激光器、蓝光半导体激光器、氩离子激光器等在生物武器和化学武器的监测中发挥了重要作用。随着激光技术的进一步发展,激光器在军事上将会得到更广泛的应用。

第二节 激光的医学应用

激光在医学中的应用主要涉及激光的生物效应、激光在基础医学中的应用、激光在临床诊断和治疗中的应用等几个方面。

一、激光的生物效应

生物组织因受激光照射而出现各种物理学、化学和生物学变化的现象称为激光生物效应(biological effect of laser)。激光生物效应主要包括热效应、压强效应、光化效应、电磁效应和生物刺激效应等,激光生物效应的强弱与激光特性和生物体的性质密切相关。

1. 热效应

生物组织在激光照射下吸收光能并将其转化为热能,使局部组织温度升高的现象称为热效应。激光的热效应主要包括吸收生热和碰撞生热二大类。吸收生热主要源于对红外线的吸收。当低能光子(红外线)照射生物体时,光子能量被分子吸收,转化为分子的动能和系统的热能而使组织温度升高的现象称为吸收生热。碰撞生热是指高能光子(紫外线或可见光)照射生物体时,光子能量被生物分子吸收,生物分子由基态跃迁到激发态。处于激发态的分子通过与周围分子碰撞将所获得的光能传递给邻近分子,使局部组织温度迅速升高。激光的热效应可引起蛋白质的变性和退化、生物组织表面的脱水和收缩、组织的凝固和坏死以及组织的碳化和气化。

2. 压强效应(机械效应)

高功率密度的激光照射生物组织时会产生辐射压、电致伸缩、冲击波、介质击穿等现象,称为激光的 压强效应(机械效应)。激光的压强效应包括一次压强和二次压强两部分。光子不但有能量,还有动量,本身就会造成光压。这种由激光辐射直接形成的压强称为一次压强。当生物组织受激光照射后产生热膨胀、相变、冲击波和电致伸缩等,形成的间接压强称为二次压强。二次压强比一次压强大得多,在许多情况下一次压强可忽略。自 20 世纪 70 年代起,人们利用激光辐射产生的压强来移动微观粒子,并制成"光学镊"俘获活细胞、病毒和细菌等。利用"光学镊"还可将精子和卵母细胞毫无损伤地放入输卵管中,以提高人工受孕的成功率。此外,激光的压强效应可用于治疗多种眼科疾病,如可用于降低眼压、消除血块、治疗青光眼和白内障等。

3. 光化反应

生物大分子吸收激光的能量并被激活而引起的组织内的一系列化学反应称为 光化反应。光化反应产生的受激原子、分子和自由基等不仅可诱导分解、氧化、聚合、致敏和酶化等反应,而且可产生光致异构等作用。此外,光化反应还能使组织出现红斑、色素沉着和维生素 D 合成等生物效应,并具有一定的杀菌、同位素分离和物质纯化等作用。

4. 电磁效应

激光是高能电磁波。高功率激光具有很强的电磁场,如功率密度为 $5 \times 10^8 \ \text{W} \cdot \text{m}^{-2}$ 的激光具有 $4 \times 10^{10} \ \text{V} \cdot \text{m}^{-1}$ 的电场强度。在强激光电磁场作用下受辐照生物组织内会发生分子电离、形成自由基、产生电致伸缩和光学谐波等(生物效应),致使组织受损和变性。

5. 生物刺激作用

弱激光的生物效应主要表现为 生物刺激作用。它不破坏或损伤组织和细胞,而是对损伤的组织和细胞的修复或愈合有促进作用。弱激光对生物体产生的刺激作用还呈现出累积效应,小剂量刺激能引起兴奋作用,大剂量刺激则引起抑制作用。

二、激光检测技术

生物学和基础医学研究领域涉及的激光检测技术主要有激光微光束技术、激光流式细胞术、激光光谱分析技术、激光多普勒技术和激光显微成像技术等。

激光微光束技术是激光经透镜系统聚焦后形成直径为 $0.5 \sim 1.0 \ \mu\text{m}$ 的激光微束,利用激光微束可以对细胞进行切割、融合、穿孔和移植等操作,系统研究生物大分子的结构及其变化。此外,将激光微束与质谱联合使用可对微量和痕量元素进行定性和定量分析。

激光流式细胞术可对单个细胞或其他生物微粒(细菌、真菌、染色体、细胞聚合体等)进行快速定量分析与分选,开展细胞周期、细胞膜电势(位)和通透性、细胞内钙离子浓度、核酸合成速率和染色体分类纯化等研究。

激光光谱分析技术包括激光荧光光谱技术、激光拉曼光谱技术、激光原子吸收光谱技术和激光微区光谱技术等,利用激光光谱技术可对微量蛋白质、核酸和生物膜等生物分子进行定性和定量分析,研究这些生物分子的结构和功能,促进药学和生物学等学科的快速发展。

激光多普勒技术是利用多普勒效应测量运动物体速度的一种实验技术,它不仅可以测量皮肤、肠黏膜、胃黏膜以及毛细血管的血流特征,而且还可测定巨细胞质流、精子活力、眼球运动和耳的听力等,将激光多普勒技术与电泳技术结合,可测量带电生物粒子的电特性。

激光显微成像技术包括激光全息技术、激光显微荧光光度术和激光扫描共聚焦显微术等。激光扫描共聚焦显微术是利用荧光探针对活细胞和组织进行共聚焦成像并进行研究的显微分析技术,它特别适用于对单个细胞和组织的三维结构观测,研究细胞与细胞间的相互作用、重要生物分子的运动状态、药物进入肿瘤组织的过程、组织再生和物理因子的生物效应等。将光学干涉技术与激光扫描共聚焦显微术结合形成的光学相干层析技术可用于探测食道、宫颈、肠道、心脏和脑等组织和器官,无损观察 $10\ \mu m$ 大小的组织的结构,被称为"光学活检"。

三、激光诊断技术

利用激光光谱技术、激光干涉技术和荧光分析技术等研制的各类智能激光检测仪,可对血液、尿液和人体其他组织成分进行无损测量,并自动快速地获取待测样品中大量与功能和形态相关的生物信息,有效地提高了疾病诊断的水平。例如在生物体内注射荧光素钠、血卟啉和亚甲蓝等无毒荧光染料,利用不同波长的激光照射局部组织,通过测定从生物组织内发出的特定荧光,确定肿瘤的特性。又如利用激光反射光谱分析技术可非侵入性地测量血液成分;新型激光血液综合分析仪可快速测出 12 项血液指标;全自动激光生化分析仪可测量蛋白质、核酸、维生素等100多种生化指标。再如用激光微探针质谱仪只需抽取 10^{-6} g 的微量样品,即可从中获得人体主要元素含量的信息;用光致内窥镜系统可以实时显示和传输被检组织的影像信息;用细胞氧饱和监护仪可对婴儿的术中和术后实施监护;用拉曼光谱诊断仪可对各种疾病进行早期精确诊断。总之,与传统医学检测诊断方法相比,激光诊断技术为临床无创、微量、实时和自动化检测开辟了新的途径。

四、激光治疗技术

激光治疗技术主要包括激光手术治疗、激光介入治疗、激光照射治疗、激光光敏治疗和激光内镜治疗等,目前已涉及眼科、牙科、皮肤科、妇科、神经外科、整形外科、心脏外科、儿科、泌尿科和耳鼻喉科等临床各科 300 多种疾病。

1. 激光手术治疗

眼科是激光手术治疗应用最早和最成熟的领域。在该领域中利用准分子激光的热效应和压强效应封闭视网膜裂孔、焊接脱落的视网膜、虹膜切除和打孔、治疗虹膜囊肿及眼底血管瘤等,都取得了比较满意的治疗效果。激光治疗眼部疾病具有操作简便、迅速、病人痛苦小及疗效显著等优点。外科手术常用大功率 CO_2 激光刀,通过对病灶实施凝固、气化和消融等切除肿瘤和病变组织。此外,激光烧灼治疗对内脏黏膜出血和痔疮出血具有较好的疗效。与传统的解剖刀相比,激光刀不出血或少出血。与传统的冷刀、超声刀和高频电刀比较,激光刀的切割能力强,切口锋利,损伤少。

2. 激光介入治疗

激光介入治疗是通过内镜对疾病进行激光治疗的技术。如将激光刀通过光纤引入体内施行手术可避免剖腹或开腔。又如常用钇铝石榴石(YAG)和钕玻璃激光器发出红外激光,将激光与光纤和内窥镜有机组合,治疗胃溃疡和切除胃动脉瘤。激光介入治疗对消除冠状动脉血栓、治疗某些心血管疾病和脑血管疾病具有良好的效果。

3. 激光照射治疗

激光照射治疗是利用弱激光对生物组织的刺激、镇痛、消炎和扩张血管等作用对相关疾病进行治疗的技术,它包括激光理疗和激光针灸等。激光理疗不仅可以起到促进溃疡、烧伤和手术伤口愈合的作用,而且对多种炎症的治疗具有良好的效果。激光针灸是把现代激光技术与古老的中医技术相结合的新方法。

4. 激光光敏治疗

激光光敏治疗是利用激光的光化效应治疗肿瘤的一种方法。将血卟啉等光敏剂注入生物体,光敏剂有选择地聚集于肿瘤细胞内。用特定波长的激光辐照肿瘤组织,光敏剂吸收光能后发生一系列化学反应而将光能转化为化学能,从而破坏肿瘤组织而不损害周围组织,起到治疗疾病的目的。

实践表明,激光在医学上有着广泛的应用,目前尚有大量激光生物效应的微观机制有待进一步阐明。

第三节 激光的军事应用

在和平时期和现代高科技局部战争中,各国军方利用激光发射的定向高能相干光束研制出大量性能优异的激光器用于常规武器、导弹防御系统、定向能武器、激光对抗和模拟核爆炸等方面,激光已在新军事领域和国家安全领域起到越来越重要的作用,成为各国军力强弱的重要组成部分。

一、常规武器中的激光系统

在常规武器中利用激光方向性好、高强度、高能量、单色性和相干性好等特点研发的激光武器系统及装备主要涉及激光通信、激光定向、激光雷达、激光测距、激光干涉、激光测速等方面,它对提高常规武器装备的作战性能起到了重要作用。

1. 激光通信

激光通信是一种利用激光传输信息的通信方法,可在大气、光纤、太空和水中传播。激光通信的工作原理与电通信基本相似,主要区别在于信息载体。激光通信的信息载体是光波,其频率高达 $10^{13} \sim 10^{15}$ Hz,且频带很宽。根据传播信息量随载波频率升高而增加的通信理论,以光波为载波的激光可大幅度提高通信容量。激光通信方式主要有光纤通信、大气激光通信和空间激光通信等。用于激光通信的激光器有半导体激光器、YAG 激光器和 CO_2 激光器。

激光通信具有容量大、保密性和机动性强、抗干扰性好等优点,因此受到各国军界的高度关注,在军事上得到广泛应用。激光空间通信系统常用于远程控制和空间通信等方面,20 世纪 80年代起美国大力发展蓝绿激光通信技术,在美国弹道导弹防御系统的支持下,已建成多个高速空间激光通信系统和卫星激光通信系统,以增强卫星之间、卫星与地面之间、卫星与舰艇之间的通信能力和低轨卫星间的协调能力,提高舰艇和无人机的隐蔽性、机动性和生存能力。激光光纤通信和大气激光通信是岛屿之间、舰船之间、作战平台之间、指挥所和前沿阵地之间常用的通信技术。激光光纤通信还应用于海、陆、空三军短距离战术通信,鱼雷和潜艇水下通信以及光纤制导导弹控制等方面。

2. 激光测距

激光具有亮度高、单色性好和方向性好的优点,因此成为理想的测距光源。激光测距仪是采用激光测定目标距离的装置,其工作模式有脉冲式激光测距和连续波相位式激光测距两种。脉冲式激光测距仪的作用距离为 $10^2 \sim 10^4$ m,主要用于火炮、坦克、舰船和飞机等各种用途的火控系统以及军用航空器和靶场弹道的测试。激光测距仪的主要特点是精度高、速度快,可大幅度提高武器的首发命中率。激光测距仪与微波雷达相结合可有效降低杂散波对微波雷达低仰角工作的干扰。蓝绿波长激光测距仪可用于对水下目标的探测。大型激光测距仪可精确测量卫星和飞行器的运行轨迹。目前投入使用的激光测距仪有近百种,采用的激光器有 YAG 激光器、CO_2 激光器和掺钕(或铒)氟化钇锂激光器等。激光测距仪的发展趋势为:① 实现装置的标准化和系列化,使之兼备指示和瞄准功能,并能与红外、微光和可视设备等结合使用。② 研制大气传输性能好,并对人眼无损伤的新型激光测距仪。③ 发展波长可调节的激光测距仪,提高抗干扰能力。相位式激光测距仪由于其精度可达毫米级,因此常用于军事地形测绘。

3. 激光雷达

激光雷达是通过比较激光发射信号和回波信号的差异,获取诸如待测目标位置、运动状态和形状等信息的装置,它可以对飞机和巡航导弹等目标进行探测、跟踪、识别和定位。激光雷达与微波雷达具有相似的结构和功能。与微波雷达相比,激光雷达具有工作波长短、测量精度高、分辨率和抗干扰能力强等特点,同时存在探索和捕获目标比较困难、在大气和恶劣天气中易散射和被吸收等缺陷。目前激光雷达已用于对主动段飞行导弹运动轨迹的跟踪与测量、对飞机和导弹低仰角飞行的跟踪和测量、对卫星轨迹测量和航天器的会合与对接。激光雷达与红外、电视等光电系统结合形成的战术激光雷达已用于坦克、火炮、舰船和飞机的火控系统,对目标进行搜索、识别、跟踪和测量,以及侦测大气中的化学和生物制剂等。

4. 其他应用

随着军用激光技术的快速发展,激光陀螺、激光目标指示器和激光侦察对抗技术等也日益受到重视。激光陀螺是导航系统的主要器件,用于测定相对惯性空间的转速和方位,它具有结构简单、使用寿命长、可靠性高、动态范围大、耐冲击、功耗小和成本低等特点。激光陀螺按提取信号方式可分为环形激光陀螺和光纤激光陀螺,目前激光陀螺已广泛用于战略导弹、战术导弹、巡航导弹、舰船稳定平台、海军火炮基准、飞机和航天器的导航中。

激光目标指示器是激光制导炸弹、激光制导导弹和火炮的重要组成部分,为激光制导炸弹、导弹和火炮提供目标照明,以提高导弹制导精度和火炮命中精度。用作目标指示器的激光器主要是 Nd:YAG 激光器。

激光报警指的是利用激光探测敌方激光系统的距离和位置,判断其结构和工作方式,发出警报使部队采取及时的对抗措施。激光对抗的主要方法有采用激光等强辐射源直接摧毁敌方的激光系统、释放假信号诱骗敌方的激光测距系统和激光引导头等、施放气凝胶和烟雾等以阻断激光束。激光反对抗技术主要将滤光技术、编码技术、距离选通技术、红外技术、雷达技术、电视技术与波长可调激光技术相结合建立复合激光制导系统用于激光对抗。

二、 激光导弹防御系统

激光导弹防御系统(或称激光反导系统)是用高能激光摧毁以声速运行的导弹及其他飞行物体的作战系统。根据不同的作战平台,激光导弹防御系统可分为舰基激光反导系统、陆基激光反导系统、空基激光反导系统和机载激光反导系统。用于舰基激光反导系统的激光器主要有氟化氘激光器、红外化学激光器和电子自由激光器。红外化学激光器在水平方向的射程不超过 25 km,但具有击落低轨卫星的能力。用于陆基激光反导系统的激光器主要有兆瓦级氟化氘激光器、红外化学激光器和 LD 泵浦固体激光器等,它对导弹的拦截具有较好的效果。机载激光反导系统常采用氧碘激光技术,这种激光器的化学效率高达百分之几十,最适合在 10 000 m 高空传输和摧毁那些刚点火的敌方导弹。

三、激光武器

1. 激光武器

激光武器是利用激光束直接攻击敌方目标的定向能武器。激光武器由高能激光器、精密瞄准跟踪系统和光束控制与发射系统组成。激光武器有多种分类方法,按用途可分为战术激光武器(如激光致盲武器和防空激光武器等)和战略激光武器(如反卫星激光武器和反导激光武器等);按能量可分为高能激光武器(如激光炮等)和低能激光武器(如激光轻武器等);按作战平台可分为陆基、车载、舰载、机载和卫星激光武器;按激光器种类可分为固体激光器、气体激光器、化学激光器、准分子激光器、自由电子激光器和 X 射线激光器武器等。

激光武器对目标的杀伤机理主要包括烧灼效应、激波效应和辐射效应。激光武器与常规武器相比具有如下优点:① 攻击速度快,命中率高;② 使用灵活,易于迅速变换射击方向;③ 射击频率高,能够在短时间内拦截多个来袭目标;④ 能够有选择地精确攻击目标群中的某一目标,实现精确打击;⑤ 电子对抗所采用的电磁干扰对其影响甚微,抗电磁干扰能力强;⑥ 可根据目标选择不同类型的激光武器等。同时激光武器也存在如下缺陷:① 易受恶劣天气(雨、雪、雾等)、环境烟尘和人造烟雾等影响;② 有效作用距离有限;③ 能量转化效率较低等。因此,激光武器不能完全取代其他武器,它需与其他武器配合使用才能呈现出独特的优势。激光武器的防护设备主要有防护镜、防护面罩、防护薄膜、防护涂料等,防护措施包括释放假目标、施放烟雾、改变导弹尾焰的亮度和形状以及隐蔽导弹发射等。

2. 激光制导武器

激光制导武器是用激光引导航空炸弹、炮弹和导弹等打击敌方目标的武器系统。激光制导的方式有半自动寻的制导和波束制导两种。激光制导具有命中率高、抗电磁干扰能力强、结构简单、成本较低和能昼夜使用等优点,已广泛应用于炸弹、炮弹和导弹的精确制导中。海湾战争中美国共投掷了 9 300 多枚各种类型的激光制导炸弹。激光寻的制导炸弹的投弹误差仅 1 m,是普通炸弹的百分之一。激光制导炮弹的首发命中率为 80% ~ 90%,命中精度为 0.3 ~ 1 m。激光制导空地导弹的精度在 1 m 以内。

激光波束制导地空导弹和反坦克导弹的作用距离可达 3 ~ 8 km,命中率提高一倍。

第四节　X 射线的产生及其性质

　　X 射线(X-ray)又称伦琴射线,是德国物理学家伦琴(W. K. Röntgen)于 1895 年研究稀薄气体放电时发现的一种频率在 3×10^{16} ~ 3×10^{20} Hz 之间的高频电磁波。为此 1901 年伦琴获得了人类历史上第一个诺贝尔物理学奖。X 射线的发现对推动物质微观结构的研究产生了巨大影响。X 射线现已成为医学诊断和治疗的重要手段,并开创了物理学和放射医学的新时代。一个多世纪以来,X 射线影像诊断技术实现了从普通摄影到数字增强摄影和计算机断层数字摄影(X-CT)的飞跃。X-CT 扫描技术也从断层扫描发展到螺旋扫描。除此以外,利用 X 射线研制的高能 X 射线激光器和 X 射线自由电子激光器等已用于热核聚变研究、X 射线激光武器研制、硬 X 射线调制望远镜空间巡航和活细胞无损三维全息成像等军事医学的各领域。本节主要介绍 X 射线的产生、X 射线的基本特性、X 射线谱、物质对 X 射线的吸收规律以及 X 射线的医学应用。

一、X 射线的产生

1. X 射线的产生

　　X 射线的产生可以采用轫致辐射、同步辐射和受激辐射等方法。临床产生 X 射线的常用方法是让高速运动的带电粒子流受障碍物阻挡而发生轫致辐射,产生 X 射线。因此,产生 X 射线必须具备两个基本条件:① 有高速运动的带电粒子流;② 有适当的障碍物(或靶)阻止电子的运动,以把电子的动能转化为 X 光子的能量。

2. X 射线的发生装置

　　如图 14-4 所示,普通 X 射线发生装置主要包括 4 个部分:灯丝变压器、升压变压器、整流电路和 X 射线管。灯丝变压器将 220 V 的交流电降至 5 ~ 10 V,作为钨丝的加热电源。调节变阻器 W 可以改变通过钨丝的电流,控制单位时间内从热阴极发射的电子数。升压变压器把 220 V 交流电升至数十万伏,旋钮 S 可改变原副线圈的匝数比,调节副线圈的输出电压。整流电路由 4 个

X 射线管

二极管组成,把副线圈输出的交流高压改变成直流高压加到 X 射线管的阴、阳两极间,产生高压加速电场,实现对电子的加速,获得高速运动的电子流。

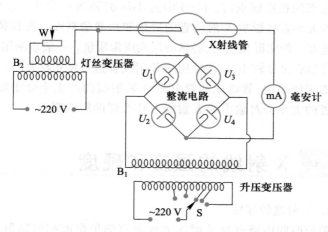

图 14-4 X 射线发生装置基本电路

X 射线管是普通 X 射线发生装置的核心,它是一个高度真空的硬质玻璃管,由阴极(cathode)、阳极(anode)和外壳等组成。阴极由钨丝(又称灯丝)制成,单独由 5~10 V 的低压电源供电,它是炽热电子的发射源,灯丝电流越大,单位时间内发射的电子数越多。阳极一般是铜制圆柱体,其柱端斜面上嵌有一块用于接收高速电子轰击的小钨靶(或钼靶),通常称为阳极靶。阳极与阴极之间施加几千伏到几十万伏的直流高压,称为管电压(tube voltage),以千伏(kV)为单位。X 射线管工作时通过管内两电极间的电流称为管电流(tube current),以毫安(mA)为单位。高速飞行的电子在与阳极靶的相互作用过程中失去动能,将其转化为热能并向四周辐射 X 射线。

管电压

管电流

3. 阳极靶与焦点

当高速运动的电子轰击阳极靶时,不到 1% 的电子的动能将转化为 X 射线的能量,其余电子的动能都转化为热能而使阳极的温度急剧上升。因此制作阳极时应采用散热片通风、流动油冷却或旋转阳极(图 14-5)等散热方式。

理论和实验研究表明,在相同速度和相等数量电子轰击阳极靶时,X 线管发出的 X 射线的光子总能量近似与阳极靶材料的原子序数的平方即 Z^2 成正比,原子序数越高,产生 X 射线的效率越高。因此在兼顾高原子序数和高熔点温度的情况下,常选用钨($Z=74$)或它的合金作为阳极靶材料。在临床检查中有时需要用波长较长的 X 射线,这时可选用钼($Z=42$)作为阳极靶材料。

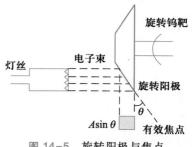

图 14-5 旋转阳极与焦点

实际焦点

高速电子流在阳极靶上轰击的面积称为实际焦点,它的大小与灯丝的形状有关,长灯丝所形成的焦点称为大焦点,短灯丝形成的焦点称为小焦点。一般 X 射线管的阳极靶面为矩形斜面,

有效焦点

实际焦点的投影面积(图 14-5 中为 $A\sin\theta$)称为有效焦点。实际焦点的大小直接影响 X 射线管的散热和影像清晰度。面积越大、散热越好。但实际焦点大,必然会影响成像质量。一般诊断用的 X 射线管焦点尺寸较小,而治疗用的 X 射线管焦点尺寸较大。

临床使用中,管电压和管电流对 X 射线的产生十分重要,改变二者的大小会对输出的 X 射线有什么样的影响呢?

二、　X 射线的强度和硬度

1. X 射线的强度

X 射线的强度

单位时间内通过与 X 射线方向垂直的单位面积的辐射能量称为 X 射线的强度或 X 射线的量,用 I 表示,单位为 $W \cdot m^{-2}$。由于 X 射线由各种频率的光子组成,因此 X 射线的强度 I 可表示为

$$I = \sum_{i=1}^{n} N_i \cdot h\nu_i = N_1 \cdot h\nu_1 + N_2 \cdot h\nu_2 + \cdots + N_n \cdot h\nu_n \quad (14-2)$$

式中 $N_1, N_2, \cdots, N_n$ 分别表示能量为 $h\nu_1, h\nu_2, \cdots, h\nu_n$ 的光子数。

对于波长连续分布的 X 射线,其强度 I 可表示为

$$I = \int_{\lambda_{\min}}^{\infty} I(\lambda)\,d\lambda \quad (14-3)$$

式中 $\lambda_{\min}$ 为短波极限,$I(\lambda)$ 为连续 X 射线按波长的分布。

从(14-2)式可知,X 射线强度与光子的能量和数量有关。

调节 X 射线的两种途径:
1. 调节管电流
2. 调节管电压

因此调节 X 射线强度的方法有两种:一是调节管电流,控制轰击阳极靶的电子数和阳极靶发射的 X 光子数;二是调节管电压,控制高速飞行电子的动能和每个 X 光子的能量。由于光子数量不易直接测出,作为一种简便方法,临床上通常用一定管电压下的管电流(单位:mA)间接表示 X 射线的强度。管电流越大,单位时间内轰击阳极靶的电子数越多,阳极靶产生的光子数也越多,则 X 射线的强度越大。反之,管电流越小,X 射线强度也就越弱。此外,人们用管电流与辐射时间的乘积来衡量 X 射线的总辐射量。

2. X 射线的硬度

X 射线的硬度

X 射线的硬度也称 X 射线的质,表示 X 射线贯穿本领的强弱。X 射线的贯穿本领取决于单个光子的能量,与光子数量无

关。X 光子的能量与 X 射线管的管电压大小有关。增加管电压可使单光子的能量增加,从而增加 X 射线的贯穿本领和硬度。因此,通过调节管电压就可以控制 X 射线的硬度,医学上常用管电压(单位:kV)表示 X 射线的硬度。表 14-2 列出了按硬度分类的四类 X 射线及其管电压、最短波长和主要用途。

表 14-2　医用 X 射线按硬度的分类

名称	管电压/kV	最短波长/nm	主要用途
极软 X 射线	5～30	0.25～0.041	软组织摄影,表皮治疗
软 X 射线	30～100	0.041～0.012	体部或脏器的透视和摄影
硬 X 射线	100～250	0.012～0.005	较深组织治疗
极硬 X 射线	250 以上	0.005 以下	深部组织治疗

三、X 射线谱

1. X 射线衍射

1912 年劳厄(M. von. Laue)利用天然晶体首次观察到了 X 射线的衍射现象。随后布拉格父子(W. H. Bragg 和 W. L. Bragg)于 1913 年对 X 射线衍射进行了定量研究。图 14-6 是 X 射线衍射原理的示意图,图中黑点表示原子,通过各黑点的直线表示由一系列平行原子层组成的晶格平面,d 是相邻两晶格平面之间的距离,称为晶格常量。当单色 X 射线沿掠射角(与晶格平面的夹角)ϕ 照射到晶体上时,由于晶体表面和体内的原子都成为子波中心向各方向发射 X 射线,散射的 X 射线彼此相干,在空中形成干涉现象。图中,相邻两晶格平面反射的 X 射线,如 B_1OB_2 和 A_1PA_2 的光程差为 $|EP| + |PF| = 2|OP| \cdot \sin\phi = 2d\sin\phi$,则 X 射线衍射加强的条件是

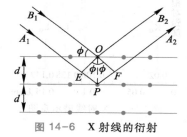

图 14-6　X 射线的衍射

$$2d\sin\phi = k\lambda \quad (k = 1, 2, 3, \cdots) \tag{14-4}$$

上式称为**布拉格方程**(Bragg's equation)。

由布拉格方程可知,如果已知 X 射线波长和掠射角,就可以测出原子的位置和分析晶体的结构,现已发展出独立的 X 射线结构分析学。X 射线衍射在生命科学中常用于细胞、核酸和蛋白质等精细结构的研究。例如根据 DNA 的 X 射线衍射斑点图可测定 DNA 双螺旋结构和每个螺旋周长内十个核苷酸的间隔(约 0.34 nm)。又如通过对纤维状蛋白质进行 X 射线衍射分析,人们发现了蛋白质分子二级结构的 α 螺旋与 β 折叠。此外,X 射线衍射技术还应用于对血红蛋白、胰岛素、抗体和部分蛋白酶等分子的结构分析。

由布拉格方程进一步可知,已知晶格常量和掠射角,就可以计算出入射 X 射线的波长 λ,这是 X 射线摄谱仪的工作原理和 X 射线光谱分析法的基础理论。通常 X 射线管发出的 X 射线包含不同的波长成分。利用 X 射线摄谱仪可以测出不同波长成分的 X 射线,将其强度按照波长顺序排列展开形成的图谱称为 **X 射线谱**(X-ray spectrum)。

图 14-7 是钨靶 X 射线管所发射的 X 射线谱。下部是照相底片上的 X 射线谱,上部是谱线强度与波长的关系曲线。由图可见,X 射线谱包含两部分:一部分是曲线下的阴影面积,对应于照片上的背景,它包含各种不同波长的 X 射线,称为 **连续 X 射线谱**(continuous X-ray spectrum);另一部分是曲线上凸出的尖峰,是具有较大强度和特定波长的明条纹光谱,对应于照片上的分立谱线,它与靶材料的原子特性有关,称为 **标识 X 射线谱**(characterstic X-ray spectrum)。

2. 连续 X 射线谱

大量实验的结果表明,较低管电压下 X 射线管只发射连续 X 射线。图 14-8 是钨靶 X 射线管在四种较低电压下的连续 X 射线谱。X 射线谱的相对强度从长波往短波方向呈现出逐渐增至最大值后快速降为零的变化规律。与相对强度为零处对应的波长是连续 X 射线谱中的最短波长,称为 **短波极限**(limiting wavelength)。从图中还可以看出,随着管电压的增加,各种波长对应的强度都相应增大,而且峰值强度的波长和短波极限都向短波方向移动。

连续 X 射线谱产生的主要机制是 **轫致辐射**(bremsstrahlung)。当高速电子流撞击阳极靶时,电子在原子核电场的作用下,其速度大小和方向都发生急剧变化,导致电子动能的损失,其中部分损失的能量以光子形式辐射出来形成轫致辐射。由于每个电子的运动径迹、与原子核的距离以及速度变化均不同,因此电子与原子核相互作用时损失的能量和由此产生的辐射光子的能量也不尽相同,于是形成了连续 X 射线谱。对于一定数目轰击阳极靶的高速电子流,产生轫致辐射的电子数取决于两个因素:① 靶材料的原子序数越高,核电场越强,产生轫致辐射的电子数目就越多;② 管电压越高,电子的速度越快,越有可能穿进核区域,则产生轫致辐射的概率就越大。

如果电子在与核相互作用时单次将全部动能转化为 X 光子的能量,这时该光子具有最短波长和最大能量。设管电压为 U,电子电荷量绝对值为 e,质量为 m,当电子从阴极到达阳极时电场

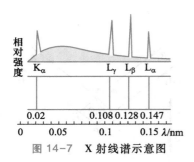

图 14-7　X 射线谱示意图

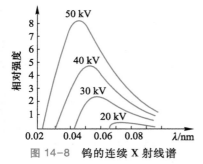

图 14-8　钨的连续 X 射线谱

力对电子所做的功为 eU，电子的动能为 $\frac{1}{2}mv^2 = eU$。如果电子受到阳极靶的阻挡，全部动能将转化为一个光子的能量，则

$$h\nu_{\max} = \frac{1}{2}mv^2 = eU \qquad (14-5)$$

将波长、频率与光速的关系 $\lambda\nu = c$ 代入上式，可得最短波长 $\lambda_{\min}$ 为

$$\lambda_{\min} = \frac{hc}{eU} \qquad (14-6)$$

把 $h = 6.626\times10^{-34}$ J·s，$c = 3\times10^8$ m·s^{-1}，$e = 1.6\times10^{-19}$ C 代入上式，并取电压的单位为 kV，波长的单位为 nm，则上式变为

$$\lambda_{\min} = \frac{1.242}{U/\text{kV}}\ \text{nm} \qquad (14-7)$$

上式表明，连续 X 射线谱的最短波长与管电压成反比，管电压越高，$\lambda_{\min}$ 越短。

例 14-1

设 X 射线管电压为 10 万伏，求：

（1）电子到达阳极靶时的速度；

（2）连续 X 射线谱的最短波长。

解　（1）设电子到达靶时的速度为 v，如果不考虑速度所引起的质量变化，则电子的质量 $m = 9.11\times10^{-31}$ kg，又知 $e = 1.6\times10^{-19}$ C，$U = 10^5$ V，由（14-5）式可得

$$v = \sqrt{\frac{2eU}{m}} = \sqrt{\frac{2\times1.6\times10^{-19}\times10^5}{9.11\times10^{-31}}}\ \text{m·s}^{-1}$$

$$= 1.87\times10^8\ \text{m·s}^{-1}$$

（2）由（14-7）式可得最短波长 $\lambda_{\min}$ 为

$$\lambda_{\min} = \frac{1.242}{U/\text{kV}}\ \text{nm} = \frac{1.242}{100}\ \text{nm}$$

$$= 1.242\times10^{-2}\ \text{nm}$$

---

3. 标识 X 射线谱

当管电压升高到 70 kV 以上时，在连续 X 射线谱 0.02 nm 波长位置附近出现四条分立谱线，如图 14-9 所示。若管电压继续升高，连续 X 射线谱的强度和短波极限都随之变化，但这四条分立谱线的峰值位置却始终不变，即它们的波长不变。大量研究表明分立谱线的波长取决于阳极靶材料，不同元素制成的阳极靶具有不同的分立线谱，它可以作为这些元素的标识，故称为标识 X 射线谱。标识 X 射线谱也叫 X 射线特征谱。

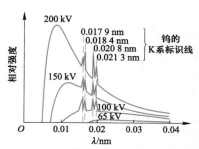

图 14-9　钨在较高电压下的 X 射线谱

标识 X 射线是由高速运动的电子与靶原子内层电子相撞击产生的。原子内层电子受到高速运动电子的撞击获得能量而电离，导致原子内电子层出现一个空位，处于高能态的外壳层电子有可能向内壳层跃迁并将多余的能量以 X 射线的形式辐射出来，产生标识 X 射线。如果空位出现在 K 层，则空位就会被 L、M 或更外层电子所填补，形成的光谱线组成了 K 线系。如果空位出现在 L 层（这个空位可能是高速电子直接使 L 层电子电离留下的空位，也可能是 L 层电子跃迁到了 K 层留下的空位），那么这个空位就可能由 M、N、O 层的电子来填补，辐射的光子形成了 L 线系，如图 14-10 所示。

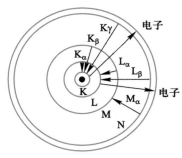

图 14-10　标识 X 射线产生原理示意图

应当指出，医用 X 射线管中发出的 X 射线主要是连续 X 射线，标识 X 射线在全部 X 射线中所占的比例很少。但标识 X 射线谱为线状光谱，可以用于确定阳极靶材料的组成，它在原子壳层结构和化学样品分析中具有重要意义。

四、X 射线的基本性质

1912 年劳厄利用天然晶体首次观察到了 X 射线的衍射现象，并证明了 X 射线是波长为 $10^{-12} \sim 10^{-8}$ m 的电磁波。而 X 射线与物质作用时，会突出表现粒子特征，因此 X 射线具有波粒二象性。它具有以下基本性质：

（1）电离作用。X 射线能使原子或分子电离，电离的程度与 X 射线的量成正比。X 射线的电离作用是 X 射线损伤和治疗的基础。

（2）贯穿本领。物质对 X 射线的吸收较弱，因此它具有很强的贯穿本领。X 射线的贯穿本领与 X 射线的波长和被照射物质的密度及原子序数有关。一定波长的 X 射线对低原子序数物质的贯穿本领强于对高原子序数物质的贯穿本领。例如，X 射线对肌肉等软组织的贯穿本领大于对骨骼的贯穿本领，这是利用 X 射线进行医学诊断和人体成像的理论基础。

（3）荧光效应。用 X 射线照射钨酸钙、铂氰化钡、硫化锌和磷等物质，使处于基态的原子或分子吸收 X 射线的能量跃迁至高能激发态，被诱发的原子或分子回到基态时，便发出荧光，这种效应称为荧光效应。X 射线的荧光效应与 X 射线强度有关，当透过人体不同组织的 X 射线照射荧光屏时，可形成明暗不同的影像，这就是 X 射线透视的基本原理。

（4）感光作用。X 射线对照相胶片有感光作用，且感光程度与 X 射线强度有关。X 射线照射到胶片上使 AgBr 感光，Ag^+ 被还原成金属银,经显影、定影处理后,沉淀于胶片的胶膜上,呈黑色。而未感光部分经显影、定影处理后呈胶片片基的透明本色,从而产生黑白对比的影像。X 射线的感光作用被广泛应用于 X 射线摄影中。

（5）生物效应。X 射线照射生物体时产生的电离或激发作用,能使组织细胞受损而产生抑制生长、凋亡和坏死等生物效应。X 射线的生物效应是肿瘤治疗的基础,某些恶性淋巴瘤和白血病等对 X 射线高度敏感,X 射线放射治疗对这类疾病具有较好的疗效。同时需要指出的是 X 射线对正常组织也有损害,或者说存在致癌风险,因此应注意辐射防护。无论 X 射线临床诊断、治疗还是辐射防护,都与物质对 X 射线的吸收规律密切相关,物质对 X 射线的吸收应符合什么规律呢?

第五节　物质对 X 射线的吸收规律

一、单能窄束 X 射线的吸收规律

当 X 射线通过物质时,X 射线与物质发生相互作用,一部分光子被吸收转化为其他形式的能量,另一部分光子被散射而改变方向,从而使原入射方向 X 射线的强度逐渐减弱,这种现象称为**X 射线的吸收**(absorption of X-ray)。物质对 X 射线的吸收越强,X 射线的衰减越快。实验表明,单能窄束平行 X 射线通过物质时的吸收规律服从朗伯定律,即

$$I = I_0 e^{-\mu x} \tag{14-8}$$

X 射线的朗伯定律

式中 I_0 是入射 X 射线的强度,I 是通过厚度为 x 的物质层后的 X 射线强度,μ 称为**线性衰减系数**(linear attenuation coefficient),它与 X 射线的能量、吸收物质的原子序数和密度密切相关。如果 x 的单位为 m,则 μ 的单位为 m^{-1}。显然,μ 值越大,X 射线强度在物质中的减弱越快;μ 值越小则减弱越慢。

对于密度为 ρ 的物质而言,μ 与 ρ 成正比。这是因为 ρ 越大,X 射线在单位路程中与物质原子相互作用的机会越多,光子被吸收或散射的概率也越大。由于 μ 与 ρ 成正比,因此同一种物质的 μ 会因状态不同(液态、固态和气态)而差别很大。为了消除物质密度的影响,我们引进**质量衰减系数**(mass attenuation coefficient) μ_m 和**质量厚度**(mass thickness) x_m,即

质量吸收系数

$$\mu_{\mathrm{m}} = \frac{\mu}{\rho} \qquad (14-9)$$

$$x_{\mathrm{m}} = x\rho \qquad (14-10)$$

将(14-9)式和(14-10)式代入(14-8)式可得

X 射线的吸收规律

$$I = I_{\mathrm{m}}\mathrm{e}^{-\mu_{\mathrm{m}}x_{\mathrm{m}}} \qquad (14-11)$$

这就是用质量厚度和质量吸收系数表示的物质对 X 射线的吸收规律。

二、 半价层

半价层

X 射线的吸收规律和对物质的穿透本领常用半价层(half value layer)来表示。半价层就是 X 射线的强度减弱至原来的一半时所通过的物质厚度。若用 $x_{1/2}$ 和 $x_{\mathrm{m},1/2}$ 分别表示线性半价层和质量半价层,则由(14-8)式和(14-11)式可得

$$x_{1/2} = \frac{0.693}{\mu}, \quad x_{\mathrm{m},1/2} = \frac{0.693}{\mu_{\mathrm{m}}} \qquad (14-12)$$

线性半价层和质量半价层分别与线性吸收系数和质量吸收系数成反比。

三、 连续 X 射线的吸收规律

临床上使用的 X 射线主要是连续 X 射线,物质对 X 射线的吸收与 X 射线的波长密切相关,物质对短波(高能)X 射线的吸收较少,对长波(低能)X 射线的吸收较多。一般来说 X 射线总强度的衰减并不严格按照指数规律,因此在临床应用中如果将 X 射线的吸收规律近似为指数规律,则需将(14-8)式或(14-11)式中的吸收系数用各种波长 X 射线吸收系数的平均值代替。

四、 吸收系数与波长和原子序数的关系

吸收系数反映了物质对 X 射线吸收本领的大小,其值大则吸收本领大,反之则吸收本领小。实验证明能量在几十到几百

keV 的医用 X 射线, 物质的质量吸收系数 μ_m 为

$$\mu_m = KZ^\alpha\lambda^3 \qquad (14-13)$$

式中 K 是比例系数, Z 为原子序数, λ 为 X 射线波长, α 的值在 3 与 4 之间。如果吸收物质中含有多种元素, 其质量吸收系数为各元素的质量吸收系数按照物质含量的加权平均值。从 (14-13) 式中我们可以得出两个有实际意义的结论:

质量吸收系数

(1) 物质原子序数越大, 吸收本领越大。这是医学上开展 X 射线影像诊断和 X 射线防护工作的物理基础。若均匀 X 射线入射到人体, 由于各组织、器官的密度、厚度、有效原子数不同, 故对 X 射线的衰减不同, 携带的人体组织信息也不同。如肌肉的主要成分是 H、O、C 等, 骨的主要成分是磷酸钙 $Ca_3(PO_4)_2$, 由于 Ca 和 P 的原子序数比 H、O、C 的原子序数高, 因此骨的质量吸收系数约是肌肉组织的 140 倍。当用 X 射线摄影或透视时, 骨对 X 射线的吸收比肌肉的多, 因而在照片或荧光屏上形成明显的骨骼阴影。对于密度差较小的软组织, 可引入与背景组织有效原子数 Z 差别较大的造影剂。如在对胃肠透视或摄影时让患者吞服钡 ($Z=56$) 盐的目的是增加胃肠部位的质量吸收系数, 提高影像诊断的质量。由于铅 ($Z=82$) 的原子序数较高, 它对 X 射线的吸收本领较强, 因此铅板和铅制品常被用作 X 射线的防护材料。

(2) X 射线波长越长, 越容易被吸收。在医学和临床诊断中, 可根据临床需要选用硬度合适的 X 射线。如采用长波长 X 射线治疗浅部疾病, 使用短波长 X 射线治疗深部疾病。当含有各种波长的 X 射线进入吸收物体后, 长波成分比短波成分衰减快, 导致短波成分所占的比例越来越大, 平均吸收系数则越来越小, 即 X 射线随着穿透物质层厚的增加而硬度越来越大, 这种现象称为 X 射线的硬化。因此, 在深部组织治疗过程中, 为了防止长波 X 射线损害浅部健康组织, 常用厚度不同的铜、铝或铅薄片制成滤线板, 置于 X 射线管的出线窗口, 滤除 X 射线管发出的长波 X 射线。

第六节　X射线的医学应用

　　X 射线在医学上的应用主要分为诊断和治疗两个方面。X 射线的诊断又分为普通 X 射线成像和数字 X 射线成像。随着 X 射线在医学中应用的日趋广泛, 人们对 X 射线电子计算机断层成像、X 射线活细胞无损三维全息成像和 X 射线防护的关注程度也越来越高。

一、X 射线摄影和透视

1. X 射线摄影

X 射线在医学中应用最广的是 X 射线摄影和 X 射线透视。X 射线摄影术（X-ray roentgenography）的基本原理是利用强度均匀的 X 射线照射人体，由于体内不同组织或器官对 X 射线的吸收本领不同，所以透射 X 射线具有不同的强度。若不同强度的透射 X 射线投射到照相胶片上并使之感光，感光胶片经显像后则可呈现出反映被照射部位解剖学结构的图像（图 14-11）。为了增加摄影胶片上的感光量和减少患者的 X 射线吸收剂量，通常在摄影胶片前放置一增感屏。X 射线摄影主要用于头部和体部检查，包括观察组织、器官的形状和病变状况，确定体内各处肿瘤的位置和大小，诊断骨折、创伤和体内异物等，其中胸透比较常用。但是 X 射线摄影对于厚度大的脏器和对比度低的软组织成像效果较差。

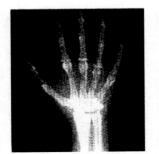

图 14-11　手掌 X 射线摄影图像

2. X 射线透视

X 射线透视术（X-ray fluoroscopy）的基本原理是将强度均匀的 X 射线通过人体后产生的透射 X 射线投射到荧光屏上，利用 X 射线的荧光效应获得含人体解剖学结构信息的荧光图像。X 射线不仅可以用于观察器官的形态，而且可以用于观察器官的动态活动情况（如膈肌的运动、心脏的跳动、大血管的搏动、胃肠道的蠕动和排空等），是胃肠道造影检查、骨折复位手术和介入放射学采用的基本方法之一。目前由影像增强器、光分配器和电视系统组成的 X 射线电视系统正逐步取代传统的荧光屏透视。

X 射线透视的主要临床应用有：① 胸部、腹部脏器检查，可以在电视荧光屏上直接观察各种病灶、损伤和体内异物等；② 加入造影剂进行胃肠造影，观察造影剂灌注或充盈情况，可以诊断胃肠梗阻、溃疡和肿瘤；③ 可在 X 射线影像引导下对病人进行介入放射手术，实现诊断与治疗的一体化。需要注意的是由于成像原理不同，X 射线透视影像与 X 射线摄影图像的黑白显示恰好相反。例如，骨骼对 X 射线吸收系数较大，它在 X 射线电视系统荧光屏上显示为较黑的阴影，而在 X 射线胶片上则为透明的或白色图像。

二、数字化 X 射线成像技术

传统的 X 射线成像方法通常采用模拟技术，图像的基本信息为模拟量,不便于图像的储存、管理和传输。为了加快X射线成像技术的发展,人们将传统的X射线成像技术与计算机技术结合形成了数字化X射线成像技术。数字化X射线成像技术分为两类,一类是利用模/数(A/D)转换器将检测器输出的模拟信号转换成数字信号,经计算机处理后再利用数/模(D/A)转换器将数字信号转换成模拟信号进行显示(图14-12)。另一类是利用X射线探测器直接将接收的X射线以数字信号输出影像。与传统的X射线成像方法相比,数字化X射线成像技术为临床医生提供了更丰富的诊断信息,它成为X射线诊断技术新的发展方向。

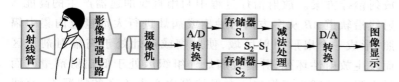

图14-12 DSA系统的结构与工作原理

数字减影血管造影(digital subtraction angiography,DSA)是基于数字图像处理的一种X射线成像技术,它克服了传统的X射线造影中组织重叠、不便于观察等缺点。临床上DSA检查一般按以下步骤进行:① 在给病人注入造影剂之前用透视法获取一幅待查部位的透视图像,称为原像,经数字化后存入存储器S_1中;② 给病人注入造影剂,待造影剂开始充盈待查部位时再获取一幅图像,称为造影像,经数字化后存入存储器S_2中;③ 将上述两幅数字图像相减,获得一幅新的数字图像,称为减影图像,由减影图像可获得消除骨骼和软组织影响后的血管影像。

三、 X射线治疗

生物组织被X射线照射后,生物分子和水分子会被激发和电离,使生物组织的正常代谢和分子结构受到损伤和破坏,并由此诱发一系列生物效应。例如X射线照射会使蛋白质、RNA和DNA等大分子断链,破坏生物酶,引起细胞遗传变异和死亡。分裂旺盛的组织或正在分裂的细胞对这种效应尤为敏感。利用X射线的这种生物效应对肿瘤组织实施治疗就是肿瘤放射治疗学的物理基础。

在肿瘤治疗中需根据肿瘤生长部位及性质采用不同的治

疗方案,治疗设备也有普通 X 射线治疗机(keV 级)、X 射线立体定向放射治疗系统(又称 X 刀)和调强适形放射治疗(intensity modulated radiation therapy)可供选择。普通 X 射线治疗机与常规 X 射线摄影机的结构基本相同,只是 X 射线管采用大焦点,利用癌细胞对 X 射线更为敏感的特点进行集中照射,常用于治疗皮肤或浅部肿瘤。X 刀主要由直线加速器、立体定向仪、附加准直器和计算机系统组成,以 X-CT 或核磁共振图像等为依据对颅内肿瘤和病灶进行治疗,其基本工作原理如图 14-13 所示。

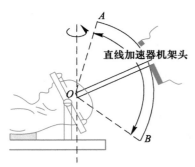

(a) 病灶固定于等中心点

放射治疗前利用立体定向技术将颅内肿瘤或病灶固定于等中心点 O 处,利用计算机对肿瘤或病灶进行三维重建,制定放射治疗方案。放射治疗过程中利用直线加速器产生的高能 X 射线沿轨道 AB 从多方向对肿瘤或病灶进行大剂量定向集中辐照,形成一个扇形照射区域,使肿瘤或病灶处于高辐射剂量区而发生放射性坏死,肿瘤或病灶外组织因处于低辐射剂量区而最大限度地减少了损伤。在保持等中心点不变的情况下,直线加速器沿不同平面对肿瘤或病灶进行连续扫描辐射,就可从三维空间对颅内肿瘤或病灶进行辐射治疗,这是一种高效、无创和精确的治疗方法。

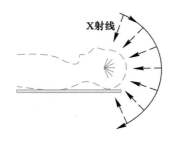

(b) 输出X射线照射病灶
图 14-13 X 刀的工作原理示意图

对于深部肿瘤进行放射治疗时,为了最大限度地杀灭肿瘤细胞,尽可能减小周围正常组织和器官的放射性损伤,常采用调强适形放射治疗法,这种方法被认为是 21 世纪放射治疗的发展方向。

四、X 射线防护

X 射线的生物效应可以用于破坏肿瘤组织,但也可能损害正常组织,例如引起皮肤发红和变黑,剂量大时会引发严重的皮炎,形成水肿、水泡和糜烂。此外,X 射线还会引起白细胞降低,血小板减少,严重时可能引起白血病或再生障碍性贫血等。因此,与 X 射线长期接触的工作人员、孕妇和儿童患者必须做好相应的防护工作,X 射线的累积照射量也不能超过容许范围。

X 射线防护的基本方法通常包括时间防护、距离防护和屏蔽防护,即在不影响工作质量的前提下,尽量缩短相关人员受 X 射线照射的时间,增加与 X 射线管和散射体的距离,使用铅板、含铅玻璃、含铅的橡皮围裙和手套等 X 射线屏蔽防护物品,减小或消除 X 射线对人体的危害。

第七节 X射线电子计算机断层成像

普通 X 射线影像显示的是由人体各层组织信息互相叠加而形成的平面像。由于人体各层组织信息的重叠给临床正确诊断带来了严重影响,为了获取人体各层组织的正确影像信息,1917年奥地利数学家拉顿(J. Radon)从理论上证明了利用 X 射线投影值重建二维断层解剖图像或三维图像的可行性。1963 年美国物理学家科马克(A. M. Cormack)试图将上述方法用于 X 射线和γ射线成像并提出了层析原理。1972 年英国工程师亨斯菲尔德(G. N. Hounsfield)研制出第一台头部电子计算机 X 射线断层扫描装置并用于临床,为此科马克和亨斯菲尔德共同获得了 1979年诺贝尔生理学或医学奖。

X 射线计算机断层成像技术(X-ray computer aid transverse tomography,X-CT)可借助电子计算机对 X 射线透过人体某一断层的衰减信号进行数据处理,通过不同灰度等级显示该断层的解剖结构影像。X-CT 发明至今的几十年间相继出现了全身CT、螺旋 CT 和超高速 CT 等,X-CT 产品也从第一代发展到了第五代。X-CT 的诞生被认为是放射学和影像诊断技术发展的重要里程碑,它使 X 射线成像技术进入了数字化时代并实现了真正的断层摄影和三维成像。

一、X-CT 成像的基本原理

X-CT 的成像原理是将 X 射线高度准直后围绕病人身体某一部位作横断层扫描,用探测器收集 X 射线透过断层所产生的投影值,通过计算机系统进行数据处理算出各小体元(体素)的吸收系数,采用特定的数学方法重建并以不同灰度值显示人体断层的解剖学图像。扫描是指 X 射线穿过人体的过程,也是为了获取投影值而采用的物理技术。投影值是指 X 射线从某个方向穿过病人后出射的 X 射线强度值。图 14-14 是单色 X 射线衰减测量示意图,从焦点到探测器的连线是投影线,投影线经过所选不均匀断层的每个体素的吸收系数分别为 $\mu_1,\mu_2,\cdots$,当测出 I 和 I_0 以后,就可得透射路径上各体素线性吸收系数的总和(即投影值)。

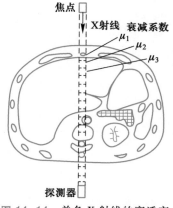

图 14-14 单色 X 射线的穿透衰减与投影值

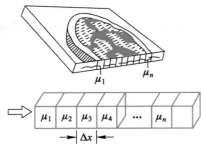

图 14-15 非均匀吸收体对 X 射线的衰减

如图 14-15 所示,假定强度为 I_0 的 X 射线沿某投影线方向平行入射人体某一断层组织,透过组织的 X 射线强度为 I,n 个体素的线性吸收系数分别为 $\mu_1,\mu_2,\mu_3,\cdots,\mu_n$,其边长都是 Δx,根据朗伯定律,对第一个体素有 $I_1=I_0 e^{-\mu_1 \Delta x}$,对第二个体素有 $I_2=I_1 e^{-\mu_2 \Delta x}=I_0 e^{-\mu_1 \Delta x-\mu_2 \Delta x}$,对第 n 个体素则有

$$I=I_0 e^{-(\mu_1+\mu_2+\mu_3+\cdots+\mu_n)\Delta x} \tag{14-14}$$

两边同除 I_0 并取对数可得该方向体素的吸收系数之和为

$$\mu_1+\mu_2+\mu_3+\cdots+\mu_n=\frac{1}{\Delta x}\ln\frac{I_0}{I} \tag{14-15}$$

上式是以 n 个吸收系数为变量的线性方程。若要求出有 $n\times n$ 个体素构成的。某一断层组织各体素的吸收系数,则需要 X 射线沿不同方向射入这一断层获取相应方向的投影值。若采集的投影值可以建立多于或等于 $n\times n$ 个独立线性方程,则从数学上可以求出 $n\times n$ 个 μ 值,然后将各体素的 μ 值转化成相应图像画面上各像素的灰度值(或灰阶,指黑白或明暗程度的量,从全黑到全白可有无数个不同的灰度),像素的亮度正比于体素的平均吸收系数。用这些灰度分布显示的图像称为重建图像(即 X-CT 像)。

在生物组织的图像重建过程中通常不采用 μ 的绝对值表示各像素的灰度,而是取能反映组织密度的 CT 值(或 Hounsfield 值)表示各像素的灰度。国际上对 CT 值的定义为:CT 影像中每个像素对应 X 射线线性平均衰减量的大小。通常以水的吸收系数 $\mu_{\text{水}}=1$ 为基准,若某待测组织的吸收系数为 μ,则该组织的 CT 值为

CT 值

$$\text{CT 值}=\frac{\mu-\mu_{\text{水}}}{\mu_{\text{水}}}\times 1\,000 \tag{14-16}$$

其单位为 Hu(Hounsfield unit),1 000 为分度因数。CT 值不是绝对值,而是一个相对值。若 $\mu>\mu_{\text{水}}$,则 CT 值>0。反之,若 $\mu<\mu_{\text{水}}$,则 CT 值<0。需要指出的是由于线性吸收系数与波长有关,因此 CT 值与 X 射线的管电压密切相关。不同型号的 CT 机测得的 CT 值是有差异的,但其相对值是恒定的。

我们知道水、空气和致密骨的吸收系数分别为 1、0 和 2,则由 (14-16) 式可知,水、空气和致密骨的 CT 值分别为 0 Hu、-1 000 Hu 和 1 000 Hu。如果将人体中钙质、脑白质、脑灰质、血液和脂肪的吸收系数分别代入 (14-16) 式,可分别计算出相应组织的 CT 值,即钙质的 CT 值为 60 Hu,脑白质的 CT 值为 36 Hu,脑灰质的 CT 值为 28 Hu,血液的 CT 值为 16 Hu,脂肪的 CT 值为 -100 Hu。一般情况下人体各组织的 CT 值介于 -1 000 Hu~

1 000 Hu之间,上限为致密骨组织的CT值,下限为空气的CT值,人体组织的CT值大约包含2 000个分度。

从理论上讲,若CT机中将人体组织的CT值按2 000个分度计,则与此对应的灰阶也应有2 000个,即从全黑(对应CT值为-1 000 Hu)到全白(对应CT值为1 000 Hu)有2 000个不同的灰度等级。由于普通人只能分辨16~20个灰阶,受过专业训练的医生也只能分辨64个灰阶,因此不能分辨1 Hu的灰度差异。若使某一组织断层的影像按64个灰阶在CT机的荧光屏上显示,即将2 000 Hu分成64个灰阶,每个灰阶约代表31 Hu,CT值从0~30都处于同一个灰阶。这样CT值相差小于30 Hu的两种组织在荧光屏上是难以分辨的。

为了提高CT机重建图像的分辨率,人们通常采用窗口技术,即让荧光屏上64个灰阶仅显示某一范围的CT值,这64个灰阶中最亮和最黑的CT值之差称为窗宽(window width),中心位置的CT值称为窗位(window level)(图14-16)。如诊断以-400 Hu为中心的图像,窗位设为-400 Hu。如将窗宽设为250 Hu,则CT值大于-525 Hu的组织全白,CT值小于-275 Hu的组织全黑,中间的250 Hu分配出64个灰度等级,每一个灰度等级相当于4 Hu。这样可使CT值差别很少的病变显示出来,提高了仪器的分辨率。由此可见,合理地选择窗位和窗宽可直接影响CT图像的质量。

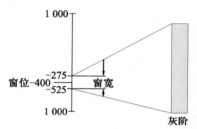

图14-16　窗宽、窗位及显示灰阶
（单位:Hu）

二、图像重建的基本方法

X-CT与普通X射线摄影的根本区别就在于它不是直接利用X射线投影信号成像,而是将投影信号转换成数字信号,借助于联立方程法、迭代法、直接反投影法、滤波反投影法(或卷积反投影法)和傅里叶变换法等数学方法,经计算机图像重建再现断层组织的解剖学影像。现代X-CT图像重建普遍采用滤波反投影法。滤波反投影法是指沿扫描路径的反方向,把所得投影的数值反投影回各体素中去,并用计算机进行运算求出各体素的μ值而实现图像的重建。滤波反投影法可以消除图像的边缘伪像,而且成像速度非常快。

下面我们介绍联立方程法,作为理解复杂的重建图像原理的基础。为简单起见取某一断层组织的四个体素加以说明,如图14-17所示的是该断层四个体素的面积,它们是边长等于单位长度的正方形,整个断层厚度均匀。进行五次投影,沿投影路径所得的投影数据分别为A_1、A_2、A_3、A_4和A_5。根据公式(14-15)式

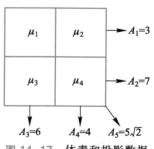

图14-17　体素和投影数据

可建立线性方程组：

$$\mu_1 + \mu_2 = 3$$
$$\mu_3 + \mu_4 = 7$$
$$\mu_1 + \mu_3 = 6$$
$$\mu_2 + \mu_4 = 4$$
$$\mu_1 + \mu_4 = 5$$

这个线性方程组的解为

$$\mu_1 = 2, \ \mu_2 = 1, \ \mu_3 = 4, \ \mu_4 = 3$$

四个未知数只要四个独立的方程就能解出，但实际上所得到的方程式有时并不是独立的。一般来说，方程的个数要多于未知数的个数，这就需要使投影数据多于体素数。在第一代 CT 机中，将断层分成 $160 \times 160 = 25\ 600$ 个体素，而在扫描中收集的投影数据为 $240 \times 180 = 43\ 200$ 个，这是足够用的。从 43 200 个方程中求出 25 600 个未知数，如用联立方程法其运算量十分庞大，因而采用滤波反投影法来完成。

三、X–CT 的基本特点

X–CT 主要依据器官和病灶的密度或均匀性变化、轮廓形状、边缘清晰度以及异常斑点或阴影的出现等形态信息对组织病变作出诊断，它是形态学影像诊断的有效方法。X–CT 的主要特点有：① 能提供空间分辨率较高的高清晰解剖学断层影像（图 14–18）；② 密度分辨率高，能有效识别软组织中的病变，尤其是对脑组织和

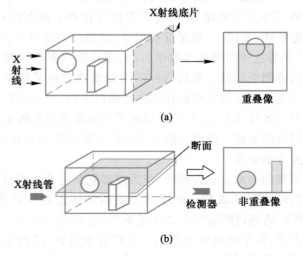

图 14–18   CT 成像与普通 X 射线成像的对比

腹部脏器病变有很高的诊断价值。但对某些组织和器官的功能变化不能作出有效诊断;③ 可利用与吸收系数相关的 CT 值对肿瘤、炎症、出血和坏死等病灶作出定量分析,目前已广泛用于颅脑、胸肺、腹部脏器和软组织的病变检查;④ CT 检查一般无需造影剂,具有无痛苦、快速和安全等优点,在对某些需要注入造影剂以提高图像分辨率的 CT 检查中,由于造影剂从静脉注入,避免了大量造影剂直接进入组织器官,故无组织器官损伤的危险,而且病人完成一次扫描所吸收的 X 射线剂量与一次普通颅骨 X 射线摄影的吸收剂量相当;⑤ 对囊性病变、积液、胆囊等的鉴别有时劣于超声诊断;⑥ 由于 CT 价格昂贵,一般也不宜作为第一线诊断工具;⑦ CT 不仅可用于诊断,而且还可以用于治疗和监测放射治疗的效果。

　　要获取所选断层组织的高清晰解剖学断层图像,X-CT 机须获得经过所选断层组织各方向的吸收系数投影值,然后经计算机图像重建再现断层组织的解剖学影像。随着科学技术的快速发展,X-CT 机先后采用单束-旋转扫描、窄扇形束递增扫描、宽扇束旋转-旋转扫描和静止-旋转扫描等方式,使被准直的 X 射线束从各个不同方向透过受检断层组织以获得大量投影数据(图14-19),大量被测数据经计算机图像重建可获得二维断层组织图像。X-CT 机也从局部扫描成像,发展到全身扫描成像以及各脏器动态扫描成像。X-CT 产品也从第一代发展到了第五代,目前螺旋 X-CT 占据了医疗市场绝大部分份额。

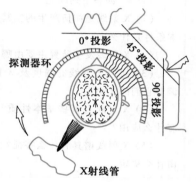

图 14-19　CT 扫描过程中各方向
投影的采集

　　螺旋 X-CT 自 1989 年问世以后开创了医学影像技术的新纪元。螺旋 X-CT 扫描机在传统 X-CT 机 X 射线管旋转扫描的基础上,通过滑轮技术和扫描床连续平直移动,实现 X 射线管沿单方向连续旋转扫描及扫描床同步单方向移动,不仅可以获得大量三维组织的影像信息,还解决了高压电缆随 X 射线管连续旋转发生缠绕的问题,避免了传统 X-CT 机在扫描不同层面时扫描间隔时间的出现,大大提高了扫描速度(图 14-20)。螺旋 X-CT 的主要优点是扫描速度快(一般部位的扫描可在 10~20 ms 内完成),在短时间内可完成对身体较大范围连续的数据采集,减少了由呼吸运动等产生的图像伪影,确保了断层与断层之间的数据完整性,提高了图像质量和病灶检出率,特别适用于不能合作或难以制动的患者以及运动器官的扫描。螺旋 X-CT 有单层螺旋 X-CT 和多层螺旋 X-CT(又称多排 CT)两大类。目前国内外大医院相继配置了双源CT、64 排 CT、128 排 CT 和 320 排 CT 等,可完成全器官覆盖的断层成像,且成像速度快,分辨率高,具有明显的优势。

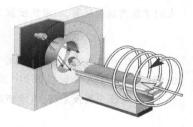

图 14-20　螺旋 X-CT 扫描机

　　继螺旋 X-CT 出现之后,为了实现对心肺等人体动态器官的精确成像,电子束 CT(也称超速 CT)诞生了,它是用电子枪发射电子束轰击 4 个环靶而产生 X 射线取代了传统的 X 射线管,大大提高了扫描速度,扫描时间仅为 10 ms。但它价格昂贵,且心脏造影时需注射对比剂,这限制了其临床应用。

思考题

14-1　激光是怎样产生的?它有哪些特点?

14-2　解释下列名词:(1)自发辐射;(2)受激辐射;(3)亚稳态;(4)粒子数反转分布。

14-3　回答下列问题:

(1)X 射线是如何产生的?其必须具备的两个基本条件是什么?

(2)X 射线发生装置主要由哪几部分组成?

(3)何为 X 射线的强度及 X 射线的硬度?如何调节它们的大小?

(4)X 射线有哪些基本性质?在临床上 X 射线有什么应用?

(5)X 射线谱具有什么特征?连续谱的最小波长由什么决定?

14-4　回答下列问题:

(1)物质对 X 射线的吸收遵循何种规律?X 射线医学影像诊断主要的物理基础是什么?

(2)半价层与吸收系数之间存在何种关系?它通常用来表示什么?

(3)原子序数及波长对物质的吸收系数有何影响?

14-5　回答下列问题:

(1)X 射线在医学上有何应用?应如何对其防护?

(2)CT 成像的基本原理是什么?

(3)何为"开窗"?窗宽和窗位分别表示什么?

(4)螺旋 X-CT 扫描机有何优点?对比第一代 X-CT 扫描机,它作了哪些方面的改进?

习题

14-1　一束 X 射线在晶格常量为 0.281 nm 的单晶氧化钠的天然晶面上反射,当掠射角减少到 4.1°时人们才观察到镜反射,试求该反射 X 射线的波长。

[0.040 2 nm]

14-2　在 X 射线衍射实验中,一波长为 0.084 nm 的单色 X 射线以 30° 的掠射角射到某晶体上,出现第三级反射极大,求该晶体的晶格常量。

[2.52×10^{-10} m]

14-3　某 X 射线机的管电压峰值为 100 kV,计算其 X 射线的最短波长以及它的光子能量。

[1.242×10^{-11} m, 1.6×10^{-14} J]

14-4　欲产生最高频率为 3×10^{19} Hz 的 X 射线,应加多大的管电压?电子到达阳极靶的速度是多少

(不考虑速度所引起的质量变化)?

[124 kV, 2.1×10^{8} m·s^{-1}]

14-5　若 X 射线管上的电压增加 1 倍,则连续 X 射线的最短波长变化了 0.05 nm,求该 X 射线管的最短波长。

[0.1 nm]

14-6　设密度为 3 g·cm^{-3} 的物质对某 X 射线的质量吸收系数为 0.03 cm^2·g^{-1},求 X 射线束穿过厚度分别为 1 cm、10 cm、100 cm 的吸收层后的强度占原入射强度的百分比。

[91.4%, 40.6%, 0.012%]

14-7　对波长为 0.154 nm 的 X 射线,铝的吸收系数为 132 cm^{-1},铅的吸收系数为 2 610 cm^{-1},要得到与

1 mm 厚的铅层相同的防护效果,铝板的厚度应为多大?

[1.98 cm]

14-8 某单色 X 射线穿过一厚度为 0.2 cm 的物质薄片,强度减弱 80%,问该物质的线性衰减系数和半价层分别为多少?

[8.05 cm^{-1},0.09 cm]

14-9 X 射线穿过某种介质后,它的强度衰减为原来的 1%,则介质的厚度相当于多少个半价层?

[6.65]

14-10 用 X 射线对人体摄影和透视时,为什么可以清楚地分辨出骨骼和肌肉?

14-11 设某一单色 X 射线连续地穿过密接的三种物质,它们的厚度都为 1 cm,已知透过这三种物质后 X 射线的强度为入射强度的 10%,第一、第二种物质的吸收系数分别为 0.71 cm^{-1} 和 1.28 cm^{-1},求第三种物质的吸收系数。

[0.31 cm^{-1}]

14-12 一般采取的 X 射线防护的基本方法包括_____、_____和_____。

[时间防护,距离防护,屏蔽防护]

14-13 螺旋 X-CT 的基本工作方式是_____。
A. 检测系统脉冲式旋转,病人向前脉冲移动
B. 检测系统连续式旋转,病人向前脉冲移动
C. 检测系统脉冲式旋转,病人向前连续移动
D. 检测系统连续式旋转,病人向前连续移动

[D]

14-14 已知某病灶与周围组织的 CT 值相差 720 Hu,问这两种组织的 μ 值相差多少?

[0.72]

14-15 某 CT "开窗" 时,窗宽为 300 Hu,窗口上限为 -300 Hu,问窗位为多少? 能观察到的 CT 值范围为多少?

[-450 Hu,-600~-300 Hu]

第十五章 放射医学基础

本章课件

教学要求:

1. 了解原子核的基本性质和原子核的衰变类型。
2. 理解用原子核的结合能等概念进行原子核稳定性的分析。
3. 掌握原子核的衰变规律和应用。
4. 理解射线与物质相互作用的几种形式。
5. 理解射线剂量的定义以及射线的防护与探测方法。
6. 了解放射性核素在基础医学研究及临床上的应用。

  1896 年,法国物理学家贝可勒尔(A. H. Becquerel)发现了天然放射性现象,这一重大发现被认为是原子核物理学的开端。原子核物理学(nuclear physics)是一门研究原子核的性质、结构和相互作用以及支配原子核组分之间作用力的规律等问题的科学。随着原子核物理学理论和技术的发展,出现了利用原子核的放射性对某些疾病进行诊断和治疗的研究,核物理学与医学相结合已成为一门新兴学科——核医学(nuclear medicine)或称为放射医学。本章重点讨论核衰变的规律和射线与物质的相互作用,为学习放射医学奠定理论基础。

第一节 原子核的基本性质

  1932 年,查德威克发现了中子,人们才终于知道原子是由质子和中子组成的。这宣告了原子核物理学的诞生。另外,中子的发现也为原子能的利用开辟了广阔的道路。

一、原子核的组成、质量和大小

  原子核由带正电的质子(proton)和不带电的中子(neutron)组成,质子和中子统称为核子(nucleon)。由于所有原子都是电中性的,故质子所带电荷量与核外电子电荷量的绝对值相等,或原子核中包含的质子数等于核外电子数,即原子序数 Z。若以 N 代表中子数,则 $Z+N=A$ 就是核子的总数,A 称为原子核的质量数。放射医学中,人们将具有确定质子数、核子数和能量状态的中性原子称为核素(nuclide),通常用符号 ${}_{Z}^{A}X$ 来表示该元素 X 的原子核。一般情况下,${}_{Z}^{A}X$ 中的 Z 可以省去,用 ${}^{A}X$ 表示,如 ${}^{12}C$、${}^{4}He$、${}^{16}O$ 等。质子数相同而中子数不同的核素称为该元素的同位素(isotope),如氢的同位素有 ${}^{1}H$、${}^{2}H$ 和 ${}^{3}H$。同位素的化学性质基本相同,但物理性质可能相差很大,如 ${}^{235}U$ 是核武器的关键原料,而 ${}^{238}U$ 往往是核工厂的废料。实验表明,原子核与原子一样,具有分立的能级结构,可以处于不同的能量状态。因此,质子数、中子数均相同,但能量状态不同的核素称为同质异能素(isomer),如核医学成像中应用的处于基态的 ${}_{43}^{99}Tc$ 和处于激发态的 ${}_{43}^{99m}Tc$,在质量数后面加写的"m"表示该种核素的能量状态较高。

原子核表示

原子核的质量统一用原子质量单位(atomic mass unit)u 来表示,规定自然界中含量最多的碳同位素 ${}^{12}C$ 原子质量的 1/12 为 1 原子质量单位:1 u = 1. 660 539 066 60(50)×10^{-27} kg。质子和中子的质量相差很小,它们分别为 m_p = 1. 007 276 u 和 m_n = 1. 008 665 u,大约是电子质量的 1 840 倍。

如果将原子核近似看成球状,根据经验公式,其半径可表示为

$$R = R_0 A^{1/3} \tag{15-1}$$

式中 R_0 为一常量,其值约等于 $1.2×10^{-15}$ m,A 为原子核的质量数。则原子核的平均质量密度为

$$\rho = \frac{m}{V} = \frac{m}{\frac{4}{3}\pi R^3} = \frac{A\,u}{\frac{4}{3}\pi R_0^3 A} = \frac{3\,u}{4\pi R_0^3} \tag{15-2}$$

将 1 u 和 R_0 代入上式,可求得 ρ 为 $2.3×10^{17}$ kg·m^{-3}。可见,原子核的密度基本上是常量且数值相当大,约为铁的 10^{13} 倍、水的 10^{14} 倍。

那么是什么样的相互作用力使核子紧密地结合在一起,形成如此高密度的原子核呢?不是电磁力,也不是万有引力,我们把这种存在于核子之间的特殊引力称为核力(nuclear force)。从力的角度看,核力具有以下几种重要性质:① 核力是一种短程力,只有在原子核的线度内才能发生;且核力具有饱和性,即每个核子只能与周围有限个数的核子发生相互作用。② 核力是强相互作用,大约比库仑力大一百倍。③ 核力与电荷无关,

核力的特点

质子与质子之间、中子与中子之间、质子与中子之间的吸引力都是相等的。④ 核力在极短程($<10^{-16}$ m)内存在斥心力,即当核子靠近到一定程度时,引力将转变为斥力。需要指出,人们虽然已经积累了关于核力的大量知识,但对其本质的认识仍在探索中,目前认为核力来源于核子内部夸克之间的强相互作用。

二、原子核的自旋和磁矩

1. 原子核的自旋与角动量

原子核中的每个核子都在围绕着自身的轴旋转,这种运动称为原子核的自旋(spin),它是原子核的最重要特性之一。组成原子核的质子和中子具有自旋,且质子和中子还在核内做复杂的相对运动,产生相应的自旋角动量和轨道角动量。质子和中子的自旋角动量与轨道角动量之和就构成了原子核的总角动量,称为原子核自旋(nuclear spin),其大小为

$$L_N = \sqrt{l(l+1)}\,\hbar \qquad (15-3)$$

式中 l 为原子核的自旋量子数,它为整数或半整数。实验证明,l 的取值有以下三种情况:

(1) $l=0$,核中的质子和中子都是偶数,例如 $^{12}_{6}C$、$^{16}_{8}O$ 等,这类核的特点是没有自旋;

(2) $l=(2n+1)/2$,核中的质子数和中子数其中一个为奇数,例如 $l=1/2$ 的 $^{1}_{1}H$、$^{13}_{6}C$ 等;

(3) $l=n$,核中的质子和中子都是奇数,例如 $l=1$ 的 $^{2}_{1}H$ 等。

目前用于核磁共振成像的原子核主要是 ^{1}H、^{31}P,其自旋量子数 $l=1/2$。同核外电子的情况相仿,原子核的角动量在任一方向上可以观察到的最大分量是 $l\hbar$。

2. 原子核的磁矩

原子核是带电的,核自旋将使电荷形成环流,类似于核外电子轨道运动的磁矩,所以原子核具有核磁矩(nuclear magnetic moment),它与核自旋之间的关系为

$$\mu_l = g\sqrt{l(l+1)}\,\mu_N \qquad (15-4)$$

式中 g 称为朗德因子(Landé g factor)或称原子核的 g 因子(g-factor),不同的核有不同的 g 因子,由实验测定。核磁矩的单位 μ_N 是常量,称为核磁子(nuclear magneton),其值为

$$\mu_N = \frac{eh}{4\pi m_p} = 5.050\ 8\times10^{-27}\ \text{J}\cdot\text{T}^{-1} \qquad (15-5)$$

原子核的自旋和磁矩可以通过原子光谱的超精细结构、核磁共振等实验测得。实验结果表明：质子的磁矩并不为一个核磁子数值，中子的磁矩也不为零。这说明质子和中子不是点粒子，还有着复杂的内部结构和电荷分布。

三、原子核的质量亏损及结合能

1. 原子核的质量亏损

原子核由质子和中子组成，质子的质量为 m_p，中子的质量为 m_n，理论上原子核的质量就应该等于核内所有质子的质量 Zm_p 和所有中子的质量 $(A-Z)m_n$ 之和。然而，实验测定的原子核质量 m_N 总是小于 $[Zm_p+(A-Z)m_n]$ 的值，这个减少的质量称为 **质量亏损** （mass defect）。它表示一些核子结合成原子核时所损失的质量。如氢的同位素 $_1^2\text{H}$ 由一个质子和一个中子组成，质子和中子的质量和为 $m_p+m_n = 1.007\ 276\ u + 1.008\ 665\ u = 2.015\ 941\ u$，而 $_1^2\text{H}$ 的质量 m 为 $2.013\ 553\ u$，则质量亏损 Δm 为 $2.015\ 941\ u - 2.013\ 553\ u = 0.002\ 388\ u$；而 $_2^4\text{He}$ 核的质量亏损是 $0.030\ 376\ u$。

质量亏损

2. 原子核的平均结合能

核子结合成核素时，质量减少了 Δm，根据爱因斯坦质能关系式，应有相当的能量 ΔE 释放出来，其关系为

$$\Delta E = \Delta m \cdot c^2 = [Zm_p+(A-Z)m_n-m_N] \cdot c^2 \qquad (15-6)$$

它可转变为电磁辐射等形式的能量，这种由核子结合成原子核时释放出来的能量称为原子核的 **结合能** （binding energy）。

结合能的实质就是核子结合成核素时它们在核力的作用下减少的势能。因此要使核内的核子分散开来，外界就必须施以相同的能量，这说明原子核是个非常稳定的系统。但是，各种原子核的稳定程度是不相同的，常用每个核子的平均结合能（average binding energy）$\varepsilon = \Delta E / A$ 来反映原子核的稳定程度。ε 越大的核越稳定，反之越不稳定。一些核素的平均结合能可参阅图 15-1。

平均结合能

从图中可以看出，质量数小的元素，核子的平均结合能比较小，且变化大。质量数大于 20 后，核子的平均结合能比较大，从 8 MeV 逐渐增大到 8.7 MeV，然后又逐渐降低，当质量数等于 238 时，平均结合能约为 7.6 MeV。当质量数在 40～120 范围内，平均结合能最大。可见中等质量的原子核要比轻核或重核结合得更紧密。原子核转变时，如果从平均结合能低的核转变成平均结合能高的核，就要向外释放能量，因此原子核能可以通过两种途径

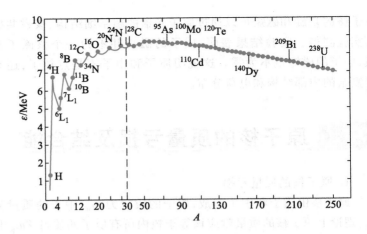

图 15-1　各种核素的平均结合能 ε 与质量数 A 的关系曲线

释放出来,第一种就是让重核分裂成为两个中等质量的核,称为裂变(fission),如原子弹爆炸和原子核反应堆。经测量 $^{235}_{92}$U 分裂成两个中等质量的核时,大约可以释放出 200 MeV 的能量。第二种是让两个或两个以上的轻核聚合成较重的核,称为聚变(fusion),如太阳能和氢弹。当 $^2_1$H 和 $^3_1$H 的核聚合成氦核时,释放出的能量约为 17.6 MeV。

　　根据核力的性质以及吸引的核力与排斥的电场力之间的竞争,我们可以更深入地了解原子核的稳定性。由于核力促成核子成双成对地结合,因此在没有静电相互作用时,最稳定的原子核应该是中子数和质子数相等($N=Z$)的那些原子核,低 Z 核就是这样。随着 Z 的增加,较快增长的静电排斥作用改变了 $N=Z$ 的结合,有利于包含更多的中子,在 Z 很高时 $N=1.6Z$。但是,中子数过多的原子核是不稳定的,因为内部没有足够的质子来与每个中子配对。质子过多的原子核,其电场力的排斥作用比核力的吸引作用又强得多,因而也是不稳定的。总之,由于核力和电场力的竞争,作为一个稳定的原子核,中子数 N 与质子数 Z 应有一定的比例,否则将是不稳定的。质量数 A 应不超过最大值 209,即核子数大于 209 时,无论采取怎样的中子-质子比,都不能组成稳定的原子核。不稳定的核将以衰变的方式自发地响应这些条件,过渡到稳定的核。

　　原子核自发地放射各种射线的性质,称为放射性(radioactivity)。能自发地放射各种射线的核素称为放射性核素(radioactive nuclide),也叫不稳定的核素。

> 中子数与质子数之比

第二节　原子核的衰变规律

目前已知的(包括人工方法获得的)2 800 多种核素中,只有300 多种是稳定的;其余近 90% 放射性核素均不稳定。不稳定原子核能自发地放出某些射线而过渡到稳定的原子核,这种现象称为原子核衰变(nuclear decay),简称核衰变。本节主要讨论核衰变的类型及核衰变快慢的规律。

一、原子核的衰变类型

根据衰变时放射出来的射线的类型,可将放射性衰变分为 α 衰变、β 衰变、γ 衰变。核衰变的过程同其他物理过程一样,严格地遵守电荷守恒、质量守恒、能量守恒和动量守恒等普遍定律及核子数守恒定律。通常将衰变前的初始核素称为母核,衰变后生成的新核素称为子核,衰变过程放出的能量称为**衰变能**(decay energy)Q,在数值上等于放出的射线的动能与子核的反冲动能之和,可根据质量亏损来计算。

1. α 衰变

质量数 $A>209$ 的放射性核素自发地放射出 α 射线(即高速运动的氦核)的过程称为 α 衰变。α 衰变可表示为

$$_{Z}^{A}\text{X} \rightarrow {_{Z-2}^{A-4}}\text{Y} + {_{2}^{4}}\text{He} + Q \tag{15-7}$$

式中 X 表示母核,Y 表示子核。由于衰变前后的质量数和电荷是守恒的,与母核相比,子核的质量数减少 4,质子数减少 2,也就是说在元素周期表上子核的位置要比母核前移两位,这种规律称为 α 衰变的位移定则。实验发现,大部分核素释放出不止一种能量的 α 粒子,表明原子核内部也存在着几种不同分立值的能级。意味着原子核发生 α 衰变以后,子核可能处于基态,也可能处于激发态。激发态不稳定,子核将自发跃迁到基态,同时伴随有 γ 射线放出。例如镭-226 核素的衰变式为 $_{88}^{226}\text{Ra} \rightarrow {_{86}^{222}}\text{Rn} + {_{2}^{4}}\text{He} + Q$,图15-2 为衰变图。

用衰变图表示核衰变过程比较直观。上下两根水平线分别写明母核及子核的名称及半衰期,中间表示衰变过程,箭头的方向表示子核在周期表上移动的方向,垂直向下表示不移动,左斜表示向前移,右斜表示向后移。中间的水平线表示处于激发态的子核。图 15-2 表示 $_{88}^{226}\text{Ra}$ 有 3 种衰变方式,其中 94.6% 的母核

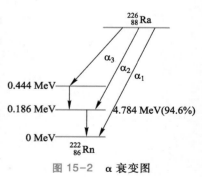

图 15-2　α 衰变图

放出能量为 4.784 MeV 的 α 粒子后成为 $^{222}_{86}Rn$，近 5.4% 的母核先放出能量为 4.598 MeV 的 α 粒子，形成激发态的 $^{222m}_{86}Rn$ 子核，然后很快地跃迁到子核的基态而放出能量为 0.186 MeV 的 γ 射线。另外的 0.006 5% 的母核先放出能量为 4.34 MeV 的 α 粒子到激发态，然后回到基态，放出 γ 射线。由于 γ 射线不引起元素在周期表上的位移，多用垂直箭头或波纹线表示。

2. β 衰变

放射性核素自发地放出 β 射线（高速运动的电子）或俘获轨道电子而变成另外一种核素的过程称为 β 衰变。β 衰变包括 $β^-$ 衰变、$β^+$ 衰变和电子俘获（electron capture，EC）三种。

（1）$β^-$ 衰变

$β^-$ 衰变指母核自发地放出一个电子和一个反中微子 $^0_0\bar{\nu}$ 而衰变成质子数增加 1、质量数不变的子核的过程。$β^-$ 衰变可表示为

$$_Z^A X \rightarrow _{z+1}^A Y + _{-1}^0 e + _0^0 \bar{\nu} + Q \tag{15-8}$$

例如放射性磷-32 的衰变：$_{15}^{32}P \rightarrow _{16}^{32}S + _{-1}^0 e + _0^0 \bar{\nu} + 1.71\ MeV$，如图 15-3 所示。

可以看出，两者的质量数仍然相同，但子核的原子序数比母核增加 1，即子核在周期表上的位置较母核后移一位，衰变前后质量数和电荷都守恒。

（2）$β^+$ 衰变

$β^+$ 衰变母核自发地放出一个 $β^+$（正电子 e^+）和一个中微子 $_0^0\nu$ 而衰变成核子数不变、电荷数减少 1 的子核的过程。$β^+$ 衰变可表示为

$$_Z^A X \rightarrow _{z-1}^A Y + _1^0 e + _0^0 \nu + Q \tag{15-9}$$

子核与母核的质量数相同，但原子序数少了 1，说明子核在周期表上的位置较母核前移了一位。$β^+$ 衰变放射的正电子，质量与电荷都与电子相等，但是带正电荷。自然界中的正电子很少见，自由正电子不可能单独长期存在，它离开原子核后受物质阻碍而失去速度时，就立即与物质原子中外层电子结合，并转化为高能光子，一般是转化为两个能量相等的光子，这时正、负电子的静止质量全部亏损而变为电磁辐射，这种现象称为电子对湮没（pair annihilation）。核医学诊断时所用的正电子发射断层成像（positron emission tomography，PET）就是利用该原理而成像的。通常只有人工放射性核素才能进行 $β^+$ 衰变，在放射医学中主要用作成像的放射性标记物。

（3）电子俘获

电子俘获指原子核俘获一个核外电子而变成质量数不变、电

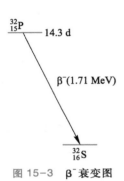

$^{32}_{15}P$ —— 14.3 d

$β^-(1.71\ MeV)$

$^{32}_{16}S$

图 15-3　$β^-$ 衰变图

荷数减少 1 的子核的过程。该衰变过程可表示为

$$_Z^A X + _{-1}^0 e \longrightarrow _{Z-1}^A Y + _0^0 \nu + Q \tag{15-10}$$

被原子核俘获的电子主要来自 K 壳层（离核最近），当该层电子被俘获以后，留下一个空位，较外层高能级电子会立刻填补这一空位，同时以标识 X 射线的形式放出能量；亦可将能量传递给该能级其他电子，使其脱离原子核的束缚，逸出成为自由电子，此种现象称为俄歇效应（Auger effect），逸出的电子称为俄歇电子（Auger electron）。

以上三种过程衰变前后核子的数量均没有发生变化，而质子数则增加 1 或者减少 1，所以它们统称为 β 衰变。这三种过程中都有中微子（或反中微子）参与。中微子是组成自然界的微观粒子之一，自身不带电，自旋为 $\frac{1}{2}$（反中微子自旋是 $-\frac{1}{2}$），以接近光速运动，质量小于电子的百万分之一，因此与物质的相互作用极其微弱，很难探测。直到 1956 年，才首次在实验室中找到中微子。到目前为止，中微子的质量还没有得到精确测量，由于中微子的质量与宇宙中暗物质的质量有密切关系，所以目前中微子质量的测定仍是物理学的热点问题。

3. γ 衰变和内转换

γ 衰变

原子核从高能级往低能级跃迁时，往往要以 γ 光子的形式向外辐射能量，这种现象称为 γ 衰变。γ 射线的本质是光子流，它自身不带电，也没有静止质量。所以衰变前后原子核的电荷数和质量数都不发生变化。

通常，γ 衰变伴随 α、β 衰变发生，有时母核要经过两次或多次连续跃迁才回到基态，因此就有两组或多组能量不同的 γ 射线。γ 衰变放出的光子能量为 MeV 的数量级，如临床肿瘤治疗中常用的 ^{60}Co 的衰变过程：^{60}Co 先以 β⁻ 衰变到 ^{60}Ni 的 2.50 MeV 的激发态；再放出能量为 1.17 MeV 的 γ 射线，跃迁到 ^{60}Ni 的 1.33 MeV 的较低激发态；最后，释放能量为 1.33 MeV 的 γ 射线而跃迁到基态。此外，放射医学中也用 ^{99m}Tc 等 β 和 γ 放射性核素进行诊断和治疗。

处于激发态的原子核还有另一种释放能量的方式，即原子核从高能级往低能级跃迁时，除了放出 γ 光子之外，还可能将能量直接传递给内层电子，使其脱离原子核的束缚，成为自由电子。这种现象称为内转换（internal conversion，IC）。逸出的电子称为内转换电子（internal conversion electron）。内转换使得原子核内层电子出现空位，外层电子将会填充这个空位，同样会发射标识 X 射线或俄歇电子。

二、 原子核的衰变规律

核衰变是原子核自发变化的过程,对于某个原子核来说,什么时候发生衰变是随机的。虽然无法知道某个核素发生衰变的确切时间,但大量原子核组成的放射性物质中,其衰变服从统计规律。

1. 衰变定律

实验和理论表明,在 dt 时间内发生衰变的原子核数目 $-dN$ 与当时存在的原子核数目 N 和时间间隔 dt 成正比,即

$$-dN = \lambda N dt \tag{15-11}$$

式中 $-dN$ 表示原子核的减少量;λ 是表征衰变快慢的比例常量,称为衰变常量(decay constant),单位为 s^{-1}。将上式分离变量并积分,代入初始条件,$t=0$ 时,$N=N_0$,得到 t 时刻剩余的放射性核个数:

$$N = N_0 e^{-\lambda t} \tag{15-12}$$

上式表示放射性核素的衰变是按照时间的指数规律进行的,称为放射性衰变定律。

衰变常量 λ 的物理意义是每个核在单位时间内衰变的概率,对于某种核素而言,λ 有确定的数值,该值越大,衰变越快。如果一种核素能够进行几种类型的衰变,或子核可能处于几种不同的状态,则对应于每种核衰变类型和子核状态,各自的衰变常量分别为 $\lambda_1, \lambda_2, \cdots, \lambda_n$,总的衰变常量就是各个衰变常量之和,即 $\lambda = \lambda_1 + \lambda_2 + \cdots + \lambda_n$。

2. 半衰期(half life, T)

核衰变快慢除了用衰变常量表示外,放射医学实际中常用半衰期来表示。它的定义是放射性核素的原子核数量衰减到原始数量的一半时所经历的时间,用 T 表示。由(15-12)式可得,当 $t=T$ 时,$N=N_0/2$,则

$$T = \frac{\ln 2}{\lambda} = \frac{0.693}{\lambda} \tag{15-13}$$

这样,衰变定律也可用半衰期表示为

$$N = N_0 \left(\frac{1}{2} \right)^{t/T} \tag{15-14}$$

在放射医学中,放射性原子核进入人体后,原子核减少的数目不仅与其自身衰变有关,还取决于人体自身的代谢情况。我们把由于人体代谢而导致的放射性原子核数目减少一半所需要的时间称为生物半衰期(biological half life time),用 T_b 表示。把生物体内放射性原子核实际数目减少一半所需要的时间称为有效

半衰期(effective half life time),用 T_e 表示。在基础和临床生物医学研究中用放射性核素作示踪剂时,有效半衰期是个非常重要的参量。表 15-1 列出了放射医学常用核素的衰变类型和半衰期。

表 15-1　放射医学常用核素的衰变类型和半衰期

核素	衰变类型	半衰期	核素	衰变类型	半衰期
$^{3}_{1}\text{H}$	β^-	12.33 a	$^{32}_{15}\text{P}$	β^-	14.3 d
$^{11}_{6}\text{C}$	β^+,EC	20.4 min	$^{60}_{27}\text{Co}$	β^-,γ	5.27 a
$^{14}_{6}\text{C}$	β^-	5 730 a	$^{99m}_{43}\text{Tc}$	γ	6 h
$^{18}_{9}\text{F}$	β^+,EC	15 h	$^{131}_{53}\text{I}$	β^-,γ	8.04 d

T、T_b、T_e 之间的关系可表示为

$$\frac{1}{T_e} = \frac{1}{T_b} + \frac{1}{T} \tag{15-15}$$

依然服从衰变定律,(15-14)式可表示为

$$N = N_0 \left(\frac{1}{2}\right)^{t/T_e} \tag{15-16}$$

3. 平均寿命

平均寿命(mean life)指原子核在衰变前存在时间的平均值,用 τ 表示。由衰变定律(15-14)式知,在 $t \to t+dt$ 间隔内衰变的原子数为 $-dN = \lambda N dt$,这些核的寿命为 t,则它们的总寿命为 $t\lambda N dt$。虽然每个核素衰变的精确时刻不能确定,但这些核素都会发生衰变,有的是在 $t \approx 0$ 时就衰变掉了,有的要到 $t \to \infty$ 时才衰变。所以这些核素的总寿命可表示为 $\int_0^\infty \lambda N t dt$。则可求得任意核素的平均寿命为

$$\tau = \frac{1}{N_0} \int_0^\infty \lambda N t dt = \frac{1}{\lambda} = 1.44 T \tag{15-17}$$

可以看出,平均寿命是衰变常量 λ 的倒数,衰变常量越大,衰变越快,平均寿命越短。

总之,衰变常量、半衰期和平均寿命相互联系,都可以反映原子核的衰变快慢程度。它们作为放射性核素的特征量,只取决于放射性核素本身的性质,与外界因素无关。并且每一种放射性核素都有它特定的对应值,可以据此来测量核素的种类。

三、放射性活度

放射医学应用中,更值得关心的是放射源的放射性活度(radioactivity)。放射源在单位时间内衰变的核数越多,放射源放

放射性活度

出的射线也越多。定义:放射性物质在单位时间内发生衰变的原子核的数目称为该放射源的放射性活度,用 A 表示:

$$A = -\frac{dN}{dt} = \lambda N = \lambda N_0 e^{-\lambda t} = A_0 e^{-\lambda t} \tag{15-18}$$

放射性活度 A 的国际单位制单位是贝可勒尔(Becquerel, Bq),简称贝可,1 Bq = 1 次核衰变·秒$^{-1}$。实际应用时常以兆贝可(MBq)或居里(Ci)作为放射性强度的单位,1 Ci = 3.7×10^{10}次核衰变·秒$^{-1}$,即处于平衡态时 1 g Ra 每秒的核衰变数目。有时也采用毫居里(mCi)和微居里(μCi)等较小的单位。

在放射治疗中经常使用放射性比活度(specific activity)这个物理量,它是指单位质量放射源的放射性活度,其单位是 Bq·g^{-1}或 Ci·g^{-1},它是衡量放射性物质纯度的指标。任何放射性物质不可能全部由该种物质组成,而是被相同物质的稳定同位素稀释,还可能含有与放射性元素相化合的其他元素的一些稳定同位素和有衰变的子核。含其他核素少的,放射性比活度就高,反之则低。如果放射性样品是溶液或气体,还常用放射性浓度来表示比活度,即单位体积放射源的活度,其单位有 Bq·cm^{-3}、Ci·cm^{-3}等。

放射性强度只是指放射源单位时间内衰变的原子数,而不是指发出射线的数量或能量。所以,如果两种不同的放射源放射性强度相同,它们发出的射线种类和粒子数目不一定相同。例如每个 $^{226}_{88}$Ra 衰变时大部分放出一个能量为 4.77 MeV 的 α 粒子,而每个 $^{60}_{27}$Co 衰变时能放出一个能量为 0.306 MeV 的 β 粒子和两个能量分别为 1.17 MeV 和 1.33 MeV 的 γ 射线。

第三节　射线的防护

放射性核素衰变时会不断放射出各种射线,将通过几种基本的作用机制与物质原子核或核外电子发生相互作用,引起很多物理化学反应。射线对物质(尤其是对生物机体组织)的影响是放射医学诊断和治疗等应用的物理基础,具有十分重要的意义。比如电离作用既是治疗的基础,又是引起损伤的原因、探测的根据。

一、带电粒子与物质的相互作用

1. 电离和比电离

α、β 射线都是带电粒子流。高速带电粒子与物质相互作用时，带电粒子因与核外电子碰撞而导致物质原子电离或激发而损失能量的过程称为电离损失（ionization loss）。由带电粒子直接引起的电离称为初级电离。由初级电离形成的电子称为初级电子，若初级电子具有较高的能量，还能引起其他原子的电离，称为次级电离。通常，带电粒子所形成的离子对约有 80% 是由次级电离产生的。因此次级电离占有很重要的地位。在空气中每生成一对离子所需消耗的能量约为 32.5 eV。

带电粒子通过物质时，在它所经过的路径周围留下了许多离子对，1 cm 路径上所产生的离子对的数目称为比电离（specific ionization）。它表示带电粒子对物质电离作用的强弱程度。对生物体来说，可以用它来表示射线对机体的损伤程度。不同能量或不同类型的带电粒子所产生的生物效应是不相同的，其主要原因之一就是它们在机体内所产生的比电离值不同。比电离值的大小取决于带电粒子的电荷、速度和物质的密度。粒子的电荷多，对原子外层电子的作用力大，则比电离值大；速度小，作用时间长，则比电离值大；密度大，外层电子密度也大，作用的机会增多，产生的比电离值就大。

图 15-4 中的曲线 A、B 表示两个不同能量的 α 粒子在空气中路径上各点比电离的变化情况，其中 A 曲线表示能量较小的 α 粒子。可以看出，开始时因为能量小，速度慢，故 A 曲线起始点比 B 曲线的高；因为能量小的路径短，故 A 曲线比 B 曲线射程近；两曲线都是上升到基本等高的峰值。曲线的上升段表明随着路程的增加，比电离亦增加，这是因为 α 粒子沿路径不断消耗能量，速度越来越低，到达峰值，即粒子速度接近于零时的比电离；过了峰值后，因为 α 粒子俘获了物质中的自由电子而结合成中性氦原子，已无电离的能力，所以曲线就突然下降到零。

β 粒子所带电荷量小，但其速度比同能量的 α 粒子大得多。因此在能量相同的情况下，β 粒子的比电离要比 α 粒子小得多。例如 1 MeV 的 α 粒子在空气中的比电离为 40 000 对·cm⁻¹，而 1 MeV 的 β 粒子在空气中的比电离为 50 对·cm⁻¹。

还需要说明的是，除电离外，β 粒子与物质作用的能量损失还表现在 β 粒子通过物质原子核附近时，由于库仑作用力很强，β 粒子偏离原来的行进方向，即产生很大的径向加速度。根据经

比电离

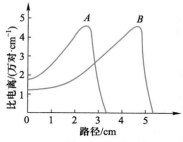

图 15-4 不同能量 α 粒子的比电离曲线

典电动力学理论,带电粒子将以电磁辐射的形式发射能量,我们称这种过程为韧致辐射。韧致辐射光子具有连续能谱,极大值为 β 粒子的动能,也在 X 射线的波谱范围内。实验表明,韧致辐射主要是由发生相互作用物质的原子序数 Z 决定,因此实际 β 粒子防护中,为摒除韧致辐射光子产生,通常选作吸收材料的原子序数 $Z \le 13$,避免二次伤害。

2. 射程和吸收规律

射程 带电粒子在物质中所通过的最大厚度称为它在该物质中的射程(range)。比电离值大的粒子能量损失就快,射程就短。α 粒子的比电离值大,故射程短,贯穿本领弱。

带电粒子流进入物质后,由于电离、散射、韧致辐射等,在入射方向上的粒子数将不断减少,这种现象称为物质对带电粒子的吸收。α 射线和 β 射线在物质中的吸收规律是不相同的。单一能量的 α 粒子在空气中运动,当空气层厚度增加时,α 粒子数起初并无变化(但它们的速度在变),当超过一定厚度时,α 粒子数就急剧减少,并很快地降到零,如图 15-5(a)所示。α 粒子数降到零时空气层的厚度就是 α 粒子在空气中的射程。同一能量的 α 粒子,它们的射程基本上是相等的。由于 β 粒子的径迹曲折,而且同一放射源放出的 β 粒子具有连续分布的能量,所以 β 粒子被物质吸收的情况要比 α 粒子复杂得多。实验证明,β 射线的吸收曲线近似遵守负指数函数规律,如图 15-5(b)所示。

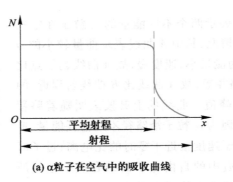

(a) α粒子在空气中的吸收曲线

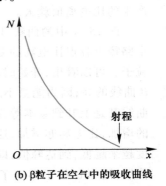

(b) β粒子在空气中的吸收曲线

图 15-5

二、γ 射线与物质的相互作用

γ 射线是高能量的光子流,自身不带电。它们通过物质层时,即使能量有所损失,速度也不会发生变化,始终以光速运动。

它们与物质的相互作用主要有光电吸收、康普顿散射和电子对效应三种形式,如图 15-6 所示。

1. 光电吸收

当 γ 光子与物质原子的内层电子作用时,如果 γ 光子的能量大于电子在原子内的结合能,就可能将全部能量传给内层电子,使电子以一定的速度脱离原子而飞出,而光子被吸收。这种过程与光电效应非常类似,称为光电吸收。释放出来的高速次级电子即光电子,它亦可引起物质中其他原子的次级电离。能量较低的 γ 光子(包括 X 射线)与原子序数较高的物质作用时,光电吸收占重要地位。

2. 康普顿散射

当 γ 光子与原子较外层的电子碰撞时,如果 γ 光子的能量远超过电子在原子内的结合能,该碰撞可近似地看成两个自由粒子的碰撞,γ 光子将部分能量传给电子形成反冲电子而脱离原子;γ 光子因损失能量而降低频率并改变运动方向,反冲电子在物质中也能引起次级电离。

而当光子与和原子核结合较紧的电子碰撞时,光子可以仅改变进行方向而不损失能量。光子改变进行方向的过程称为散射。

以上两种情况都称为康普顿散射。由于光子的散射,射线在原来的行进方向上强度就减弱了。中等能量的 γ 光子在物质中最容易引起康普顿散射。

3. 电子对效应

如果 γ 光子的能量大于两个电子的静止质量所联系的能量,即 1.02 MeV,当它经过原子核附近时,在核电场内可能消失而转变为一个负电子和一个正电子。这种过程称为电子对效应(electron pairing effect)。只有高能的 γ 光子才能引起电子对效应,能量大于 1.02 MeV 的光子,多余部分的能量转化为正、负电子的动能,正、负电子在物质中将引起次级电离。因为 γ 光子在物质中与原子发生作用的概率很小,所以 γ 光子的贯穿本领很强。γ 射线与物质相互作用时,在一次碰撞中就会损失全部或大部分能量,而不是像带电粒子那样通过连续碰撞逐渐损失能量。因此它不能直接使物质电离或激发,只能通过产生的次级电子使物质电离或激发。

单能窄束 γ 射线通过物质层(吸收体)时,由于上述三种作用,它的强度将随吸收体的厚度增加而逐渐减弱。实验证明,单能窄束 γ 射线在吸收体中被减弱时与前述 X 射线的吸收规律一样遵守负指数函数规律。

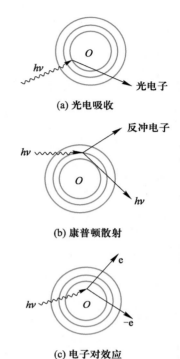

(a) 光电吸收

(b) 康普顿散射

(c) 电子对效应

图 15-6　γ 光子与物质的相互作用

三、 中子与物质的相互作用

中子不带电,当它们通过物质层时,不会引起直接电离而损失能量,因此中子流能够穿透很厚的物质层,它的贯穿本领可以与 γ 射线相比。中子与物质作用时主要是中子与原子核碰撞后产生俘获或散射。

1. 俘获

中子射向原子核,可能被原子核所俘获。中子被原子核俘获后能引起核反应,会产生稳定核素或放射性核素,同时还伴有各种射线的产生。这些射线在物质中都能引起电离作用。而核反应产生的有些放射性核素也可能长时间滞留在生物体内,造成组织的损伤。所以中子对生物体的危害性很强。

2. 散射

当中子碰到物质的原子核后,中子将部分能量传递给原子核,能使原子核形成摆脱电子壳层而单独运动的反冲核,反冲核在物质中能引起强烈的电离作用,而中子则被散射。中子与物质的核相碰撞时,犹如两个弹性球相互碰撞,会产生最大的能量损失。因此,当中子与和它质量近似相等的氢核(即质子)相碰时,能量损失最多(约 50%),在物质中能引起很大的电离作用。由此可知,中子容易被含氢原子的物质(如水、石蜡等)所吸收,但却能通过很厚的重元素物质(如铅等)。这也就是制造中子弹的原理。中子的吸收特性与 γ 射线相反,γ 射线容易被重元素物质所吸收。

在医学上,中子主要用于三个方面:第一,可用中子流照射和破坏恶性肿瘤,疗效比用 X 射线或 γ 射线好得多;第二,可用中子流照射样品,使样品中许多核素转变为放射性核素,然后探测它们的 γ 射线,根据 γ 射线的能量可以鉴定这些放射性核素,进而判定样品中原先设定核素的含量(这种方法就称为中子活化分析,它的灵敏度比光谱分析还要高得多,因此在某些微量元素鉴定中获得日益广泛的应用);第三,可生产一些短半衰期核素,用在放射医学诊断中。

中子不仅广泛应用于医学方面,作为核武器的主要类型之一的中子弹,也越来越受到各个国家的关注。中子弹主要是靠中子的辐射起到杀伤作用,它可以在有效的范围内杀伤坦克装甲车辆或建筑内的人员,使他们慢慢地非常痛苦地死去,而使得坦克装甲车辆和建筑物毫发无损。中子弹诞生于 20 世纪 50 年代,到目前为止并没有在战场上投入使用。但是,需要指出的是,目前国际上拥有氢弹的国家,都具备生产中子弹的能力。

中子流通过物质时强度减弱的情况基本上也服从指数衰减规律。

电离作用是射线与物质相互作用的主要方式。带电粒子可以直接引起物质的电离；γ 射线通过与物质作用产生次级电子，间接使物质电离；中子通过反冲核或反应产物中的放射性核素产生的放射性射线而使物质电离。

四、射线的防护

对于放射医学来说，采取放射性诊断和治疗是有利于病人恢复健康和延长寿命的，但在放射性现象发现的同时人们发现了它们对人体的伤害作用，因而放射性核素的广泛应用使人们对它的防护越来越关注。

射线防护原则

1. 最大容许剂量

人在自然条件下就会受到各种天然放射性射线的照射，比如来自宇宙和地球上的放射性物质所释放的射线，这种天然的放射性辐射称为**本底辐射**（background radiation）。可见，一定剂量的射线不会对人体造成伤害，但当剂量超过一定限度时，就会对人体造成危害。我们把这个限度剂量称为**最大容许剂量**（maximum permissible dose，MPD）。它是指经过长期积累或一次照射后对机体既无损害又不发生遗传危害的最大允许剂量。各国对这一剂量规定不全相同，我国现行的规定为每年不得超过 50 mSv。放射性地区附近的居民不得高于 50 μSv·d^{-1}，一般居民应更低，但医疗照射不受此限制。（关于剂量及其单位见本章第五节。）

2. 外照射防护

外照射是指生物机体受到体外放射源的照射。对于外照射，人们可采取以下防护措施：① 尽可能远离放射源；② 尽可能减少受照射的时间；③ 在放射源和人体中间设置屏障，从而减弱放射性强度。α 射线贯穿本领低，危害性较小，稍加防护（如戴上手套）即可。对 β 射线的防护可以采用原子序数较低的物质，如铝或有机玻璃等。而 X 射线和 γ 射线穿透能力强，多采用高原子序数的物质，如铅或混凝土等。在放射治疗中，合理地使用铅栅板等，既能有效地对病灶部位进行照射，又能较好地防护或降低对邻近正常组织的伤害。

3. 内照射防护

内照射指将放射源放入机体内的照射。放射性核素进入人体的途径主要是从口腔经消化系统摄入、经肺等呼吸系统摄入或经皮肤和伤口进入血液循环系统,由于 α 射线的比电离值大,危害性极大,尤其是从食道进入,将会毁坏器官的内壁,因此防护内照射的基本措施就是阻断摄入途径和加速排放。除了放射医学肿瘤介入疗法或因诊断需要必须向体内引入放射性核素外,应尽量避免内照射。

第四节 磁共振成像

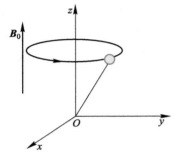

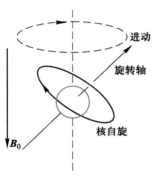

图 15-7 质子的进动

拉莫尔定理

核磁共振条件

为了与使用放射性核素及射线的危害区分开来,临床医生建议去掉"核(nuclear)",核磁共振成像更普遍地称为磁共振成像(magnetic resonance imaging,MRI)。作为一种获得人体器官空间结构的新技术,MRI 目前在医学影像诊断领域中已显示出广阔的前景,有学者认为 MRI、超声及内窥镜将成为 21 世纪三大主要成像方式。

磁共振成像与传统医学影像诊断方法相比较,其优越性在于:① 无放射损害,MRI 是无损伤的诊断技术;② MRI 不但能获得人体器官和组织的解剖学图像,还可显示化学结构及其生化、病理变化,从而能获得器官和组织的功能信息,有助于对疾病作出早期诊断;③ 它的潜在优势还在于高磁场下多核信号的诊断。

一、核磁共振基本原理

1. 核磁矩在外磁场中的运动

原子核具有磁矩,当它处于外磁场中时会受到磁力矩的作用,使得原子核的磁矩绕着外磁场的方向进动(precession),如图 15-7 所示,这是产生核磁共振的主要机制。进动的角频率由著名的拉莫尔定理(Larmor theorem)给出:

$$\omega_0 = \gamma B_0 \qquad (15-19)$$

式中,γ 为核的旋磁比(gyromagnetic ratio),它定义为磁矩与自旋角动量的比,是一个与原子核性质有关的常量,不同类型的原子核,γ 大小不同。例如,^1H 核的 γ 为 42.58 MHz·T^{-1},^{31}P 核的 γ 为 17.24 MHz·T^{-1},意味着在 $B=1$ T 时,1 s 内 H 核的磁矩要绕着 B 进动 $4.258×10^7$ 圈。

除进动外,在磁场中的核磁矩也具有势能,称为核磁能,根据电磁学理论,该能量为

$$E = -\boldsymbol{\mu}_l \cdot \boldsymbol{B}_0 = -\mu_l B_0 \cos\theta \qquad (15-20)$$

式中 θ 为 μ_l 与 B_0 之间的夹角,则当 μ_l 顺着 B_0 的方向时($\theta < \pi/2$),核磁能低;当 μ_l 逆着 B_0 的方向时($\theta > \pi/2$),核磁能高。根据前两章所学的量子力学理论,核磁矩在空间的取向是量子化的,即 θ 角不能连续变化,只能选取一些特定的值而不能任意取值,因此对应的核磁能量也是量子化的,这种现象称为空间量子化。

对于氢原子核而言,只有一个质子,其自旋量子数等于 1/2,在外磁场作用下,核磁矩在 z 轴(外磁场方向)上有两个取向或平衡态:即平行或反平行于外磁场,如图 15-8 所示,前者为稳定平衡,是低能级;后者为不稳定平衡,是高能级。结合(15-4)式,将上式改写,两个能级上的能量分别为

$$E_1 = -\frac{1}{2}g\mu_N B_0, \quad E_2 = +\frac{1}{2}g\mu_N B_0 \qquad (15-21)$$

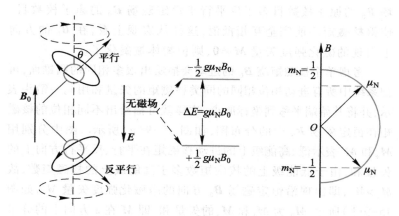

图 15-8 氢核磁矩的取向与能级

不难求得氢核的两能级的能量差值为

$$\Delta E = g\mu_N B_0 \qquad (15-22)$$

如果处在恒定磁场 $\boldsymbol{B}_0$ 中的核还受到一个垂直于 $\boldsymbol{B}_0$ 的电磁场 $\boldsymbol{B}_1$(一般 $B_1 \ll B_0$,频率范围为 10 ~ 100 MHz)的作用,且当电磁场的频率 ν 恰好符合 $\Delta E = h\nu$ 时,处于磁场 $\boldsymbol{B}_0$ 中的核就从电磁场 $\boldsymbol{B}_1$ 中吸收能量,从较低的能级跃迁到相邻的高能级上去,这一现象就称为核磁共振(nuclear magnetic resonance,NMR)。理论和实验表明,这个电磁场 $\boldsymbol{B}_1$ 的角频率 $2\pi\nu$ 正好等于氢核在恒定磁场 $\boldsymbol{B}_0$ 中的进动角频率 ω_0,因此(15-19)式称为核磁共振条件。

进动角频率 ω_0 处于无线电波频率范围内,而且观察核磁共振现象时,只需要所施加的电磁波持续很短的一段时间(以毫秒计),因此这个激励核能级跃迁的电磁波称为射频波(radio frequency wave,RF 波)或射频脉冲(RF pulse)。我们知道,电磁

波中既有电场矢量又有磁场矢量,但是在磁共振中起作用的只有磁场矢量 B_1,且 B_1 必须垂直于恒定磁场 B_0,这就是对施加的电磁波方向的要求。

2. 核磁共振的宏观描述

上面分析了单个原子核的磁特性及在磁场中的行为,实际上能够用于观察和测量的只能是大量原子核的集体表现,需要引入描述物体(体系)的全部原子核在磁场中行为的物理量,即磁化强度矢量 M,其定义为单位体积中所有原子核磁矩的矢量和。显然,M 具有核磁矩的本质。通常情况下,各个核磁矩的方向呈杂乱无章的分布,每个磁矩的方向都是随意的,磁矩间的磁性会相互抵消,物体对外不表现出磁性。但在恒定磁场 B_0 中,核磁矩除绕 B_0 的进动外,处于平行、反平行的低、高能级状态的原子核磁矩数目符合玻耳兹曼分布,即取向平行于恒定磁场 B_0 的原子核数目多于反平行于恒定磁场 B_0 的原子核数目,使得核磁矩不能完全互相抵消,这样从宏观上看,在 B_0 的方向上出现的磁化强度矢量 $M \neq 0$,则说物体被磁化了。

磁化强度矢量

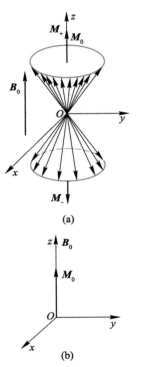

图 15-9 系统的核磁矩的合成与磁化强度

考虑单个核磁矩绕 B_0 的进动会描绘出很多相同的圆锥面,可把系统中所有进动相位相同的同类核磁矩的矢量和用同一箭头表示,并将其始端平移到坐标原点,这样就可描绘出不同相位的核磁矩在恒定磁场 B_0 中的分布图,如图 15-9(a)所示。图中分别用 M_+ 和 M_- 表示低、高能级上的进动核磁矩在平行、反平行方向上的矢量和,由于低能级上的核磁矩数多于高能级上的核磁矩数,故 $M_+ > M_-$,即出现沿恒定磁场 B_0 方向的净磁化强度矢量 M_0,如图 15-9(b)所示,M_0 为 M_+ 和 M_- 的矢量和,即 M 在 z 方向上的分量 M_z。在与恒定磁场 B_0 垂直的方向上,具体到每一个核磁矩,进动时的初始相位并不相同,总体看是均匀分布的,这样所有核磁矩在 xy 平面上的分量相互抵消,不再表现出磁矩,即 $M_{xy} = 0$。

共振吸收。在垂直于 B_0 的方向上施加满足拉莫尔公式的射频磁场 B_1(RF 脉冲),结果使 M 在绕 z 轴进动的同时,还要在 Oxy 平面内绕 x 轴旋转,这样 M 会偏离 z 轴、缓慢倒向 Oxy 平面,所以 M 的运动应是这两种运动的合成,结果成为一种锥形转动,如图 15-10 所示,M 顶端的运动轨迹是球形螺旋线,这个过程称为共振吸收。用微观量子理论分析,此过程是核磁矩吸收电磁波能量,系统中处于高、低能级的核磁矩数发生变化,M_+ 和 M_- 在 z 轴方向的差值 M_0 减小;宏观上,在 B_1 的作用下各个核磁矩的进动会发生相位相干,可理解为处于高、低能级的核磁矩进动相位会趋于一致,结果磁化强度矢量沿螺旋线旋转偏离 z 轴方向,$M_0 \neq M_z$,$M_{xy} \neq 0$。综上,系统因吸收能量而处于激发

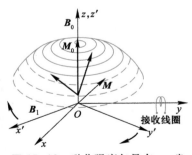

图 15-10 磁化强度矢量在 xyz 坐标系中的运动

态,并出现横向磁化强度 M_{xy}。

在磁共振成像中,有两种基本的 RF 脉冲,正好使 M 转到 Oxy 平面或 z 轴负方向上的脉冲分别称为 90°、180° 脉冲,偏离角度越大,系统从 RF 脉冲中获得的能量越多,这主要取决于 RF 脉冲的强度与持续时间。观察核磁共振现象,通常采用两种方法:一种是固定外磁场 B_0,连续改变 RF 脉冲的角频率 ω,这种方法称为扫频法;另一种是保持 RF 脉冲的频率,连续改变外磁场 B_0 的强度,这种方法称为扫场法。磁共振成像中一般采用扫场法。

弛豫过程(relaxation process)。实际上就是"松弛""放松"的意思。射频脉冲结束后,宏观核磁矩从不平衡态恢复到平衡态的过程,称为弛豫过程。这种恢复不能立即完成,而是 M_z 逐渐增大、M_{xy} 逐渐减小到零最后回到 z 轴方向,会把吸收能量中的一部分以电磁辐射的形式发射出来,习惯上,人们将 M_z 达到最大值 M_0 的 63% 时所需的时间称为纵向弛豫时间(longitudinal relaxation time)或自旋-晶格弛豫时间,用 T_1 表示;将 M_{xy} 减少为最大值的 37% 的时间称为横向弛豫时间(transverse relaxation time)或自旋-自旋弛豫时间,用 T_2 表示。横向弛豫时间主要反应样品磁环境的不均匀性:由于各核磁矩之间的相互作用,空间磁场在微观层面上不均匀,各核磁矩的进动速度不一样,从而使基本一致的取向逐渐消失,变为在横向杂乱无章的排列,从而使横向磁化矢量减小至最后为零。纵向弛豫时间主要反映局部的能量交换信息,这个过程中,核与周围物质进行热交换,或者说是将多余能量通过晶格扩散出去,从低能态跃迁至高能态的磁矩逐渐跃迁至低能态,恢复平衡态。如图 15-10 所示,当 M_{xy} 逐渐衰减,会在 xy 平面的检测接收线圈内产生逐渐衰减的感生电动势,这就是磁共振信号(MR signal),由于它是自由进动过程产生的,也称为自由感应衰减(free induced decay,FID)信号。FID 信号的强度与核磁矩密度有关,而且随时间服从指数衰减规律,衰减快慢由 T_1、T_2 决定,不同的组织有不同的弛豫时间,从而有不同的 FID 信号,它包含的生物组织信息很多。

弛豫过程

二、核磁共振成像方法及其成像系统

1. 成像方法

近几年 NMR 成像技术发展非常迅速,产生了许多成像方法,但不管哪种成像方法都是基于这样一种指导思想,即怎样用磁场值来标记受检对象的共振核的空间位置。根据拉莫尔公式,发生共振的频率与它所处的位置的磁感应强度成正比,如果能使空间各点的磁感应强度大小互不相同,各处核的共振频率也就不同,如果能把共振吸收强度的频率分布显示出来,实质上就是显示共振核的空间分布,这就是核磁共振自旋密度图像。

投影重建法是一种类似 X-CT 的成像方法,它大致可分为三个步骤:首先沿某个方向(z 轴方向)定义出欲观察的层面(任意层面);然后在此层面内施加旋转梯度场,获得相应方向的一维投影;最后由电子计算机进行图像重建工作。设 $z=0$ 的层面为所定义的层面,在这个层面上,外磁场强度处处恒为 B,不随时间变化。现在,再在这个层面上,沿与 x 轴成 θ 角的 l 方向再施加一个线性梯度场 G,$G_l = \dfrac{\mathrm{d}B}{\mathrm{d}l}$,这时层面沿 l 方向的磁场分布为

$$B = B_0 + l\,\frac{\mathrm{d}B}{\mathrm{d}l} \tag{15-23}$$

因为 $\dfrac{\mathrm{d}B}{\mathrm{d}l}$ = 常量,所以垂直于 l 方向的每一条线都有相同的磁感应强度,具有相同的核磁共振频率,而 NMR 信号的强度和这条线参与共振的核自旋数目成正比,因此通过连续波扫频法可以确定沿 l 方向的核自旋分布情况,获得层面在 l 方向的一维投影。如果改变磁场梯度的方向,即改变 θ 角,每改变一个角度用连续波扫频法进行一次扫频,就可获得每一个角度的一维投影,将这一系列投影交由电子计算机去处理。这里采用与 X-CT 图像重建中类似的算法重建出原始的二维图像,最后得到每一个体素的 NMR 信号强度,并按照其空间分布依次排列展开成平面的密度分布。

2. 核磁共振成像系统

医学上用的 NMR 成像系统可分为实验、头部和全身的三种成像装置。由于成像方法、成像规模不同,对设备的要求也不相同。但不管用哪种方法,NMR 成像系统的重要设备基本上是相同的。对于头部和全身的成像装置应由磁体系统、谱仪系统和计算机数据处理及图像显示系统三大部分组成。

磁体系统是 NMR 成像的关键设备,它由主磁体、梯度线圈和与主磁场垂直正交的射频线圈组成。主磁体一般有三种类型的磁体。常规电磁体是一种常用的磁体。它是由铜或铝导线绕制成同轴三线圈或四线圈的空冷和水冷空芯磁体,磁场强度及磁场均匀度虽可基本满足成像要求,但是若要进一步提高比较困难,且耗电量大。超导磁体是使用超导体铌-钛合金细线绕制而成的空芯线圈,由液氦和液氮双重冷却,其可能达到的磁场强度、磁

场均匀度及消耗电量均远非常规电磁体所能比拟,因此成像质量更好。除用作质子成像外,还可以作 ^{31}P 的成像,但它造价高,维护不便。永磁磁体其材料主要有铝镍钴、铁氧体和稀土钴等,材料较便宜,操作维护比较简便,但加工技术要求较高。主磁体的磁场强度,主要由信噪比及人体安全性等综合考虑。通常,场强越强,信噪比越高,灵敏度越高。对于质子成像一般控制在 0.1 T 至 2.0 T 之间,这对人体健康未见影响并能得到质量较好的图像。梯度线圈是磁体系统的重要组成部分,它装在主磁体中。典型的梯度场为 0.005 T·m^{-1}。对梯度场的要求是线性度高,均匀度高。射频线圈一般用铜导线绕制而成的常规鞍形磁体或螺线管磁体,它产生的射频场与主磁场垂直,射频频率由主磁场的磁感应强度 *B* 决定。射频线圈和接收信号的线圈可以是同一线圈,也可以是两个相互垂直放置的线圈,由于它既是共振频率的发射源又是共振信号的接收器,所以把发射-接收系统称为探头,通过探头把射频能量施加给核自旋系统,也通过探头检测核自旋系统发射出来的 FID 信号。

谱仪系统是 NMR 成像装置中的一个重要组成部分,主要由梯度场的发生和控制装置、射频场的发生和控制装置以及核磁共振信号的接收和控制装置等部分组成。由于人体成像的需要,通常需要把人体的某个器官乃至整个人体放入探头之中,所以成像系统中所用的探头要大得多。

计算机图像重建系统用于完成信号的采集、累加、傅里叶变换,数据处理和图像的显示。其工作过程如下:由谱仪系统发送的信号经模拟-数字转换电路将模拟信号转变为数字信号,便于存储和用计算机进行累加运算。经过累加的信号由傅里叶变换变为频谱数据,这些数据将按照成像方法的算法进行运算和处理,得出层面图像数据,再经过数字-模拟转换,送到图像显示器中,就可以按不同的灰度等级或颜色显示出欲观察的层面图像。

三、 核磁共振成像的医学应用与发展

由于人体中不同组织,例如骨、软骨和其他器官的水和脂肪等有机物的含氢量不同,同一组织中正常和有病变情况下质子密度和弛豫时间也存在着明显的差异。因此对人体中氢原子分布状态进行研究,并以二维、三维图像形式加以显示,在医学上具有重要的意义。而 NMR 成像技术目前正是用来观察活体组织中质

子密度等空间分布的一种新型的成像工具,特别是因为这种成像技术有可能提供疾病形成之前和鉴别诊断疾病发展程度的许多重要信息,且对机体没有损害,所以它是临床医学长期梦寐以求的医疗诊断技术。

一般的医学成像参量都是单一的,大部分只能反映解剖结构。但 NMR 成像是多参量的,而且在高磁场下它可以是多种核的成像。比如,磷的成像在医学上的意义重大。磷元素在人体化合物中含量丰富,三磷酸腺苷(ATP)是细胞活动的主要能源。若器官机能正常,细胞内这种元素的浓度十分稳定。但一旦发生病变,它的浓度便会变化。因此用 NMR 成像检查脑的代谢、心脏机能是很理想的手段。

此外,目前广泛使用的磁共振功能成像或功能性磁共振成像(functional magnetic resonance imaging,fMRI)技术,主要是根据测量到的大脑各个区域的耗氧量,来判断某个区域是否处于活动之中。耗氧量越大,说明越活跃。此方法主要用于定位大脑的各个功能区,比如视觉区,简单说就是区分哪一块大脑皮质对视觉起反应。生物组织消耗的氧是由血液运输的,耗氧量大的组织区域血流量就多。耗氧量还是一个动态变化过程,没有活动时耗氧少,一旦活动耗氧量便随着活动增加,血流量也相应增加。血管网络在一般状态下并未达到最大血液运输量,所以能够支持这种血流量的增加。血红蛋白与氧气结合,形成氧合血红蛋白在血液中传输,在组织中氧气被消耗掉,形成脱氧血红蛋白。这两者的磁化率不同,前者的信号比后者的信号强。由于氧合血红蛋白和脱氧血红蛋白磁化率的差异,如果某一个区域从未被激活到被激活,从动脉流入的血流量会增加,氧合血红蛋白数量增多,信号强度就会增加,而没有被激活的区域信号强度不变。在 MRI 图像上,当有较多动脉血液流入时,相应的脑区在 MRI 图像上呈较强信号,这些较强信号被认为与脑功能活动有关。

第五节 核医学成像与放射治疗

放射性核素在医学诊断、临床治疗和基础医学研究等领域获得了广泛的应用,已成为医学现代化的重要标志之一。

一、核医学成像

由于同一种元素的各个同位素都有相同的化学性质,即放射性核素在体内的分布、转移和代谢都与稳定核素的情况一样,若要研究某一种元素在体内的各种变化过程,可以将稳定的元素替换成该种元素的放射性同位素(这个过程称为"标记")后引入体内,这些放射性核素在体内参与各种过程的变化,然后在体外使用探测器对它们放出的射线进行跟踪记录,就可获得反映放射性核素在脏器和组织中的浓度分布及其随时间变化的图像,这种方法叫核医学成像法(radionuclied imaging,RI)。引入的放射性核素叫标记原子或示踪原子,就是说使该元素带上一种特殊的标记,便于从体外进行跟踪。如应用^{131}I标记的马尿酸作为示踪剂,静脉注射后通过肾图仪描绘出肾区放射性活度随时间的变化情况,可以反映肾动脉血流、肾小管分泌功能和尿路排泄情况。

核医学成像法不仅可用于人体组织和脏器的显影与定位,还可根据放射性示踪剂在体内和细胞内转移速度与数量的变化,提供判断脏器功能与血流量的动态测定指标。此外,研究代谢物质在体内和细胞内的吸收、分布、排泄、转移和转变,并为临床诊断提供可靠的依据,也是这种成像方法在医学上应用的一个重要方面。目前临床上常见的核素成像系统有两种:同位素闪烁扫描机与γ闪烁照相机,这类核医学成像技术通常被称为核医学中的"平面成像技术"。另外,近几年放射性核素与CT相结合而发展起来的发射型计算机断层技术(emission computed tomography,ECT)与传统的平面成像技术相比,在定量测量与图像分辨等方面都有较大的提高,它还能提供二维断层图像,甚至三维图像。

1. 闪烁扫描机

将放射性同位素标记在药物上并引入人体,由于放射性同位素在衰变过程中产生γ射线,形成闪烁图,从而可观察放射性药物在体内的分布情况。由于各种脏器对药物存在选择性吸收,正常组织与病变组织存在吸收差异,血液循环情况对药物吸收有影响等,人们就能根据闪烁图诊断某些脏器的占位性病变和一些功能上的变化。比如,要检查甲状腺是否正常,可将定量的^{131}I药物引入体内,由于甲状腺的集碘功能,从体外扫描探测γ射线,就能知道甲状腺中^{131}I的分布情况。又例如把胶体^{193}Au注射到体内后,将通过血液运输而聚集在肝脏内,但不进入肝肿瘤。从体外探测扫描γ射线可以了解胶体^{193}Au在肝脏内的分布情况,为肝癌的诊断提供有力的依据,并且可以确定病变的位置和大小。

同位素闪烁扫描机的最大缺点是无法进行动态观察,由于每次对所研究区域的扫描需要很长时间,因而成像速度慢,无法对某一器官或系统的功能进行动态观察。解决这一问题的办法是采用一种称为 γ 闪烁照相机的系统。

与同位素扫描机相比,γ 闪烁照相机的最大优点是无须借助机械扫描装置而可以同时观察整个被研究区域中的放射性药物的分布。它获得静止图像的速度很快。如果在一定时间间隔中摄取一幅放射性药物分布图,形成闪烁电影,就可以对脏器的功能进行动态观察。所以,γ 闪烁照相机不仅可用于快速地拍摄脏器的静止图片,而且能用于脏器动态功能的分析。

2. 单光子发射型 CT(single photon emission computed tomography,SPECT)

SPECT 成像的过程与 X 射线透射型 CT 相似。目前用得较多、发展较快的是用一台 γ 闪烁照相机围绕着被检查的人体旋转,在不同角度检测人体内放射出的 γ 射线。γ 闪烁照相机在各个不同角度上取得了投影数据(放射性药物沿投影线浓度分布)后,就可以沿用在 X-CT 中使用的图像重建算法,得到人体某一断面上放射性药物浓度的分布。

值得注意的是:X-CT 成像的过程中,需要测定透过病人身体的 X 射线衰减特性。由于衰减特性反映了组织断层内原子数目和密度的差别,因而所得到的图像描绘了断层的形态。SPECT 所产生的图像,则是描绘人体内一个或多个组织断层中放射性核素的浓度分布,可描述器官和腔室的生理、生化过程。

3. 正电子发射型 CT(positron emission tomography,PET)

PET 的基本原理是将可以发生 β^+ 衰变、产生正电子发射的同位素药物注入体内,从体外探测其发射出的正电子与体内的负电子发生湮没时释放出的沿相反方向出射的两个 γ 光子,来确定放射性核素在体内的位置及其分布,并实现断层成像。PET 使用的放射性核素主要是一些短半衰期放射性物质,如 ^{11}C($T=20.5$ m)、^{13}N($T=10$ m)、^{15}O 和 ^{18}F 等,使用最多的是 ^{18}F 脱氧葡萄糖(^{18}F-FDG)。这些核素发射出的正电子射线在人体组织内的射程只有几毫米,很快就会通过电离作用或激发作用与邻近的生物组织的分子、原子相互作用,发生电子对湮没,同时放出两个能量为 0.511 MeV 的 γ 光子,而迅速消耗能量。利用两个 γ 光子向相反方向传播这一特征,可以在待探查对象的两侧各安放一个探测器,使得仅当两个探头"同时"接收到湮没光子时才有信号产生。这种测量称为符合测量,通过符合测量,人们可确认两个探测点的连线上有电子对湮没。因为该点离正电子的初始位置即放射源(衰变核)的位置不过几毫米,可由电子对湮没点推知发生湮没时放射源的位置。

PET 在人体周围安置一环形或多边形探测器阵列,把所有平行的连线上的射线组合在一起,得到某一方向(某一特定视角)上的投影数据,这就是所需要的重建图像的基本信息。由于病人体内正电子发射型核素产生各向同性的辐射,当收集了所有方向上的投影后,就可以用前面已经提到过的重建算法得到人体断面放射性同位素的分布图。

PET 采用的符合测量的方法起到了电子自动准直的作用,面对面的两个探测器只能接收由一个小长窄带内发出的 γ 光子。与 SPECT 相比,PET 不必使用铅准直器,系统的灵敏度更高。PET 的空间分辨率受两个固有因素的约束,其一是两个湮没光子的传播方向不是严格成 180°,其二是正电子在发生湮没之前实际上已经传播了一段距离,也就是说湮没事件发生的位置并不能完全代表放射性核素所处的位置,这会引起一定的定位误差。但总体来说,它与其他核医学成像设备比较,其优点是灵敏度高,定位更精确且能够进行较严格的衰减校正,它的主要问题是设备的价格过高,而且需要回旋加速器来配合产生所需的超短半衰期的正电子示踪物。

PET 所提供的图像反映了人体的生理、病理及功能的状况。PET 所使用的核素半衰期非常短,可以注入较大的剂量,而人体接受的辐射剂量却相对较小,这就有利于提高图像的对比度和空间分辨能力。总体来说,用 PET 所得到的断层图像比 SPECT 真实、清晰,不论器官大小都能反映放射性量的分布。PET 及 MRI 成像都能反映人体的代谢功能,所以又称这类成像为代谢成像。

二、 放射治疗

放射治疗(radiotherapy)简称放疗,是除手术治疗外最重要的肿瘤治疗的物理疗法。它是利用放射性核素放出的 X 射线、γ 射线通过机体时,会对机体组织产生破坏作用,来达到治疗肿瘤的目的。放射治疗的手段是电离辐射,但射线自身不能区分肿瘤细胞与正常细胞,也就是说电离辐射在人体组织中传播时不仅能杀死肿瘤细胞,也可损伤正常细胞,因而放射治疗的基本原则就是在保证对正常组织危害最小的同时给予肿瘤最大的破坏。为了做到这一点,最常用的办法是把射线束从多个不同方向对准肿瘤,从而在肿瘤处产生最大剂量。

按照射方式,放射治疗分为外照射、近距离照射和内照射放射治疗三类,较多采用外照射治疗。实现放射治疗的装置可利用放射性核素在自发衰变过程中所产生的射线,或采用被加速器加速的某些射线束,对肿瘤等部位进行照射。尽管放射性衰变释放出的射线有许多种,但在肿瘤治疗中,目前主要还是使用 γ 射线和 X 射线。目前,临床上广泛使用的外照射装置有以下几种。

1. ^{60}Co 治疗机

^{60}Co 治疗机是临床上使用较广的外照射放射治疗装置,它既可用于深部肿瘤治疗,如颅脑内及鼻咽喉的肿瘤,也可用于表浅部位肿瘤治疗,这种治疗机俗称钴炮。根据前述可知,^{60}Co 放射性衰变中释放出能量分别为 1.33 MeV 和 1.17 MeV 的两种 γ 射线,射线平均能量为 1.25 MeV。由 ^{60}Co 发出的 γ 射线的最大能量吸收发生在皮肤下 4~5 mm 处,皮肤剂量相对较小,引起的皮肤反应比同剂量的低能 X 射线要小得多。对于低能 X 射线,骨的吸收剂量比软组织要大得多,而对于 ^{60}Co 发出的 γ 射线,骨和软组织的吸收剂量差不多。所以 ^{60}Co 发出的 γ 射线穿过正常组织时,一般不会引起骨的损伤。

^{60}Co 治疗机分为直立型和旋转型两种,主要由放射源机壳、治疗机架、治疗床和控制台组成。目前主要使用旋转型,根据钴源的放射性活度可分为千居里级和万居里级,治疗距离也可达到 100 cm。^{60}Co 治疗机具有经济、可靠、结构简单、维护方便等优点,是我国目前放射治疗的主要设备之一。

2. 医用电子感应加速器

加速器是利用电场或电磁场加速带电粒子,使之提高能量的装置。通常,医用电子感应加速器使用交变磁场产生的感应电场来加速电子,所以又称电子加速器。它的外观结构看上去像个圆环,利用一个与变压器相似的交流电磁铁,在上下磁极之间的空间内,产生一个轴对称的磁场,磁场使电子做圆周运动,而磁场变化产生的电场则加速电子。在满足一定条件时,电子每旋转一圈,平均得到几十 eV 的能量,转百万圈即可达到几十 MeV 的能量。利用不同类型的加速器,可以得到各种能量的电子、质子、气核、α 粒子及其他重离子;被加速的带电粒子打到不同材料制成的靶上,还能产生各种带电和不带电的次级粒子,如 X 射线、中子、介子等;这些初级和次级射线由于其定向性好、能量高、穿透性强,并且可以控制,在临床上专门用来对深部肿瘤进行放射治疗。

3. γ 刀

γ 刀是一种立体放射神经外科(SRNS)治疗设备。它是根据半圆弧等中心聚焦技术原理,借助高精度的立体定向仪和现代影像技术等对颅内病灶实行精确定位,将一定剂量的 γ 射线集中射向体内的预选靶点,一次性、致死性地摧毁靶点内的组织,发生放射性坏死,同时又能保证靶区边缘及其周围正常组织所接受的放射性剂量呈锐减分布,控制在安全剂量以内,使靶点以外脑组织无任何不可逆损伤,达到类似于外科手术的治疗效果,故称为 γ 刀。临床上 γ 刀主要用于治疗直径小于 2 cm 的颅脑疾病为主的肿瘤。

4. 医用电子直线加速器

它也是医用加速器的一种,具有剂量率高、照射时间短、剂量均匀性和稳定性好、体积小、重量轻等特点,是现代放射治疗最主要的装置之一,临床上多用来治疗中深部的肿瘤。医用电子直线加速器通常为行波式直线加速器,另外还有驻波式直线加速器。加速器由电子枪、微波发生器和加速系统组成。加速系统是加速器的核心部分,它包括加速波导管和聚焦线圈两部分;加速波导管是电子获得加速度的场所,这是靠其轴向的微波电场完成的;另外,为使电子在加速过程中始终会聚在一起而不散开,在加速波导管内设置了聚焦线圈,用于产生轴向磁场,给行进中的电子提供一个径向聚焦力。这种加速器能产生高能 X 射线和电子射线,能量可达数十 MeV。

放射治疗的理论和实践发现:γ 射线和 X 射线放射治疗的一个共同缺点是射线能量在体内呈指数衰减,所以肿瘤部位剂量比入口处少,通过病灶组织时,射线强度只发生轻度衰减,因此射线离开肿瘤进入正常组织时,仍然有很高的放射剂量,人们喜欢称这种粒子束为"子弹",碰到什么就损伤什么。目前人们开始高比电离放射治疗试验阶段,已用的高比电离射线有中子、负 π 介子和重离子,用负 π 介子治疗某些深部肿瘤的前景很令人期待。重离子束在通过正常组织时的能量损失很小,且基本上可以做到没有出口剂量,人们通常形象地把这些带电粒子比喻为"炸弹",它"腾空"飞向"目标",在它经过的地方似乎什么也不伤害,但它确实能对目标进行毁灭性的打击。因此,它在人体内的深度剂量分布曲线是最理想的,人们对重离子治癌寄予很大的希望。

此外,近年来在后装(afterloading)技术和设备方面有不少更新和发展,使得人们在治疗中可进行细致的剂量监测,已经实现了很好的治癌效果,又避免了对周围脏器的放射损害,是一种用于腔道肿瘤治疗的较好的先进的放射治疗技术。

三、 辐射剂量与单位简介

电离辐射和空气、水、生物组织等介质发生相互作用,这一定是一种能量传递过程,其结果是:一方面,射线的能量被物质吸收;另一方面,物质吸收能量后会发生各种变化,其中有物理学的、化学的和生物学的效应,其轻重程度不仅取决于生物组织吸收能量的多少,还与射线的照射量有关。因此,无论是从肿瘤放射治疗的疗效及其副作用的评估,还是从放射防护的有效性的角度来说,都需要准确了解组织中吸收的电离辐射能量,这是进行放射治疗最基本的医用物理学知识。类似于药品的数量及用量,我们也采用"剂量"这个名词来表示人体接受电离辐射的程度。下面主要介绍几个有关辐射剂量的基本概念。

1. 照射剂量

照射量 简称照射量(exposure),用 X 表示,在数值上等于 X 射线或 γ 射线在单位质量的干燥空气中引起电离而形成的某一种符号(正或负)离子的电荷总量的绝对值,即

$$X = \frac{dQ}{dm} \tag{15-24}$$

照射量的国际单位制单位为库仑每千克($C \cdot kg^{-1}$)。由于医学应用的习惯,仍使用早期定义照射量时的专用单位:伦琴(R),1 R = 2.58×10^{-4} $C \cdot kg^{-1}$。此外还有毫伦(mR)和微伦(μR)。X 光胸透一次照射量为 0.1 R,拍摄一张胸片的照射量约为 1 R。

吸收剂量 **2. 吸收剂量(absorbed dose)**

通常用 D 表示,在数值上等于单位质量的物质所吸收的辐射能量,即

$$D = \frac{dE}{dm} \tag{15-25}$$

吸收剂量的国际单位制单位为戈瑞(Gy),1 Gy = 1 $J \cdot kg^{-1}$。早期定义吸收剂量时的专用单位为拉德(rad),1 Gy = 100 rad。

照射量和其单位是根据 X、γ 光子在空气中的电离电荷总值来定义的,而射线在物体内引起的效应,特别是对生物体的效应,虽然是个很复杂的过程,但归根结底是由于物质吸收了射线的能量,因此效应的强弱与吸收能量的多少有密切的关系。常用吸收剂量 D 反映被照射物质吸收各种射线能量的强弱程度。照射量及其单位伦琴仅适用于空气中的 X 射线和 γ 射线,而吸收剂量及其单位拉德、戈瑞适用于照射任何物质、任

何类型的射线。

放射治疗中,多数鳞癌、脑瘤、乳腺癌等中度敏感肿瘤细胞致死需要的吸收剂量为 $60\sim65$ Gy;大多数腺癌、软组织肿瘤等低度敏感肿瘤细胞致死需要的吸收剂量大于 70 Gy。放射治疗时,还需结合多种成像手段所得结果来估算肿瘤的实际大小与质量。

3. 剂量当量 H_T

剂量当量

对于人体来说,不同种类、不同能量的射线释放出来的能量在组织中的分布和在各部位产生的生物效应有明显差异,例如 1 rad 的 β 射线对生物组织造成的伤害程度只相当于 1 rad 的中子或质子射线造成伤害的十分之一。所以常用剂量当量(dose equivalent)来反映各种射线和粒子对生物组织的危害程度,一般用 H_T 表示,数值上等于某一组织或器官 T 所接受的平均吸收剂量 D_T 与辐射权重因子 ω 之积,即

$$H_T = D_T \cdot \omega \qquad (15-26)$$

由于 ω 是一个量纲为一的量,剂量当量 H_T 与吸收剂量 D_T 有相同的量纲,为了区别于吸收剂量,H_T 的单位为希沃特(Sv),1 Sv = $1\ \mathrm{J}\cdot\mathrm{kg}^{-1}$。早期的专用单位为雷姆(rem),1 Sv = 100 rem。表 15-2 给出了几种射线的辐射权重因子。

表 15-2 辐射权重因子

射线种类及能量范围	能量范围	辐射权重因子 ω
X 和 γ 射线	所有能量	1
β⁺ 和 β⁻ 射线	所有能量	1
α 射线	所有能量	20
中子	<10 keV	5
	10~100 keV	10
	100 keV~2 MeV	20
	2~20 MeV	10
	>20 MeV	5
质子	>2 MeV	5

第六节　分子成像

传统医学影像主要依赖非特异性的成像手段进行疾病的诊断,如不同组织的物理学特性(如组织的吸收、散射、质子密度

等)的不同,或者从生理学角度(如血流速度的变化)来鉴定疾病,显示的是生物大分子结构与功能等改变的最终结果,不能显示出生物大分子改变过程和疾病的关系。这样,只有当机体发生明显的病理或解剖结构的改变时才能发现异常,虽然不断改善和提高影像分辨率,但若是此时才发现疾病,显然就错过了治疗的最佳时机。分子成像(molecular imaging,或叫分子影像)是将分子生物学技术和现代医学影像学相结合而产生的一门新兴的边缘学科,通过发展新的工具、试剂及方法,探查疾病过程中细胞和分子水平的异常,在尚无解剖改变的疾病前检出异常,为探索疾病的发生、发展和转归,评价药物的疗效,真正实现早期诊断、疾病的分子水平治疗开启了一片崭新的天地。

分子成像原理

一、 分子成像的基本原理

从目前情况来看,分子成像融合了分子生物学与生物化学、生物光子学、纳米技术、数据与图像处理等原理、技术,能够发展成具有高特异性、高灵敏度和高分辨率图像的成像技术,主要有三个关键因素:第一是高特异性分子探针,第二是合适的信号放大技术,第三是能灵敏地获得高分辨率图像的探测系统。具体来讲,它将遗传基因信息、生物化学信息加入新的成像探针,输入人体,用它标记所研究的"目标靶(另一分子)",通过分子影像技术,把"目标靶"放大,由精密的成像系统检测,再通过一系列的图像后处理技术,达到显示活体组织分子和细胞水平上的生物学过程的目的,为临床诊断提供定性、定位、定量的资料,从而对疾病进行亚临床期诊断和治疗。

分子成像技术主要分为光学成像、核素成像、磁共振成像和超声成像、CT成像五大类,它们的成像原理在本书相关章节已经进行了介绍,下面只就应用中的相关物理问题进行简单叙述。

1. 光学成像

光学成像技术的基本物理原理是:哺乳动物组织内发出的光可以穿过组织和皮肤而被体外灵敏的活体成像系统检测到;由于系统在活生物体内的不同深度可检测到的最少细胞数是不同的,而在相同的深度下,检测到的发光强度和细胞的数量具有非常好的线性关系,即发光强度的大小反映出细胞的数量。体内光学成像(optical in vivo imaging)主要采用生物发光(bioluminescence)与荧光(fluorescence)两种技术。生物发光是用荧光素酶(luciferase)基因标记细胞或DNA,而荧光技术则采用荧光报告基团

（GFP、RFP、Cyt 及 dyes 等）进行标记。注射一次荧光素能使小鼠体内荧光素酶标记的细胞发光 30～45 min，每次荧光素酶催化反应只产生一个光子，这是肉眼无法观察到的，应用一个高度灵敏的制冷 CCD 相机及特别设计的成像暗箱和成像软件，可观测并记录到这些光子，直接反映活体内的细胞活动和基因行为。通过这个系统，可以观测活体内肿瘤的生长及转移、感染性疾病发展过程、特定基因的表达等生物学过程。

传统的动物实验方法需要在不同的时间点宰杀实验动物以获得数据，得到多个时间点的实验结果。相比之下，光学成像通过对同一组实验对象在不同时间点进行记录，跟踪同一观察目标（标记细胞及基因）的移动及变化，所得的数据更加真实可信。另外，这一技术对肿瘤微小转移灶的检测灵敏度极高，不涉及放射性物质和方法，非常安全。因其操作极其简单、所得结果直观、灵敏度高等特点，在刚刚发展起来的几年时间内，已广泛应用于生命科学、医学研究及药物开发等方面。

2. 核素成像

按本章第五节所讲述的，核素成像本质上就是分子成像。将可选择性吸收的 β^+ 放射性核素或标记化合物引入体内某些特定的脏器或病变部位，它可用于发现容易被核素标记的既定靶目标底物的存在，或用于追踪少量标记的基因药物和进行许多药物抵抗或病毒载体的传送。根据动力学原理和图像数据，可对活体组织中的生理生化代谢过程作出定量分析，如血流量、能量代谢、蛋白质合成、脂肪酸代谢、神经递质合成速度、受体密度及其与配体结合的选择性和动力学等。实验室用于分子成像的微 PET、微 SPECT 比常规诊断设备更小，其中，微 PET 在目前的分子影像学研究中占据着极其重要的地位，最早开始的分子影像学研究就是用 PET 完成的，如今，用微 PET 进行的单纯疱疹病毒胸苷激酶的分子影像学技术已应用于临床试验中。

3. 磁共振成像

传统的 MRI 是以物理、生理特性作为成像对比的依据，而分子水平的 MRI 成像是建立在上述传统成像技术的基础上，以特殊分子作为成像依据（如 ^{31}P、^{23}Na、^{19}F 等），其根本宗旨是将非特异性物理成像转为特异性分子成像，因此其评价疾病的指标更完善，更具特异性。MRI 分子成像的优势在于它的 μm 级高分辨率，可同时获得更精细的解剖结构及生理、生化代谢信息，这些正是核医学、光学成像的弱点。但是 MRI 分子成像也有其弱点，它的敏感性较低（微克分子水平），与核医学成像技术的纳克分子水平相比，低几个数量级。

4. 超声成像

超声造影剂

根据超声波传播的物理原理,两种介质声阻抗相差较大时,反射波强度大,因此,超声成像需要引入超声造影剂。将目的分子特异性抗体或配体连接到声学造影剂表面构筑靶向声学造影剂,靶向超声造影剂通过特异性作用于病变区域生物分子组成成分来突出显示病变部位,进行特异性的超声成像,从而提高超声诊断的准确性与敏感性。比如,目前研制的超声微泡造影剂粒径大小与红细胞相当,能随血液循环到达病变区域;微泡内的气体在超声下呈现强回声,能更清楚地显示病变区;在超声空化效应触发下,微泡破裂,其内携带的基因和药物还可以定向释放,在支持实时监控的同时还能显示病变治疗前后的疗效对比情况。通过此种方式也可以在患病早期进行基因治疗、药物治疗等,以期在根本上治愈疾病。这也是目前的研究热点。

5. CT 成像

具有更高的分辨率与灵敏度的微 CT 的出现,使普通的 CT 成像(主要利用组织的衰减吸收系数差异而造成对 X 射线透过率的不同的检测技术)也进入到分子成像领域。目前,较多应用在肿瘤学、骨科方面的研究。

二、 分子成像的特点与发展现状

通常,探测人体生物大分子、细胞的方法分为离体和在体两种,分子成像技术作为一种在体探测方法,其优势在于可以连续、快速、远距离、无损伤地获得人体生物大分子、细胞的二维甚至三维图像,是为了显示肉眼或其他技术无法或难以识别的人体生命信息的医学影像方法。分子成像的特点可以概括为三个方面。其一,分子成像技术可将基因表达、生物信号传递等复杂的过程变成直观的图像,使人们能更好地在分子、细胞水平上了解疾病的发生机制及特征。其二,能够发现疾病早期的分子、细胞变异及病理改变过程;许多疾病始于基因和基因表达异常,继而代谢失常、功能障碍,最后才表现出组织形态变化和症状体征。只有在分子水平发现疾病,才能真正达到早期诊断并针对性治疗的目的,如基因治疗。其三,可在活体上连续观察药物或基因治疗的机理和效果以提供个性化的诊断,例如通过观察代谢改变,可以在肿瘤化疗开始数天内,明确化疗是否有效,以便及时调整用药。

在分子成像中,内源性基因表达的显像是目前各种影像技术的难题,但真正的内源性基因表达显像却具有极为重要的意义。

如果能够极为方便地对内源性基因显像,我们就有可能发现某个基因在何时、何处、何种水平上发生了突变或重组等,从而在疾病的早期阶段发现并进行基因治疗而得以根治疾病。成像技术的持续改进、新的成像技术的开发也将是分子成像研究的一个方面。空间分辨率的改进允许对荷载人体疾病的小鼠显像,而这些显像的结果有望用于临床实践中。不同影像设备的图像融合应用于基因表达显像应有望改进其能力,如 PET 和 CT 图像的融合可能会是以后研究的重点,该融合的目的在于改进图像质量,将 PET 获得的生物学信息与 CT 获得的解剖信息结合,更好地获得对患病组织周围的水肿、坏死及手术结果的评价。CT 可以获得诊断信息,指导手术与放疗计划的制订、进行 CT 引导下的取材活检。微 MRI 也会是今后小动物基因表达显像研究的一个方向。

分子成像技术的迅猛发展,源于它是连接分子生物学等前沿学科和临床医学的桥梁。近年来,分子生物学突飞猛进,特别是人类基因组计划的完成,对人体和生命科学产生了巨大的影响。分子成像技术是医学影像近年来最大的进展之一,也代表了今后医学影像技术发展的方向,它对现代和未来医学模式将会产生革命性的影响。

思考题

15-1 简要回答:
(1) 原子核有哪些基本性质?
(2) 何为原子核的平均结合能? 它有什么应用?

15-2 简要回答:
(1) 放射性衰变有哪几种类型? 举例说明。
(2) 衰变常量、半衰期和平均寿命分别有什么物理意义? 它们之间有何联系?

(3) 何为放射性活度? 它与射线的能量和数量有无联系?

15-3 回答下列问题:
(1) 核磁共振的基本原理是什么? 它有何优点?
(2) 放射性核素在生物医学中有何应用? 常用的核医学成像设备有哪些?

习题

15-1 在 ^{12}C、^{13}C、^{14}C、^{14}N、^{15}N、^{16}O 和 ^{17}O 等核素中,哪些核素含有相同的(1) 质子数;(2) 中子数;(3) 核子数?哪些核素有相同的核外电子数?

15-2 计算两个 ^2H 原子核结合成一个 ^4He 原子核时释放的能量(以 MeV 为单位)。

[24.846 MeV]

15-3 两个氢原子结合成氢分子时释放的能量为 4.73 eV。试计算由此产生的质量亏损,并计算 1 mol 氢分子的结合能。

$[5.08\times10^{-9}\ u, 4.563\times10^5\ J\cdot mol^{-1}]$

15-4 试计算氘核和氦原子核的结合能和平均结合能。

［氘:2.23 MeV,1.11 MeV;氚:28.28 MeV,7.07 MeV］

15-5 ^{32}P 的半衰期是 14.3 d,试计算它的衰变常量 λ 和平均寿命。1 μg 纯 ^{32}P 的放射性活度是多少毫居里(mCi)?

［4.85×10^{-2} d^{-1},20.62 d,285.3 mCi］

15-6 ^{131}I 的半衰期是 8.04 d,问在 12 日上午 9 时测量时为 15 mCi 的 ^{131}I,到同月 30 日下午 3 时,放射性活度还有多少?

［3.11 mCi］

15-7 利用 ^{131}I 的溶液进行甲状腺扫描,在溶液出厂时只需注射 0.5 mL 就够了(^{131}I 的半衰期为 8.04 d)。如果溶液出厂后储存了 11 d,进行同样扫描需注射多少溶液?

［1.30 mL］

15-8 一个含 ^{3}H 的样品的放射性活度为 0.01 μCi,求样品中 ^{3}H 的质量(单位:g)。

［1.03×10^{-12} g］

15-9 某患者口服 ^{131}I 治疗甲状腺功能亢进症,设每克甲状腺实际吸收 100 μCi 的 ^{131}I,其有效半衰期约为 5 d(这里所说的有效半衰期就是包括衰变和排泄过程,使体内放射性减少一半的时间),衰变时发出的 β 射线的平均能量为 200 keV,全部在甲状腺内吸收,γ 射线的吸收可忽略,试计算甲状腺接受的剂量。

［73.8 Gy］

15-10 两种放射性核素的半衰期分别为 8 d 和 6 h,设含这两种放射性药物的放射性活度相同,其中放射性物质的物质的量相差多少倍?

［32 倍］

15-11 已知 U$_3$O$_8$ 中的铀为放射性核素 ^{238}U,今有 5.0 g 的 U$_3$O$_8$,试求其放射性活度。

［1.42 μCi］

15-12 ^{226}Ra 和 ^{222}Rn 原子质量分别为 226.025 36 u 和 222.017 53 u,^{4}He 原子质量 4.002 603 u,^{226}Ra 衰变为 ^{222}Rn 时衰变能为多大?

［4.866 MeV］

附录 1　基本物理常量

物理量	符号	数值	单位	相对标准不确定度
真空中的光速	c	299 792 458	$m \cdot s^{-1}$	精确
普朗克常量	h	$6.626\ 070\ 15 \times 10^{-34}$	$J \cdot s$	精确
约化普朗克常量	$h/2\pi$	$1.054\ 571\ 817 \cdots \times 10^{-34}$	$J \cdot s$	精确
元电荷	e	$1.602\ 176\ 634 \times 10^{-19}$	C	精确
阿伏伽德罗常量	N_A	$6.022\ 140\ 76 \times 10^{23}$	mol^{-1}	精确
玻耳兹曼常量	k	$1.380\ 649 \times 10^{-23}$	$J \cdot K^{-1}$	精确
摩尔气体常量	R	$8.314\ 462\ 618 \cdots$	$J \cdot mol^{-1} \cdot K^{-1}$	精确
理想气体的摩尔体积（标准状况下）	V_m	$22.413\ 969\ 54 \cdots \times 10^{-3}$	$m^3 \cdot mol^{-1}$	精确
斯特藩-玻耳兹曼常量	σ	$5.670\ 374\ 419 \cdots \times 10^{-8}$	$W \cdot m^{-2} \cdot K^{-4}$	精确
维恩位移定律常量	b	$2.897\ 771\ 955 \times 10^{-3}$	$m \cdot K$	精确
引力常量	G	$6.674\ 30(15) \times 10^{-11}$	$m^3 \cdot kg^{-1} \cdot s^{-2}$	2.2×10^{-5}
真空磁导率	μ_0	$1.256\ 637\ 062\ 12(19) \times 10^{-6}$	$N \cdot A^{-2}$	1.5×10^{-10}
真空电容率	ε_0	$8.854\ 187\ 8128(13) \times 10^{-12}$	$F \cdot m^{-1}$	1.5×10^{-10}
电子质量	m_e	$9.109\ 383\ 7015(28) \times 10^{-31}$	kg	3.0×10^{-10}
电子荷质比	$-e/m_e$	$-1.758\ 820\ 010\ 76(53) \times 10^{11}$	$C \cdot kg^{-1}$	3.0×10^{-10}
质子质量	m_p	$1.672\ 621\ 923\ 69(51) \times 10^{-27}$	kg	3.1×10^{-10}
中子质量	m_n	$1.674\ 927\ 498\ 04(95) \times 10^{-27}$	kg	5.7×10^{-10}
氘核质量	m_d	$3.343\ 583\ 7724(10) \times 10^{-27}$	kg	3.0×10^{-10}
氚核质量	m_t	$5.007\ 356\ 7446(15) \times 10^{-27}$	kg	3.0×10^{-10}
里德伯常量	R_∞	$1.097\ 373\ 156\ 8160(21) \times 10^7$	m^{-1}	1.9×10^{-12}
精细结构常数	α	$7.297\ 352\ 5693(11) \times 10^{-3}$		1.5×10^{-10}
玻尔磁子	μ_B	$9.274\ 010\ 0783(28) \times 10^{-24}$	$J \cdot T^{-1}$	3.0×10^{-10}
核磁子	μ_N	$5.050\ 783\ 7461(15) \times 10^{-27}$	$J \cdot T^{-1}$	3.1×10^{-10}
玻尔半径	a_0	$5.291\ 772\ 109\ 03(80) \times 10^{-11}$	m	1.5×10^{-10}
康普顿波长	λ_C	$2.426\ 310\ 238\ 67(73) \times 10^{-12}$	m	3.0×10^{-10}
原子质量常量	m_u	$1.660\ 539\ 066\ 60(50) \times 10^{-27}$	kg	3.0×10^{-10}

注：① 表中数据为国际科学理事会（ISC）国际数据委员会（CODATA）2018 年的国际推荐值。

　　② 标准状况是指 $T = 273.15$ K，$p = 101\ 325$ Pa。

附录 2 国际单位制与我国法定 计量单位

1948 年召开的第 9 届国际计量大会作出了决定,要求国际计量委员会创立一种简单而科学的、供所有米制公约组织成员国均能使用的实用单位制。1954 年第 10 届国际计量大会决定,采用米(m)、千克(kg)、秒(s)、安培(A)、开尔文(K)和坎德拉(cd)作为基本单位。1960 年第 11 届国际计量大会决定,将以这六个单位为基本单位的实用计量单位制命名为"国际单位制",并规定其国际简称为"SI"。1974 年第 14 届国际计量大会又决定,增加一个基本单位——"物质的量"的单位摩尔(mol)。因此,目前国际单位制共有七个基本单位(见表 1)。SI 导出单位是由 SI 基本单位按定义式导出的,以 SI 基本单位代数形式表示的单位,其数量很多,有些单位具有专门名称(见表 2)。SI 单位的倍数单位包括十进倍数单位与十进分数单位,它们由 SI 词头(见表 3)加上 SI 单位构成。

1985 年 9 月 6 日,我国第六届全国人民代表大会常务委员会第十二次会议通过了《中华人民共和国计量法》。这一法律明确规定国家实行法定计量单位制度。国际单位制计量单位和国家选定的其他计量单位(见表 4)为国家法定计量单位,国家法定计量单位的名称、符号由国务院公布。

2018 年第 26 届国际计量大会通过的"关于修订国际单位制的 1 号决议"将国际单位制的七个基本单位全部改为由常数定义。此决议自 2019 年 5 月 20 日(世界计量日)起生效。这是改变国际单位制采用实物基准的历史性变革,是人类科技发展进步中的一座里程碑。对国际单位制七个基本单位的中文定义的修订是我国科学技术研究中的一个重要活动,对于促进科技交流、支撑科技创新具有重要意义。

表 1　SI 基本单位及其定义

量的名称	单位名称	单位符号	单位定义
时间	秒	s	当铯频率 $\Delta\nu_{Cs}$,也就是铯-133 原子不受干扰的基态超精细跃迁频率,以单位 Hz 即 s^{-1} 表示时,将其固定数值取为 9 192 631 770 来定义秒。
长度	米	m	当真空中光速 c 以单位 $m \cdot s^{-1}$ 表示时,将其固定数值取为 299 792 458 来定义米,其中秒用 $\Delta\nu_{Cs}$ 定义。
质量	千克(公斤)	kg	当普朗克常量 h 以单位 $J \cdot s$ 即 $kg \cdot m^2 \cdot s^{-1}$ 表示时,将其固定数值取为 6.626 070 15×10^{-34} 来定义千克,其中米和秒分别用 c 和 $\Delta\nu_{Cs}$ 定义。

量的名称	单位名称	单位符号	单位定义
电流	安[培]	A	当元电荷 e 以单位 C 即 A·s 表示时,将其固定数值取为 $1.602\ 176\ 634\times10^{-19}$ 来定义安培,其中秒用 $\Delta\nu_{Cs}$ 定义。
热力学温度	开[尔文]	K	当玻耳兹曼常量 k 以单位 J·K^{-1} 即 kg·m^2·s^{-2}·K^{-1} 表示时,将其固定数值取为 $1.380\ 649\times10^{-23}$ 来定义开尔文,其中千克、米和秒分别用 h、c 和 $\Delta\nu_{Cs}$ 定义。
物质的量	摩[尔]	mol	1 mol 精确包含 $6.022\ 140\ 76\times10^{23}$ 个基本单元。该数称为阿伏伽德罗数,为以单位 mol^{-1} 表示的阿伏伽德罗常量 N_A 的固定数值。一个系统的物质的量,符号为 n,是该系统包含的特定基本单元数的量度。基本单元可以是原子、分子、离子、电子及其他任意粒子或粒子的特定组合。
发光强度	坎[德拉]	cd	当频率为 540×10^{12} Hz 的单色辐射的光视效能 K_{cd} 以单位 lm·W^{-1} 即 cd·sr·W^{-1} 或 cd·sr·kg^{-1}·m^{-2}·s^3 表示时,将其固定数值取为 683 来定义坎德拉,其中千克、米和秒分别用 h、c 和 $\Delta\nu_{Cs}$ 定义。

表 2   包括 SI 辅助单位在内的具有专门名称的 SI 导出单位

量的名称	单位名称	单位符号	用 SI 基本单位和 SI 导出单位表示
[平面]角	弧度	rad	1 rad = 1 m/m = 1
立体角	球面度	sr	1 sr = 1 m^2/m^2 = 1
频率	赫[兹]	Hz	1 Hz = $1s^{-1}$
力	牛[顿]	N	1 N = 1kg·m/s^2
压强,应力	帕[斯卡]	Pa	1 Pa = 1N/m^2
能[量],功,热量	焦[耳]	J	1 J = 1N·m
功率,辐[射能]通量	瓦[特]	W	1 W = 1J/s
电荷[量]	库[仑]	C	1 C = 1A·s
电压,电动势,电势(电位)	伏[特]	V	1 V = 1W/A
电容	法[拉]	F	1 F = 1C/V
电阻	欧[姆]	Ω	1 Ω = 1V/A
电导	西[门子]	S	1 S = $1\Omega^{-1}$
磁通[量]	韦[伯]	Wb	1 Wb = 1V·s
磁感应强度,磁通[量]密度	特[斯拉]	T	1 T = 1Wb/m^2
电感	亨[利]	H	1 H = 1Wb/A
摄氏温度	摄氏度	℃	1 ℃ = 1 K

续表

量的名称	单位名称	单位符号	用 SI 基本单位和 SI 导出单位表示
光通量	流[明]	lm	$1 \text{ lm} = 1\text{cd} \cdot \text{sr}$
[光]照度	勒[克斯]	lx	$1 \text{ lx} = 1\text{lm/m}^2$
[放射性]活度	贝可[勒尔]	Bq	$1 \text{ Bq} = 1\text{s}^{-1}$
吸收剂量	戈[瑞]	Gy	$1 \text{ Gy} = 1\text{J/kg}$
剂量当量	希[沃特]	Sv	$1 \text{ Sv} = 1\text{J/kg}$

表 3　SI 词头

因数	词头名称 英文	词头名称 中文	符号	因数	词头名称 英文	词头名称 中文	符号
10^1	deca	十	da	10^{-1}	deci	分	d
10^2	hecto	百	h	10^{-2}	centi	厘	c
10^3	kilo	千	k	10^{-3}	milli	毫	m
10^6	mega	兆	M	10^{-6}	micro	微	μ
10^9	giga	吉[咖]	G	10^{-9}	nano	纳[诺]	n
10^{12}	tera	太[拉]	T	10^{-12}	pico	皮[可]	p
10^{15}	peta	拍[它]	P	10^{-15}	femto	飞[母托]	f
10^{18}	exa	艾[可萨]	E	10^{-18}	atto	阿[托]	a
10^{21}	zetta	泽[它]	Z	10^{-21}	zepto	仄[普托]	z
10^{24}	yotta	尧[它]	Y	10^{-24}	yocto	幺[科托]	y
10^{27}	ronna	容[那]	R	10^{-27}	ronto	柔[托]	r
10^{30}	quetta	昆[它]	Q	10^{-30}	quecto	亏[科托]	q

表 4　国际单位制单位以外的我国法定计量单位

量的名称	单位名称	单位符号	与 SI 单位的关系
时间	分	min	$1 \text{ min} = 60 \text{ s}$
	[小]时	h	$1 \text{ h} = 60 \text{ min} = 3\,600 \text{ s}$
	日（天）	d	$1 \text{ d} = 24 \text{ h} = 86\,400 \text{ s}$
[平面]角	度	°	$1° = (\pi/180) \text{ rad}$
	[角]分	′	$1' = (1/60)° = (\pi/10\,800) \text{ rad}$
	[角]秒	″	$1'' = (1/60)' = (\pi/648\,000) \text{ rad}$

续表

量的名称	单位名称	单位符号	与 SI 单位的关系
体积	升	L(l)	$1\ L = 1\ dm^3 = 10^{-3}\ m^3$
质量	吨 原子质量单位	t u	$1\ t = 10^3\ kg$ $1\ u \approx 1.660\ 539 \times 10^{-27}\ kg$
旋转速度	转每分	r/min	$1\ r/min = (1/60)\ r/s$
长度	海里	n mile	$1\ n\ mile = 1\ 852\ m$（只用于航行）
速度	节	kn	$1\ kn = 1\ n\ mile/h = (1\ 852/3\ 600)\ m/s$ （只用于航行）
能［量］	电子伏	eV	$1\ eV \approx 1.602\ 177 \times 10^{-19}\ J$
级差	分贝	dB	
线密度	特［克斯］	tex	$1\ tex = 10^{-6}\ kg/m$
面积	公顷	hm²	$1\ hm^2 = 10^4\ m^2$

附录3　中英文对照索引

参考文献

读者意见反馈

为收集对教材的意见建议，进一步完善教材编写并做好服务工作，读者可将对本教材的意见建议通过如下渠道反馈至我社。

咨询电话　400-810-0598

反馈邮箱　hepsci@pub.hep.cn

通信地址　北京市朝阳区惠新东街 4 号富盛大厦 1 座

　　　　　高等教育出版社理科事业部

邮政编码　100029

防伪查询说明

用户购书后刮开封底防伪涂层，使用手机微信等软件扫描二维码，会跳转至防伪查询网页，获得所购图书详细信息。

防伪客服电话　（010）58582300